JU. O. SASYKIN: **ANTIBIOTIKA ALS INHIBITOREN BIOCHEMISCHER PROZESSE**

JU. O. SASYKIN

ANTIBIOTIKA ALS INHIBITOREN BIOCHEMISCHER PROZESSE

Herausgegeben von:
Dr. rer. nat. PETER WESTERMANN, Berlin

AKADEMIE-VERLAG · BERLIN
1972

Originaltitel:

Ю. О. САЗЫКИН: Антибиотики как ингибитори биохимических процессов
Издательство „Наука“ Москва

Aus dem Russischen übersetzt von:

Dr. G. Pose, Dr. F. Grütte, Dr. H. Henschel und Dr. F.-K. Kupke
Potsdam-Rehbrücke

Erschienen im Akademie-Verlag 108 Berlin, Leipziger Str. 3—4

Lizenznummer: 202 · 100/506/72
Gesamtherstellung: VEB Druckhaus „Maxim Gorki“, 74 Altenburg
Bestellnummer: 5873 · ES 18 G 1
EDV: 761 459 5

Inhaltsverzeichnis

Einleitung 7

1. Über die Wirkung von Antibiotika auf die Zellwandsynthese bei Bakterien 13

1.1. Einige Befunde über Zusammensetzung und Struktur der Zellwand der Bakterien 13
1.2. Penicillin 21
1.3. D-Cycloserin 55
1.4. Vancomycin und Ristocetin 67
1.5. Verschiedene die Mureinsynthese inhibierende Substanzen . . 81

2. Über die Wirkung von Polyenantibiotika auf die Zytoplasmamembran von Mikroorganismen 87

3. Über die Wirkung von Antibiotika auf die Eiweißsynthese . . 107

3.1. Chloromycetin und die Eiweißsynthese bei Mikroorganismen . 107
3.2. Erythromycin und die Eiweißsynthese bei Mikroorganismen . 156
3.3. Puromycin und die Eiweißsynthese bei Mikroorganismen und im tierischen Gewebe 165
3.4. Die Tetracycline und ihr Einfluß auf die Eiweißsynthese und auf andere biochemische Prozesse bei Mikroorganismen und in tierischen Zellen 196
3.5. Streptomycin und sein Einfluß auf die Eiweißsynthese und auf andere biochemische Prozesse bei Mikroorganismen 226
3.6. Desoxystreptaminhaltige Antibiotika und ihr Einfluß auf die Eiweißsynthese und auf andere biochemische Prozesse bei Mikroorganismen 285

4. Über die Wirkung von Antibiotika auf den Nukleinsäurestoffwechsel 335

4.1. Actinomycine und die RNS-Synthese bei Mikroorganismen sowie in tierischen und pflanzlichen Geweben 335

4.2. Antibiotika der Olivomycin-Chromomycin-Gruppe und die RNS-Synthese bei Mikroorganismen und in tierischem Gewebe 376

4.3. Mitomycin und die DNS-Alkylierung 389

Schlußwort 417

Anlage 423

Sachverzeichnis 429

Einleitung

Ein Vierteljahrhundert nach Beginn der „Antibiotika-Epoche“ zieht der Mechanismus der antimikrobiellen und zytostatischen Wirkung dieser Substanzen mehr Aufmerksamkeit auf sich als je zuvor. Die schnelle Entwicklung auf dem Gebiet der Eiweiß- und Nukleinsäuresynthese führte dazu, daß eine Reihe von Antibiotika und zwar selektive Inhibitoren bestimmter Synthesestadien in das Interessengebiet eines großen Kreises von Biochemikern, Virologen und Genetikern gelangten. Mit Hilfe von Antibiotika werden Mechanismen der Synthese von Makromolekülverbindungen in zellfreien Systemen geklärt, werden die Transportwege genetischer Informationen auf molekularer Ebene analysiert, werden die Gesetzmäßigkeiten der Enzymwirkung untersucht.

Eine sehr wichtige Rolle spielen die Antibiotika gleichfalls bei Untersuchungen von Struktur und metabolischen Besonderheiten der Mikrobenzelle. So wurden zum Beispiel die Bildung der Zellwand und die Eigenschaften von Enzymsystemen, die die Zellwandpolymeren oder ihre Fragmente synthetisieren an Bakterien sowie die Funktion einzelner Komponenten der zytoplasmatischen Zellmembran an Pilzen erfolgreich mittels antibiotischer Substanzen untersucht.

Um zu Erfolgen bei der Suche nach neuen Antibiotikapräparaten für Medizin, Landwirtschaft und Nahrungsmittelindustrie zu kommen, ist es notwendig, bei den bereits Verwendung findenden Antibiotika die Ursachen ihrer selektiven Wirkung aufzufinden. Erst nachdem der Wirkungsmechanismus des natürlichen Stoffes auf molekularer Ebene geklärt ist, kann an die Synthese eines Analogons mit vorher bestimmten Eigenschaften herangegangen werden. Damit würde die Gewinnung neuer wertvoller Präparate aufhören ein Zufall zu sein. Die Suche nach neuen natürlichen Wirkstoffen, vor allem nach zytostatisch wirkenden Antibiotika, stützt sich auf das vorhandene Material über die Wirkungsweise ähnlicher Stoffe im Nukleinsäurestoffwechsel und bei anderen biochemischen Prozessen in der Tumorzelle (Z. V. Jermoljeva [1, 2], M. M. Majevskij [3], N. A. Krasilnikov [4], Nitta, Umezava [5]). Eine wesentliche Rolle spielen hierbei mikrobiologische Tumorzellenmodelle, mit denen sich in der Sowjetunion seit einigen Jahren G. F. Gauze und Mitarbeiter [6—9] ausführlich beschäftigen. Die Anwendung dieser Modelle bei der Auswahl zytostatischer Antibiotika führte bereits zu bestimmten praktischen Erfolgen.

Die hauptsächlichen methodologischen Prinzipien zur Lösung des Problems der Antibiotikawirkung wurden bereits vor einigen Jahren formuliert [10] und haben

sich bisher nicht wesentlich verändert. Nach wie vor existieren keine Ergebnisse über den Zusammenhang zwischen dem Mechanismus der Antibiotikawirkung und der taxonomischen Ordnung seines Produzenten. Daß die Funktionen in den Produzentenzellen bei verschiedenen Antibiotika nicht gleich sind, steht außer Zweifel. Diese Funktionen reichen von Regulatoren des Nukleinsäurestoffwechsels bis zu Zellwandschutzkomponenten.
Hieraus geht hervor, daß z. Z. allgemeine Vorstellungen, die die Untersuchungen der Wirkungsmechanismen der Antibiotika in eine bestimmte Richtung weisen, fehlen.
Was die Versuchsergebnisse mit intakten Zellen betrifft, so muß, wie Ch. Ch. Planel bemerkte, immer berücksichtigt werden, daß die Mikrobenpopulation heterogen ist und dadurch einige Kriterien der Antibiotikawirkung beeinflußt werden können [11]. Die genotypische Heterogenität der antibiotikaresistenten Mutanten (V. D. Timakov und Mitarbeiter [12]) verlangt eine sehr vorsichtige Beurteilung des Wirkungsmechanismus des Antibiotikums, soweit die Versuche auf Stoffwechseluntersuchungen an solchen resistenten Mikroorganismenstämmen beruhen.
Es wird allgemein anerkannt, daß grundlegende weitere Ergebnisse heute nur in Versuchen an zellfreien Systemen gewonnen werden können, denn in Versuchen an intakten Zellen ist es nicht möglich, den Wirkungsmechanismus von Inhibitoren auf molekularer Ebene zu erkennen. Dabei bleibt es allerdings zweifelhaft, ob die an isolierten Enzymsystemen beobachteten Effekte auch in jedem Fall bei der Wirkung des Antibiotikums auf die Zelle voll zur Geltung kommen. Es besteht daher kein Zweifel, daß beide aufgezeigten Versuchsrichtungen verfolgt werden müssen.
Der Mechanismus der Antibiotikawirkung auf biochemische Prozesse wird an mikrobiellen, tierischen und pflanzlichen Zellen und den entsprechenden zellfreien Systemen untersucht. Handelt es sich um Stoffe, die spezifische Strukturen oder Prozesse bei Mikroorganismen beeinflussen (zum Beispiel Penicillin), so sind Versuche an tierischen Zellen in der Regel von eigenem Interesse, da sie die pharmakologischen Eigenschaften des Antibiotikums charakterisieren. Was die Mehrzahl der den Nukleinsäurestoffwechsel störenden zytostatischen Antibiotika betrifft, so existieren Beweise, die für die Ähnlichkeit ihrer Wirkung auf die biochemischen Prozesse in der Mikroben- und der Säugetierzelle sprechen. Schwieriger ist es mit den antibakteriellen Antibiotika, die die Eiweißsynthese inhibieren. Hier können in Abhängigkeit vom Antibiotikum sowohl eine völlige Übereinstimmung der Wirkung auf zellfreie Systeme mikrobieller und tierischer Herkunft beobachtet werden als auch klare Unterschiede. Eine Reihe von Antibiotika dieser Gruppe ist wenig toxisch, da einmal das Ribosom der tierischen Zelle ihnen gegenüber wenig empfindlich ist, da zum anderen die Geschwindigkeit der Eiweißsynthese in diesen Zellen im Vergleich zur Mikrobenzelle geringer ist und da schließlich das Eindringen der verabreichten Antibiotika in viele Gewebe unterbleibt.
In den 50er Jahren wurde der Versuch gemacht, die Antibiotikawirkung auf den Infektionsprozeß mit einer direkten Stimulierung der Schutzkräfte des Organismus

zu erklären. Diese Hypothese wurde durch die weitere Entwicklung der Chemotherapie widerlegt. Zu deren wichtigsten Aufgaben nach Z. V. JERMOLJEVA die Entwicklung der günstigsten Bedingungen für einen direkten in vivo-Kontakt zwischen Antibiotikum und Krankheitserreger gehört [13]. Die direkte Wirkung des Antibiotikums auf die Mikrobenzelle ruft dann indirekt die Wiederherstellung der Schutzkräfte des Organismus hervor. Bei einer Analyse dieser Frage schrieb N. N. ŽURKOV-VEREŽNIKOV 1952: „Die Mikrobiologen, die die Antibiotika anhand ihrer Wirkung auf Mikroben im Reagenzglas selektierten ....., konnten sich nicht damit einverstanden erklären, daß sich diese Wirkung im Organismus aus irgendwelchen Gründen nicht zeigen sollte" [14].
Es kann hinzugefügt werden, daß in letzter Zeit unter den Antibiotika „Immunsuppressiva" gefunden wurden, die bereits in der Klinik bei der Beseitigung der Gewebeunverträglichkeit Anwendung finden [9]. Es wurden jedoch weder spezifische noch unspezifische Stimulatoren der Schutzkräfte des Organismus nachgewiesen, obwohl, wie N. S. GRJAZNOVA, L. V. GUBERNATOROVA und JU. O. SAZYKIN in Versuchen an Tieren zeigen konnten [15a, 15], Lipopolysaccharide aus Aktinomyzeten, die das Bakterienwachstum in vitro nicht beeinflußten, eine unspezifische Schutzwirkung gegen Mikrobeninfektionen besitzen. Bei der Vorbereitung der Monographie zum Druck wurden im allgemeinen dieselben Prinzipien der Problembegrenzung eingehalten wie in der vorherigen Auflage. Nach Erscheinen der Monographie „Biochemische Grundlagen der Antibiotikawirkung auf die Mikrobenzellen" im Jahre 1965 wurden in den veröffentlichten Rezensionen einige Wünsche für die zukünftige Auflage ausgesprochen. Der Autor bemühte sich, die Wünsche der Rezensenten zu berücksichtigen, jedoch war infolge des begrenzten Buchumfanges das nicht in allen Fällen möglich. Unter Berücksichtigung der in den letzten Jahren gewonnenen Erkenntnisse wurden die Kapitel der früher behandelten Antibiotika erweitert; außerdem wurden neue Kapitel hinzugefügt, die Vancomycin und Ristocetin, die Desoxystreptaminhaltigen Antibiotika Neomycin, Monomycin, Canamycin und Gentamycin und gleichfalls die Antibiotika der Olivomycin-Chromomycingruppe beschreiben.
Am ausführlichsten wird der Wirkungsmechanismus der Desoxystreptaminhaltigen Antibiotika und des Streptomycins behandelt, da diesen das besondere Interesse und die Erfahrungen experimenteller Arbeit gehören. Ausgelassen wurde infolge des begrenzten Buchumfanges und der Einengung der Thematik auf die direkt die Biosynthese von Makromolekülen beeinflussenden Antibiotika das Kapitel über Antimycin A. Im Buch wird ebenfalls kein Material angeführt über einige vor kurzem beschriebene antibakterielle und zytostatische Antibiotika. Eine Ausnahme bilden die sehr stark untersuchten Substanzen Olivomycin und Chromomycin[1] und solche relativ „alten" Präparate wie Oligomycin und Griseofulvin.

[1] In der UdSSR, den USA und einigen anderen Ländern wurden Antibiotika der Antracyclingruppe erhalten, die mit DNS reagieren und dadurch eine zytostatische und antibakterielle Aktivität entwickeln. Weiterhin wurden zytostatische Antibiotika der Bruneomycin-

Trotzdem verdoppelte sich fast die in dieser Auflage angeführte Anzahl der Literaturquellen und umfaßt mehr als 1700 Arbeiten[1].

Literatur

[1] Jermoljewa, Z. W., Nawaschin, S. M., Braude, A. I., Rawitsch, I. W., Über die Weiterentwicklung der Methoden zur Erforschung geschwulsthemmender Antibiotika. — Berichte zum Symposium: „Wege und Methoden zur Erforschung krebshemmender Antibiotika". Moskau, Medgis, 1959, 50—65.

[2] Jermoljewa, Z. W., Antibiotikapräparate und ihre Bedeutung bei einer wesentlichen Infektionsverkürzung. — Antibiotiki, 1967, **12**, Nr. 11, 1013—1021.

[3] Majewski, M. M., Methoden der Auswahl neuer krebshemmender Antibiotika und Perspektiven ihrer weiteren Entwicklung. — Berichte zum Symposium: „Wege und Methoden zur Erforschung krebshemmender Antibiotika". Moskau, Medgis, 1959, 8—16.

[4] Krassilnikow, N. A., Kuimowa, T. F., Die primäre Auswahl von Produzenten krebshemmender Antibiotika, die mit den Nukleinsäuren spezifisch zusammenwirken. — Antibiotiki, 1966, **11**, Nr. 12, 1059—1063.

[5] Nitta, K., Mizuno, S., Umezawa, H., Biochemical method of screening of microbial products exhibiting antitumor activity. — J. Antibiotics, 1966, A **19**, N 6, 282—284.

[6] Gause, G. F., Kotschetkowa, G. W., Über die selektiven Störungen der Nukleinsäuren bei Staphylokokken — Mutanten, die bei der Suche nach krebshemmenden Antibiotika verwendet wurden. Antibiotiki, 1961, **6**, Nr. 7, 643—649.

[7] Gause, G. F., Kotschetkowa, G. W., Wladimirowa, G. B., Landau, N. S., Einige Besonderheiten bei *Staphylococcus atermenians*-Mutanten mit Atmungs-Defekten. — Mikrobiologija, 1963, **32**, Heft 2, 260—265.

[8] Gause, G. F., Biologische Wege zur Darstellung von Antimetaboliten bösartigen Wachstums. — Westnik Akad. Med. Nauk SSSR, **1962**, Nr. 3, 8—12.

[9] Gause, G. F., Das Problem krebshemmender Antibiotika. In „Erfolge der modernen Mikrobiologie und Virologie" Moskau, Verl. Snanje, 1967, 3—17.

[10] Sasykin, Jn. O., Biochemische Grundlagen der Wirkung von Antibiotika auf die mikrobielle Zelle. Verlag „Nauka", 1965, 3—19.

[11] Planeles, Ch. Ch., Swinkina, N. W., Über die Bedeutung der Heterogenität bakterieller Populationen für die Bestimmung des Wirkungscharakters antibakterieller Stoffe. — Antibiotiki, 1958, **3**, Nr. 5, 104—108.

[12] Timakow, W. D., Goldfarb, D. M., Skawronskaja, A. G., Die Resistenz der Mikroorganismen als genetisches Problem. — Westnik Akad. Med. Nauk SSSR, **1962**, Nr. 4, 70—76.

Streptinigrin-Rufochromomycin-Gruppe gefunden, die die Synthese der DNS in der Zelle hemmen und ihre Degradation verursachen. Berichte über Wirkungsmechanismus, Chemie und therapeutische Eigenschaften, die die Ergebnisse eigener und ausländischer Forscher zusammenfassen, wurden vor kurzem von G. F. Gauze [9], M. G. Braznikova [16] und V. A. Sorin [17] mitgeteilt.

[1] In den letzten Jahren vermehrte sich im Rahmen der Arbeiten über den Mechanismus der Antibiotikawirkung insbesondere die Anzahl entsprechender Veröffentlichungen in russischer Sprache.
Angaben über frühere Wachstumsperioden der entsprechenden Literatur nach Jahren können aus den Übersichtsarbeiten der Jahre 1956—1961 [18—19] ersehen werden.

[13] Jermoljewa, Z. W., Der gegenwärtige Stand der Wissenschaften von den Antibiotika. — Antibiotiki, Moskau, Medgis, 1956, 16—48.

[14] Shukow-Wereshnikow, N. N., I. P. Pawlows Ideen über die Ursachen von Krankheit und experimenteller Therapie als Grundlage der Mikrobiologie und Immunologie. — I. P. Pawlow-Zeitschrift für höhere Nerventätigkeit, 1952, **2**, Nr. 1, 9—12.

[15] Grjasnowa, N. S., Gubernatorowa, L. W., Sasykin, Jn. O., Chemische Eigenschaften und biologische Aktivität von Lipopolysacchariden aus einigen Stämmen von Actino myceten und Darm-Stäbchen. — Bull. exper. biologii u. medizini., **1967**, Nr. 9, 75—78.

[15a] Grjasnowa, N. S., Gubernatorowa, L. W., Sasykin, Jn. O., Die Erhöhung der Widerstandsfähigkeit gegenüber bakteriellen Infektionen bei weißen Mäusen unter dem Einfluß von Lipopolysacchariden aus Actinomyceten. — Antibiotiki, 1967, **12**, Nr. 9, 778—782.

[16] Brashnikowa, M. G., Chemie neuer krebshemmender Antibiotika. In: „Erfolge der modernen Mikrobiologie und Virologie". — Moskau, Verl. Snanje, 1967, 15—27.

[17] Schorin, W. A., Krebshemmende Antibiotika und die Chemotherapie bösartiger Neubildungen. In: „Erfolge der modernen Mikrobiologie und Virologie". Moskau, Verl. Snanje, 1967, 28—43.

[18] Sasykin, Jn. O., Der Mechanismus der antimikrobiellen Wirkung von Antibiotika. Antibiotiki, 1956, Nr. 1, 3—16; 1957, Nr. 3, 3—15; 1959, Nr. 2, 3—17.

[19] Sasykin, Jn. O., Über den Wirkungsmechanismus von Antibiotika auf den Mikroorganismen-Stoffwechsel. — Antibiotiki, 1961, **6**, Nr. 5, 453—472.

1. Über die Wirkung von Antibiotika auf die Zellwandsynthese bei Bakterien

1.1. Einige Befunde über Zusammensetzung und Struktur der Zellwand bei Bakterien

Die Angaben über Zusammensetzung und Struktur der Bakterienzellwandpolymeren werden laufend vervollständigt. Von großer Bedeutung ist hierbei der Umstand, daß der Wirkungsmechanismus von einer Reihe in der Therapie angewendeten Antibiotika auf eine Hemmung der Zellwandbildung bei Bakterien zurückzuführen ist.

Die Bakterienzellwand besitzt harte Strukturen, die mit elastischen Polymeren verbunden sind und befindet sich zwischen der zytoplasmatischen Membran und der Kapsel. Die Bezeichnung „Zellschale“ hat eine weitere Bedeutung und umfaßt Kapsel, Wand und Membran. Die Wand sorgt für eine konstante Form der Bakterienzelle und schützt sie vor ungünstigen äußeren Einwirkungen, insbesondere durch Veränderungen des osmotischen Druckes außerhalb der Zelle. Das Gewicht der Wand beträgt gewöhnlich etwa 20% des Trockengewichtes der Zelle. Die Dicke der Wand bewegt sich in Grenzen von 100–200 A.

Umfangreichere Untersuchungen über Zusammensetzung und Aufbau der Bakterienzellwand begannen erst in den 50er Jahren, nachdem Methoden erarbeitet worden waren, mit deren Hilfe es möglich ist, die Bakterienzellen zu zerstören und einzelne Zellstrukturen zu isolieren [1, 2]. Die gegenwärtigen Untersuchungen können bedingt in folgende Richtungen eingeteilt werden:

1. Aufklärung des Aufbaues des dreidimensionalen „harten“ oder „Stütz-“ Polymers der Zellwand, das 1964 Murein (vom lateinischen murus — Wand) [3] benannt wurde. Murein, das anscheinend in der Zellwand beliebiger Bakterienarten vorkommt, variiert in seinem Bau in gewissen Grenzen, was insbesondere die innere Quervernetzung betrifft.

2. Aufklärung der Wechselwirkung zwischen Murein und den Teichoesäuren (aus dem griechischen teichos — Wand). Die Teichoesäuren sind neben dem Murein in die Zellwand eingelagert und eng mit diesem verbunden.

3. Untersuchung der Polysaccharid-, Eiweiß-, Lipopolysaccharid- und Lipoproteidkomponenten der Bakterienwand. Diese über Antigeneigenschaften verfügenden Polymeren werden in großen Mengen in gramnegativen Bakterien gefunden. Schichten dieser Polymeren, insbesondere solche, die Lipide enthalten, bilden den äußeren, mit der Umgebung in Berührung kommenden Teil der Zellwand.

4. Erforschung der Biosynthese von Murein und Teichoesäuren, beides Polymere, die nur der Zellwand eigen sind.

5. Untersuchung der Wirkung der sogenannten lytischen Enzyme, die einzelne Glykosid- und Peptidbindungen im Murein spalten und in den meisten Fällen zur Lyse der Zelle führen. Außer Lysozym fanden in den letzten Jahren Enzym B aus *Chalaropsis*, Lysastaphin, Azetylmuramyl-L-Alaninamidase aus *Streptomyces* u. a. besonderes Interesse [3—9].

Zusammensetzung und Aufbau des Mureins

Im Zusammenhang mit den in den letzten Jahren gewonnenen Ergebnissen über den Wirkungsmechanismus der die Zellwandbildung inhibierenden Antibiotika sind Murein (zweite, ältere Bezeichnung — Mukopeptidpolymer) und seine Biosynthese von besonderem Interesse. Dieses Polymer ist in Wasser und 10%iger Trichloressigsäure unlöslich und seine Hydrolyse gelingt nur unter sehr drastischen Bedingungen. Murein enthält Aminozucker und Aminosäuren, von denen einige weder im Zytoplasma noch in den übrigen Zellwandpolymeren vorkommen.
In den Mureinproben aller diesbezüglich untersuchten Bakterienarten werden N-Azetylglucosamin und N-Azetylmuraminsäure gefunden. Der letztere Aminozucker ist nur im Murein enthalten. Muraminsäure wurde zuerst in der Sporenhaut von *Bacillus megaterium* [10—12] gefunden und ist ein 3-Äther des D-Glukosamins und der D-Milchsäure. Bemerkenswert ist die für natürliche Stoffe ungewöhnliche Konfiguration der Milchsäure; bei ihrer Fermentierung bildet sich wie bekannt L-Milchsäure [13]. Von der N-Azetylmuraminsäure ist bekannt, daß dieser Aminozucker ein 3-Äther des N-Azetylglukosamins und der Milchsäure ist.

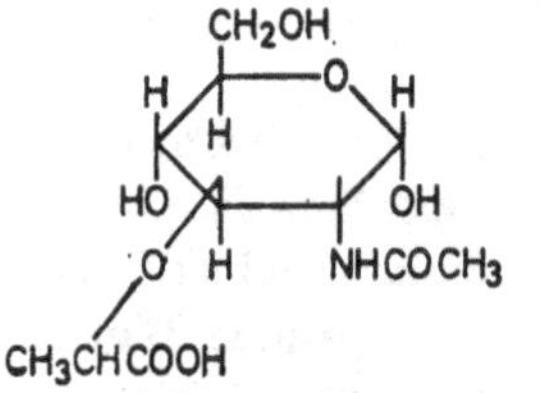

N-Azetylmuraminsäure

Das in den verschiedenen Bakterienarten gefundene Aminosäurespektrum des Mureins ist relativ klein. In allen Fällen konnte, wie es die Arbeiten der letzten Jahre zeigten, L- und D-Alanin im Verhältnis 1:1 nachgewiesen werden. Eine weitere konstante Komponente des Mureins ist die Glutaminsäure, die im Murein nur in der D-Konfiguration vorliegt [3, 14]. Große Aufmerksamkeit erregten auch die „alternativen Komponenten des Mureins, Lysin und 2,6-Diaminopimelinsäure. Lysin (in der L-Form) wird in der Regel als Mureinbestandteil bei grampositiven Kokken gefunden. 2,6-Diaminopimelinsäure, die bisher noch nie zu-

sammen mit Lysin gefunden wurde, ist charakteristisch für Murein von *E. coli* und einigen anderen Bakterien sowie für Cyanophyten [3, 15].
2,6-Diaminopimelinsäure ist verschiedenen Umwandlungen unterworfen, wie auch die „konventionellen" Aminosäuren und liegt nicht nur im Murein, sondern auch in anderen Polymeren der Zellwand vor. Durch enzymatische Dekarboxylierung wird sie in Lysin umgewandelt [16]. In den Mureinen verschiedenen Ursprungs können LL-, DD- und meso-Diaminopimelinsäuren enthalten sein [3].

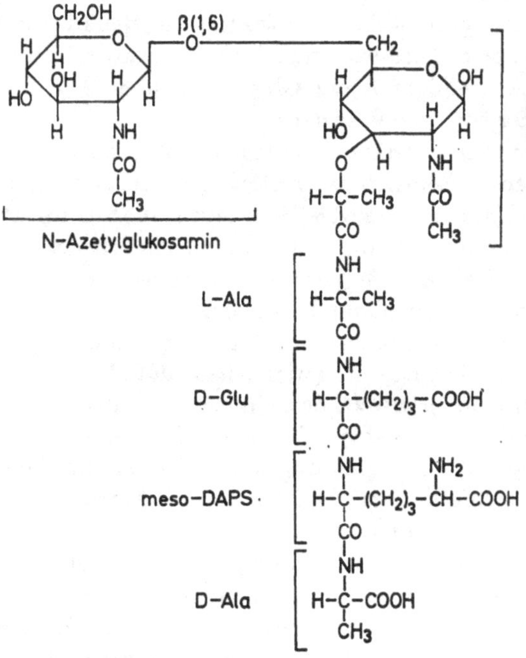

Abb. 1. Struktureinheit des Mureins

Die Unterschiede in der Zellwandzusammensetzung der einzelnen Arten wurden für taxonomische Zuordnungen herangezogen [17, 18]. Außer L- und D-Alanin, D-Glutaminsäure und L-Lysin (oder verschiedenen Formen der Diaminopimelinsäure) enthält das Murein einiger Bakterienarten noch Glyzin, Serin und Asparaginsäure [3].
Mit Hilfe von Mureinlysozym wurden sich wiederholende Struktureinheiten gewonnen, die als Muropeptide bezeichnet werden [3]. Aus der angeführten Strukturformel eines solchen sich wiederholenden Mureinfragmentes der *E. coli*-Zellwand ist zu ersehen, daß es aus N-Azetylglukosamin und aus N-Azetylmuraminsäure besteht, die durch eine 1,6-β-glykosidische Bindung gekoppelt sind. Das Fragment enthält außerdem noch ein aus L-Alanin, D-Glutamin- und meso-Diaminopimelinsäure und D-Alanin aufgebautes Tetrapeptid. Die Bindung zwischen dem Tetrapeptid und den Aminozuckern erfolgt über die Aminogruppe des L-Alanins und die Karboxylgruppe des Milchsäurerestes in der N-Azetylmuraminsäure (Abb. 1).

In den unter dem Einfluß von Lysozym gebildeten Mureinspaltprodukten wurde weiterhin ein „doppeltes" Strukturfragment gefunden, das aus zwei Disaccharid-Tetrapeptideinheiten bestand. Die Disaccharid-Tetrapeptidkomponenten waren durch eine Peptidbindung unter Einbeziehung der Karboxylgruppe des D-Alanins des einen Tetrapeptids und der Aminogruppe der meso-Diaminopimelinsäure des anderen miteinander verknüpft. Analoge Strukturfragmente (einzelne und doppelte) wurden aus Murein von *Salmonella gallinarum*, *Aerobacter aerogens*, *Shigella flexneri* und anderen gramnegativen Bakterien isoliert [3, 19].
Die Mureinzusammensetzung grampositiver Bakterien ist vielfältiger. In diesem Fall kann statt Diaminopimelinsäure wie schon bemerkt wurde Lysin vorliegen. Außerdem wurde im Murein einiger Arten Glyzin gefunden. Die Unterschiede liegen also im Peptidteil der Struktureinheiten.
Während die Bestimmung von Zusammensetzung und Aufbau der sich wiederholenden Strukturfragmente heutzutage methodisch relativ unkompliziert erscheint, erwies sich die Untersuchung der Bindungen, die für die Polymerenbildung aus diesen Fragmenten verantwortlich sind, als ein schwieriges Problem, da zu seiner Klärung zum Beispiel die Verwendung eines Spektrums lytischer Enzyme mit verschiedenen „Angriffspunkten" notwendig ist.
Da Lysozym die 1.4-β-Glykosidbindungen spaltet, wurde die Hypothese aufgestellt, die sich später experimentell bestätigen ließ, daß Murein ein lineares Polysaccharidgerüst („backbone") besitzt, das abwechselnd aus N-Azetylglukosamin und N-Azetylmuraminsäure besteht. In diesem Polysaccharid folgen einander 1.6-β- und 1.4-β-glykosidische Bindungen, von denen nur die letzteren durch Lysozym gespalten wurden. Somit besteht die Struktureinheit nach Lysozymeinwirkung auf das Polymer aus zwei Aminozuckern, die mit 1.6-β-glykosidisch verbunden sind. Für die Polymerbindung insgesamt sind nicht nur die Glykosidbindungen zwischen den Aminozuckern verantwortlich, sondern auch die Peptidbindungen zwischen dem D-Alanin des einen und der Diaminopimelinsäure des anderen Tetrapeptides benachbarter linearer Polysaccharide. Es sind bei weitem nicht alle theoretisch denkbaren Peptidbindungen geknüpft, da sonst auch Lysozym das Polymer nicht in niedermolekulare Fragmente spalten würde. Weidel und Pelzer [3] veröffentlichten 1964 ein Schema des Aufbaus von *E. coli*-Murein, in dem sowohl die Glykosid- als auch die Peptidbindungen dargestellt sind.

Schema des Mureinaufbaus

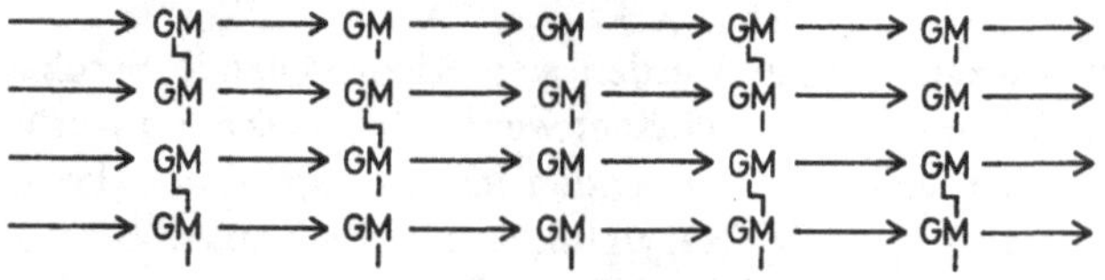

GM Struktureinheit des Mureins (2 Aminozucker und ein Tetrapeptid)

GM GM "Doppeltes" Mureinstrukturfragment mit einer Peptidbindung zwischen den Tetrapeptiden der Muraminsäuren

→ 1.4-β-Glykosidbindung

Das angeführte Schema bedeutet nicht, daß das Murein in der Bakterienwand einschichtig vorliegt, da die noch freien Tetrapeptidabzweigungen Peptidbindungen mit den „darüber" und „darunter" liegenden Schichten des Polymers bilden können. Das Murein grampositiver Bakterien besitzt bezüglich der Peptidquervernetzung einen komplizierteren Aufbau. Nach einigen Befunden ist der überwiegende Teil der Struktureinheiten nicht nur durch Glykosid-, sondern auch durch Peptidbindungen miteinander verbunden, wobei jede Struktureinheit im Gegensatz zum Murein gramnegativer Bakterien zwei Peptidbindungen mit anderen Einheiten ausbildet. Die Karboxylgruppe des D-Alanins und die Aminogruppe des Lysins der Peptide reagieren nicht direkt miteinander; zwischen ihnen findet eine Überbrückung durch Glyzin statt, die bei den verschiedenen Arten grampositiver Organismen eine unterschiedliche Anzahl von Glyzinresten benötigt. Infolge der Häufigkeit der Peptidbindungen bei diesen Mureinen ruft Lysozym nur die Bildung relativ großer Spaltprodukte hervor.
Formal kann das ganze Murein, zumindest in der grampositiven Zelle, als ein gigantisches Makromolekül mit einem Molekulargewicht, das 50 Billionen [20] erreicht, angesehen werden.

Gesamtzusammensetzung der Bakterienzellwand

Die Wände sowohl der gramnegativen als auch der grampositiven Bakterien enthalten eine Reihe mehr oder weniger eng mit Murein verbundener Polymere unterschiedlicher Natur. Eine weitere Ergänzung des Mureins stellen die an die Aminozucker gebundenen Azetylgruppen (O-Azetylgruppen) dar, die im Murein einiger Bakterienstämme gefunden wurden [5, 21].
Aus den Zellwänden von *Lactobacillus arabinosus*, *Bacillus subtilis*, *Staphylococcus aureus* wurden Ribit-Phosphatpolymere gewonnen, die die Bezeichnung Ribit-Teichoesäuren (22—25) erhielten. Die Teichoesäure aus den *S. aureus*-Stämmen erwies sich jedoch als Polymer des 4-O-N-Azetylglukosaminyl-D-Ribit-5-phosphats, in dem die Ribiteinheiten mit 1,5-Phosphordiesterbrücken verbunden waren; an N-Azetylglukosamin ist D-Alanin gebunden [26]. Die Zusammensetzung der Teichoesäuren verschiedener Mikroorganismen ist unterschiedlich. Außer Ribit-Teichoesäuren wurden Glyzerin-Teichoesäuren nachgewiesen [3, 27]. Bezüglich der Lokalisierung der Teichoesäuren ist einerseits auf Grund von Untersuchungen der Zellwand von *B. megaterium* [2] bekannt, daß sie sich zwischen Zellwand und Membran befinden und andererseits weisen viele Befunde auf eine enge Wechselwirkung mit Murein durch kovalente Phosphodiesterbindungen [3, 29, 30] und möglicherweise auch durch Ionenbindungen [3] hin. Die bildlich ausgedrückt in die dicke Mureinschicht „eingeflochtenen" Teichoesäuren können mit 10% Trichloressigsäure oder heißem Formamid aus dem Murein eluiert werden. Die völlige Abtrennung vom Murein ist jedoch schwer [3].
Aus der Zellwand von *B. subtilis* wurde ein Polymer isoliert, das aus N-Azetylgalaktosamin und Glukuronsäure besteht und den Namen Teichuronsäure erhielt [31]. In

der Zellwand von *Micrococcus lysodeikticus* wurde ein Polymer entdeckt, das Glukose und N-Azetyl-2-aminomannuronsäure enthielt [32].
Polysaccharide „gewöhnlicher“ Zusammensetzung und Struktur wurden gleichfalls aus den Zellwänden grampositiver und gramnegativer Bakterien isoliert.
Bei Hydrolyse von Polysacchariden aus einigen Stämmen grampositiver Bakterien wurden Ramnose, Glukosamin, Galaktosamin, Mannose, Arabinose und 6-Desoxytalose gewonnen. In der Zellwand von *E. coli* wurde Glykogen gefunden [3].
Eiweiße, von denen das Murein bei Behandlung mit Trypsin befreit wird, sind in sehr viel höherem Maße der Zellwand gramnegativer als grampositiver Bakterien eigen [3].
Die Zellwände gramnegativer Bakterien zeichnen sich außerdem im Vergleich zu den Zellwänden grampositiver Bakterien durch einen hohen Lipidgehalt aus [33, 34].
Weiter unten wird die chemische Zusammensetzung der Zellwand gramnegativer und grampositiver Bakterien angeführt (in % Trockengewicht bezogen auf isolierte Zellwände) [35].

Bakterien:	Lipide:	Polysaccharide:	Aminozucker:
grampositive	0– 2	30–60	10–20
gramnegative	10–20	1–50	0– 5

Die Lipide liegen vorwiegend in Form von Lipoproteiden und Lipopolysacchariden vor, sie bilden die äußere Oberfläche der Zellwand. Zwischen ihnen und dem Murein wurden bisher keine kovalenten Bindungen beobachtet [3]. Diese lipidhaltigen Polymeren können mit Hilfe von 90%igem Phenol aus der Zellwand herausgelöst werden.
Geht man allein von der Vielfalt der Polymere in den Zellwänden gramnegativer Bakterien aus, so liegt die Annahme nahe, daß in ihrer Zellwand weniger Murein vorhanden sein muß als in den Zellwänden grampositiver Bakterien. Sein Gehalt erreicht tatsächlich bei einigen grampositiven Kokken 90% des Wandgewichtes; andererseits beträgt der Mureingehalt in einzelnen Stämmen gramnegativer Bakterien (zum Beispiel *E. coli*) nicht mehr als 10% des Gewichtes der Zellwand [3].
Wird versucht, die Unterschiede in der Lokalisierung der übrigen Zellwandpolymere bezüglich des Mureins bei grampositiven und gramnegativen Bakterien zu summieren, so erinnern die ersteren nach dem bildhaften Vergleich von Weidel und Pelzer [3] an Krebstiere mit dem äußeren Stützpanzer. Im Gegensatz hierzu wird bei den gramnegativen Bakterien das Stützgestell des Mureins durch elastische Eiweiß-, Lipoproteid- und Lipopolysaccharidschichten verdeckt ähnlich den Säugetieren, bei denen das Skelett durch elastische Gewebe geschützt ist.
Zum Schluß dieses Kapitels ist es angebracht, nochmals darauf hinzuweisen, daß einige Antibiotika Inhibitoren der Zellwandbildung sind und hauptsächlich die

Mureinbiosynthese hemmen. Es existieren auch einzelne Angaben darüber, daß sie die Biosynthese der Teichoesäure beeinflussen.
Eine direkte Wirkung auf lipidhaltige, Eiweiß- und Polysaccharidpolymere besitzen diese Antibiotika augenscheinlich nicht.

Literatur

[1] Dawson, I. M., The nature of the bacterial surface, Oxford, 1949, 119.

[2] Salton, M. R. J., Horn, R. W., Bacterial cell wall. II. Methods of preparation and some properties. — Biochim. et biophys. acta, 1951, **7**, N 2, 117—197.

[3] Weidel, W., Pelzer, H., Bagshaped macromolecules — a new outlook on bacterial cell walls. — Advances in Enzymology, 1964, **26**, 193—232.

[4] Strominger, J. L. Tipper, D. J., Isolation of 4-0-β-N-acetylmuramyl-N-acetylglucosamine and 4-0-β-N, 6-0-diacetylmuramyl-N-acetyl-glucosamine and the structure of the cell wall polysaccharide of *St. aureus*. — Biochem. and Biophys. Res. Communs, 1966, **22**, N 1, 48—56.

[5] Tipper, D. J., Ghuysen, J. M., Strominger, J. L., Structure of the cell wall of *Staphylococcus aureus*, strain Copenhagen. III. Further studies of the disaccharides. — Biochemistry, 1965, **4**, N 3, 468—473.

[6] Ghuysen, J. M., Dierickx, L., Leyh-Bouille, M., Strominger, J. L., Bricas, E., Nicot, C., Structure of the cell wall of *Staphylococcus aureus*, strain Copenhagen. V. Isolation of peptidases active on the peptide moiety of the cell walls of some gram-positive bacteria. — Biochemistry, 1965, **4**, N 10, 2237—2244.

[7] Ghuysen, J. M., Tipper, D. J., Birge, C. H., Strominger, J. L., Structure of the cell wall of *Staphylococcus aureus* strain Copenhagen. VI. The soluble glycopeptide and its sequential degradation by peptidases. — Biochemistry, 1965, **4**, N 10, 2245—2254.

[8] Browder, H. P., Zygmunt, W. A., Young, J. R., Tavormina, P. A., Lysostaphin: enzymatic mode of action. Biochem. and Biophys. Res. Communs., 1965, **19**, N 3, 383—389.

[9] Tipper, D. J., Strominger, J. L., Ghuysen, J. M., Staphylolytic enzyme from Chalaropsis: mechanism of action. — Science, 1964, **146**, N 3645, 781—782.

[10] Strange, R. E., Powell, J. F., Hexosamine-containing peptides in spores of *Bacillus subtilis, Bacillus megatherium* and *Bacillus cereus*. — Biochem. J. 1954, **58**, N 1, 80—85.

[11] Strange, R. E., Dark, F. A., The composition of the spore coats of *Bacillus megatherium, B. subtilis* and *B. cereus*. — Biochem. J., 1956, **62**, N 3, 459—465.

[12] Strange, R. E., The structure of an amino sugar present in certain spores and bacterial cell walls. — Biochem. J., 1956, **64**, N 1, 23 P.

[13] Strange, R. E., Kent, L. H., The isolation, characterization and chemical synthesis of muramic acid. — Biochem. J., 1959, **71**, N 2, 333—339.

[14] Pelzer, H., The chemical structure of two mucopeptides released from *Escherichia coli* B cell walls by lysozyme. — Biochim. et biophys. acta, 1962, **63**, N 2, 229—234.

[15] Work, E., The isolation of α, ε-diaminopimelic acid from *Corynebacterium diphtheriae* and *Mycobacterium tuberculosis*. Biochem. J., 1951, **49**, N 1, 17—23.

[16] Work, E., The mucopeptides of bacterial cell walls. — J. Gen. Microbiol., 1961, **25**, N 2, 167—189.

[17] Cummins, C. S., Harris, H., The chemical composition of the cell walls in some gram-positive bacteria and its possible value as a taxonomic character. — J. Gen. Microbiol., 1956, **14**, N 3, 583—600.

[18] Cummins, C. S., La composition chimique des parois cellulaires d'actinomycetes et son application taxonomique. — Ann. Inst. Pasteur, 1962, **103**, N 3, 385—391.
[19] Weidel, W., Frank, H., Leutgeb, W., Autolytic enzymes as a source of error in the preparation and study of gramnegative cell walls. — J. Gen. Microbiol. 1963, **30**, N 1, 127—130.
[20] Wise, E. M., Park, J. T., Penicillin, its basic site of action as an inhibitor of a peptide cross-linking reaction in cell wall mucopeptide synthesis. — Proc. Nat. Acad. Sci. USA., 1965, **54**, N 1, 75—81.
[21] Abrams, A., O-Acetyl groups in the cell wall of *Streptococcus faecalis.* — J. Biol. Chem. 1958, **230**, N 2, 949—959.
[22] Baddiley, J., Buchanan, J. G., Carss, B., Mathias, A. P., Cytidine diphosphate ribitol from Lactobacillus arabinosus. — J. Chem. Soc., 1956, Nov., 4583—4588.
[23] Baddiley, J., Buchanan, J. G., Carss, B., The configuration of the ribitol phosphate residue in cytidine diphosphate ribitol. — J. Chem. Soc., 1957, Apr., 1869—1876.
[24] Baddiley, J., Buchanan, J. G., Carss B., The presence of ribitol phosphate in bacterial cell walls. — Biochim. et biophys. acta, 1958, **27**, N 1, 220.
[25] Armstrong, J. J., Raddiley, J., Buchanan, J. G., Carss, B., Nucleotides and the bacterial cell wall. — Nature, 1958, **181**, N 4625, 1692—1693.
[26] Strominger, J. L., Biosynthesis of bacterial cell wall. — Federat. Proc., 1962, **21**, N 1, 134—143.
[27] Baddiley, J., Teichoic acids and related compounds in bacteria. — J. Roy. Inst. Chem., 1962, **86**, Oct., 366—373.
[28] Baillie, R. D., Holms, W. H., Function of teichoic acid. — Biochem. J., 1966, **99**, N 2, 282.
[29] Button, D., Archibald, A. R., Baddiley, J., The linkage between teichoic acid and glycosaminopeptide in the walls of a strain of *Staphylococcus lactis.* — Biochem. J., 1966, **99**, N 2, 267—270.
[30] Ghuysen, J. M., Tipper, D. J., Strominger, J. L., Structure of the cell wall of *Staphylococcus aureus,* strain Copenhagen. IV. The teichoic acid — glycopeptide complex. — Biochemistry, 1965, **4**, N 3, 474—485.
[31] Janczura, E., Perkins, H. R., Rogers, H. J., Teichuronic acid: a mucopolysaccharide present in wall preparations from vegetative cells of *Bacillus subtilis.* — Biochem. J., 1961, **80**, N 1, 82—93.
[32] Perkins, H. R., A polymer containing glucose and aminohexuronic acid isolated from the cell walls of *Micrococcus lysodeikticus.* — Biochem. J., 1963, **86**, N 3, 475—483.
[33] Salton, M. R. J., Studies of the bacterial cell wall. III Preliminary investigation of the chemical constitution of the cell wall of *Streptococcus faecalis.* — Biochim. et biophys. acta, 1952, **8**, N 5, 510—519.
[34] Salton, M. R. J., Studies of the bacterial cell wall. IV. The composition of the cel, walls of some gram-positive and gram-negative bacteria. — Biochim. et biophys. acta 1953, **10**, N 4, 512—523.
[35] Holloway, B. W., The nature and function of the bacterial cell wall. — Austral J. Dairy Technol., 1962, **17**, N 1, 17—20.

1.2. Penicillin

Obwohl in den Kliniken der verschiedenen Länder zur Zeit mit Erfolg über 50 Antibiotika angewendet werden, nimmt in der medizinischen Praxis nach wie vor Penicillin, oder genauer gesagt Penicillin G (Benzylpenicillin), den ersten Platz ein.

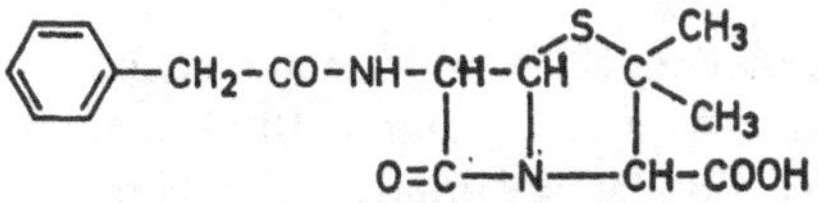

Penicillin G (Benzylpenicillin)

Seit 1940 wurden die systematischen Untersuchungen über die antimikrobiellen und pharmakologischen Eigenschaften des Penicillins nicht unterbrochen.
Die Wirkung des Penicillins auf verschiedenste biochemische Prozesse wird schon über 20 Jahre untersucht.
Schlußfolgerungen, die auf der Grundlage vieler frühen Arbeiten gezogen wurden, sind überholt, da sich die beobachteten Phänomene später fast immer als leicht erkennbare Penicillin-induzierte sekundäre Stoffwechselstörungen der Mikrobenzelle erwiesen.
Leider blieb eine 1946 veröffentlichte Mitteilung, in der darauf hingewiesen wird, daß die morphologischen Veränderungen der Bakterien unter dem Einfluß von Penicillin auf Zerstörung der Zellwand zurückzuführen sind, unbemerkt [1]. Als dann 1949—1952 in mit Penicillin inkubierten *Staphylococcus aureus*-Zellen niedermolekulare Mureinfragmente gefunden wurden, die an Uridinphosphat gebunden waren [2, 3], wurde versucht, diese als Produkte der Penicillin-induzierten Nukleinsäurespaltung zu interpretieren. Einige Jahre später wurde es dann jedoch offensichtlich, daß der Mechanismus der Wirkung des Penicillins nicht mit der Störung des Stoffwechsels makromolekularer Verbindungen im Zytoplasma zusammenhängt.
Durch zwei für die damalige Zeit neue Untersuchungsrichtungen wurden Hinweise für einen „Angriffspunkt" des Penicillins in der Bakterienzellwand erhalten. Die erste Richtung umfaßte Untersuchungen der Bindung und der Lokalisation des Penicillins in der Zelle, die zweite, mehr morphologische Richtung, beschäftigte sich mit der Gewinnung von zellwandlosen Bakterienformen durch Penicillin.

Die kontinuierliche Entwicklung dieser beiden Forschungsrichtungen führte dazu, daß die Ursache der antimikrobiellen Penicillinwirkung als Störung der Synthese eines der Zellwandpolymeren erkannt wurde.

Kurz bevor die Arbeiten, die sich mit den Besonderheiten der zellulären Penicillinbindung beschäftigen, bekannt wurden, bestimmten A. G. Pasynskij und T. L. Kastorskaja die in penicillinempfindliche Mikroorganismen eindringende Antibiotikamenge. Auf eine *Staphylococcus aureus*-Zelle kommen nach ihren 1947 veröffentlichten Angaben 1000 Antibiotikamoleküle [4]. Arbeiten mit radioaktivem Penicillin bekräftigen experimentell die Ergebnisse dieser Untersuchungen. In einer dieser Arbeiten wurde die adsorbierte Penicillinmenge mit 750 Molekülen [5] und in einer anderen mit 1650 Molekülen pro Zelle [6] angegeben.

Mittels S^{35}-Penicillin wurden die Besonderheiten der Antibiotika-Bindung des Antibiotikums durch die sogenannte Penicillin-bindende Komponente in Kokkenmikroorganismen untersucht. Als Versuchsobjekt dienten *Streptococcus pyogenes*, *Diplococcus pneumoniae*, *Streptococcus agalactiae*, *Streptococcus faecalis* und *S. aureus*. Nach Eagle [6] hat die Bindung von 900—1200 Penicillinmolekülen pro Zelle (in Abhängigkeit vom Stamm) keinen sichtbaren Einfluß auf Mikrobenwachstum und -vermehrung. Bei zellulärer Bindung einer zusätzlichen kleinen Penicillinmenge tritt jedoch die antimikrobielle Wirkung in Erscheinung. Am effektivsten erwies sich im allgemeinen eine zelluläre Penicillinkonzentration, die 1,5 bis 4,5mal die Konzentration überstieg, bei der das Antibiotikum noch keine sichtbare Wirkung zeigte. Hierbei wurde bemerkt, daß die ein schnelles Absterben der verschiedenen Stämme verursachende zelluläre Penicillinkonzentration ungefähr gleich ist. Die Adsorption dieser maximal wirksamen Penicillinmenge setzt eine Stammes-abhängige Antibiotikakonzentration im Außenmedium [7—10] voraus. Wie aus den am Ende des Kapitels behandelten Arbeiten zu ersehen ist, wird die beobachtete Gesetzmäßigkeit durch Ergebnisse bestätigt, die in Versuchen mit zellfreien Enzymsystemen der Mureinsynthese aus grampositiven und gramnegativen Bakterien erhalten wurden. Der Unterschied in der Penicillinempfindlichkeit der Enzymsysteme war jedoch bei weitem nicht so groß wie bei intakten Zellen.

Bei einem Vergleich des Penicillinsättigungsgrades der aus *E. coli* stammenden Penicillin-bindenden Komponente und der Geschwindigkeit der Antibiotikazerstörung durch Penicillinase im Organismus kamen Liberman und Johnson zur Schlußfolgerung, daß die Penicillin-bindende Komponente der Zelle und das Penicillin-zerstörende Enzym nicht identisch sein können [11]. Die Induktion der Penicillinasebildung bei *Bacillus cereus* war jedoch auf die Fähigkeit des Penicillins, sich mit der Penicillin-bindenden Komponente zu vereinigen, zurückzuführen [12].

Einen weiteren Fortschritt erbrachten auch die frühen Versuche, die Penicillinbindenden Komponente zu lokalisieren. Cooper [13] zeigte, daß Penicillin intensiv durch aus Staphylokokkenzellen gewonnene ultramikroskopischen Teilchen, die Lipide enthalten, gebunden wird. Diese Teilchen waren in der Lage, pro Einheit Trockensubstanz 7 bis 12mal mehr Penicillin zu binden als intakte Zellen. Weiterhin wurde gefunden, daß die Lipidteilchen eng mit den Zellwänden verbunden sind und schließlich wurde festgestellt, daß sie der zytoplasmatischen Membran angehören.

Die andere für die weiteren biochemischen Arbeiten wichtige Forschungsrichtung benutzte mikroskopische Methoden zur Beobachtung der antimikrobiellen Penicillinwirkung.

Bereits 1940 wurde mit Untersuchungen der morphologischen Veränderungen bei mit Penicillin-behandelten Bakterienzellen begonnen [14]. Das Auftreten gigantischer Bakterienformen, sogenannter Fadenformen, wurde gewöhnlich auf Störungen des Zellteilungsmechanismus durch Penicillin zurückgeführt. Veränderungen der Versuchsbedingungen erlaubten LEDERBERG [15, 16] und anderen Autoren [17—19], die wirklichen Ursachen für die morphologischen Veränderungen der Bakterien unter dem Einfluß vom Penicillin aufzuklären. Wenn die Inkubation von *E. coli*-Zellen mit Penicillin in hypertonischem Saccharose-haltigem Medium durchgeführt wird, so kann anstelle der Lysis eine Umwandlung der Zellen in eigenartige sphärische Formen (Sphäroplasten) beobachtet werden, die einen beachtlichen Teil des Zellwandmaterials verloren haben. Ähnliche sphärische Formen wurden bereits früher bei Behandlung der Zellen mit Lysozym in hypertonischem Medium beobachtet und Protoplaste genannt.[1]

In Versuchen mit vielen Bakterienarten wurde in Anwesenheit von Penicillin und auch 6-Aminopenicillansäure die Bildung von Sphäroplasten beobachtet [22—32]. Ein erhöhter osmotischer Druck des Mediums bewahrt die Sphäroplasten vor Lysis. Im Vergleich zu gramnegativen Bakterien besitzen grampositive Bakterien einen höheren osmotischen Druck, und bei Verlust der Wand erweisen sie sich daher äußeren Einwirkungen gegenüber als weniger stabil.

Es ist leicht Sphäroplasten aus *E. coli*-Zellen zu gewinnen. Hierzu würden die Bakterien unter Schütteln bei einer Temperatur von 37° in Fleisch-Pepton-Nährlösung mit 20% Saccharose, 0,2% $MgSO_4$ und 100—1000 μg Penicillin pro ml inkubiert. Die Zellwandsynthese wird hierbei unterbrochen, und das wachsende Protoplasma bildet Kugeln, die mit einer zytoplasmatischen Membran überzogen sind, über der sich anscheinend auch eine gewisse Menge an Zellwandresten befindet. Wandbildung und zytoplasmatische Eiweißsynthese können somit unabhängig voneinander vor sich gehen und bilden ein Beispiel für das sogenannte ungleichmäßige Wachstum.

Der Sphäroplastenumfang übersteigt gewöhnlich einige Male den Umfang der

[1] Für sphärische Gebilde, die einen Teil der Zellwand behielten, wurde die Bezeichnung „Sphäroplasten" vorgeschlagen, während Formen, die die Zellwand vollständig verloren hatten, Protoplasten genannt werden sollten [20]. Die ersten sind für gramnegative Bakterien charakteristisch, die zweiten für grampositive. In der Literatur wird dieser Unterschied oftmals nicht eingehalten. Es wird angenommen, daß nur die Sphäroplasten und nicht die Protoplasten in der Lage sind, sich bei langsamer Rückkehr zu den normalen Bedingungen in intakte Zellen zu verwandeln, da für die Erneuerung der Mureinsynthese die Anwesenheit einer geringen Menge als Matrize notwendig ist. Für sporenbildende Mikroorganismen ist das jedoch nicht unbedingt erforderlich.

Ausgangszellen. Im Laufe von 2 Stunden werden praktisch alle [33] oder der größte Teil der Zellen [33a] in Sphäroplasten umgewandelt, was leicht mittels Phasenkontrastmikroskopie festzustellen ist. Magnesiumionen erhöhen die Sphäroplastenstabilität erheblich, während Substanzen, die mit Magnesium komplexe Verbindungen bilden, die Stabilität dieser Bakterienformen senken.
Sphäroplasten sind Detergentien gegenüber empfindlich [34]. Werden die erhaltenen Sphäroplasten durch Zentrifugation von dem Saccharose-haltigen Medium getrennt und in gewöhnlichem Medium suspendiert, so erfolgt eine schnelle Lysis. Durch Lysis der Sphäroplasten können zellfreie Präparate für die verschiedensten Anwendungsmöglichkeiten gewonnen werden. Die Sphäroplasten werden durch Zentrifugation von der Nährlösung getrennt, mit 20% Saccharose enthaltendem Puffer gewaschen und dann durch Suspendieren in Saccharosefreiem Puffer bei niedriger Temperatur der Lyse unterworfen. Im Anschluß daran können durch Differentialzentrifugation verschiedene Fraktionen erhalten werden, zum Beispiel ein durchsichtiges zellfreies Zentrifugat, das über eine Dehydrogenaseaktivität verfügt, die mit der Aktivität eines Extraktes aus mechanisch mit Ballotin zerstörten Zellen vergleichbar ist (Ju. O. Sasykins und G. N. Borisovas) [33]. Hiermit erklärt sich auch das Fehlen eines direkten Penicillineinflusses auf die bakteriellen Dehydrogenasen.
Werden die Sphäroplasten vom Penicillin befreit, während sie weiter im hypertonischen Medium kultiviert werden, so bilden sie die gewöhnlichen Stäbchenformen der Bakterien. Das weist auf die Intaktheit der Zytoplasmamembran-Enzymsysteme hin, die die Zellwandpolymeren synthetisieren und auf Intaktheit der Mureinreste über der Membran, die als Matrize dienen.
Es besteht jedoch die Vorstellung, daß nach Entfernung des Penicillins eine de novo Synthese der Enzyme stattfindet, da Chloromycetin, ein Inhibitor der Eiweißsynthese, der die unter normalen Bedingungen verlaufende Mureinsynthese nicht beeinflußt, bei dem von Penicillin befreiten Sphäroplasten die Erneuerung der Synthese verhindert [35]. Das letzte kann auch als indirekter Beweis der irreversiblen Inaktivierung des entsprechenden Enzymsystems durch Penicillin gewertet werden.
Die allgemeine Schlußfolgerung aller angeführten Arbeiten geht darauf hinaus, daß Penicillin in der Zytoplasmamembran in entsprechender Nähe der Bakterienwand gebunden ist und die unter bestimmten experimentellen Bedingungen auftretenden völlig oder teilweise ihrer Zellwand entledigten Bakterienformen sind das Ergebnis der mit der Bindung des Penicillins verbundenen Hemmung der Synthese von Zellwandpolymeren.

Penicillin und die Speicherung von Mureinvorstufen in der Zelle

Es ist natürlich, daß in der neuen Untersuchungsperiode bei der Aufklärung der Penicillinwirkung auf die Bakterienwand der biochemische Aspekt sehr stark in den Vordergrund trat. Es war vor allem notwendig, das Bakterienwandpolymer zu bestimmen, dessen Biosynthese penicillinempfindlich war, weiterhin die konkrete Reaktion der aus vielen Stadien bestehenden Biosynthese festzustellen, die durch Penicillin unterdrückt wird und schließlich eine Vorstellung über den Mechanismus der Hemmung auf molekularer Ebene zu gewinnen. Wie zu erwarten war, erfolgte die Lösung der gestellten Aufgaben in Wirklichkeit nicht mit der strengen logischen Folge.

Die beiden ersten Aufgaben können dank der vorwiegend in den Laboratorien Parks und Stromingers durchgeführten Versuche als weitgehend gelöst betrachtet werden.

Am Anfang des Kapitels wurde auf Arbeiten von Park und Johnson aus den Jahren 1949—1952 [2, 3] hingewiesen, die sich mit der Speicherung unbekannter Metaboliten, später als erste, zweite und dritte Parkverbindung bezeichnet, in wachsenden *S. aureus*-Zellen (Stamm H), die mit Penicillin behandelt wurden, beschäftigen. Alle Metaboliten erwiesen sich als Derivate des Uridin-5-pyrophosphats. Nach Strange konnte in jeder von ihnen N-Azetylmuraminsäure nachgewiesen werden, die über die in 1-Stellung befindliche Hydroxylgruppe mit dem zweiten Phosphatrest des Uridin-5-pyrophosphats verbunden war. Die einfachste Parkverbindung bestand nur aus Uridin-5-pyrophosphat und N-Azetylmuraminsäure. Die zweite Verbindung enthielt noch Alanin. Am kompliziertesten war die dritte Verbindung, die ein Peptid folgender Aminosäuresequenz enthielt: Alanin — Glutaminsäure — Lysin — Alanin — (Angaben von Strominger). Die letzte Verbindung wurde in der größten Menge gefunden (45% aller erhaltenen Uridin-5-Phosphat-Derivate). Im weiteren wurde festgestellt, daß die beiden ersten Verbindungen ihre Vorstufen sind.

Die Dynamik der Uridinnukleotidanreicherung[1] in der Zelle wurde von Strominger untersucht [36]. *S. aureus*-Zellen, die sich in der logarythmischen Wachstumsphase befanden, wurden in eine neue Portion Nährlösung übertragen und mit Penicillin inkubiert. Anschließend wurden sie von der Nährlösung getrennt und mit kalter 10-proz. Trichloressigsäure extrahiert. Nach teilweiser Reinigung des Extraktes und Entfernung der Trichloressigsäure erfolgte die quantitative Untersuchung der Parkverbindungen auf den Aminozuckergehalt nach einer modifizierten Elson-Morgan-Reaktion. Die Anreicherung dieser Verbindungen in der Zelle erfolgte sehr schnell und wird in Anwesenheit von so geringen Penicillinkonzentrationen wie 1 μg/ml und niedriger beobachtet. Der größte Teil erschien in den ersten 15 Minuten nach Beginn der Zellinkubation mit Penicillin.

Die Anreicherung der Parkverbindungen war nach 1—2 Stunden beendet, wobei ihre Menge 50—100mal die Ausgangswerte überstieg. Ähnliche Ergebnisse wurden auch von anderen Autoren erhalten [37].

In der Parkschen Hauptverbindung liegt die Glutaminsäure des Peptidteils in der D-Form vor; Alanin sowohl in der L- als auch in der D-Form und Lysin in der L-Form. In den Jahren 1957—1959 kamen Park und Strominger auf der

[1] Diese unvollständige Bezeichnung wurde in einigen Arbeiten, die vor wenigen Jahren veröffentlicht wurden, benutzt.

Grundlage gemeinsamer Versuche zur Schlußfolgerung, daß die PARK-Verbindung aus zwei funktionell unterschiedlichen Teilen besteht: N-Azetylmuraminsäure und ein an sie gebundenes Peptid sind Bestandteil eines Staphylokokken-Zellwandpolymers (Abb. 2), während Uridin-5-Phosphat bei der Biosynthese des Polymers die Rolle eines Überträgers spielt [38, 39].

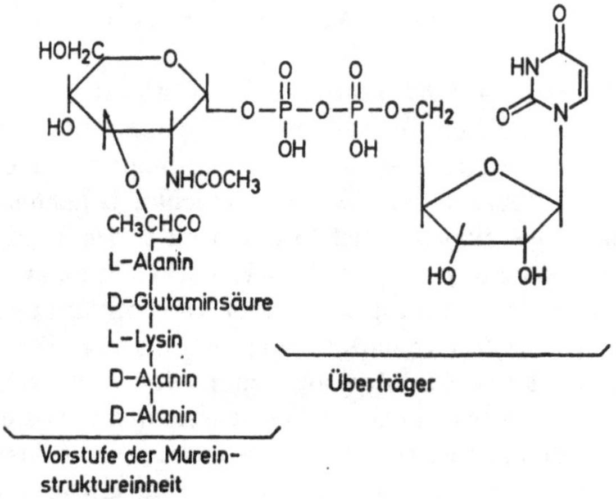

Abb. 2. Dritte Parksche Verbindung

N-Azetylmuraminsäure, L- und D-Alanin, D-Glutaminsäure und L-Lysin sind, wie das im vorhergehenden Kapitel gezeigt wurde, Bestandteile des Mureins. Dessen Struktureinheit enthält außerdem Azetylglukosamin, das mit N-Azetylmuraminsäure über eine Glykosidbindung verbunden ist. Somit kann ein Teil der dritten Parkverbindung als eine Vorstufe des Mureins angesprochen werden, die sich vom fertigen Fragment einerseits durch das Fehlen des N-Azetylglukosamins und andererseits durch die Anwesenheit eines weiteren D-Alaninrestes unterscheidet.

Die Bildung der gesamten Struktureinheit, ihr Einschluß in das Polymer, die Entstehung innerer Querverbindungen in ihm, d. h., die Biosynthese des fertigen Mureins und die Spezifizierung der Penicillinwirkung bilden den Inhalt einer Reihe von Arbeiten, die später behandelt werden. Hier soll nur bemerkt werden, daß Versuche mit Sphäroplasten gramnegativer Bakterien und biochemische Untersuchungen grampositiver Kokken zu einer theoretischen Klärung der Penicillinwirkung führten, deren Wesen darin besteht, daß Penicillin die Mureinbiosynthese oder die Synthese des Mukopeptidpolymers, einer obligatorischen Komponente der Bakterienzellwand, unterdrückt und eine Anhäufung der unvollendeten Struktureinheiten in der Zelle hervorruft.

CIAK und HAHN untersuchten die Penicillinwirkung mit zytochemischen und biochemischen Methoden ebenfalls an *S. aureus* (Stamm H u. a.) und zeigten, daß die Bildung von Formen mit defekter Zellwand, ihre Lyse und desgleichen

die Anreicherung mit Vorstufen des Polymukopeptidpolymers in der zeitlichen Folge gut diesen theoretischen Forderungen entsprechen [40].
Es muß darauf hingewiesen werden, daß Zusammensetzung und Synthese der Zellwand bei Pilzen, wobei Penicillium-Arten am interessantesten sind, wenig gemeinsames mit dem haben, was von Bakterien bekannt ist [41].
In Zusammenhang mit der neuen Theorie ergab sich die Forderung nach Beantwortung einiger Fragen:

1. Inwieweit entspricht die mutmaßliche Funktion des Uridin-5-Phosphats dem, was über ähnliche Verbindungen bekannt ist.
2. Kann eine direkte Wirkung des Penicillins auf die Biosynthese der Zellwand beobachtet werden, wenn die Inkorporation markierter Verbindungen als Test herangezogen wird.
3. Wie ist die neue Theorie mit der hauptsächlichen Eigenschaft des Penicillins, selektiv auf verschiedene Bakterienarten zu wirken, in Einklang zu bringen.

Bezüglich der Funktion des Uridin-5-phosphats kann gesagt werden, daß seine Beteiligung an der Mukopeptidsynthese der Zellwand nicht unerwartet ist, da die Uridinphosphate schon relativ lange als Überträger niedermolekularer Struktureinheiten bei der Synthese von Zellulosen, Glykogen, Chitin und einigen anderen Polymeren biologischen Ursprungs bekannt sind [42—44]. Zu den vielen bekannten Funktionen der Nukleotide in tierischen, pflanzlichen und mikrobiellen Zellen ist somit auch die direkte Beteiligung an der Zellwandsynthese bei Mikroorganismen zu rechnen.
Bei dem Versuch, eine direkte Beeinflussung der Zellwandbildung durch Penicillin zu entdecken, zeigten Mandelstam und Rogers, daß das Antibiotikum (100 E/ml) die Mureinsynthese bei *S. aureus*-524-Zellen in einem Medium hemmte, das Glukose und die 4 im Murein vorkommenden Aminosäuren enthält [45]. Die hohe Penicillinkonzentration in diesen Versuchen wurde wegen der Möglichkeit der Penicillinasebildung bei diesem Staphylokokkenstamm angewendet.
In Versuchen mit *S. aureus*, *E. coli* und *Bacillus subtilis* konnten bei Verwendung markierter Verbindungen verschiedene Autoren eine direkte Wirkung des Penicillins auf die Mureinbiosynthese der Zellwand nachweisen. So wurde die Inkorporation von ^{14}C-Lysin in die Zellwand von *S. aureus* durch Penicillin zu 91%, die in das Eiweiß jedoch nur zu 2% gehemmt [46].
Ist wie z. B. bei *E. coli* Lysin im Murein durch 2,6-Diaminopimelinsäure ersetzt [47], so kann auch deren Inkorporation durch Penicillin wirksam unterdrückt werden. Gleichzeitig wird auch die Inkorporation von aus Invertzucker stammenden ^{14}C in Aminozucker der Zellwand inhibiert [48]. Dieselbe Wirkung zeigte Penicillin an *B. subtilis* bei Verwendung von 2,6-Diaminopimelinsäure und Mureinsäure als in die Zellwand zu inkorporierende Verbindungen [49].
Im Ergebnis dieser Arbeiten wurde die Theorie Parks und Strominger, die zuerst nur auf einem Vergleich der Zusammensetzung des Mureins und der sich in Anwesenheit von Penicillin anreichernden Metaboliten beschränkte, durch

direkte Untersuchungen der Zellwandbildung unter Verwendung radioaktiver Vorstufen bekräftigt.

Dieses sind jedoch nicht die einzigen Beweise für die Richtigkeit der Theorie. Wenn die antibakterielle Wirkung des Penicillins eine Folge der Hemmung der Zellwandsynthese ist, so muß eine Parallelität zwischen der Aktivität des Penicillins als Wachstumsinhibitor einerseits und der Aktivität als Inhibitor biochemischer Prozesse z. B. der Mureinsynthese bestehen. Das wurde auf verschiedene Art bewiesen, zum Beispiel mit halbsynthetischen Penicillinen, die in der Klinik neben dem natürlichen Penicillin G Verwendung finden (50—54].

Einige halbsynthetische Penicilline unterscheiden sich bezüglich ihrer antibakteriellen Wirkung vom natürlichen Antibiotikum. Es wurden sogar Präparate mit einem anderen Spektrum der Antibiotikawirkung als Penicillin gewonnen. So unterdrückt D-(-)-6-[α-Aminophenylazetylamino]-penicillansäure („Penbritin") nicht nur das Wachstum grampositiver, sondern auch vieler gramnegativer Bakterien. Die Präparate „Broxyl" oder 6-(α-Phenoxypropionylamino)-penicillansäure und „Methycillin" — 6-(2.6-Dimethoxybenzoylamino)-penicillin unterdrücken das Wachstum Penicillinase bildender gegen Penicillin G resistenter *Staphylokokken*. Methycillin wirkt jedoch bei den das Enzym nicht bildenden, d. h., gegen natürliches Penicillin empfindlichen *Staphylokokken* 50—100mal schwächer als Penicillin G. Die 6-Aminopenicillansäure, das Ausgangsprodukt für synthetische Penicilline, verfügt nur über eine geringe Aktivität, die etwa ein Zweitausendstel der Aktivität des Penicillins G beträgt.

Die Wirkung von Methycillin, Broxyl und 6-Aminopenicillansäure auf das Wachstum und die Zellwandbildung von *S. aureus* Oxford wurde mit der Wirkung des Penicillins G anhand der Inkorporation von 1-^{14}C-Glutaminsäure verglichen [55]. Wie zu erwarten war, bestand eine enge Beziehung zwischen der Unterdrückung des Wachstums durch die neuen Penicilline sowie die 6-Aminopenicillansäure und der Hemmung der Mureinbiosynthese in der Zelle. Broxyl, das gegenüber *Streptokokken* etwa die gleiche Aktivität wie Penicillin G besitzt, unterdrückte die Mureinsynthese ebenfalls in etwa gleichem Maße. Methycillin unterdrückte Wachstum und Biosynthese dieses Polymers bei Stämmen, die die Empfindlichkeit gegenüber natürlichem Antibiotikum behalten hatten schwächer als Penicillin. Gleichzeitig erwies sich Methycillin als hochaktiver Wachstums- und Mureinsynthese-Inhibitor bei Penicillin G resistenten Stämmen. Dabei besaß Methycillin keine breitere Wirkung auf den Stoffwechsel der Bakterienzelle: ähnlich Penicillin G beeinflußte es die allgemeinen Parameter der Eiweiß- und Nukleinsäuresynthese der *Staphylokokken* nicht.

Eine ähnliche Gesetzmäßigkeit wurde auch bei anderen Versuchsanordnungen beobachtet. Bei einem Vergleich der Wirkung des Penicillins G auf den empfindlichen und auf einen resistenten Stamm von *S. aureus* Oxford [55], zeigte sich, wie zu erwarten war, eine umgekehrte Abhängigkeit zwischen dem Grad der Penicillinresistenz und dem Grad der Mureinsynthesehemmung. Ähnliche Ergebnisse wurden bei einem Vergleich der penicillinempfindlichen *S. aureus*-Stämme mit Stämmen natürlicher Resistenz erhalten: Penicillin rief bei den letzteren keine

Anreicherung von Nukleotiden, d. h. von Vorstufen der Zellwandpolymer-Struktureinheiten in der Zelle hervor [56].
Vom Standpunkt dieser Theorie ist jedoch die selektive Penicillinwirkung auf verschiedene Mikroorganismen schwer zu deuten. Eine bestimmte Erklärung kann zur Zeit nur für die gramnegativen Bakterien gegeben werden, die wie bekannt, gegen Penicillin nur bei sehr hohen Konzentrationen im Medium empfindlich sind. In diesem Falle sind die verschiedenartigen Polymere der Zellwand, die die Enzymsysteme der Mureinsynthese vor dem Antibiotikum schützen, ausschlaggebend. In diesem Zusammenhang scheinen die bereits 1950 von T. A. Kastorskaja und A. G. Pasynskij veröffentlichten Befunde über die Veränderungen der Penicillinempfindlichkeit bei mit Detergentien behandeltem *Proteus vulgaris* von Bedeutung zu sein. In Anwesenheit von Natrium-alkylbenzolsulfonat stieg die Empfindlichkeit dieses Organismus gegenüber Penicillin auf das 130fache, wobei das Detergent in den verwendeten Konzentrationen keine antibiotischen Eigenschaften aufwies [57]. Vor kurzem wurde gezeigt, daß sich das Eindringen von Penicillin in *Klebsiella*-Zellen in Anwesenheit von Äthylendiamintetraessigsäure erhöht, weil diese Verbindung die Permeabilitätsbarriere der Zelle durch Komplexbildung mit den dafür notwendigen Ionen schädigt [58, 59]. Interessant sind weiterhin die Untersuchungen von Zablocki und Mitarb. mit Lipopolysaccharid-Eiweißkomplexen, die aus *E. coli*, *P. vulgaris*, *Salmonella typhi* und *Shigella sonnei* erhalten wurden, d. h. aus Organismen, die Penicillin gegenüber wenig empfindlich sind [60—62]. Bei Behandlung von *S. aureus*-Zellsuspensionen mit solchen Komplexen stieg deren Penicillinempfindlichkeit um zwei Größenordnungen.
Während die natürliche Resistenz gramnegativer Bakterien gegenüber Penicillin in den meisten Fällen erklärt werden kann, bleibt die Resistenz von Zellen, die aus penicillinempfindlichen Stämmen durch Selektion im Penicillinmedium erhalten wurden, unklar, umsomehr als verschiedene Ursachen für die Antibiotikaresistenz dieser Zellen verantwortlich sein können [63, 65]. Ein Vergleich der Mureine des empfindlichen Ausgangsstammes mit dem Penicillin-resistenten *S. aureus* Oxford-Stamm führte zu keinen prinzipiell unterschiedlichen Ergebnissen hinsichtlich ihrer Zusammensetzung. Die Unterschiede erwiesen sich sogar als geringer als solche, die bei dem sensiblen Stamm bei der Untersuchung über einen längeren Zeitraum beobachtet werden. Augenscheinlich unterscheidet sich das Zellwandmurein der penicillinresistenten Zellen im Fall von *St. aureus* Oxford nicht vom Murein normaler Zellen [55]. Gleichzeitig ist jedoch bekannt, daß die Mureinzusammensetzung in gewissen Grenzen variieren kann, und zwar nicht nur bei taxonomisch entfernten, sondern auch nahen Arten und sogar bei einzelnen Stämmen ein und derselben Art. Unterschiede werden auch innerhalb der Gruppe der grampositiven Kokken beobachtet. So enthält die Struktureinheit des Streptokokkenmureins im Gegensatz zum entsprechenden Mureinfragment der Staphylokokken zwei L-Alaninreste. Der zweite Rest substituiert die ε-Aminogruppe des Lysins [66].
Die Bedeutung ähnlicher Veränderungen in der Mureinzusammensetzung für die

Hemmwirkung des Penicillins wurde bis zur letzten Zeit nicht systematisch untersucht. Vor kurzem erschienene vorläufige Befunde geben nicht das Recht, die Penicillinresistenz in jedem Fall auf Veränderungen der Mureinstruktureinheiten zurückzuführen.
Aufmerksamkeit erregten auch Versuche, die zeigten, daß die Penicillinresistenz direkt mit dem Lipidgehalt grampositiver Mikroorganismen zusammenhängen kann. Bei Kultivierung von *S. aureus*, *Streptococcus faecalis* und *B. subtilis* in Medien mit hohen Glyzerinkonzentrationen wurden Zellen mit 2—3fach erhöhtem Lipidgehalt im Vergleich zur Kontrolle erhalten [67, 68]. Die minimale das Wachstum hemmende Penicillinkonzentration stieg dabei von 0,03 auf 2 µg/ml. Dabei kann jedoch die Selektion von Mutanten mit hohem Zellwand-Lipidgehalt bei der Kultivierung in Penicillinmedien nicht ausgeschlossen werden.

Penicillin und die Biosynthese von Zellwandpolymeren mit Ausnahme der des Mureins

Wie bereits bei Beschreibung des Zellwandaufbaus und der Zellwandzusammensetzung bemerkt wurde, kann Murein durch kovalente und andere Bindungen in enger Wechselbeziehung zu den anderen in der Zellwand vorkommenden Polymeren stehen. Die Möglichkeit einer direkten oder indirekten Beeinflussung der Polymerensynthese durch Penicillin wurde in zahlreichen Arbeiten untersucht.
Besonders interessant sind in dieser Hinsicht die Teichoesäuren. Strominger und Nathenson [46] stellten 1961 eine Hypothese über die „Grundstruktur“ der Bakterienwand auf, zu deren Bestandteilen nach der modernen Terminologie Murein (bei anderen Autoren Mukopeptid) und die Teichoesäuren gehören.
Auf der Grundlage von Untersuchungen von Strukturfragmenten (*S. aureus* Copenhagen) nach Säurehydrolyse und enzymatischer Hydrolyse [69, 70] entstand die Vorstellung, daß zwischen Murein und Teichoesäure Peptidbindungen bestehen, die sich zwischen den D-Alaninresten beider Polymere bilden [71]. In einer späteren Arbeit dieses Laboratoriums wurde jedoch die Schlußfolgerung gezogen, daß in der *St. aureus*-Zellwand zwischen der Ribitteichoesäure und einem der Mureinaminozucker eine Phosphordiesterbindung existiert [72]. Irgendwelche verallgemeinernde Schlußfolgerungen und umso mehr solche, die für die Zellwand verschiedener Mikroorganismen gültig wären, sind hier augenscheinlich verfrüht.
In den Zellen verschiedener *S. aureus*-Stämme reicherten sich außer Parkschen Verbindungen nach Kontakt mit Penicillin auch Zytidinmonophosphatribit und Zytidindiphosphatribit an [73]. Es wurde daher angenommen, daß das Zytidindiphosphatribit eine Vorstufe und gleichzeitig der Überträger bei der Synthese der Teichoesäuren in der Bakterienzelle ist. Somit führt Penicillin zu einer Anreicherung der Zelle mit Murein- und Teichoesäurevorstufen, d. h. den Struktureinheiten zweier miteinander verbundener Zellwandpolymerer. Es besteht

auch die Meinung, daß die Möglichkeit einer primären Wirkung des Penicillins auf die Ribitphosphatsynthese nicht auszuschließen ist, da einige andere Inhibitoren der Mureinsynthese im Gegensatz zu Penicillin nicht auf die Synthese des zweiten Polymers wirkten [74]. Dieser Vorstellung widerspricht jedoch die Beobachtung, daß bei einigen penicillinempfindlichen Mikroorganismen die Teichoesäure fehlt. Weiterhin wurde gezeigt, daß niedrige Penicillinkonzentrationen (0,05—0,1 μg/ml), die die Teichoesäuresynthese in *S. aureus*-Zellen um 30—40% unterdrücken, die Mureinsynthese zu nicht weniger als 80% hemmen. Eine Erhöhung der Penicillinkonzentration auf 10 μg/ml verursachte keine stärkere Wirkung auf die Teichoesäuresynthese, während die Mureinsynthese bereits bei Konzentrationen von 0,2—0,3 μg/ml zu 95% gehemmt wurde. Diese Befunde können vom Standpunkt der primären Wirkung von Penicillin auf die Mureinsynthese erklärt werden [75].

In einer anderen Arbeit dieses Laboratoriums wurde festgestellt, daß jede beliebige Zerstörung des Mureins (durch D-Zykloserin, 5-Fluorurazil oder durch das Fehlen einiger Aminosäuren im Medium) zu einer Sekundärwirkung führt, nämlich zur Hemmung der Teichoesäuresynthese [76]. Letztere ist mit dem Auftreten einer Teichoesäurefraktion in den *S. aureus*-Zellen verbunden; sie läßt sich leicht mit 0,1 N Ammoniaklösung aus dem Zellwandpräparat extrahieren. Möglicherweise handelt es sich um eine neu gebildete Teichoesäure, für deren Bindung das gebildete Murein nicht ausreichte.

Über den Einfluß von Penicillin auf die Teichuronsäuresynthese gibt es weniger Anhaltspunkte. In Versuchen an zellfreien Systemen aus *B. subtilis* wurde eine relativ hohe (70—80%) Hemmung der Teichuronsäuresynthese aus UDP-Glukuronsäure und UDP-Azetylgalaktosamin in Anwesenheit von Penicillin, Methycillin und Novobiocin beobachtet. Die Penicillinkonzentration betrug jedoch in diesem Fall 1000 μg/ml [77].

Strominger und Nathenson verwendeten für Murein und Teichoesäuren (und anscheinend auch Teichuronsäuren) den Begriff „Grundstruktur", während alle anderen Polymeren der bakteriellen Zellwand unter dem Begriff „spezielle" Struktur zusammengefaßt wurden. Der letztere Begriff umfaßt Eiweiß-, Polysaccharid, Lipopolysaccharid-, Lipoproteid- und andere Komponenten der Zellwand, die nach den schon früher angeführten Angaben bei gramnegativen Bakterien 80% des Zellwandgewichtes ausmachen [78—80].

Mittels radioaktiver Isotope wurde die Penicillinwirkung auf die Biosynthese der Grund- und der speziellen Struktur verglichen [46]. Als Testmikroben dienten *S. aureus* und *E. coli* Die Penicillinwirkung auf die Inkorporation von für die Grundstruktur spezifischen Substanzen (wie ^{14}C-Lysin und ^{3}H-α, ε-Diaminopimelinsäure) wurde mit der Inkorporation von dort nicht anzutreffenden Substanzen (^{14}C-Glukose, ^{14}C-Valin) und von ^{32}P-Phosphat verglichen. 5 Minuten nach der Zugabe von Penicillin (100 μg/ml) wurden markierte Verbindungen hinzugefügt. Nach 20 Minuten Inkubation (d. h. nicht länger als die Dauer einer Bakteriengeneration) wurden die Zellen zerstört und die Wände mittels mehrfacher Zentrifugation von den anderen Komponenten abgetrennt. Besondere

Aufmerksamkeit wurde auf den Reinheitsgrad der Zellwandpräparate gelegt, da Verunreinigungen mit dem Zytoplasma die Ergebnisse der Radioisotopeninkorporation sehr stark verfälschen können. Die Inkorporation von ^{14}C-Lysin bei Staphylokokken und von ^{3}H-α, ε-Diaminopimelinsäure bei *E. coli* in die Zellwand wurde durch Penicillin um 91% bzw. 70% gehemmt. Unterschiedliche Ergebnisse wurden bei der Inkorporation von anorganischem ^{32}P-Phosphat in die Zellwand von *S. aureus* und *E. coli* gewonnen. Bei *S. aureus* wurde der gesamte Phosphor in der Grundstruktur als Ribitphosphat gefunden und bei *E. coli*, das eine sehr komplizierte „spezielle" Struktur besitzt, in beiden Strukturen. Damit erklärt sich auch, daß die Inkorporation von ^{32}P in die Staphylokokkenwand durch Penicillin um 68% und in die *E. coli*-Wand um 17% gehemmt ist.
Die Inkorporation von Substanzen, die nicht der „Grund"struktur der Zellwand angehören, wird durch Penicillin nur sehr schwach gehemmt. Die geringfügige Abnahme der ^{14}C-Glukoseinkorporation in die Zellwand von *E. coli* in Anwesenheit von Penicillin ist eventuell auf die teilweise Beteiligung des Glukosekohlenstoffs an der Synthese der „Grund"struktur zurückzuführen: Penicillin unterdrückte diesen Weg des Glukosestoffwechsels, ohne dabei die Synthese anderer Polysaccharide der speziellen Struktur aus Glukose zu hemmen.
Hierdurch lassen sich auch die Befunde Trucços und Pardees [81] erklären, die bei *E. coli* keine Hemmung der ^{14}C-Glukoseinkorporation in die Zellwand unter dem Einfluß von Penicillin beobachten konnten: vermutlich untersuchten sie die Glukoseinkorporation in die „spezielle" Struktur, deren Synthese durch Penicillin nicht gehemmt wird.
In gleicher Richtung weisen von einer anderen Forschergruppe durchgeführte Versuche mit *E. coli* (48] hin. Penicillin wurde in einer Konzentration von 15 bis 30 µg/ml gleichzeitig mit markierten Verbindungen zu den Bakterien gegeben. Nach Zerstörung der Zellen durch akustische Schwingungen (10 kHz) wurde eine sorgfältig gereinigte Zellwandfraktion erhalten, die zu vergleichenden Untersuchungen der Zellwandzusammensetzung normaler Bakterienzellen und solcher, die mit Penicillin inkubiert worden waren, herangezogen wurde.
Der Gehalt an Stickstoff, Phosphor, Lipiden und reduzierenden Zuckern war gleich. Die Wände der mit Penicillin behandelten Zellen enthielten jedoch sehr viel weniger Aminozucker (Glukosamin und Muraminsäure) als die Kontrollzellen. Eine starke Verminderung zeigte sich im Vergleich zur Kontrolle auch an Diamonopimelinsäure. Auf den Gehalt der 16 anderen Aminosäuren der Zellwand zeigte Penicillin praktisch keinen Einfluß. Die Autoren kamen zu der Schlußfolgerung, daß Penicillin die Mureinsynthese in der Bakterienwand unterdrückt, d. h., die Synthese der „Grund"struktur jedoch keinen Einfluß auf die Eiweiß-, Polysaccharid- und Lipidkomponenten der Wand ausübt. Diese allgemeine Gesetzmäßigkeit wurde auch in Versuchen mit *B. subtilis* beobachtet [49]. Die *B. subtilis*-Zellen wurden durch Schall zerstört (10 kHz) und die Zellwände durch Zentrifugation abgetrennt, worauf die elektronenmikroskopisch sehr heterogenen Zellwandpräparate mit Ribonuklease, Trypsin und Pepsin behandelt wurden. Der N- und P-Gehalt der mit Penicillin (400 E/ml, 1 Std.) behandelten Zellen und der

Kontrollzellen unterschied sich nicht; in den Zellwänden war der N- und P-Gehalt nur unwesentlich verändert. Penicillin unterdrückte die Muraminsäure- und Diaminopimelinsäurekorporation in die Zellwand in größerem Maße als die anderer Komponenten. Die Inkorporation von ^{14}C-Invertzucker in die intakte Zelle wurde durch Penicillin nur zu 20%, in die Zellwand jedoch zu 88 % unterdrückt.

Alle angeführten Angaben erlauben die Schlußfolgerung, daß keine merkliche Hemmung der Biosynthese anderer Zellwandpolymerer als der des Mureins vorliegt.

Die Mureinbiosynthese und ihre penicillinempfindlichen Stadien

Die Aufklärung der Biosynthese des hauptsächlichen Teils der Mureinstruktur einheit, des N-Azetylmuramyl-tetrapeptides, war im wesentlichen 1962 beendet [71, 82—87]. Weiter unten wird ein auf der Grundlage der angeführten Arbeiten erarbeitetes Schema der Bildung dieser Verbindung angeführt (Abb. 3). Dieses Schema bezieht sich sowohl auf *S. aureus* als auch auf *E. coli*, wobei für *E. coli* anstelle von Lysin meso-Diaminopimelinsäure eingesetzt werden muß [88].

In neuerer Zeit haben die Vorstellungen über die Bildung des Muramyl-Peptids keine wesentlichen Veränderungen erfahren. Die Vollendung der Synthese der

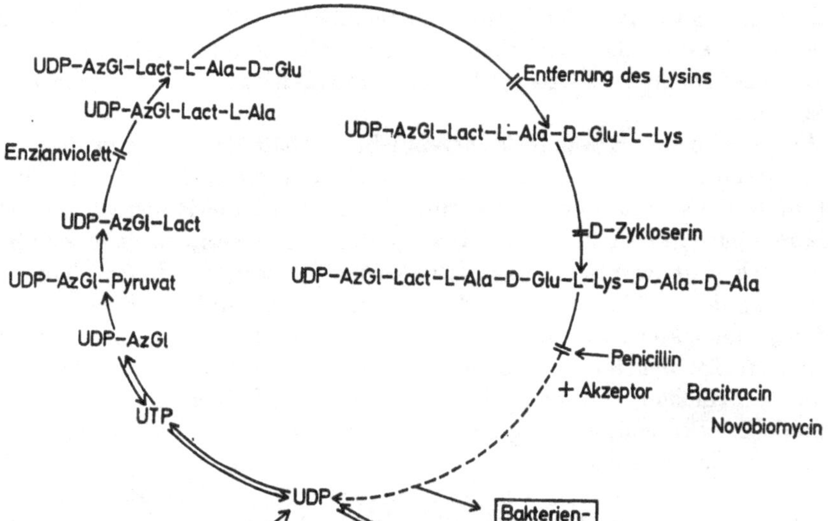

Abb. 3. Schematische Darstellung der Synthese des Muramylpeptids und sein Einschluß in das Zellwandmurein
UDP — Uridindiphosphat; UTP — Uridintriphosphat; AzGl — Azetylglukosamin; Lact — Milchsäure; Ala — Alanin; Glu — Glutaminsäure; Lys — Lysin.

gesamten Struktureinheit und ihr Einbau in das Zellwandmurein erwiesen sich als komplizierte vielstufige Prozesse, die im ersten schematischen Zyklus in keiner Weise wiedergegeben werden konnten.
Beginnend beim Uridindiphosphat findet zunächst eine Phosphorylierung unter Zuhilfenahme von Uridintriphosphat statt, dann wird Azetylglukosamin (AzGl-a-P) aktiviert und gebunden und Pyrophosphat freigesetzt. Brenztraubensäure aus Phosphoenolbrenztraubensäure wird unter Freisetzung von anorganischem Phosphat an UDP-Azetylglukosamin gebunden und der UDP-Azetylglukosamin-pyruvat-enol-äther zu Milchsäure-UDP-azetylglukosamin-äther reduziert.
In den nächsten drei Stadien der Muramylpeptidsynthese erfolgt die kontinuierliche Verbindung mit den Aminosäuren in einer ganz bestimmten Reihenfolge: L-Alanin, D-Glutaminsäure, L-Lysin. Die Bindung jeder Aminosäure wird durch ein bestimmtes Enzym katalysiert und in allen drei Fällen sind ATP und Mn^{2+} als Kofaktoren erforderlich.
Die die Bindung der Aminosäuren katalysierenden Enzyme wurden mittels Protaminsulphatfällung und Elution mit Phosphatpuffern verschiedener Ionenstärke getrennt und angereichert. In vitro können sie die Bindung der fehlenden Aminosäure an die unvollständigen Struktureinheiten katalysieren [71, 83—87].
Im Gegensatz zu anderen Aminosäuren wird D-Alanin in Form eines Dipeptids, dessen Bildung die Anwesenheit von ATP und Mn^{2+} erfordert, an das Muramylpeptid gebunden. Dazu wird das gebildete D-Alanyl-D-alanin-Dipeptid durch ein gleichfalls ATP- und Mn^{2+}-abhängiges Enzym in das Muramylpeptid eingeschlossen. Die Reaktion ist gegenüber Stereoisomeren hoch spezifisch: L-Alanyl-D-alanin, D-Alanyl-L-alanin und L-Alanyl-L-alanin wurden nicht inkorporiert.
Wie aus diesen Ergebnissen hervorgeht, enthält das gebildete Muramylpeptid im Gegensatz zu dem im Zellwandmurein vorkommenden Muramyl-Tetrapeptid fünf Aminosäuren infolge des zusätzlichen D-Alanin-Restes. Das Stadium der Mureinbiosynthese, in dem die Umwandlung des Pentapeptids in ein Tetrapeptid vor sich geht, wurde erst in letzter Zeit aufgeklärt. Da dieses Stadium mit der Bildung der dreidimensionalen Mureinstruktur verbunden ist, wird auf diese Befunde erst später eingegangen. Hier soll nur darauf hingewiesen werden, daß nicht eine einzige der im schematischen Zyklus angeführten konkreten Reaktionen durch Penicillin ausschlaggebend gehemmt wird. Die im Schema angegebene Stelle der Penicillinwirkung bedeutet praktisch nur, daß das Antibiotikum eines der Stadien unterdrückt, die sich an die Synthese des Monomeren UDP-N-Azetylmuramylpeptids anschließen und die zur Zeit der Veröffentlichung dieses Schemas noch nicht bekannt waren. Sie werden in einer Serie von Arbeiten behandelt, die 1965—1966 erschienen. In diesen bis heute noch nicht abgeschlossenen Untersuchungen befaßt man sich insbesondere mit dem Synthesemechanismus der fertigen Mureinstruktureinheit, die zwei Aminozucker und ein Peptid enthält und weiterhin mit der Ausbildung der Peptidquervernetzung im Murein.
1964 beschrieben STROMINGER und Mitarbeiter ein aus *S. aureus* H isoliertes En-

zymsystem, das die Polymerisation von UDP-N-Azetylmuramylpentapeptid[1] mit UDP-N-Azetylglukosamin unter Freisetzung von UDP katalysiert. Das Polymer ähnelte dem natürlichen Murein, war jedoch nicht identisch mit ihm [89]. Die Bildung des Polymers wurde nur bei der Reaktionsführung auf Filterpapier (Watman 3 mm) bei teilweiser Trocknung des Reaktionsgemisches beobachtet. Penicillin beeinflußte die Bildung dieses unvollendeten Polymers nicht.
In demselben Jahr gelang es CHATTERJEE und PARK [90], aus *S. aureus* H ein Enzymsystem zu präparieren, in dem folgende Reaktionen abliefen:

1. Bildung des Haupt-„Stütz"-Polysaccharids aus UDP-N-Azetylglukosamin und UDP-N-Azetylmuramylpeptid;
2. Bildung eines 5—6gliedrigen Glyzinpeptids, das an die ε-Aminogruppe des Lysins und damit an die Peptid„abzweigungen" der Muraminsäure gebunden ist.

Das Endprodukt war ebenfalls noch nicht mit dem vollendeten Murein identisch. Die erste Reaktion verlief in Anwesenheit eines Akzeptors aus der Zellmembranfraktion, die zweite in Anwesenheit von Ribosomen, d. h. möglicherweise analog der Eiweißsynthese. Das Inkubationsgemisch enthielt Tris-HCl-Puffer (pH 8.0) ATP, $MgCl_2$, Merkaptoäthanol und die zwei miteinander reagierenden Grundverbindungen — markiertes UDP-N-Azetylmuramylpeptid und UDP-N-Azetylglukosamin. Als Enzymquelle diente eine Zellfraktion, die nach der Zerstörung von *S. aureus*-Zellen mit Ballotin bei 105000 g präzipitiert worden war. Diese Fraktion enthielt Membranmaterial (30—40%) und Ribosomen (60—70%). Nach 10minutiger Inkubation bei 37° wurde die Reaktion durch Zugabe kalter $HClO_4$ gestoppt und in dem in 0,3 M $HClO_4$ unlöslichen Rückstand die inkorporierte Radioaktivität als Parameter der Mukopeptidsynthese gemessen.
Bei Zugaben zu zellfreien Systemen erwies sich Penicillin erneut als inaktiv.
1965 wurden von STROMINGER und Mitarbeitern [91] Untersuchungen von fundamenteller Bedeutung veröffentlicht, die es erlaubten, Charakter und Sequenz einer Reihe von Reaktionen aufzudecken, die zur Bildung des Mureinpolymers führten, dem jedoch noch die Peptidquervernetzung fehlt. Da sich gerade unter diesen in der Arbeit untersuchten Reaktionen diejenige befindet, die durch die Antibiotika Vancomycin und Ristomycin gehemmt wird, wird das Schema dieses Reaktionszyklus erst in dem entsprechenden Kapitel angeführt. Hier wird nur kurz auf den Reaktionsablauf hingewiesen.
UDP-N-Azetylmuramylpentapeptid tritt mit den Phospholipiden der Membranfraktion (die Lipidkomponente wurde noch nicht identifiziert) in Wechselbeziehung und unter Abspaltung von UMP wird N-Azetylmuramylpentapeptid-(P-Lipid) gebildet; an das gebildete Produkt wird N-Azetylglukosamin gebunden (unter Abspaltung von UDP). Es erfolgt die Synthese der fast vollendeten Murein-

[1] Die Art der Bindung zwischen UDP und den Aminozuckern wird in der Abbildung, die die dritte Parksche Verbindung darstellt, angeführt.

strukturеinheit, d. h. die Synthese des mit dem Lipid als Überträger verbundenen Disaccharid-Pentapeptids (N-Azetylglukosamin-N-Azetylmuramylpentapeptid-(P-Lipid)), das noch das zusätzliche D-Alanin enthält. Im weiteren reagiert die Struktureinheit mit dem als Akzeptor anzusehenden unvollendeten Murein. Dabei findet die Abspaltung des Phospholipids statt.

Unter all diesen Umwandlungen konnten keine penicillinempfindlichen Reaktionen beobachtet werden. Dieser Sachverhalt führte andere Autoren (Wise und Park) [92] zu der Annahme, daß Penicillin auf den einzigen Reaktionstyp wirkt, der in den vorherigen Arbeiten nicht untersucht wurde, nämlich auf die Transpeptidierung, die im unvollendeten Murein bereits außerhalb der zytoplasmatischen Membran vor sich geht und die seine Synthese vollendet.[1]

Bei einem solchen Angriffspunkt des Penicillins muß das in seiner Anwesenheit gebildete Produkt einen bestimmten Defekt im Aufbau zeigen. Dieses Produkt sollte keine Querverbindungen besitzen, weder direkte noch Glyzinbrücken zwischen D-Alanin und L-Lysin der am Polysaccharidgerüst benachbarten Peptidabzweigungen zweier Muraminsäurereste.

In diesem Zusammenhang muß das defekte Murein einen erhöhten Aminogruppengehalt aufweisen, da die ε-Aminogruppe des Lysins nicht in eine Peptidbindung einbezogen ist. Die freien Aminogruppen des defekten Mureins können auch vom Glyzin stammen, wenn im Murein des Mikroorganismus unter normalen Bedingungen zwischen D-Alanin und L-Lysin Glyzinbrücken bestehen. In diesem Fall wird die ε-Aminogruppe des Lysins mit der Karboxylgruppe des Glyzins verbunden sein, da das überbrückende Glyzin an das Lysin jedoch nicht an die Karboxylgruppe des D-Alanins in einem frühen Stadium der Mureinbiosynthese gebunden wird, noch bevor die Bildung der linearen Polysaccharidketten erfolgt ist.

Tatsächlich bildet sich in *S. aureus*-H-Zellen unter dem Einfluß geringer Penicillinkonzentrationen (0,2—10 μg/ml) ein Murein mit einem ungewöhnlich hohem Prozentsatz freier Aminogruppen und außerdem mit einem erhöhten D-Alaningehalt im Vergleich zu normalen Polymeren. Nach 15minütiger Inkubation erwies sich der D-Alaningehalt im Versuchsansatz als zweimal höher als bei der Kontrolle.[2]

Im Hinblick darauf, daß die Schließung der Peptidquerverbindungen außerhalb des Zytoplasmas vor sich geht, erst nach Austritt des unvollendeten Mureins als lineares Polymer aus der Membran, wurde postuliert, daß die für die Bildung neuer Bindungen notwendige Energie durch die Spaltung der Bindungen zwischen dem letzten und vorletzten D-Alaninrest gewonnen wird [92].

[1] Nach Ansicht einer Reihe von Autoren findet die O-Azetylierung der Aminozucker im Murein, die bei einer Reihe von Bakterien gefunden wurde und desgleichen die Amidierung der Glutaminsäure vor dem Austritt des linearen Polymers aus der Membran statt [93].

[2] In allgemeiner Form wurde die Schlußfolgerung über die Bildung eines defekten Mureins in Anwesenheit von Penicillin 1964 (Martin) auf Grund von Untersuchungen der Eigenschaften dieses Polymers bei stabilen und nicht stabilen L-Formen von *Proteus mirabilis* gezogen [94].

Auf der Grundlage aller aufgezählten Befunde entwickelten TIPPER und STROMINGER [93] ein Schema, in dem sowohl die durch die Transpeptidase katalysierten Umwandlungen als auch die durch Penicillin verursachte Beeinträchtigung des normalen Verlaufs berücksichtigt wurden. Das Schema trifft für das Murein aus *S. aureus* zu, bei dem die Quervernetzung über Glyzinbrücken realisiert wird.

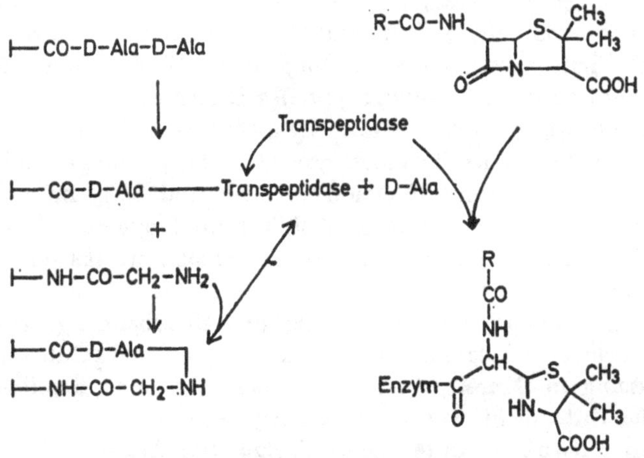

Abb. 4. Schema für die Ausbildung der Peptidvernetzung „Penicilloyl-Enzym" im S. aureus-Murein und die Wirkung von Penicillin

Aus Abbildung 4 geht hervor, daß die Bindungsenergie zwischen den zwei D-Alaninresten auf ein Zwischenprodukt, das D-Alanyl-Enzym übertragen wird. Die Inaktivierung der Transpeptidase hängt mit der Azylierung ihrer prosthetischen Gruppe durch Penicillin zusammen, dessen β-Laktamring dabei gespalten wird.[1]

In derselben Arbeit wurde mittels S^{35}-Penicillin gezeigt, daß der Penicillinrest nicht auf die Glyzinkette, die mit einer NH_2-Gruppe endet, übertragen wird, d. h., Penicillin blockiert nicht die Glyzinbrücke.

Diese 1965 durchgeführten Versuche zeigten, daß der Abschluß der Mukoproteidpolymersynthese eine „Transpeptidierungs"reaktion darstellt, vermittels der die linearen Polymeren der „Glukoproteide" unter Bildung zwei- und dreidimensionaler Gitter miteinander vernetzt werden. Penicillin unterdrückt die Bildung dieser Vernetzung, so daß in seiner Anwesenheit die Ausbildung der dreidimensionalen Mureinstruktur verhindert wird.

1966 wurden weitere Beweise für diesen Wirkungsmechanismus des Penicillins erbracht, die die Richtigkeit der oben angeführten Schlußfolgerungen bestätigen.

[1] Interessant ist eine Hypothese TIPPERS und STROMINGERS, nach der Penicillinase eine „modifizierte Glukopeptidtranspeptidase" ist, die nicht mit der Zytoplasmamembran verbunden ist und von der sich Penicilloinsäure leicht abtrennen läßt. Somit kann sich das penicillinempfindliche Enzym zu einen starken Inaktivator des Antibiotikums umwandeln [93]. Es gibt jedoch einige dieser Hypothese widersprechende Befunde [11].

An *S. aureus*-Zellen wurde mit C^{14}-markiertem Glyzin die hemmende Wirkung von Penicillin auf die Bildung von Peptidbrücken direkt gezeigt [95]. Nach 30 Sekunden Markierung mit C^{14}-Glyzin wurden die Staphylokokkenzellen gewaschen und mit einer neuen Portion Medium inkubiert.
Während der Reinkubation wurde C^{14}-Glyzin aus dem Stoffwechselpool in die Glykopeptidvorstufe inkorporiert und etwas später auch im fertigen Glykopeptid nachgewiesen. Mit anderen Worten, zuerst wird das Glyzin an die ε-Aminogruppe des Lysins gebunden, wodurch die Radioaktivität im Monomer nachweisbar wird und anschließend findet die Quervernetzung unter Einbeziehung der NH_2-Gruppe des Glyzins und der Karboxylgruppe des D-Alanins eines benachbarten Peptids statt; damit ist die Bildung des Glykopeptids vollendet. Wenn nach 20 min Reinkubation im Kontrollversuch nur 11% der gesamten vorhandenen Radioaktivität in der Glykopeptidfraktion verblieb und 89% im vollendeten Polymer, so erhöhte Penicillin die Radioaktivität im Monomer bis auf 66%. Das zeigt, daß Penicillin die Umwandlung des Monomers in das quervernetzte Glykopeptid sehr stark hemmt.
In einer anderen Untersuchung von STROMINGER und Mitarbeitern (1966) wurden die Versuche an zellfreien Enzymsystemen aus *E. coli* durchgeführt [96]. Die Peptidquervernetzung im Murein dieser Bakterien wird ohne Beteiligung von Glyzin hergestellt. Untersucht wurden zwei Enzyme, die bei der Bildung von Querverbindungen mitwirken. Unter dem Einfluß von Transpeptidase („Glykopeptidtranspeptidase") reagierten die Peptide zweier benachbarter linearer Glykopeptide miteinander unter Bildung einer zusätzlichen Peptidbindung, wobei in einem der Peptide zunächst der C-terminale D-Alaninrest abgespalten wurde. Nach Ausbildung der Bindung zwischen dem entstandenen Tetrapeptid und dem Pentapeptid wird das C-terminale D-Alanin durch D-Alaninkarboxypeptidase vom zweiten Peptid abgespalten. Diese zwei an der Vollendung der „Grund"-struktur der Zellwand beteiligten Enzyme (Glykopeptidtranspeptidase und D-Alaninkarboxypeptidase) wurden auf ihre Penicillinempfindlichkeit hin geprüft.
Im weiteren folgt eine schematische Darstellung der Bildung des durch Vernetzung stabilisierten Mureins aus linearen Glykopeptidfäden bei *E. coli*. [96].

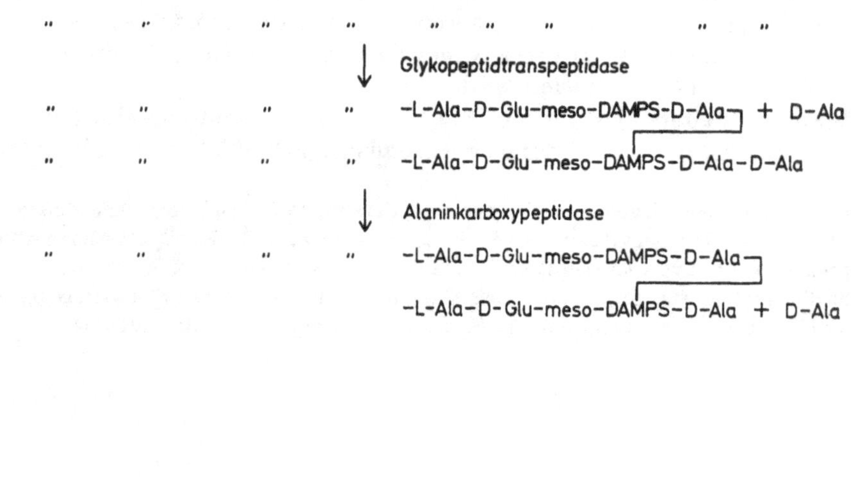

In den Versuchen wurde UDP-N-Azetylmuramylpentapeptid mit H^3-markierter meso-Diaminopimelinsäure oder mit C^{14}-markiertem D-Alanin und UDP-N-Azetylglukosamin, das in einigen Versuchen gleichfalls mit C^{14} markiert war, umgesetzt. Als Enzymquelle dienten Zellfraktionen, die nach dem Zerreiben von *E. coli* Y 10- und *E. coli* B-Zellen mit Alluminiumoxyd durch Zentrifugation im Bereich von 10000 bis 100000 g sedimentiert wurden. Die Notwendigkeit zwei *E. coli*-Stämme zu benutzen, ergab sich daraus, daß die Aktivitäten der Glykopeptidtranspeptidase und der D-Alaninkarboxylase aus Zellpräparaten dieser Stämme unterschiedlich sind.

Der zellfreie Ansatz für die Synthese des vernetzten Glykopeptids (Murein) enthielt in 25 µl (Gesamtvolumen) 5 µmol Tris-HCl-Puffer (pH 7,5), 1 µmol $MgCl_2$, 10 µmol UDP-N-Azetylglukosamin, 0,5 µmol mit radioaktivem Tritium oder C^{14} markiertem UDP-N-Azetylmuramyl-L-Ala-D-Glu-meso DAMPS-D-Ala-D-Ala und 5 µl Enzymfraktion (15 mg Eiweiß pro ml). Die Inkubation erfolgte 1—3 Stunden bei 37°, danach wurde die Reaktion durch Erhitzen gestoppt und die Reaktionsprodukte chromatographisch auf Whatmanpapier Nr. 1 im System Isobuttersäure — 1 n wäßriger Ammoniak untersucht.

Unter den radioaktiven Produkten der Reaktion, die durch die Enzymfraktion aus *E. coli* Y 10 katalysiert worden war, wurden chromatographisch ein unbewegliches Glykopeptid, als Nebenprodukt D-Alanin und ein radioaktives Lipid, das als Überträger gedient hatte, gefunden.

Die eine Hälfte Ausgangsmarkierung ([C^{14}]-D-Alanyl-[C^{14}]-D-Alanin) befand sich im synthetisierten Glykoproteid, die andere Hälfte im freien D-Alanin. Trotz Freisetzung von D-Alanin bei der Polymersynthese wurde die D-Alanin-freie Vorstufe mit der Peptidsequenz-L-Ala-D-Glu-meso-DAMPS nicht in die Reaktion einbezogen.

Die Glykopeptidtranspeptidase erwies sich als hoch penicillinempfindlich. Die Freisetzung von D-Alanin, ein Kriterium, für die Aktivität der Glykopeptidtranspeptidase, wurde durch Penicillin bei einer Konzentration von 3 µg/ml zu 50% unterdrückt. Dementsprechend erhöhte sich in Anwesenheit von Penicillin auch die Radioaktivität des synthetisierten „Mureins", das noch in Besitz des C-terminalen C^{14}-markierten D-Alanin-dipeptids war. Ampicillin unterdrückte bei einer Konzentration von 3 µg/ml gleichfalls zu 50% die Aktivität der Glukopeptidtranspeptidase. Methycillin war nur bei einer sehr viel höheren Konzentration (1000 µg/ml) aktiv. Beide halbsynthetischen Penicilline unterdrückten gleich Penicillin G die Freisetzung von D-Alanin, riefen aber im Gegensatz zum natürlichen Penicillin keinen Anstieg der Radioaktivität im Mukopeptidproteid hervor. Es besteht die Annahme, daß sie außer der Hemmung der Transpeptidase noch zusätzlich ein früheres Stadium der Mukopeptidsynthese hemmen.

Was die bei der chromatographischen Bearbeitung gefundenen Spaltprodukte des Mureins, sowohl des normalen als auch des ohne Quervernetzungen betrifft, so ist ihr Auftreten wahrscheinlich auf die Wirkung der in der Enzymfraktion enthaltenen endogenen Autolyseenzyme zurückzuführen. Besonders viel Abbau-

produkte wurden in Anwesenheit von Penicillin gefunden, da das wasserlösliche Polymer ein besseres Substrat für die Wirkung solcher Autolyseenzyme sein muß, zu denen Azetylmuramidase und Azetylmuramyl-L-Alaninamidase gehören.
Der zweite in dieser Arbeit verwendete *E. coli*-Stamm, der Stamm B, diente als Quelle einer teilweise gereinigten D-Alanin-Karboxypeptidase die auf UDP-N-Azetylmuramyl-L-Ala-D-Glu-meso-DAMPS-D-Ala-D-Ala als Substrat wirkt und das terminale D-Alanin abspaltet. Dieses Enzym zeigte eine noch größere Empfindlichkeit gegenüber Penicillin als die Glykopeptidtranspeptidase.
Bei einer Penicillinkonzentration von nur 0,02 µg/ml wurde seine Aktivität auf 50% vermindert.[1]
1966 wurde noch eine weitere Arbeit über die Penicillinwirkung auf zellfreie Systeme der Mureinsynthese, die aus *E. coli*-Zellen gewonnen wurden, veröffentlicht [97]. Die Schlußfolgerungen der Autoren über die Entstehung der Peptidquerbindungen im Murein und dem Wirkungsmechanismus der Penicillinhemmung stimmen praktisch mit den Befunden STROMINGERS und seiner Mitarbeiter in den oben angeführten Arbeiten überein.
Im Hinblick auf die nachweisliche Wirkung des Penicillins auf die Bildung von Peptidquervernetzung im Murein kann die Frage auftreten, aus welchem Grund in Gegenwart von Penicillin UDP-N-Azetylmuramylpentapeptid gespeichert wird. Eine direkte Folge der Penicillinwirkung ist die Bildung eines defekten wasserlöslichen Mureins, das relativ labil gegenüber autolytischen Enzymen ist. Es muß daher mit dem Auftreten verschiedener darunter auch niedermolekularer Spaltprodukte des defekten Mureins gerechnet werden. Das erklärt jedoch nicht die Anreicherung der Vorstufe, die UDP und anstelle der zwei Aminozucker der vollendeten Struktureinheit nur einen Aminozucker enthält. Die Bilanz aller Umwandlungen ist hier bei weitem noch nicht klar.
SCHWARZ und WEIDEL fanden in *E. coli*-Sphäroplasten, die unter dem Einfluß von Penicillin gewonnen wurden, sowohl Vorstufen der Mureinstruktureinheit, d. h. UDP-Muramylpeptide als auch ihre Degradationsprodukte (Tetra, Tri- und Dipeptide), in denen die Aminosäuren des Mureins nachweisbar waren. In allen Fällen wurde in den Peptiden Diaminopimelinsäure nachgewiesen [98]. Ein Teil dieser Peptide muß als Spaltprodukte des bereits formierten Mureins angesehen werden [99], womit bewiesen ist, daß Penicillin die unter natürlichen Bedingungen „bilanzierte" Wirkungsweise der verschiedenen „Mureinasen" stört.
Andererseits muß jedoch darauf hingewiesen werden, daß nicht alle Arten und auch nicht alle Stämme ein und derselben Bakterienart unter dem Einfluß von Penicillin in den Zellen UDP-N-Azetylmuramylpentapeptid speichern. Möglicherweise wird diese Verbindung in den Zellen schnell zerstört oder in bestimmten Fällen in das Medium ausgeschieden [100].

[1] Analog wurde die Aktivität der D-Alanin-Karboxypeptidase durch Ampicillin in einer Konzentration von 0,004 µg/ml und durch Methycillin und Cephalotin in einer Konzentration von 1 µg/ml unterdrückt.

Die molekularbiologischen Vorstellungen über den Wirkungsmechanismus des Penicillins

Versuche, den Mechanismus der antibiotischen Wirkung des Penicillins auf molekularer Ebene zu lösen, ohne vorherige genaue Bestimmung der hierbei geschädigten Enzymsysteme, blieben wie zu erwarten ohne Erfolg. Bereits der Einsatz von Symbolen zur Bezeichnung des Penicillinakzeptors, der angenommenen toxischen Reaktionsprodukte usw. zeigte den spekulativen Charakter dieser Schemata [101, 102].

Andererseits wiesen die frühen Arbeiten über den Bindungsort des Penicillins in der intakten Zelle zwar auf die Lokalisierung des Antibiotikums im „Gebiet" der Zellwand hin, führten jedoch nicht zur tatsächlichen Identifizierung der penicillin-bindenden Komponente. Aus Untersuchungen des Einflusses verschiedener Faktoren, auf die Penicillinbindung, wie z. B. organische Lösungsmittel, proteolytische Enzyme, Spaltprodukte des Penicillinmoleküls oder Enzymgifte [103, 104], konnten zwar einige allgemeine Schlußfolgerungen gezogen werden, jedoch blieb die Frage des Wirkungsmechanismus des Penicillins oder genauer gesagt die Frage über den Charakter der Wechselwirkung mit der individuellen Substanz und die Struktur dieser Substanz weiterhin ungelöst.

Die Penicillinlokalisation in der Zelle von *Bacillus cereus* wurde erst in einer vor kurzem veröffentlichten Mitteilung genauer bestimmt: S^{35}-Penicillin wurde im Raum zwischen Membran und Wand gebunden an Lipoproteid nachgewiesen [105]. Die unter dem Einfluß von Lysozym stattfindende Umwandlung der Zelle in Protoplasten verursachte einen Übertritt des gebundenen S^{35}-markierten Penicillins in das Medium. Die Bearbeitung des Überstandes mit Trypsin und Lipase führte dann zu einer Trennung von der hochmolekularen Komponente, dem Lipoprotein. Es ist interessant, daß die gereinigte Zellwandfraktion oder die gereinigte Membranfraktion (wie auch die Ribosomen und die messenger-RNS) Penicillin nicht binden. Dieses weist erneut auf die Notwendigkeit der Zellwandintaktheit für die Penicillinbindung hin, d. h. auf die in der intakten Zelle existierenden Bindungen zwischen Wand und Membran.[1]

Trotz einer Reihe interessanter Befunde in dieser und auch in einer anderen Arbeit [106], in der mittels Elektronenmikroskopie gezeigt wurde, daß unter dem Einfluß von Penicillin die normale Bindung zwischen Wand und Membran bei *Bacillus megaterium* KM zerstört wird, wurde kein wesentlicher Fortschritt in der Frage des Wirkungsmechanismus des Penicillins erzielt.

Andererseits wird 10 Jahre über die Möglichkeiten der Wirkung des Penicillinmoleküls in der Zelle diskutiert. Cooper kam zu der Schlußfolgerung, daß der Spaltung des β-Laktamringes die Hauptrolle bei der Penicillinwirkung zukommt [107, 108]. Dabei kann sich das Penicillin oder genauer gesagt schon die Penicilloinsäure mit solchen Rezeptorgruppen wie -OH, -SH, -NH_2 durch Azylierung

[1] Im Widerspruch dazu steht lediglich der Befund Coopers [13], daß Penicillin durch eine Membranfraktion, die aus Staphylokokkenzellen gewonnen wurde, fixiert wird.

verbinden, was durch Verwendung von doppelt markiertem Penicillin und verschiedener Penicillinderivate festgestellt wurde.
So konnte nach Behandlung von *S. aureus*-Zellen mit S^{35}-Penicillin und anschließender 36stündiger Extraktion in alkalischer Lösung bei 37° Penicilloinsäure nachgewiesen werden [109].

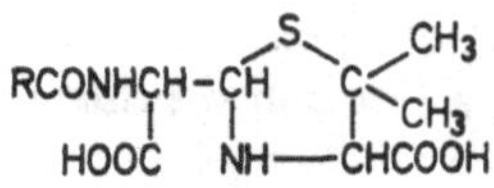

Penicilloinsäure

Obwohl bekannt ist, daß sich Penicillin in alkalischem Milieu in Penicilloinsäure umwandelt, wird nach Meinung der Autoren das Austreten von Penicilloinsäure in ihren Versuchen teilweise auch durch die Wechselwirkung des Penicillins mit der Zelle hervorgerufen. Es ist interessant, diese Untersuchungen mit dem von A. G. Pasynskij und T. L. Kasteroskaja entwickelten Schema der Penicillin-Zystein-Reaktion zu vergleichen. Nach diesem Schema erfolgt in der ersten Reaktionsstufe unter Öffnung des β-Laktamringes die Bildung von Penicilloinaldehyd und Zystin. Aus Penicilloinaldehyd wird dann Penicilloinsäure gebildet [4]. Die Inaktivierung der Enzym- oder Metabolitensulfhydrylgruppen durch Penicillin in vivo als obligatorischer Schritt bei der antibakteriellen Wirkung konnte jedoch trotz intensiver Bearbeitung bisher nicht bewiesen werden.
Die Grundlage für die modernen Vorstellungen über den Wirkungsmechanismus des Penicillins wurde zweifellos von Strominger und Park in den 1965 und 1966 veröffentlichten Untersuchungen gelegt. Dank dieser oben bereits behandelten Arbeiten wurden nicht nur die durch Penicillin unterdrückten Stadien der Mureinbiosynthese bekannt, sondern auch die konkreten Enzyme, die durch das gegebene Antibiotikum inaktiviert werden. Wie aus Abb. 4 zu ersehen ist, bleiben die früheren Vorstellungen über die Umwandlung von Penicillin in Penicilloinsäure bei seiner Fixierung auf dem Enzym in Kraft und sind auch in den neuesten Schemata berücksichtigt. Das Forschungsprogramm der nächsten Jahre wird vermutlich die Bestimmung der Struktur des aktiven Zentrums der „Transpeptidase" und der D-Alanin-Karboxypeptidase und die Aufklärung der Ursachen der außerordentlich festen Bindung zwischen Inhibitor und Enzym bilden. In den letzten Jahren wurden Versuche unternommen, eine strukturelle Verwandtschaft zwischen Penicillin und den an der Mureinbiosynthese beteiligten Enzymsubstraten nachzuweisen.
So wurde vor kurzem auf die Verwandtschaft in den Strukturen von Penicillin und N-Azetylmuraminsäure hingewiesen [110]. Die zu polymerisierenden Mureinstruktureinheiten enthalten N-Azetylmuraminsäure, und man könnte annehmen, daß Penicillin sich an dem aktiven Zentrum des nicht identifizierten polymerisierenden Enzyms bindet, das unter normalen Bedingungen mit dem N-Azetylmuraminsäurerest des Mureinfragmentes in Wechselwirkung tritt.
Eine solche Festlegung des Wirkortes des Penicillins bei der Mureinsynthese

steht jedoch im Widerspruch zu den vorher behandelten Arbeiten, denn die Reaktionen, an denen N-Azetylmuraminsäure beteiligt ist, waren durch Penicillin nicht hemmbar.

Wie erst später bekannt wurde, ist das Substrat des durch Penicillin inaktivierbaren Enzyms die Peptidkette des Mureins, die nach Abspaltung von D-Alanin die Quervernetzung ermöglicht.

1965 kamen WISE und PARK zu der Auffassung, daß eine strukturelle Verwandtschaft zwischen Penicillin und dem Teil der Peptidkette der Muraminsäure, die D-Alanin und D-Glutaminsäure enthält, bestehen sollte. Nach ihrer Vorstellung tritt der reaktionsfähige β-Laktamring mit dem aktiven Zentrum der den D-Alanyl-D-Glutamyl-Rest bindenden Transpeptidase in Wechselwirkung [111]. Diese Vorstellung wurde jedoch fallengelassen, da in der Peptidabzweigung anstelle von D-Glutaminsäure D-Isoglutamin gefunden wurde, d. h., der freien Karboxylgruppe des Penicillins entspricht nicht Karboxyl, sondern die Amidgruppe des Glutamins [93].

Etwas später kamen STROMINGER und TIPPER zu der Annahme, daß Penicillin ein Analogon des Azyl-D-alanyl-D-alanins ist und die Hemmung der Vernetzung im Murein auf diese Eigenschaft zurückzuführen ist. Es wird darauf hingewiesen, daß eine der möglichen Konformationen der D-Alanyl-D-alanin-Peptidkette der Penicillinkonformation sehr ähnlich ist[1], was auch anhand entsprechender Stereomodelle gezeigt werden kann [93].

Für die Deutung des Wirkungsmechanismus des Penicillins ist die Tatsache von Wichtigkeit, daß in der Peptidbrücke nur das D-Alanin mit der in die Reaktion eingehenden Karboxylgruppe eine konstante Komponente ist. Die Aminogruppe kann, wie bereits früher bemerkt wurde, durch verschiedene Aminosäuren beigesteuert werden, z. B. Glyzin (*S. aureus* H), Lysin (*Micrococcus lysodeikticus*, *Sarcina lutea*) und Diaminopimelinsäure (*E. coli*, *Bacillus megaterium* KM) [111]. Außerdem ist es möglich, daß an der Bildung der Peptidbindung mit D-Alanin auch noch andere Aminosäuren beteiligt sind [111]. Penicillin kann somit kein Analogon der die NH_2-Gruppe tragenden Aminosäure sein.

Stoffwechselstörungen in mikrobiellen Zellen, die direkt oder indirekt auf die Hemmung der Mureinsynthese zurückzuführen sind

Von den neuen Befunden ausgehend kann der Versuch unternommen werden, die Ergebnisse vieler älterer Arbeiten, in denen die Penicillinwirkung auf die Zelle untersucht wurde, zu erklären. Es ist bekannt, daß Penicillin zuerst als bakteriostatische Substanz angesehen wurde, da es nicht gelang, eine Wirkung auf

[1] Nach der Vorstellung Stromingers und Tippers können Phenylessigsäure und andere Azylreste in den Penicillinmolekülen Analoga solcher Aminosäuren sein, die außer dem D-Alanin in den Peptidabzweigungen der Muraminsäure enthalten sind. Es wird darauf hingewiesen, daß solche Derivate des Penicillins G, bei denen die Phenylessigsäure durch verschiedene Lysin- oder DAMPS-Derivate substituiert wird, von Interesse sein könnten.

ruhende Bakterienkulturen zu beobachten [112]. Einige Zeit später wurde gezeigt, daß Penicillin auch bakterizide Wirksamkeit aufweist, jedoch nur in vermehrungsfördernden Medien [113, 114]. In den älteren Arbeiten wurde auch auf die charakteristische Wirkung des Penicillins auf das Wachstum der Bakterien hingewiesen: Die Lysis trat nicht sofort nach Zugabe des Antibiotikums ein, sondern erst nach 60—90 Minuten. Je schneller sich die Bakterien vermehrten, desto geringer war die Latenzzeit der Penicillinwirkung [115—117].

Alle diese Befunde sind heutzutage erklärbar: da Penicillin nur die Zellwandbildung stört, sind Bakterien, die sich in stickstofffreiem Medium befinden und bereits formierte Wände besitzen, gegen das Antibiotikum wenig empfindlich. Die sich in der Vermehrung befindlichen Zellen sterben unter dem Einfluß von Penicillin ab, da das synthetisierte defekte Murein nicht in der Lage ist, als Schutzbarriere das neu gebildete Zytoplasma einzuschließen. Es ist natürlich, daß die Lysis umso schneller eintritt, je schneller die Zytoplasmasynthese bei unterbundener Synthese der normalen Zellwand vor sich geht. Damit erklärt sich auch die Tatsache, daß Penicillin besonders aktiv gegenüber Bakterienkulturen ist, die sich in der logarithmischen Wachstumsphase befinden. Verständlich ist auch die Verminderung der Aktivität des Penicillins in vitro durch bakteriostatische Antibiotika wie Gelvolsäure, Tetracycline, Chloromycetin [116, 118—121].

Das bakteriostatische Antibiotikum Albomycin unterband nach Ju. O. Sasykin völlig die bakterizide Wirkung von Penicillin auf *S. aureus*-LA-Zellen, die in Fleisch-Pepton-Lösung kultiviert wurden. Die Wirkung geringer Albomycinkonzentrationen (0,035 µg/ml), gegen das sich sehr schnell eine Resistenz entwickelt, war kurzfristig und nach 5—6 Stunden bestand ein beachtlicher Teil der Population aus sich vermehrenden Zellen. Die Vermehrung wurde schnell von einem Absterben der Zellen abgelöst, da das im Medium befindliche Penicillin (0,62 µg/ml) die Möglichkeit erhielt, seine bakterizide Wirkung zu entfalten [122].

Somit ergab sich, daß die charakteristische Wirkung des Penicillins auf die Wachstumskurve, d. h., der Anstieg der Zellquantität mit einem unwesentlichen Zurückbleiben gegenüber der Kontrolle und die darauffolgende Abnahme der Kurve infolge der Lyse um einige Stunden verschoben war. Die Lyse erfolgte in den angeführten Versuchen nicht nach 1—2 Stunden, sondern erst 6—7 Stunden nach Beginn des Kontaktes mit Penicillin.

Gleichzeitig trat die lytische Wirkung des Penicillins bei dem Übergang der Zellen zur Vermehrung nach „Befreiung von der Albomycinkontrolle" etwas schneller in Erscheinung als das in Versuchen, in denen nur Penicillin verwendet wurde. Das erklärt sich eventuell damit, daß Penicillin zwar während des Wachstumsstillstands seine Wirkung nicht ausübte, jedoch in den Zellen fixiert wurde und nach dem Übergang zur Vermehrung schneller zum Absterben führte als bei der Zugabe zum Medium. Der beobachtete Unterschied war allerdings nicht sehr groß. Obwohl ruhende Zellen gegen Penicillin wenig empfindlich sind, bedeutet das nicht, daß die Kombination von Penicillin mit den oben genannten Antibiotika in der therapeutischen Praxis ungünstig ist. Bei Antibiotikakombinationen vermindert sich oft erst die Vermehrung der gegen eines der Antibiotika resistenten

Formen und außerdem können die für Penicillin nicht zugänglichen, sich jedoch vermehrenden Zellen gewöhnlich nicht lange im Wirtsorganismus existieren, da sie durch die Schutzkräfte des letzteren vernichtet werden.
Es muß allerdings bemerkt werden, daß die kategorische Behauptung „auf den Stoffwechsel sich nicht vermehrender Zellen kann Penicillin nicht wirken" unberechtigt ist. Das Vorhandensein einer Energiequelle im Medium und der Aminosäuren, die Bestandteile des Mureins sind, gewährleisten die Synthese der „Grundstruktur" der Zellwand, nicht jedoch die Synthese zytoplasmatischer Proteine, d. h., die Zellen teilen sich zwar nicht, dennoch wird der penicillinempfindliche Prozeß in ihnen gehemmt [123]. Der Letaleffekt ist dabei tatsächlich sehr gering.
Noch in den 40er Jahren wurde diskutiert, daß Penicillin zu Stoffwechselstörungen bei Nukleosiden, Nukleotiden und Nukleinsäuren führt. Der größte Teil dieser Störungen ist ganz augenscheinlich auf den Beginn der Zellyse zurückzuführen, und kann nicht als primäre Wirkung des Penicillins auf den Metabolismus angesehen werden. Es bestehen aber bestimmte Störungen des Nukleinsäurestoffwechsels, die in engerer Beziehung zum Wirkungsmechanismus des Penicillins stehen. Die Hemmung der Mureinsynthese führt zur Anreicherung von Mureinfragmenten, die an Uridin gebunden sind, das in Anwesenheit von Penicillin nicht aus den Parkschen Verbindungen freigesetzt wird. Das bedeutet den Ausschluß eines beachtlichen Teils des Uracils aus dem Stoffwechsel, was zu Störungen der RNS-Synthese[1] und darauffolgender Hemmung der Eiweißsynthese führen muß [126]. Das letzte erklärt möglicherweise die Hemmung des aktiven Transportes einiger Aminosäuren durch die Zytoplasmamembran in Gegenwart von Penicillin.
In minimalen, das Wachstum nicht hemmenden Konzentrationen wirkt Penicillin nicht als Inhibitor der Eiweißsynthese im allgemeinen und ruft auch keine Hemmung der Inkorporation von Aminosäuren hervor. Trotzdem kann die Synthese einzelner spezifischer Eiweiße, insbesondere einiger Permeasen, durch Penicillin unterdrückt werden [127].
Die Lösung der Frage wird dadurch erschwert, daß es Angaben über die potentielle Fähigkeit einiger Antibiotika gibt, in Abhängigkeit von der Konzentration oder anderer Parameter, verschiedene biochemische Reaktionen zu hemmen. Ähnliche Befunde existieren auch bezüglich des Penicillins. Nach einer Arbeit ist Penicillin ein Konkurrenzantagonist der Anthranylsäure. Die Versuche wurden mit Enzymsystemen aus *Bacillus mesenterium* und sehr hohen Antibiotikakonzentrationen durchgeführt [128]. Nach einer anderen Mitteilung ist die Arginindesaminase penicillinempfindlich [129]. Es wurde festgestellt, daß Penicillin

[1] Es gibt auch andere Vorstellungen über die Ursachen der RNS-Synthesestörungen:
1. die in Anwesenheit von Penicillin gespeicherten Nukleotide hemmen die an der RNS-Synthese beteiligten Enzyme
2. Penicillin stimuliert die Synthese der RNase [124].
Außerdem befindet sich in der zytoplasmatischen Membran auch die RNS-Polymerase, wie an *Streptococcus faecalis* gezeigt wurde [125], die durch die Bindung des Penicillins ebenfalls beeinflußt werden könnte.

bei 44° *E. coli*-Zellen tötet, die Bildung von Sphäroplasten geht bei dieser Temperatur jedoch nicht vor sich [130]. *S. aureus*-Zellen verloren auf Agarnährböden bei 44° ihre Resistenz gegenüber Penicillin [131].
Die aufgezählten Untersuchungen wurden nicht weiter verfolgt, sie sollten trotzdem nicht übersehen werden. Am interessantesten ist der Versuch, die seit langem bekannte paradoxe Tatsache zu erklären, daß Penicillin in geringen Konzentrationen eine größere lytische Wirkung (jedoch nicht antibiotische Aktivität im allgemeinen) ausübt als in hohen Konzentrationen. Bei hohen Konzentrationen wurde nicht nur die Bildung von Querbindungen im Murein gehemmt, sondern es wurden auch vorgeschaltete Biosynthesestadien unterdrückt [93].
Von der Tatsache ausgehend, daß Penicillin vor allem auf die „Transpeptidierung" im Murein wirkt, die in Säugerzellen fehlt, ist es leicht, das Fehlen toxischer Wirkung therapeutischer Penicillindosen beim Menschen zu erklären. Das bedeutet jedoch nicht, daß das Antibiotikum der tierischen Zelle gegenüber völlig inert ist. Diesbezüglich könnten eigene Gesetzmäßigkeiten bestehen, die von einer Reihe von Autoren untersucht wurden. In den einschlägigen Arbeiten werden in der Regel keine Analogien zwischen der Penicillinwirkung auf den Stoffwechsel von Mikro- und Makroorganismen festgestellt, jedoch soll auf eine Untersuchung, die an Tieren durchgeführt wurden, hingewiesen werden. Kaninchen wurden intraperitoneal 3600 Einheiten Penicillin pro 1 kg Körpergewicht viermal täglich über eine Dauer von 48 Stunden verabreicht. Untersucht wurden mit 10% Trichloressigsäure gewonnene Extrakte aus Leberhomogenaten der mit Penicillin behandelten Tiere und unbehandelter Kontrolltiere. Die Penicillinverabreichung führte zu einem beachtlichen Anstieg verschiedener Nukleotidpeptide in der Kaninchenleber [132]. Ob diese Befunde von allgemeiner Bedeutung sind, ist bisher noch nicht klar. Besonders da bekannt ist, daß Penicillin eines der für den Menschen am wenigsten toxischen Antibiotika ist, wenn man von relativ selten vorkommenden allergischen Reaktionen absieht.
Es bleibt eine unumstößliche Tatsache, daß die Mureinbiosynthese bei Bakterien der hauptsächliche Prozeß ist, auf den die Wirkung dieses Antibiotikums gerichtet ist. Das bereits angeführte Material wurde durch eine Reihe weiterer Arbeiten mit verschiedenen Penicillinen an unterschiedlichen Mikroorganismen erweitert [133—138]. Den gleichen Standpunkt über den Wirkungsmechanismus des Penicillins vertreten auch die Autoren einiger Übersichtsarbeiten [139—141]. Die Konkretisierung des Wirkortes des Penicillins bei der Mureinsynthese und desgleichen die Optimierung der Bedingungen, die zu neuen biochemischen Effekten des Antibiotikums führen kann, können die fundamentale Bedeutung der bereits erhaltenen Befunde nicht schmälern.

Literatur

[1] Duguid, J. P., The sensitivity of bacteria to the action of penicillin. — Edinburgh Med. J., 1946, **53**, 401—412.

[2] Park, J. T., Johnson, M., Accumulation of labile phosphate in *Staphylococcus aureus* grown in the presence of penicillin. — J. Biol. Chem., 1949, **179**, N 2, 585—592.

[3] Park, J. T., Uridine-5'-pyrophosphate derivatives. I. Isolation from *Staphylococcus aureus*. II. A structure common to three derivatives. III. Amino-acid containing derivatives. — J. Biol. Chem., 1952, **194**, N 2, 877—884, 885—895, 897—904.

[4] Pasynski, A. G., Kastorskaja, T. L., Über den physiko-chemischen Mechanismus der Penicillin-Wirkung. — Biochimija, 1947, **12**, Heft 6, 465—476.

[5] Maass, E. A., Johnson, M. J., Penicillin uptake by bacterial cells. — J. Bacteriol., 1949, **57**, 4, 415—422.

[6] Eagle, H., Levy, M., Fleichman, R., The binding of penicillin in relation to its cytotoxic action. IV. The amounts bound by bacteria at ineffective growth-inhibitory, bactericidal, and maximally effective concentrations. — J. Bacteriol., 1955, **69**, N 2, 167—172.

[7] Eagle, H., The mechanism of action of penicillin. — J. Lancet (Texas), 1955, **75**, N 1, 1—6.

[8] Eagle, H., The binding of penicillin in relation to its cytotoxic action. III. The binding of penicillin by mammalian cells in tissue culture (Hela and L-strains). — J. Exptl. Med., 1954, **100**, N 1, 117—124.

[9] Eagle, H., The multiple mechanisms of penicillin resistance. J. Bacteriol., 1954, **68**, N 5, 610—616.

[10] Eagle, H., The binding of penicillin in relation to its cytotoxic action. I. Correlation between the penicillin sensitivity and combining activity of intact bacteria and cell free extracts. — J. Exptl. Med., 1954, **99**, N 3, 207—226.

[11] Liberman, S., Johnson, M. J., Penicillinase of Escherichia coli and its relation to a penicillin-binding component. — J. Bacteriol., 1956, **72**, N 6, 831—833.

[12] Pollock, M. R., The activity and specificity of inducers of penicillinase production in Bacillus cereus, strain NRRL 569. — Biochem. J., 1957, **66**, N 3, 419—428.

[13] Cooper, P. D., The association of the penicillin — binding component of Staphylococcus aureus with a lipid fraction. — J. Gen. Microbiol., 1954, **10**, N 2, 236—245.

[14] Gardner, A. D., Morphological effects of penicillin on bacteria. — Nature, 1940, **146**, 837—838.

[15] Lederberg, J., Bacterial protoplasts induced by penicillin. Proc. Nat. Acad. Sci. USA, 1956, **42**, N 9, 574—577.

[16] Lederberg, J., Mechanism of action of penicillin. — J. Bacteriol., 1957, **73**, N 1, 144.

[17] Liebermeister, K., Kellenberger, D., Studien zur L-Form von Bakterien. I. Die Umwandlung der bazillären in die globuläre Zellform bei Proteus unter Einfluß von Penicillin. — Z. Naturforsch., 1958, **11 b**, H. 4, 200—215.

[18] Hahn, F. E., Ciak, J., Penicillin-induced lysis of Escherichia coli. — Science, 1957, **125**, N 3238, 119—120.

[19] McQuillen, K., Bacterial „protoplasts“: effects of diaminopimelic acid deprival and penicillin addition compared in Escherichia coli. — Biochim. et biophys. acta, 1958, **27**, N 2, 410—411.

[20] Brenner, S., Dark, F. A., Gerhardt, P. Jeynes, M. H., Kandler, O., Kellenberger, E., Klieneberger-Nobel, E., McQuillen, K., Rubio-Huertos, M., Salton, M. R. J., Strange, R. E., Tomcsik, J., Weibull, C., Bacterial poroplasts. — Nature, 1958, **181**, N 4625, 1713—1714.

[21] Weidel, W., Pelzer, H., Bagshaped macromolecules — a new outlook on bacterial cell wall. — Advances in Enzymology, 1964, **26**, 193—232.

[22] Hugo, W. B., Russell, A. D., Action of penicillin on Aerobacter cloacae. — J. Bacteriol., 1961, **82**, N 3, 411—417.

[23] Guillaume, J., Martin, G., Derieux, J. C., Wattel, F., Etude comparee des sphéroplastes d'Escherichia coli induits au moyen des acids aminés de la série D. — Ann. Inst. Pasteur, Lille, 1961, **12**, 29—42.

[24] Rolicka, M., Mechanizm dzialania. O sferoplaszek okrerznicy otrzymanych dzialanieṁ penicyliny i Lizozymu. — Postepy hig. i med., doswiadcz., 1962, **16**, N 5, 735—743.

[25] Jerschow, F. I., Untersuchungen über Morphologieänderungen gram-negativer Bakterien unter dem Einfluß von Antibiotika am Beispiel *Sh. dysenteriae*. — Antibiotiki, 1962, **7**, Nr. 11, 1018—1022.

[26] Hugo, W. B., Russell, A. D., Penicillin-induced spheroplast formation in synthetic media. — Biochem. Pharmacol., 1962, **11**, Sept., 829—833.

[27] Kawata, T., Inoue, T., Spheroidal and polyhedral froms of Clostridium butyricum induced by penicillin. — J. Bacteriol., 1963, **86**, N 1, 168—170.

[28] Kagan, G. Ja., Lewaschew, W. S., Über die L-transformierende Wirkung einiger Antibiotika unter experimentellen Bedingungen in vivo. — Antibiotiki, 1961, **6**, Nr. 5, 383—385.

[29] Nestor, I. D., Durch Penicillin hervorgerufene Veränderungen bei Bac. anthracis. 1. Mitt.: Versuch zur Darstellung der Bakterien-L-Form. — Antibiotiki, 1962, **7**, Nr. 3, 71—75.

[30] Van Schreven, D. A., Effect of penicillin on the morphology and reproduction of Azotobacter chroococcum. — Antonie Van Leewenhoek, J. Microbiol., Serol., 1966, **32**, N 1, 67—93.

[31] Dulong, C., de Rosnay, Latrille, J., Induction de spheroplastes bacteriens en milieu isotonique par l'acide 6-aminopenicillanique. — Compt. Rend. Soc. Biol., 1965, **159**, N 8—9, 1663—1666.

[32] Vaituzis, Z., Doetsch, R. N., Flagella of *Escherichia coli* spheroplasts. — J. Bacteriol., 1966, **91**, N 5, 2103—2104.

[33] Sasykin, Ju. O., Borisow, G. N., Über die Wirkung von Antibiotika der Neomycin-Gruppe auf das Eindringen von Metaboliten in die Mikrobenzelle. — Antibiotiki, 1961, **6**, Nr. 8, 710—714.

[33a] Hugo, W. B., Russell, A. D., Quantitative aspects of penicillin action on *Escherichia coli* in hypertonic medium. J. Bacteriol., 1960, **80**, N 4, 436—440.

[34] Nermut, M. V., Effect of some detergents on the surface membrane of penicillin spheroplasts. — Experientia, 1964, **20**, N 6, 318—319.

[35] Altenbern, R. A., Reversion of L-forms and spheroplasts of Proteus mirabilis. — J. Bacteriol., 1963, **85**, N 2, 269—272.

[36] Strominger, J. L., Microbial uridine-5'-pyrophosphate N-acetylamino sugar compound. I. Biology of the penicillin-induced accumulation. — J. Biol. Chem., 1957, **224**, N 1, 509—523.

[37] Ito, E., Ishimoto, N. Saito, M., Uridinediphosphate — aminosugar compounds from *Staphylococcus aureus* inhibited by penicillins. — Nature, 1958, **181**, N 4613, 906—907.

[38] Park, J. T., Strominger, J. L., Mode of action of penicillin. — Science, 1957, **125**, N 3238, 99—101.

[39] Strominger, J. L., Park, J. T., Thompson, R. E., Composition of the cell wall of *Staphylococcus aureus*: its relation to the mechanism of action of penicillin. — J. Biol. Chem., 1959, **234**, N 12, 3263—3268.

[40] Ciak, J., Hahn, F. E., Concurrent morphological and chemical events in *Staphylococcus aureus* exposed to penicillin. — Science, 1962, **137**, N 3534, 982—983.

[41] Hamilton, P. B., Knight, S. G., An analysis of the cell walls on Penicillium chrysogenum. — Arch. Biochem. and Biophys., 1962, **99**, N 2, 282—287.

[42] Hassid, W. Z., Neufeld, E. F., Feingold, D. S., Sugar nucleotides in the interconversion of carbohydrates in higher plants. — Proc. Nat. Acad. Sci. USA, 1959, **45**, N 7, 905—914.

[43] Stacey, M., Enzymic synthesis of polysaccharides. — Advances Enzymol., 1954, **15**, 301—318.

[44] Kretowitsch, W. L. Grundlagen der Biochemie der Pflanzen. Moskau, 1961, 362—363.

[45] Mandelstam, J., Rogers, H. J., The incorporation of amino acids into the cell-wall mucopeptide of *Staphylococci* and the effect of antibiotics on the process. — Biochem. J., 1959, **72**, N 4, 654—662.

[46] Nathenson, S. G., Strominger, J. L., Effects of penicillin on the biosynthesis of the cell walls of *Escherichia coli* and *Staphylococcus aureus*. — J. Pharmacol. and Exptl. Therap., 1961, **131**, N 1, 1—6.

[47] Strominger, J. L., Scott, S. S., Threnn, R. H., Isolation from *E. coli* of a uridine nucleotide containing diaminopimelic acid. — Federat. Proc., 1959, **18**, N 1, 334.

[48] Wylie, E. B., Johnson, M. J., Effect of penicillin on the cell wall of *Escherichia coli*. — Biochim. et biophys. acta, 1962, **59**, N 2, 450—457.

[49] Roberts, J., Johnson, M. J., Effect of penicillin on the cell wall of *Bacillus subtilis*. — Biochim. et biophys. acta, 1962, **59**, N 2, 458—466.

[50] Knox, R. A., Survey of new penicillins. — Nature, 1961, **192**, N 4802, 492—496.

[51] Barber, M., Waterworth, P. M., Antibacterial activity of the penicillins. — Brit. Med. J., 1962, N 5286, 1159—1164.

[52] Hoeprich, P. D., Side chain stereoisomerism and antistaphylococcal potency of penicillins. — J. Chin. Investig., 1961, **40**, N 5, 783—793.

[53] Russell, A. D., A note on the activity of six penicillins against *Escherichia coli*. — J. Pharmacy and Pharmacol., 1962, **14**, N 6, 390—392.

[54] Lewitow, M. M., Sawitzkaja, E. M., Towarowa, I. I., 6-Amino-penicillinsäure und neue Penicilline. — Antibiotiki, 1962, **7**, Nr. 5, 387—398.

[55] Rogers, H. J., Jeljaszewicz, J., Inhibition of the biosynthesis of cell-wall mucopeptides by the penicillins. A study of penicillin-sensitive and penicillin-resistant strains of *Staphylococcus aureus*. — Biochem. J., 1961, **81**, N 3, 576—584.

[56] Mabbitt, L. A., Gregory, M., The use of paper chromatography for observing the effect of penicillin on the amino compounds present in sensitive and resistant strains of *Staphylococcus aureus*. — Biochim. et biophys. acta, 1960, **37**, N 1, 139—141.

[57] Kastorskaja, T., Pasynski, A., Der Einfluß von Detergentien auf die Empfindlichkeit von *Proteus vulgaris* und *Bact. coli* gegenüber Penicillin. — Dokl. Akad. Nauk SSSR, 1950, **73**, Nr. 2, 393—395.

[58] Hamilton-Miller, J. M. T., Modes of resistance to benzylpenicillin and ampicillin in twelve *Klebsiella strains*. — J. Gen. Microbiol., 1965, **41**, N 2, 175—184.

[59] Hamilton-Miller, J. M. T., Effect of EDTA upon bacterial permeability to benzylpenicillin. — Biochem. and Biophys. Res. Communs, 1965, **20**, N 6, 688—691.

[60] Zablocki, B., Rolicka, M., Wplyw sympleksow lipidowielocukrowobialkowych na wraźliwość gronkowców w stosunku do penicyliny. — Acta microbiol. polon., 1955, **4**, N 3, 167—175.

[61] Zablocki, B., Czerniawski, E., Sedlaczek, L., The effect on *Staphylococcus aureus* sensitivity to penicillin of lipopolysaccharide-protein symplexes isolated from various strains of *Escherichia coli*. — Bull. Acad. Polon. sci., 1957, **5**, N 5—6, 179—182.

[62] Sedlaczek, L., Czerniawski, E., Zablocki, B., The specific protective effect of lipopolysaccharid-protein cymplexes isolated from *Escherichia coli* on the sensitivity of grampositive bacteria to penicillin. — Bull. Acad. Polon. sci., 1959, **7**, N 5, 173—176.

[63] Kraushaar, A. E., Schmid, E. E., The significance of different multiplication rates as explanation for the occurence of microbial resistance. — Antibiot. and Chemotherapy, 1962, **12**, N 6, 387—397.

[64] Allen, W. E., McVeigh, I., Growth of penicillin-resistant and penicillin-sensitive strains of Staphylococcus aureus. Canad. J. Microbiol., 1963, **9**, N 2, 179—186.

[65] Yamazi, Y., Yarita, T., Takahashi, M., Kimura, Y., Preliminary investigation on the carbohydrate composition of cell walls of antibiotic-resistant group a hemolytic streptococci. — Japan, J. Microbiol., 1961, **5**, N 4, 431—439.

[66] Mandelstam, P., Loercher, R., Strominger, J. L., A uridine diphosphoacetylmuramylhexapeptide from penicillintreated *Streptococcus faecalis*. — J. Biol. Chem., 1962, **237**, N 8, 2683—2688.

[67] Hugo, W. B., Stretton, R. J., Effect of cellular lipid on the sensitivity of some grampositive bacteria to penicillins. — Nature, 1966, **209**, N 5026, 940.

[68] Hugo, W. B., Stretton, R. J., The role of cellular lipid in the resistance of gram-positive bacteria to penicillins. J. Gen. Microbiol., 1966, **42**, N 1, 133—138.

[69] Mandelstam, M. H., Strominger, J. L., On the structure of the cell wall of *Staphylococcus aureus* (Copenhagen). — Biochem. and Biophys. Res. Communs, 1961, **5**, N 6, 466—471.

[70] Sanderson, A. R., Juergens, W. G., Strominger, J. L., Chemical and immunochemical structure of teichoic acid from *Staphylococcus aureus* (Copenhagen). — Biochem. and Biophys. Res. Communs, 1961, **5**, N 6, 472—476.

[71] Strominger, J. L., Biosynthesis of bacterial cell wall. — Federat. Proc., 1962, **21**, N 1, 134—143.

[72] Ghuysen, J. M., Tipper, D. J., Strominger, J. L., Structure of the cell wall of *Staphylococcus aureus*, strains Copenhagen. IV. The teichoic acid-glycopeptide complex. — Biochemistry, 1965, **4**, N 3, 474—485.

[73] Saukkonen, J. J., Acid-soluble nucleotides of *Staphylococcus aureus*: massive accumulation of a derivative of cytidine diphosphate in the presence of penicillin. — Nature, 1961, **192**, N 4805, 816—817.

[74] Saukkonen, J. J., Virkola, P., Acid-soluble nucleotides of *Staphylococcus aureus*. III. Studies on the mode of action of penicillin. — Ann. med. exp. et biol. fenniae, 1963, **41**, N 2, 228—236.

[75] Rogers, H. J., The bacterial cell wall. The result of adsorption structure of selective permeability? — J. Gen. Microbiol., 1963, **32**, N 1, 19—24.

[76] Rogers, H. J., Garrett, A. J., The interrelationship between mucopeptide and ribitol teichoic acid formation as shown by the effect of inhibitors. — Biochem. J., 1965, **96**, N 1, 231—243.

[77] Hughes, R. C., Incorporation of radioactivity from labeled sugar nucleotides into a polysaccharide catalyzed by cellfree extracts of Bacillus licheniformis. — Biochem. J., 1965, **97**, N 3, 44P.

[78] Weidel, W., Primosigh, J., Biochemical parallels between lysis by virulent phage and lysis by penicillin. — J. Gen. Microbiol., 1958, **18**, N 2, 513—517.

[79] Kellenberger, E., Ryter, A., Cell wall and cytoplasmic membrane of *Escherichia coli*. — J. Biophys. and Biochem. Cytol., 1958, **4**, N 3, 323—326.

[80] Weidel, W., Frank, H., Martin, H. H., The rigid layer of the cell wall of *Escherichia coli* strains B. — J. Gen. Microbiol., 1960, **22**, N 1, 158—166.

[81] Trucco, P. E., Pardee, A. B., Synthesis of *Escherichia coli* cell wall in the presence of penicillin. — J. Biol. Chem., 1958, **230**, N 1, 435—446.

[82] Strominger, J. L., Threnn, R. H., Accumulation of a uridine nucleotide in *Staphylococcus aureus* as the consequence of lysine deprivation. — Biochim. et biophys. acta, 1959, **36**, N 1, 83—92.

[83] Ito, E., Strominger, J. L., Enzymatic synthesis of the peptide in a uridine nucleotide from *Staphylococcus aureus*. J. Biol., Chem., 1960, **235**, N 2, PC5—PC7.

[84] Ito, E., Strominger, J. L., Enzymatic addition of lysine to a uridine nucleotide. — J. Biol. Chem., 1960, **235**, N 2, PC7—PC8.

[85] Strominger, J. L., Ito, E., Threnn, R. H., Comparative biochemistry of cell wall peptide synthesis in bacteria. — Federat. Proc., 1961, **20**, N 1, 228.

[86] Ito, E., Strominger, J. L., Enzymatic synthesis of the peptide in bacterial uridine nucleotides. I. Enzymatic addition of L-alanine, D-glutamic acid, and L-lysine. — J. Biol. Chem., 1962, **237**, N 8, 2989—2995.

[87] Ito, E., Strominger, J. L., Enzymatic synthesis of the peptide in bacterial uridine nucleotides. II. Enzymatic synthesis and addition of D-alanyl-D-alanine. — J. Biol. Chem., 1962, **237**, N 8, 2696—2703.

[88] Strominger, J. L., Antibiotics as inhibitors of bacterial cell wall synthesis. Antimicrobiol. Agents Annual, 1960, Washington, D. C., Soc. Industr. Microbiol., 1961, 328—337.

[89] Meadow, P. M., Anderson, J. S., Strominger, J. L., Enzymatic polymerization of UDP-acetylmuramyl-L-ala-D-glu-L-lys-D-ala-D-ala and UDP-acetylglucosamine by a particulate enzyme from *Staphylococcus aureus* and its inhibition by antibiotics. — Biochem. and Biophys. Res. Communs, 1964, **14**, N 4, 382—387.

[90] Chatterjee, A. N., Park, J. T., Biosynthesis of cell wall mucopeptide by a particulate fraction from *Staphylococcus aureus*. — Proc. Nat. Acad. Sci. USA, 1964, **51**, N 1, 9—16.

[91] Anderson, J. S., Matsuhashi, M., Haskin, M. A., Strominger, J. L., Lipid phosphoacetylmuramyl-pentapeptide and lipid-phosphodisaccharide-pentapeptide: presumed membrane transport intermediates in cell wall synthesis. — Proc. Nat. Acad. Sci. USA, 1965, **53**, N 4, 881—889.

[92] Wise, E. M. Jr., Park, J. T., Penicillin: its basic site of action as an inhibitor of a peptide cross-linking reaction in cell wall mucopeptide synthesis. — Proc. Nat. Acad. Sci. USA, 1965, **54**, N 1, 75—81.

[93] Tipper, D. J., Strominger, J. L., Mechanism of action of penicillins: a proposal based on their structural similarity to acyl-D-alanyl-D-alanine. — Proc. Nat. Acad. Sci. USA, 1965, **54**, N 4, 1133—1141.

[94] Martin, H. H., Composition of the mucopolymer in cell walls of the unstable and stable L-form of proteus mirabilis. — J. Gen. Microbiol., 1964, **36**, N 3, 441—450.

[95] Tipper, D. J., An uncross-linked intermediate in bacterial cell wall synthesis and the inhibition of its crosslinking by penicillin. — Federation Proceedings, 1966, **25**, N 2, Part 1, 871.

[96] Izaki, K., Matsuhashi, M., Strominger, J. L., Glycopeptide transpeptidase and D-alanine carboxypeptidase: penicillin-sensitive enzymatic reactions. — Proc. Nat. Acad. Sci. USA, 1966, **55**, N 3, 656—663.

[97] Araki, Y., Shimada, A., Ito, E., Effect of penicillin on cell wall mucopeptide synthesis in an *Escherichia coli* particulate system. — Biochem. and Biophys. Res. Communs, 1966, **23**, N 4, 518—525.

[98] Schwarz, U., Weidel, W., Zum Wirkungsmechanismus von Penicillin. I. Isolierung und Charakterisierung 2,6-Diaminopimelinsäure enthaltender, niedermolekularer Peptide aus Penicillinsphäroplasten von *Escherichia coli* B. — Z. Naturforsch., 1965, **20b**, N 2, 147—153.

[99] Schwarz, U., Weisel, W., Zum Wirkungsmechanismus von Penicillin. II. Nachweis eines Penicillin-induzierten hydrolytischen Abbaus von Murein und Mureinvorstufen in *E. coli* B. — Z. Naturforsch., 1965, **20b**, N 2, 153—157.

[100] Park, J. T., Some observations on murein synthesis and the action of penicillin. „Biochemical studies of antimicrobial drugs". The sixteenth symposium of the society for general microbiology, 1966, 70—81.

[101] Hebre, E. J., The penicillin revolution. — Quart. Rev. Pediatr., 1960, **15**, N 2, 84—90.

[102] Boman, H. G., Eriksson, K. G., Penicillin induced lysis in *Escherichia coli.* — J. Gen. Microbiol., 1963, **31**, N 3, 339—352.

[103] Cooper, P. D., The site of action of penicillin. III. Effect of surface-active substances on penicillin uptake by *Staphylococcus aureus.* — Biochim. et biophys. acta, 1954, **13**, N 3, 433—438.

[104] Daniel, J. W., jr., Johnson, M. J., Properties of the penicillin binding component of *Micrococcus pyogenes.* — J. Bacteriol, 1954, **67**, N 3, 321—328.

[105] Duerksen, J. D., Localization of the site of fixation of the inducer, penicillin in *Bacillus cereus.* — Biochim. et biophys. acta 1964, **87**, N 1, 123—140.

[106] Fitz-James, Ph. C., Hancock, R., The initial structural lesion of penicillin action in *Bacillus megaterium.* — J. Cell. Biol., 1965, **26**, N 2, 657—667.

[107] Cooper, P. D., Site of action of radiopenicillin. — Bacteriol. Rev., 1956, **20**, N 1, 28—48.

[108] Cooper, P. D., The site of action of penicillin, some properties of the penicillin-binding component of *Staphylococcus aureus.* — J. Gen. Microbiol., 1955, **13**, N 1, 22—38.

[109] Schepartz, S. A., Johnson, M. J., The nature of the binding of penicillin by bacterial cells. — J. Bacteriol., 1956, **71**, N 1, 84—90.

[110] Collins, J. F., Richmond, M. H., A structural similarity between N-acetyl-muramic acid and penicillin as a basis for antibiotic action. — Nature, 1962, **195**, N 4837, 142 bis 143.

[111] Wise, E. M., Park, J. T., Crosslinkage in mucopeptide of various bacteria and the inhibition by penicillin and cephalosporin. — Federation Proceedings, 1966, **25**, N 2, Part 1, 870.

[112] Abraham, E. P., Chain, E., Fleither, C. M., Gardner, A. D., Healthey, N. J., Jennings, M. A., Florey, H. W., Further observations on penicillin. — Lancet, 1941, **241**, N 6155, 177—178.

[113] Hobby, J. L., Meyer, K., Chaffee, E., Observations on the mechanism of action of penicillin. — Proc. Soc. Exp. Biol. and Med., 1942, **50**, N 2, 281—288.

[114] Hobby, J. L., Meyer, K., Chaffee, E., Dawson, M. H., The nature and action of penicillin. — J. Bacteriol., 1943, **45**, N 1, 65.

[115] Hirsch, J., Dosdogru, S., The antistaphylococcal effect of penicillin, streptomycin and 5,7-dichloro-8-hydroxyquinaldine (Sterosan) in vitro. — Arch. Biochem., 1947, **14**, N 1, 213—227.

[116] Chain, E., Duthie, E. S., Bactericidal and bacteriolytic action of penicillin on the *Staphylococcus*. — Lancet, 1945, **248**, N 6352, 652—657.

[117] Lewitow, M. M., Wyschepan, E. D., Nenaschewa, A. M., Eine neue Penicillin-Bestimmungsmethode. — Biochimija, 1945, **10**, Heft 5—6, 491—498.

[118] Gunnison, J. B., Coleman, V. R., Jawetz, E., Interference of aureomycin and of terramycin with action of penicillin in vitro. — Proc. Soc. Exp. Biol. and Med., 1950, **75**, N 2, 549—552.

[119] Jawetz, E., Gunnison, J. B., Coleman, V. R., The combined action of penicillin with streptomycin or chloromycetion on enterococci in vitro. — Science, 1950, **111**, N 2880, 254—256.

[120] Jawetz, E., Gunnison, J., Speck, R., Coleman, V., Studies on antibiotic synergism and antagonism. — Arch. Intern. Med., 1951, **87**, N 3, 349—359.

[121] Park, J. T., Inhibition of synthesis of bacterial mucopeptide or protéin by certain antibiotics and its possible significance for microbiology and medicine. — Antimicrob. Agents Annual, 1960, Washington, D. C., Soc. Industr. Microbiol., 1961, 338—342.

[122] Sasykin, Jn. O., Untersuchung der Wirkung von Albomycin und einiger anderer Antibiotika auf sich vermehrende Bacterienkulturen. — Mikrobiologija, 1955, **24**, Heft 1, 75—78.

[123] Hancock, R., Park, J. T., Cell-wall synthesis by *Staphylococcus aureus* in the presence of chloramphenicol. — Nature, 1958, **181**, N 4615, 1050—1052.

[124] Thatcher, K. F. J., Roberts, E. R., An isotopic study of the action of penicillin on bacterial nitrogen metabolism. — Biochim. et biophys. acta, 1961, **49**, N 3, 441—450.

[125] Abrams, A., McNamara, P., Polynucleotide phosphorylase in isolated bacterial cell membranes. — J. Biol. Chem., 1962, **237**, N 1, 170—175.

[126] Strominger, J. L., Microbial uridine-5'-pyrophosphate N-acetylamino sugar compounds. 2. Incorporation of uracil-2-C^{14} into nucleotide and nucleic acid. — J. Biol. Chem., 1957, 224, N 1, 525—532.

[127] Geil, E., Spezifische Inhibitoren der Eiweiß-Synthese. Im Band: „Strategie der Chemotherapie". — Moskau, 1960, 246—283.

[128] Tabone, J., Jacobelli, G., Dluzniewicz, L., La bioestérification du glucose: inhibition de l'uridine diphosphate glucose — anthranyl transférase par la benzylpenicilline. — Ann. Inst. Pasteur, 1963, **104**, N 6, 771—778.

[129] Mikolajcik, E. M., Antibiotic influence of arginine deaminase activity by *Streptococcus lactis*. — J. Dairy Sci., 1965, **48**, N 11, 1445—1449.

[130] Hugo, W. B., Russell, A. D., The mode of action of penicillin. — J. Pharmacy and Pharmacol., 1961, **13**, N 12, 705—722.

[131] Asheshov, E. H., Loss of antibiotic resistance in *Staphylococcus aureus* resulting from growth at high temperature. — J. Gen. Microbiol., 1966, **42**, N 3, 403—410.

[132] Agren, G., Acid-soluble nucleotide-linked peptides in rabbit liver. III. Mode of action of penicillin. — Acta Soc. med. upsaliensis, 1962, **67**, N 1—2, 55—72.

[133] Fodor, M., Cell wall mucopeptide synthesis of staphylococcal L-forms. — Natur wissenschaften, 1965, **52**, N 18, 522.

[134] Berti, T., Souka, M., Mechanism of antibacterial action of the penicillins. — Antibiotica, 1965, **3**, N 1, 5—11.

[135] Murry, R. G., Steed, P., Elson, H. E., Location of the mucopeptide in sections of the cell wall of *Escherichia coli* and other gram-negative bacteria. — Canad. J. Microbiol., 1965, **11**, N 3, 547—560.

[136] Pietrusiewicz, M., Effect of antibiotics on incorporation of glutamic-C^{14} acid into cell wall of Abcillus megaterium. Acta Microbiol. Polon., 1965, **14**, N 3, 287—291.

[137] Rolinson, G. N., Antibacterial activity of penicillin. I. The nature of the activity of different acyl derivatives of 6-aminopenicillanic acid. — Proc. Roy. Soc., Ser. B., 1965, **163**, 417—424.

[138] Vinter, V., Spores of microorganism. XVIII. The synthesis of new cell wall during postgerminative development of bacterial spores and its alteration by antibiotics. — Folia Microbiol., 1965, **10**, N 5, 288—298.

[139] Ochoa, S., The effect of antibiotics on bacterial protein synthesis. Perspectives Biol. Collection Papers, 1963, 522—531.

[140] Strominger, J. L., Tipper, D. J., Bacterial cell wall synthesis and structure in relation to the mechanism of action of penicillins and other antibacterial agents. — Am. J. Med., 1965, **39**, N 5, 708—721.

[141] Park, J. T., The mode of action of penicillin and its possible significance for therapy. — Postgrad. Med. J., 1964, Suppl. 40, 11—14 (C. A., 1966, 9527 c).

1.3. D-Cycloserin

Während Penicillin nach den in der letzten Zeit erhaltenen Befunden als Analogon des Azyl-D-Alanyl-D-Alanins angesehen werden kann, wird die antibiotische Wirksamkeit des D-Cycloserins auf seine Strukturanalogie mit D-Alanin zurückgeführt (Abb. 5). Hierfür sprechen sowohl Versuche mit intakten Zellen als auch solche mit isolierten Enzymsystemen.

Bei der Untersuchung seines antimikrobiellen Wirkungsmechanismus wurden vorwiegend Zellen und Enzymsysteme grampositiver Kokken bzw. *E. coli* benutzt.

Der Wirkungsmechanismus des D-Cycloserins wird auf molekularer Ebene bereits seit einigen Jahren untersucht. Das bisher gesammelte Material ist auch infolge einiger Besonderheiten der antibiotischen Aktivität seines optischen Antipoden, des L-Cycloserins, in methodologischer Hinsicht von Interesse. In der Klinik wird D-Cycloserin vor allem in der Tuberkulosetherapie angewandt.

Unterschiede in der antimikrobiellen Wirksamkeit von D- und L-Cycloserin

Die Struktur des D-Cycloserins erlaubte es, dieses Antibiotikum relativ einfach zu synthetisieren. Von großem Interesse ist neben dem D-Isomeren das im Razemat enthaltene L-Isomere, das gleichfalls antimikrobielle Wirksamkeit aufweist [1]. Beobachtungen über den Einfluß von D- und L-Cycloserin auf die Wachstumskurve von Mikroorganismen und den Stoffwechsel intakter Zellen sowie Befunde, die bei ihrer gleichzeitigen Anwendung gewonnen wurden, führten zur Schlußfolgerung, daß der Wirkungsmechanismus dieser Substanzen unterschiedlich ist, wie auch das Wirkungsspektrum deutlich differiert: das L-Isomerie ist gramnegativen Bakterien gegenüber aktiver als sein D-Antipode, während das D-Isomere stärker auf grampositive Bakterien wirkt als das L-Isomere [2].

Die Beeinflussung der Wachstumskurve unterschied sich bei D- und L-Cycloserin gleichfalls. D-Cycloserin zeigt in dieser Beziehung einen ähnlichen Effekt wie Penicillin, d. h., es ruft 30—60 min nach Zugabe zu Zellen, die sich in der Vermehrungsphase befinden, ihre Lyse hervor. L-Cycloserin hingegen hemmt nur ihr Wachstum. Mit anderen Worten, L-Cycloserin zeigt eine bakteriostatische, jedoch keine bakterizide und noch weniger eine lytische Wirkung. Es erinnert in seiner Wirkung auf die Wachstumskurve an Antibiotika, die Inhibitoren der

Eiweißsynthese sind[1]. Das typische Bild für Antibiotika, die die Synthese der Zellwandpolymeren beeinträchtigen und die Bildung von Sphäroplasten hervor-

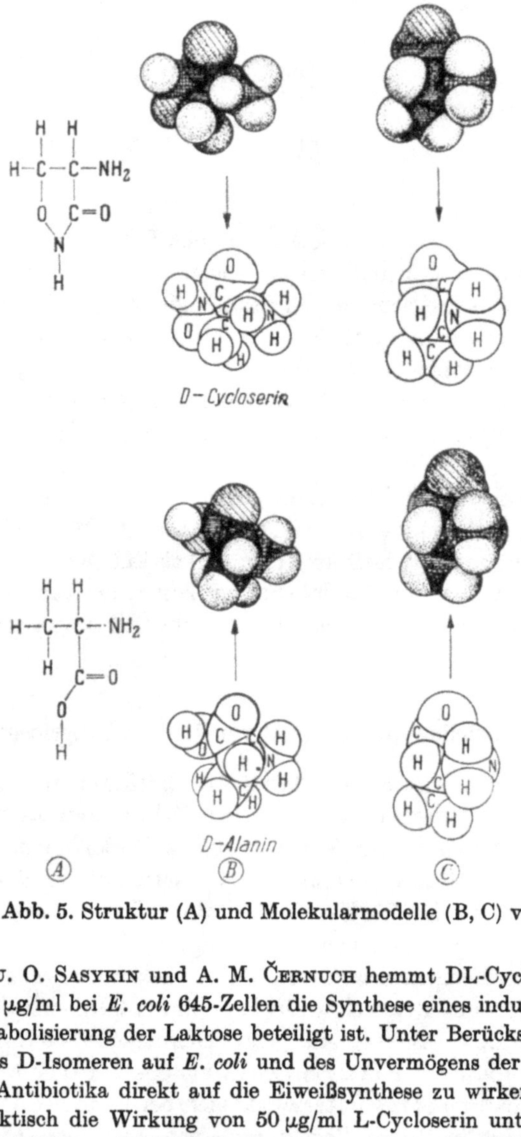

Abb. 5. Struktur (A) und Molekularmodelle (B, C) von D-Cycloserin und D-Alanin

[1] Nach Ju. O. Sasykin und A. M. Černuch hemmt DL-Cycloserin in einer Konzentration von 100 µg/ml bei *E. coli* 645-Zellen die Synthese eines induzierten Enzymsystems, das an der Metabolisierung der Laktose beteiligt ist. Unter Berücksichtigung der schwachen Wirkung des D-Isomeren auf *E. coli* und des Unvermögens der die Zellwandsynthese inhibierenden Antibiotika direkt auf die Eiweißsynthese zu wirken, kann angenommen werden, daß praktisch die Wirkung von 50 µg/ml L-Cycloserin untersucht wurde. Im Gegensatz zu den Inhibitoren der RNS-Synthese (im vorliegenden Fall wurde Albomycin verwendet) hemmte L-Cycloserin die Synthese des Enzymsystems auf der Translationsebene. Der O_2-Verbrauch der Zellen, der nach der Methode von Warburg gemessen wurde (Phosphatpuffer, pH 7,3, 0,5% Laktose) wurde durch DL-Cycloserin beliebige Zeit gehemmt solange die Synthese des Enzymsystems andauerte. Über denselben Wirkungscharakter verfügt Chloromycetin, der „klassische" Inhibitor der Eiweißsynthese.

rufen, traf nur für das D-Isomere zu [2]. Außerdem verhindert nach E. D. Vyšepan und Mitarb. [3] L-Cycloserin die lytische Wirkung seines D-Antipoden, ähnlich wie die bakteriostatischen Antibiotika die bakterizide Wirkung des Penicillins herabsetzen.

Bevor die Arbeiten behandelt werden, die auf subzellulärer und molekularer Ebene durchgeführt wurden, soll darauf hingewiesen werden, daß D- und L-Cycloserin einige gemeinsame Eigenschaften besitzen, z. B. die Reaktion mit den Pyridoxal-enthaltenden Enzymen. Die entsprechenden Befunde werden in sehr kurzer Form behandelt, da die lytische Wirkung des D-Cycloserins eine andere Ursache hat.

1957 teilten Yamada u. a. mit, daß D-Cycloserin die Aktivität von Pyridoxal-enthaltenden Enzymen in zellfreien Systemen aus *Escherichia coli* communior unterdrückt [4]. Außerdem erwies sich Cycloserin sowohl bei in vivo wie auch in vitro Versuchen an tierischen Objekten als Antagonist des Vitamins B_6 [5].

1959 wurde in der Arbeit von N. K. Kočetkov, P. M. Chomutova und anderen ein Schema vorgeschlagen, das die Reaktion zwischen D- oder L-Cycloserin und Pyridoxal wiedergibt [6]. Dabei zeigte sich, daß die primäre Reaktion, die Bildung eines Azomethinderivats mit Pyridoxal, nicht stereospezifisch ist. Weitere Erkenntnisse brachten Versuche von P. M. Chomutova, M. Ja. Karpejskij, Je. S. Severin, Ju. N. Breusov, O. L. Poljanovskij und anderen über die Wirkung des Antibiotikums auf Transaminasen [7—11]. Es wird angenommen, daß „Cycloserin" ähnlich den Aminosäuren an der kationischen Gruppe des aktiven Zentrums des Ferments befestigt wird und mit dem Koenzym ein Azomethinderivat bildet. In diesem Stadium ist eine konkurrente Verdrängung des Cycloserins aus dem aktiven Zentrum sowohl durch Keto- als auch Aminosubstrate und eine Reaktivierung des Fermentes möglich. Eine zweite Gruppe von Pyridoxalfermenten, deren Substrate eine dem Cycloserin ähnliche Konfiguration besitzen, wird dagegen irreversibel inaktiviert.

Das gebildete Cycloserin-Koenzym-Azomethinderivat azyliert eine der reaktionsfähigen Gruppen des aktiven Zentrums. Dabei kommt es unter Öffnung des Isoxazolidonringes zu einer Umgruppierung des Imins in ein substituiertes Koenzymoxim, so daß die Aldehydgruppe des Pyridoxalphosphats blockiert wird [8] (Abb. 6).

Mit diesen Vorstellungen stimmen die Arbeiten Je. D. Vyšepans, K. I. Ivanovas und A. M. Cernuchs [12], A. E. Braunstein und Mitarb. [13], O. L. Poljanovskijs und Ju. M. Torčinskijs [147] und anderer gut überein, die mit hochgereinigten Transaminasepräparaten, vor allem tierischen Ursprungs, arbeiteten. Dieses innerhalb einer relativ kurzen Zeit durch die Zusammenarbeit von Biochemikern und Chemikern gelöste Problem ist ein klassisches Beispiel für die Klärung der Wechselbeziehungen zwischen antimikrobiellen Substanzen und biologischen Verbindungen auf molekularer Ebene. Im Ergebnis dieser Untersuchungen ist es bereits möglich, gezielt Inhibitoren der Pyridoxalenzyme mit vorher festgelegter hoher Spezifität zu synthetisieren.

Es muß jedoch berücksichtigt werden, daß die Ergebnisse der mit tierischen

L-Aminosäuretransaminasen durchgeführten Experimente nicht unmittelbar auf den Wirkungsmechanismus des D-Cycloserins bei der Mikrobenzelle übertragen werden können.
In den meisten oben angeführten Arbeiten wurden die Versuche mit L-Cycloserin oder dem Razemat durchgeführt. Am empfindlichsten erwiesen sich Transaminasen, deren Substrate konfigurationsmäßig dem L-Cycloserin-Molekül ähnlich sind (L-Alanin, L-Asparagin).

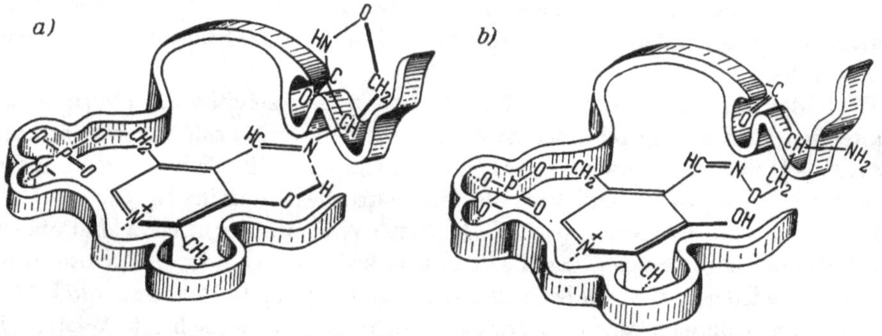

Abb. 6. Bildung des Komplexes Cycloserin—Enzym a. erstes Stadium, b. zweites Stadium (eine Variante)

Es ist nicht möglich, den antimikrobiellen Effekt des D-Cycloserins auf eine Aktivitätshemmung der L-Aminosäuretransaminasen zurückzuführen. Bei minimalen Dosierungen, die den Tod der Zellen verursachen, ist die Aktivität dieser Enzyme kaum verändert [2, 15]. Die Reaktion mit dem Koenzym ist unter den gegebenen Bedingungen unvollständig, so daß die Enzyme, deren aktives Zentrum konfigurationsmäßig dem D-Cycloserin nicht entspricht, aktiv bleiben. Bei hohen D-Cycloserinkonzentrationen werden die Funktionen der pyridoxalhaltigen Enzyme, die die Transaminierung oder Dekarboxylierung der L-Aminosäuren katalysieren, beeinträchtigt. Diese Wirkung des Antibiotikums scheint jedoch nicht ausschlaggebend zu sein, da die Mikrobenzelle infolge der Inaktivierung der an der Zellwandsynthese beteiligten und gegen D-Cycloserin empfindlicheren Enzymsysteme zugrunde geht.
Es ist anzunehmen, daß insbesondere die D-Aminosäuretransaminasen und -Dekarboxylasen gegen D-Cycloserin sehr empfindlich sind, deren Reaktionssubstrate eine dem Antibiotikum ähnliche Konfiguration besitzen. Zu solchen Substraten gehört vor allem D-Alanin. Nach T. S. Paschina können D-Aminosäuretransaminasen, die ein Bestandteil der Zellwand des Mikroorganismus sind, bereits durch sehr geringe D-Cycloserinkonzentrationen gehemmt werden.

Gegen D-Cycloserin empfindliche Enzymsysteme

Die Inkubation von *Staphylococcus aureus*-Zellen mit D-Cycloserin führte zu einer Anreicherung von Mureinfragmenten in den Zellen. Eine Analyse dieser Fragmente zeigte jedoch, daß sie nicht mit der dritten Parkschen Verbindung identisch sind, die bei der Inkubation von Zellen mit Penicillin beobachtet wird. Der Peptidteil bestand in diesem Fall nur aus drei Aminosäuren: aus L-Alanin, D-Glutaminsäure und L-Lysin [16, 17], es fehlten die beiden D-Alaninreste. Ähnliche Ergebnisse wurden in Versuchen mit *Proteus mirabilis* erhalten. In Anwesenheit von D-Cycloserin wurde eine Anreicherung an UDP-N-Azetylmuramyl-L-Ala-D-Glu-meso-Diaminopimelinsäure beobachtet [18].

Das fehlende D-Alanin wird in Abwesenheit des Antibiotikums folgendermaßen gebildet und an das Muramylpeptid angeheftet:

1. L-Ala $\rightleftharpoons$ D-Ala

2. 2 D-Ala $\xrightarrow{\text{ATP, Mn}^{2+}}$ D-Ala-D-Ala

3. UTP-AzGl-Lakt-L-Ala-D-Glu-L-Lys + D-Ala-D-Ala $\xrightarrow{\text{ATP, Mn}^{2+}}$ UDP-AzGl-Lakt-L-Ala-D-Glu-L-Lys-D-Ala-D-Ala

Die beiden ersten Reaktionen erwiesen sich D-Cycloserin gegenüber als empfindlich [19]. Die Reaktion 1 wird durch Alaninrazemase, die unter Umständen Pyridoxalphosphat als Koferment besitzt, katalysiert. Diese Reaktion war jedoch fast unempfindlich gegen L-Cycloserin. Vor kurzem wurde der Versuch unternommen, die Ursache der spezifischen Wirkung von D-Cycloserin auf die Alaninrazemase aufzuklären [20]. Bei der Verwendung einer teilweise gereinigten Alaninrazemase aus *S. aureus* nahm die Enzymaktivität bei Zugabe von Pyridoxalphosphat nicht zu, obwohl mit der Karbonylgruppe reagierende Substanzen die Aktivität verminderten. Die Inhibitorkonstante für D-Cycloserin betrug 0,05 mM bei der Reaktionsrichtung D-Alanin→L-Alanin oder L-Alanin→D-Alanin; eine wesentliche Hemmwirkung durch L-Cycloserin konnte auch bei einer Konzentration von 10 mM nicht beobachtet werden. Gleichzeitig waren die Michaeliskonstanten des D-Alanins und L-Alanins praktisch gleich und betrugen etwa 5 mM. Die Autoren erklären diese Beobachtung damit, daß D- und L-Alanin an der Enzymoberfläche in eine Konformation in bezug auf ihre Amino- und Karbonylgruppen überführt werden, die der des D-Cycloserins entspricht.

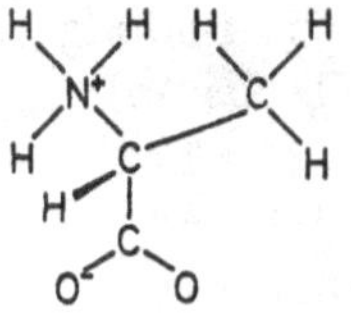

D-Alanin

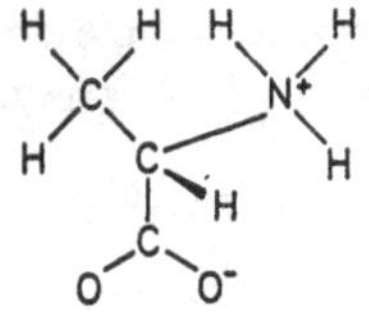

L-Alanin

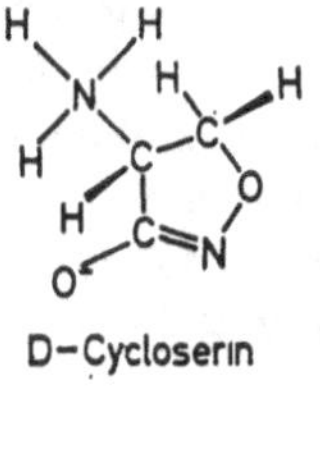

D-Cycloserin

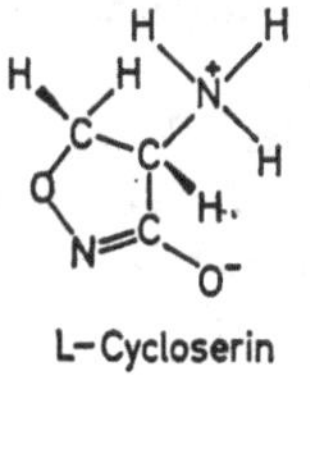

L-Cycloserin

Da der Ringschluß in den D- und L-Cycloserinmolekülen die Drehung um die C-C-Bindung verhindert und ihre Konformation nicht „zusammenfallen“ kann, läßt sich erklären, warum die Inhibitorkonstante für D-Cycloserin 100mal kleiner ist als die Michaeliskonstante für D- und L-Alanin; das Antibiotikum besitzt gerade die Konformation, die vom Enzym „vorgezogen“ wird, im Gegensatz zu den Reaktionsubstraten, die in vielen Konformationen vorliegen können. Somit ist die Inhibitorkonzentration bei der vom Enzym „vorgezogenen“ Konformation mehrfach höher als die Substratkonzentration in der entsprechenden, dem Enzym passenden Konformation.
Die Stabilität der D-Cycloserinbindung mit dem Enzym muß größer als die der Bindung Enzym-Substrat sein, wenn wie angenommen wird, der Übergang von einer Konformation in eine andere zur Abtrennung des Substrates vom Enzym führt, was im Fall des D-Cycloserins, das seine Konformation nicht ändert, nicht möglich ist.
Die Reaktion 2 wird durch die D-Alanyl-D-alanin-Synthetase katalysiert und verlangt nach Strominger nicht die Anwesenheit von Pyridoxalphosphat. Es sind lediglich ATP und Mn^{2+}-Ionen notwendig. Diese Reaktion wird gleichfalls nur durch D-Cycloserin unterdrückt, während L-Cycloserin keine Wirkung zeigt. Die Michaeliskonstante für D-Alanin im Falle des *S. aureus*-Enzyms beträgt 5.10^{-3}M, während für D-Cycloserin die Inhibitorkonstante um 2 Größenordnungen geringer ist und $5 \cdot 10^{-5}$ M beträgt. Das bedeutet, daß die Bindungsfestigkeit zwischen Antibiotikum und dem Enzym 100mal höher ist als bei D-Alanin [21].
Eine D-Alanyl-D-alanin-Synthetase, deren Eigenschaften dem Staphylokokkenenzym ähnelt, wurde in teilweise gereinigter Form auch aus Zellen von *Streptococcus faecalis* gewonnen [22—25]. Sie benötigt die Anwesenheit von ATP, Mg^{2+}- oder Mn^{2+}- und K^{+}-Ionen. Zu den Endprodukten der Reaktion gehören außer D-Alanyl-D-alanin, ADP und anorganisches Phosphat. Bei Substitution des D-Alanins durch D-Aminobuttersäure bildet die Synthetase auch das entsprechende Dipeptid. Diese Aminosäure kann D-Alanin auch beim Wachstum von *S. faecalis* ersetzen. Es ist interessant, daß ε-Aminobuttersäure gleich D-Alanin ein Antagonist des D-Cycloserins ist. Vor kurzem wurde von Neuhaus und Lynch [26] der Mechanismus der Inaktivierung der Synthetase durch D-Cycloserin genauer untersucht. Nach ihren Ergebnissen erfolgt die Bildung von D-Alanyl-D-alanin nach folgendem Schema (E — Enzym, A — D-Alanin):

$$E + A \rightleftharpoons EA, \qquad EA + A \rightleftharpoons EAA;$$
$$EAA \longrightarrow EA{-}A \rightleftharpoons E + A{-}A$$

Es wurde festgestellt, daß das Enzym zwei Bindungsstellen für D-Alanin besitzt: eine „Donor“- und eine „Akzeptor“-Stelle. Die Michaeliskonstanten für die D-Alanin-Bindung mit den Donor- und Akzeptorstellen waren unterschiedlich. D-Cycloserin wurde ebenfalls an beide Orte gebunden. Die Inhibitorkonstante für die Reaktion des Antibiotikums mit der Donorstelle, d. h., die Reaktion: E + D-Cycloserin $\rightleftharpoons$ E — D-Cycloserin betrug $2{,}2 \cdot 10^{-5}$ M; für die Reaktion mit der Akzeptorstelle, d. h., die Reaktion EA + D-Cycloserin ⇌ EA − D-Cycloserin betrug die Inhibitorkonstante 1,4 · 10^{-4} M. Somit erwies sich die Donorstelle gegen D-Cycloserin als „empfindlicher". Einige Antibiotikaderivate mit vergleichsweise herabgesetzter Fähigkeit zur Lyse von Streptokokken wurden durch die Akzeptorstelle gleich wie D-Cycloserin gebunden, reagierten jedoch sehr viel schwächer mit der Donorstelle. Die Aktivitätsabnahme kann auf eine herabgesetzte Bindung durch die Donorstelle zurückgeführt werden, wenn die Permeation für beide Substanzen als gleich angenommen wird (Tab. 1).

Tabelle 1

Reaktion von D-Cycloserin mit den „Donor"- und „Akzeptor"-Bindungsstellen für D-Alanin an der D-Alanyl-D-alanin-Synthetase aus *S. faecalis*

Inhibitor	Inhibitorkonstanten für die Reaktion		Minimale Konzentration, die bei *Streptococcus faecalis* eine Lyse verursacht
	mit der Donorstelle	mit der Akzeptorstelle	
D-Cycloserin	2,2 · 10^{-5} M	1,4 · 10^{-4} M	1 − 2 · 10^{-4} M
cis-D-Cyclothreonin	1,2 · 10^{-4} M	1,9 · 10^{-4} M	5 − 6 · 10^{-4} M

Als weiterer Beweis für diese Hypothese kann eine kurze Mitteilung von NEUHAUS und Mitarb. betrachtet werden, die 1966 veröffentlicht wurde und in der die Ursachen der Resistenz von Mikroorganismen gegen D-Cycloserin analysiert werden [27]. Die Zellen der entsprechenden Streptokokkenmutanten besaßen im Vergleich zur Ausgangsform einen stark erhöhten Gehalt an Alaninrazemase und D-Alanyl-D-alanin-Synthetase. Die MICHAELIS-Konstanten der aus resistenten Zellen gewonnenen Enzyme unterschieden sich nicht von den MICHAELIS-Konstanten der aus D-Cycloserin-empfindlichen Zellen erhaltenen Enzyme. Beide Enzymarten waren gleich hochempfindlich gegen das Antibiotikum. Es wurde die Schlußfolgerung gezogen, daß zwei Gründe für die Resistenz gegen D-Cycloserin existieren: einmal der erhöhte Gehalt an Alaninrazemase und zweitens der an D-Alanyl-D-alanin-Synthetase.
Eine genetische Analyse der D-Cycloserin-Resistenz bei *E. coli* zeigte, daß es drei Mutationstypen gibt. Es wird angenommen, daß der erste Typ mit einer Resistenz der Alaninrazemase gegenüber dem Antibiotikum verbunden ist, der zweite und dritte mit einer Veränderung der Akzeptor- und Donorstelle der D-Alanyl-D-alanin-Synthese. Die zu den beiden letzten Typen gehörenden Mutationen finden in einem Gen statt [28].
Die Zahl der Enzyme in der Mikrobenzelle, deren Substrat D-Alanin ist, beschränkt sich nicht nur auf die Alaninrazemase und D-Alanyl-D-alaninsynthetase. Das

Eindringen von C^{14}-D-Alanin in die Zelle und die Inkorporation des bereits existierenden D-Alanindipeptids in den Peptidteil der PARKschen Verbindung erwiesen sich jedoch D-Cycloserin gegenüber als unempfindlich, was auch für die Aktivierung des D-Alanins festgestellt wurde [25].
In diesem Zusammenhang sind die Versuche T. S. PASCHINAS von Interesse, in denen die Existenz eines weiteren D-Cycloserin-empfindlichen Enzymsystems in der Mikrobenzelle gezeigt wurde. In den Versuchen wurde ein aus *Bacillus subtilis* YRC-6 gewonnenes D-Alanin-D-glutamat-Transaminasepräparat verwendet, das im Vergleich zum zellfreien Ausgangsextrakt 10—12mal aktiver war. D-Cycloserin gegenüber erwies sich das Enzym als hochempfindlich: die Affinität des Inhibitors war 230000mal größer als die Affinität von D-Alanin [29]. Das ist besonders auffallend, wenn man mit der von STROMINGER aus Staphylokokken gewonnene D-Alanyl-D-alanin-Synthetase vergleicht, die nur eine Inhibitoraffinität zeigt, die die Affinität zum Substrat um das Hundertfache übersteigt. Eine Hemmung der D-Alanyl-D-glutamat-Transaminase in der intakten Zelle muß zu D-Aminosäure-Stoffwechselstörungen führen und im Endresultat die Zellwandbildung bei *B. subtilis* beeinflussen, da zu den Zellwandbestandteilen gleichfalls D-Aminosäuren gehören.
Somit muß bei Aktivitätshemmungen der Alaninrazemase, der Alaninsynthetase oder D-Aminosäure-Transaminase, deren Reaktionssubstrat D-Alanin ist, durch D-Cycloserin die Mureinsynthese beeinträchtigt sein. Die Beeinträchtigung der Mureinsynthese wirkt sich ähnlich wie beim Penicillin auch auf die Biosynthese der Teichoesäuren aus. So wurde bei fast hundertprozentiger Hemmung der Mureinbildung bei *S. aureus* Oxford die Biosynthese der Ribitteichoesäure um 40—50% gehemmt [30].

D-Alanin als Konkurrenzantagonist des D-Cycloserins

Obwohl die antimikrobielle Wirkung des D-Cycloserins teilweise durch verschiedene anorganische Ionen z. B. Mn^{2+} und NH_4^+ oder Pyridoxal und andere Verbindungen [31] herabgesetzt werden kann, zeigt sich D-Alanin als stärkster Inhibitor dieses Antibiotikums. Auf der Grundlage dieses Konkurrenzantagonismus hebt D-Alanin die Wirkung des D-Cycloserins auf die Inkorporation von D-Alanyl-D-alanin in das Muramylpeptid auf oder beseitigt sogar bereits vorhandene Hemmwirkungen (Versuche mit *S. aureus*). Die Verminderung der antibiotischen Wirksamkeit des D-Cycloserins durch D-Alanin wurde an den verschiedensten Mikroorganismen gezeigt: an *S. aureus*, *E. coli* [33], *Leuconostoc citrovorum* [33], Vertretern der Psittacosisgruppe [34] und vielen Mykobakterienarten [35—37]. Da wie einige Befunde zeigen, D-Alanin in synthetischen Medien unter dem Einfluß der Autoklavierung aus L-Alanin entsteht, ist die Aktivitätsbestimmung des Antibiotikums erschwert [38]. L-Alanin und L-Serin zeigten keine dem D-Alanin vergleichbare Wirkung [15, 17, 32].
Aufmerksamkeit verdient auch der Hinweis, daß bei der Erklärung des „paradoxalen Verhaltens" dieses Antibiotikums bei Versuchen an einigen Laborato-

riumstieren die antagonistischen Beziehungen zwischen D-Alanin und D-Cycloserin berücksichtigt werden müssen. Es ist bekannt, daß D-Cycloserin das Wachstum von Mykobakterien in vitro unterdrückt und erfolgreich in der Tuberkulosetherapie beim Menschen angewendet wird. Gegen experimentelle tuberkulöse Infektionen bei Mäusen und Meerschweinchen war D-Cycloserin jedoch unwirksam. Eine vergleichende Analyse des Serums von Menschen und Laboratoriumstieren auf die Anwesenheit von D-Alanin zeigte, daß in Blut und Gewebeflüssigkeit der letzteren beachtliche Alanin-Mengen (0,15–0,3 μmol/ml) vorliegen. Eiweißfreie Serumfiltrate von Mäusen und Meerschweinchenblut unterdrückten auf Agarnährboden die antimikrobielle Wirkung von D-Cycloserin, während Humanserum, das kein D-Alanin enthält, inaktiv war [39]. Nach Meinung der Autoren ist die Anwesenheit von D-Alanin im Mäuse- und Meerschweinchenblut auf Besonderheiten der Darmmikroflora und auf Koprophagie zurückzuführen, denn bei Mäusen und Meerschweinchen, die keine Darmmikroflora besaßen, war der D-Alaningehalt äußerst niedrig.

Andererseits gibt es Versuche, die als Erklärung für das Fehlen der therapeutischen Wirkung von D-Cycloserin bei Mäusen und Meerschweinchen eine hohe Exkretionsrate und andere Ursachen zulassen, so daß die Diskussion über diese Frage nicht beendet ist [40].

Außerdem hemmt D-Cycloserin die aus tierischen Geweben isolierte D-Aminosäureoxydase, deren Funktion im Tierorganismus in der oxydativen Desaminierung der von außen in den Körper gelangten körperfremden D-Aminosäuren besteht [41].

Auf Grund dieser Wirkung fördert C-Cycloserin die Anwesenheit von D-Alanin, dem Produkt der Darmmikroflora, das als Konkurrenzantagonist wirksam werden kann.

Die Untersuchungen der Inhibitorwirkung des Cycloserins beschränken sich nicht auf die in diesem Kapitel aufgeführten Richtungen. So unterdrückte Cycloserin nach V. A. SERVERIN, S. V. GORSKAJA und I. V. GRAČEVA in Versuchen zur Glukosamin- und Streptomycinbiosynthese im Aktinomyzetenmyzel, dem Produzenten des Streptomycins, den Transport der NH_2-Gruppe vom Glutamin auf die Hexose. Es besteht die Vorstellung, daß zwischen dem Antibiotikum und dem Glutaminsäureamid Konkurrenzbeziehungen bestehen [42]. In anderen Untersuchungen wurde Cycloserin zum Beispiel zur Klärung der biochemischen Mechanismen der Sporenbildung [43] bzw. zur Erzeugung von L-Bakterienformen verwendet, die unter seinem Einfluß entstehen [44–46]. Schließlich sei noch auf eine Arbeit verwiesen, in der Cycloserin für Modellversuche zur Klärung des Wirkungsmechanismus von Chymotrypsin herangezogen wurde [47].

Literatur

[1] STROMINGER, J. L., Antibiotics as inhibitors of bacterial cell wall synthesis. – Antimicrobial agents annual, 1960, 328–337.

[2] CIAK, J., HAHN, F. E., Mechanism of action of antibiotics. II. Studies on the modes of action of cycloserine and its L-stereoisomer. – Antibiot. and Chemotherapy, 1959, 9, N 1, 47–54.

[3] Lednewa, R. K., Wyschepan, E. D., Iwanowa, K. I., Der Einfluß von Zykloserin-Stereoisomeren auf die Eiweiß-Synthese und die Zell-Lysis bei Bact. coli. — Antibiotiki, 1962, **7**, Nr. 8, 724—729.

[4] Yamada, K., Sawaki, Sh., Hayami, S., Inhibitory effect of cycloserine on some enzymic activities related to vitamin B 6. — J. Vitaminology, 1957, **3**, N 1, 68—72.

[5] Yamada, K., Ogawa, Sh., The effect of vitamin B 6 and its antagonists on the heme biosynthesis in the culture of rat bone marrow. — Vitamins, 1957, **13**, N 65, 595 bis 598.

[6] Kotschetkow, N. K., Chomutow, B. M., Karpeiski, M. Ja., Budowski, E. I., Sewerin, E. S., Über den antibiotischen Wirkungsmechanismus von Zykloserin. — Doklady Akad. Nauk SSSR, 1959, **126**, Nr. 5, 1132—1134.

[7] Karpeiski, M. Ja., Breusow, Jn. N., Chomutow, R. M., Sewerin, E. S., Poljanowski, O. L., Über den Mechanismus des Zusammenwirkens von Zykloserin und verwandter Verbindungen mit Aspartat-Glutamat-Transaminase. — Biochimija, 1963, **28**, Heft 2, 345—352.

[8] Karpeiski, M. Ja., Chomutow, R. M., Sewerin, E. S., Breusow, Jn. N., Untersuchungen über das Zusammenwirken von Zykloserin und verwandter Verbindungen mit Aspartat-Glutamat-Transaminase. — In: „Mechanismus und Kinetik der fermentativen Katalyse“. Verlag „Nauka“, 1964, 123—133.

[9] Chomutow, R. M., Karpeiski, M. Ja., Sewerin, E. S., Die gezielte Synthese von Pyridoxalenzym-Inhibitoren. — In: „Mechanismus und Kinetik der fermentativen Katalyse“. Verlag „Nauka“, 1964, 134—142.

[10] Karpeiski, M. Ja., Breusow, Jn. N., Über den Aufbau des Ferment-Inhibitorkomplexes der Aspartat-Transaminase mit L-Zykloserin. — Biochimija, 1965, **30**, Heft 1, 153—160.

[11] Dann, O. T., Carter, C. E., Cycloserine inhibition of γ-aminobutyric-α-ketoglutaric transaminase. — Biochem. Pharmacol., 1964, **13**, N 5, 677—684.

[12] Wyschepan, E. D., Iwanowa, K. I., Tschernuch, A. M., Der Einfluß von D, L-Zykloserin auf den Transaminierungsprozess. — Bull. exper. biol. u. med., 1959, **48**, Nr. 8, 52—55.

[13] Asarch, R. M., Braunstein, A. E., Paschina, T. S., Sjui-Tinsen., Die Wirkung optischer Isomere von Zykloserin auf die Aktivität einiger Transaminasen. — Biochimija, 1960, **25**, Heft 5, 954—963.

[14] Poljanowski, O. L., Tortschinski, Ju. M., Die Wirkung von Zykloserin und verwandter Verbindungen auf die Aktivität von Aspartat-Glutamat-Transaminase des Schweineherzens. Doklady Akad. Nauk SSSR, 1961, **141**, Nr. 2, 488—491.

[15] Buogo, A., DiMarco, A., Ghione, M., Migliacci, A., Sanfilippo, A., Antagonismo di D-e-L-alanina rispetto alle forme enantiomorfe della cicloserina. — Giorn. microbiol., 1958, **6**, N 1—3, 131—145.

[16] Strominger, J. L., Threnn, R. H., Accumulation of a uridine nucleotide in *Staphylococcus aureus* as the consequence of lysine deprivation. — Biochim. et biophys. acta, 1959, **36**, N 1, 83—92.

[17] Strominger, J. L., Threnn, R. H., Scott, S. S., Oxamycin a competitive antagonist of the incorporation of D-alanine into a uridine nucleotide in Staphylococcus aureus. — J. Amer. Chem. Soc., 1959, **81**, N 14, 3803—3804.

[18] Plapp, R., Kandler, O., Zur Wirkung zellwandhemmender Antibiotica bei gramnegativen Bakterien. II. Die Wirkung von D-Cycloserin auf die Konzentration von Zellwandvorstufen in Proteus mirabilis und dessen L-Phase. — Arch. Microbiol., 1965, **50**, Heft 3, 282—297.

[19] STROMINGER, J. L., ITO, E., THRENN, R. H., Competitive inhibition of enzymatic reactions by oxamycin. — J. Amer. Chem. Soc., 1960, **82**, N 4, 998—999.

[20] ROZE, U., STROMINGER, J. L., Alanine racemase from Staphylococcus aureus: conformation of its substrates and its inhibitor, D-cycloserine. — Molec. Pharmacology, 1966, **2**, N 1, 92—94.

[21] STROMINGER, J. L., Biosynthesis of bacterial cell wall. — Federat. Proc., 1962, **21**, N 1, 134—143.

[22] NEUHAUS, F. C., The enzymatic synthesis of D-alanyl-D-alanine. — Biochem. and Biophys. Res. Communs, 1960, **3**, N 4, 401—405.

[23] NEUHAUS, F. C., The enzymatic synthesis of D-alanyl-D-alanine. I. Purification and properties of D-alanyl-D-alanine synthetase. — J. Biol. Chem. 1962, **237**, N 3, 778—786.

[24] NEUHAUS, F. C., STRUVE, W. G., Enzymatic synthesis of analogs of the cell-wall precursor. I. Kinetics and specificity of uridine diphospho-N-acetylmuramyl-L-alanyl-D-glutamyl-L-lysine: D-alanyl-D-alanine ligase (adenosine diphosphate) from *Streptococcus faecalis* R. — Biochemistry, 1965, **4**, N 4, 120—131.

[25] NEUHAUS, F. C., LYNCH, J. L., Studies on the inhibition of D-alanyl-D-alanine synthetase by the antibiotic D-cycloserine. — Biochem. and Biophys. Res., Communs, 1962, 8, N 5, 377—382.

[26] NEUHAUS, F. C., LYNCH, J. L., Enzymatic synthesis of D-alanyl-D-alanine. III. On the inhibition of D-alanyl-D-alanine synthetase by the antibiotic D-cycloserine. — Biochemistry, 1964, **3**, N 4, 471—480.

[27] REITZ, R. H., SLADE, H. D., NEUHAUS, F. C., On the biochemical mechanism of D-cycloserine resistance. — Federat. Proc., 1966, **25**, N 2, Part I, 344 (N 869).

[28] CURTISS, R., CHARAMELLA, L. J., BERG, C. M., HARRIS, P. E., Kinetic and genetic analyses of D-cycloserine inhibition and resistance in *Escherichia coli*. — J. Bacteriol., 1965, **90**, N 5, 1238—1250.

[29] PASCHINA, T. S., Der Einfluß von Zykloserin-Isomeren auf die Aktivität der D-Alanin-D-Glutamat-Transaminase aus *Bac. subtilis*. — Woprosy med. chimiji, 1964, **10**, Heft 5, 526—533.

[30] ROGERS, H. J., GARRETT, A. J., The action of benzylpenicillin and cycloserine upon ribitol teichoic acid formation by *Staphylococcus aureus*. — Biochem., J. 1963, **88**, N 1, 6 p.

[31] GRULA, M. M., GRULA, E. A., Action of cycloserine on a species of Erwinia with reference to cell division. — Canad. J. Microbiol., 1965, **11**, N 3, 453—461.

[32] MIZOBATA, H., The antagonistic of D, L-α-alanine for the antibacterial action of cycloserine. Report 1. Influence of D, L-α-alanine on the growth inhibitory effects for various bacteria of cycloserine. — Kekkaku, 1958, **33**, N 4, 274—277, 301.

[33] ZYGMUNT, W. A., Reversal of D-cycloserine inhibition of bacterial growth by alanine. — J. Bacteriol., 1962, **84**, N 1, 154—156.

[34] SAN LIN HSIU, MOULDER, J. W., Pattern of response to sulfadiazine, D-cycloserine, and D-alanine in members of the psittacosis group. — J. Infect. Diseases, 1966, N 3, 372 bis 376.

[35] HOEPRICH, P. D., Alanine: cycloserine antagonism. IV. Relation to tuberculotherapy. — Intern. Congr. Chemotherapy, Proc., 3rd, Stuttgart, 1963, N 1, 190—194. (C. A. 1966, 64, 4126 c).

[36] HAWKINS, J. E., MCCLEAN, V. R., Comperative studies of cycloserine inhibition of mycobacteria. — Amer. rev. respirat. diseases, 1966, **93**, N 4, 594—602.

[37] Mora, J., Bojalil, L. F., Antagonism of the D-alanine reversal of D-cycloserine action by L-alanine in *Mycobacterium acapulcensis.* — Proc. Soc. Exptl. Biol. and Med., 1965, **119**, N 1, 49—52.

[38] Hoeprich, P. D., Alanine-cycloserine antagosnism. III. Quantitative aspects and relation to heating of culture media. — J. Lab. Clin. Med., 1963, **62**, N 4, 657—662.

[39] Hoeprich, P. D., Alanine: cycloserine antagonism. VI. Demonstration of D-alanine in the serum of guinea pigs and mice. — J. Biol. Chem., 1965, **240**, N 4, 1654—1660.

[40] Hawkins, J. E., McClean, V. R., Effect of D-alanine on cycloserine blood levels in laboratory animals. — Amer. rev. respirat. diseases, 1966, **93**, N 4, 617—618.

[41] Frecking, M. G., Hoeprich, P. D., Effect of cycloserine on D-amino acid oxidase. — Arch. Biochem. and Biophys., 1966, **115**, N 1, 108—111.

[42] Sewerina, W. A., Gorskaja, S. W., Gratschewa, I. W., Der Einfluß von Zykloserin auf die Biosynthese von Glukosamin und Streptomycin. — Doklady Akad. Nauk SSSR, 1964, **154**, Nr. 4, 960—962.

[43] Murrell, W. G., Warth, A. D., Composition and heat resistance of bacterial spores. — Spores Symp. 3 rd, Allerton Park, 111, 1964, 1—24 (CA 1965, 63, 15244 h).

[44] Ward, J. R., Martin, C. H., Production of L phase variants of bacteria with cycloserine. — Proc. Soc. Exptl. Biol. and Med., 1962, **111**, N 1, 156—160.

[45] Williams, R. E. O., L forms of *Staphylococcus aureus.* — J. Microbiol., 1963, **33**, 325 bis 334.

[46] Plapp, R., Kandler, O., Vorkommen und Bedeutung der Alaninracemase bei *Proteus mirabilis,* dessen L-Phasen und bei Mycoplasma. Naturforsch., 1964, **19**b, Heft 12, 1135—1142.

[47] Viswanatha, T., Studies on cycloserine-catalyzed reactions. Proc. Nat. Acad. Sci. USA., 1963, **50**, N 4, 967—974.

1.4. Vancomycin und Ristocetin

Vancomycin, Ristocetin und das dem letzteren nahe stehende Ristomycin gehören zu den Antibiotikapräparaten der sogenannten strategischen Reserve, da ihre intravenöse Anwendung nur bei schweren Infektionen, die nicht durch Penicillin oder andere für die Klinik gebräuchliche Antibiotika bekämpft werden können, empfohlen wird.
Die chemische Struktur von Vancomycin, Ristocetin und Ristomycin ist nicht vollständig aufgeklärt. Im Vergleich zu den meisten anderen Antibiotika ist ihr Molekulargewicht recht groß, es beträgt 2000 bis 4000 bei den verschiedenen Präparaten. Da die Präparate Substanzgemische darstellen, ist die Charakterisierung durch das Molekulargewicht nur bedingt zutreffend. Vancomycin, Ristocetin und Ristomycin sind amphotere Verbindungen, die Kohlenhydrate, Aminosäuren und Substanzen phenolartigen Charakters enthalten, von denen nur ein Teil identifiziert ist. Aus Vancomycin wurde Glukose, Asparaginsäure, N-Methylleuzin isoliert, aus Ristomycin Glukose, Mannose, Ramnose, Arabinose und drei nicht identifizierte Aminosäuren. In Ristocetin- und Ristomycinpräparaten kommen zwei biologisch aktive Komponenten vor, die die vier oben genannten Zucker in einem unterschiedlichen Verhältnis enthalten [1, 2, 2a].
Die antibiotische Aktivität der drei Präparate erstreckt sich vorwiegend auf grampositive Bakterien, sie hängt praktisch nicht von den pH-Werten und augenscheinlich kaum von der Aeration der Medien ab (die Befunde verschiedener Laboratorien sind in dieser Beziehung nicht ganz übereinstimmend) [3—5]. Alle Präparate dieser Gruppe sind bakterizid und eine wichtige Besonderheit der antimikrobiellen Wirkung von Vancomycin, Ristocetin und Ristomycin besteht darin, daß die Mikroorganismen ihnen gegenüber praktisch nicht resistent werden [3, 4].
Bisher gibt es nur wenige Arbeiten über den Wirkungsmechanismus dieser Antibiotika und sie wurden vorwiegend mit Vancomycin und Ristocetin durchgeführt. Trotzdem sind die Ergebnisse von nicht geringem Interesse, da die Wirkung auf die Zellwand in den letzten Jahren an zellfreien Systemen untersucht und mit der Penicillinwirkung verglichen wurde. Eine andere Untersuchungsrichtung, die in einigen Laboratorien verfolgt wird, befaßt sich mit dem Einfluß von Vancomycin und Ristocetin auf die Zytoplasmamembran. In der letzten Zeit ergab sich nun die Möglichkeit einer Zusammenführung beider Richtungen.

Untersuchungen zum Wirkungsmechanismus des Vancomycins wurden einige Jahre früher begonnen als entsprechende Versuche mit Ristocetin.
1959—1961 wurden zwei Mitteilungen über die selektive Hemmung der RNS-Synthese in *Staphylococcus aureus*-Zellen durch Vancomycin veröffentlicht. Eine Hemmung der Eiweiß- und DNS-Synthese wurde dabei nicht beobachtet [6, 7]. Nach einiger Zeit wurden aus demselben Laboratorium Befunde über die Vancomycinwirkung auf die Biosynthese einer Reihe von Verbindungen in Staphylokokkenzellen bekannt, woraufhin die Schlußfolgerungen der früheren Arbeiten revidiert werden mußten. Nach den neueren Befunden muß die Hemmung der Synthese makromolekularer Stoffe im Zytoplasma als sekundäre Erscheinung angesehen werden, während die Synthese des Mukopeptidpolymers der Zellwand, d. h. die Mureinsynthese[1] durch Vancomycin primär inhibiert wird.
Während die Hemmung der RNS-Synthese erst 20 Min. nach Inkubation mit dem Antibiotikum eintritt, hörte die Inkorporation von C^{14}-Glyzin in Murein innerhalb von drei bis acht Minuten auf [8]. Diese Befunde entsprechen den Resultaten einer anderen Arbeit, die an *S. aureus*, Stamm Duncan durchgeführt wurde. Die Inkorporation von C^{14}-Adenin und C^{14}-Aminosäuren in die Nukleinsäure- bzw. Eiweißfraktionen erwies sich Vancomycin gegenüber als unempfindlich. Die Inkorporation von C^{14}-Glutaminsäure und Glyzin in die Zellwandfraktion wurde dagegen durch 25 µg/ml Vancomycin um 85% gehemmt. Diese Ergebnisse konnten in einem synthetischen Medium mit Glukose, Aminosäuren, Purinen und Pyrimidinen nach 40 Min. langem Kontakt mit dem Antibiotikum gewonnen werden [9]. Sofort nach der Zugabe von Vancomycin erhöhte sich in den Zellen der Gehalt an „Mureinfragmenten". Innerhalb von 5 Minuten stieg ihr Gehalt bei einer Vancomycinkonzentration von 25 µg/ml um das Vierfache, nach 30 Minuten Inkubation mit Vancomycin um das 15fache. Bemerkenswert ist, daß die untere Hemmkonzentration des Vancomycins für die Mureinsynthese mit der minimalen, das Wachstum hemmenden Dosis zusammenfällt. Sie beträgt 2 µg/ml. Die sich ansammelnden Fragmente enthielten N-Azetylaminozucker und Alanin, Glutaminsäure und Lysin im Verhältnis 3 : 1 : 1, d. h., sie stellen vermutlich Vorstufen der Mureinstruktureinheit dar und nicht Spaltprodukte, da sie ein Penta- und nicht ein Tetrapeptid enthalten.
Ein relativ klarer Unterschied wurde in bezug auf die Beeinflußbarkeit der Mureinsynthese und der Synthese des zweiten Polymers der Zellwandgrundstruktur, der Teichoesäure, gegenüber Vancomycin gefunden. Diese Versuche wurden mit *Bacillus subtilis* Stamm W 23 durchgeführt, dessen Wachstum bereits durch 0,05 µg Vancomycin pro 1 ml Medium gehemmt wurde, während die Inkorporation

[1] Die Inkorporation von mit Tritium markiertem Uridin, Thymidin und Leuzin in Knochenmarkzellen in vitro wurde durch Ristocetin nicht unterdrückt, d. h., Versuche an Tierobjekten führen im großen und ganzen zu ähnlichen Ergebnissen wie Versuche an Mikroorganismen (8a).

von D-1-C^{14}-Alanin in die Teichoesäurefraktion in Anwesenheit von 1,3 μg Vancomycin pro 1 mg Zelltrockengewicht höher war als in der Kontrolle; die Inkorporation in die Mureinfraktion war zu 30% gehemmt [10].
Die Hemmwirkung des Vancomycins auf die Mureinbildung wurde noch in einer weiteren Arbeit beschrieben: Zellen des gegen Vancomycin wenig empfindlichen Organismus Flavobacterium, die in Anwesenheit subinhibitorischer Antibiotikakonzentrationen (0,8 μg/ml) kultiviert wurden, erwiesen sich der zerstörenden Wirkung von Schallwellen gegenüber als empfindlicher als die Kontrolle [11]. Mit anderen Worten, das Wachstum in Anwesenheit von Vancomycin führte zur Bildung von Zellwänden mit geschwächter Stützstruktur.
Versuche mit intakten Zellen ergaben bisher keine prinzipiellen Unterschiede in der Wirkung von Vancomycin und Ristocetin auf die Mureinsynthese. Bei der Testung von Gemischen aus Ristocetin A und B und Hydrolyseprodukten der einzelnen Komponenten wurde in Staphylokokkenzellen eine Anreicherung an Mureinvorstufen gefunden, wie sie auch in Anwesenheit von Penicillin auftrat. Die größte Aktivität zeigten Ristocetin A und hydrolysiertes Ristocetin B [12].
Eine Hemmung der Zellwandbildung unter dem Einfluß von Ristocetin wurde auch bei *S. aureus* Copenhagen gezeigt. In diesen Versuchen wurde die Inkorporation von L-C^{14}-Lysin und P^{32}-Phosphat in verschiedene Zellfraktionen in Anwesenheit des Antibiotikums untersucht. Bei einer Konzentration von 150 μg/ml unterdrückte Ristocetin die Inkorporation beider radioaktiver Verbindungen in die Zellwand zu 97–98%, während die Radioaktivität der Eiweiß- und Nukleinsäure-haltigen Fraktionen nur unwesentlich vermindert war.
Zum Schluß soll bemerkt werden, daß Vancomycin ähnlich dem Penicillin bei *E. coli* eine Sphäroplastenbildung verursacht. Da, wie bekannt, die Empfindlichkeit intakter *E. coli*-Zellen den Mureinsyntheseinhibitoren gegenüber gering ist, werden Sphäroplasten erst bei hohen Vancomycinkonzentrationen von 500 bis 1000 μg/ml Medium beobachtet [13].

Die Wirkung von Vancomycin und Ristocetin auf die zytoplasmatische Membran der Mikrobenzelle

Im Gegensatz zu Penicillin und D-Cycloserin, die die Bildung zellwandloser Formen hervorrufen, ohne auf die Lebensfähigkeit der Zellen zu wirken, erwies sich Vancomycin als vielseitigerer Inhibitor biochemischer Prozesse. Durch Kontakt mit Vancomycin wurde das Wachstum von Protoplasten gehemmt, die aus *Streptococcus faecalis* durch Einwirkung von Lysozym erhalten wurden. In synthetischen Medien mit Saccharose zur Erhöhung des osmotischen Drucks nimmt das Volumen der Protoplasten mit der Zeit beachtlich zu und die Suspensionsdichte steigt um ein Mehrfaches. Während Vancomycin das Streptokokkenwachstum bei einer Konzentration von 0,5 μg/ml hemmt, wird seine Wirkung Protoplasten gegenüber erst bei einer Konzentration von 1 μg/ml augenscheinlich, während in Versuchen mit Ristocetin die entsprechenden Konzentrationen 1 und 5 μg/ml betrugen. Eine Reihe gleichzeitig untersuchter Antibiotika z. B. Tetracycline,

Makrolide und Chloromycetine unterdrückten gleichfalls das Protoplastenwachstum. Nur die selektiven Inhibitoren der Zellwandbildung, Penicillin und D-Cycloserin, waren Protoplasten gegenüber inaktiv [14]. Eine allgemeine Schlußfolgerung aus dieser Untersuchung ist, daß Vancomycin und Ristocetin auf die Struktur oder die Synthese der zytoplasmatischen Membran und auf biosynthetische Prozesse im Zytoplasma wirken können.

In anderen Versuchen unterdrückte Vancomycin in einer Konzentration von 2 μg/ml die Inkorporation von C^{14}-Tyrosin, C^{14}-Histidin und C^{14}-Glyzerin in Protoplasten von *Bacillus megaterium* KM. Der Grad der Hemmung der Tyrosin-Inkorporation in die Protoplastenmembranfraktion und in die durch 5%ige Trichloressigsäure fällbare Fraktion war etwa gleich und betrug nach 3 Std. 75%. Ähnliche Ergebnisse wurden in Versuchen mit Histidin und Glyzerin erhalten. Vancomycin unterdrückte die Inkorporation der Metaboliten in den Eiweiß- oder Lipidteil der Membran in gleichem Maße. Daraus wurde die Schlußfolgerung gezogen, daß im Ergebnis seiner Wirkung eine Schädigung der gesamten Membran und nicht nur ein Teil stattfindet. Penicillin erwies sich ebenfalls als Inhibitor der Aminosäure- oder Glyzerin-Inkorporation in die Membranfraktion [15].

Ein Vergleich der durch Vancomycin verursachten Hemmung der Zellwandbildung mit der Funktionsfähigkeit der zytoplasmatischen Membran

Die sich häufenden Befunde über die eigenartige Doppelwirkung des Vancomycins auf die Zelle bildeten den Ausgangspunkt für entsprechende Vergleichsuntersuchungen. Zur Klärung der primären Vancomycinwirkung wurde Geschwindigkeit und Grad der Mureinsynthesehemmung und die Hemmung der Funktionen der zytoplasmatischen Membran bei *B. megaterium* KM verglichen. Die Antibiotikakonzentrationen, die die Vermehrung intakter Zellen hemmten und die Protoplastenlysis verursachten, waren gleich. Bei Zellen, die zuvor auf einem K^{42}-haltigen Nährboden gezüchtet worden waren, trat der Kalium-Verlust bei wesentlich geringeren Vancomycinkonzentrationen ein als die Hemmung der Inkorporation von C^{14}-Diaminopimelinsäure in die Zellwand. Es besteht die Annahme, daß die Schädigung der Membran zu Störungen des Transportes der Zellwandpolymervorstufen führt und es sekundär zur Hemmung der Zellwandbildung kommt [16].

Der Autor einer anderen Arbeit kam jedoch in Versuchen mit *S. aureus* 71435 zu anderen Schlußfolgerungen. Staphylokokkenprotoplasten, die mittels Enzym B aus Chalaropsis erhalten werden können, wurden in einem Medium mit Saccharose und phosphorfreiem Kaseinhydrolysat suspendiert. In das Medium wurden $H_3P^{32}O_4$ und 83 μg Vancomycin pro 1 mg Protoplastentrockengewicht gegeben und aus den Kontroll- und Versuchssuspensionen Proben entnommen. Nach der Lysis mit Wasser und der DNase-Behandlung des Lysats wurde die Membranfraktion abzentrifugiert und gewaschen, worauf die Radioaktivität gemessen wurde. Die Inkorporation von P^{32} in die zytoplasmatische Membran der Protoplasten erwies sich Vancomycin gegenüber als relativ empfindlich. Eine Hemmung trat bereits 1,5—3 min. nach Kontakt mit dem Antibiotikum ein. Nach 30 Min. Inkubation betrug die Inkorporation nur 15% der Kontrollwerte. Die Hemmung der Mureinbiosynthese war jedoch bereits nach 54 Sek. vollständig [17].

Die Vancomycinwirkung auf die Zellwandbildung wurde anhand der Hemmung der 2-C^{14}-Glycin-Inkorporation in Murein gemessen, das vor der Aktivitätsbestimmung aus den mit Antibiotikum behandelten Zellen isoliert wurde. Diese Beobachtungen führten den Autor zur Schlußfolgerung, daß in der Zelle die vollständige Hemmung der Mureinsynthese früher eintritt als die starke, jedoch nur teilweise Hemmung der Biosynthese der Zytoplasmamembrankomponenten, umso mehr, als der Kontakt des Antibiotikums mit der Protoplastenmembran anscheinend eher stattfindet als der Kontakt mit der Membran normaler intakter Zellen.

Die Schlußfolgerungen der beiden zitierten Arbeiten erwiesen sich somit als gegensätzlich. Eine annähernde Lösung der Frage war erst möglich bei dem Übergang zu Versuchen an zellfreien Systemen der Mureinsynthese und anderer Komponenten der Zellwand.

Die Wirkung von Vancomycin und Ristocetin auf zellfreie Systeme der Zellwandpolymersynthese

Es wurde bereits darauf hingewiesen, daß in Versuchen mit *B. subtilis* [10] Vancomycin die Mureinbiosynthese unterdrückte, die Teichoesäurebildung jedoch nicht inhibierte. In Versuchen mit zellfreien Systemen wurden etwas differierende Ergebnisse erhalten, die jedoch die relativ geringe Empfindlichkeit der Biosynthese von Glyzerin- und Ribitteichoesäuren gegenüber Vancomycin bestätigen. Aus durch Schall zerstörten Zellen von *Bacillus licheniformis* ATCC 9945 und *B. subtilis* ATCC 6051 wurde ein Polyglyzerophosphat-Polymerase-Präparat gewonnen und teilweise gereinigt, das in der Membran lokalisiert war [18]. In einem System aus Tris-HCl-Puffer, $MgCl_2$, EDTA und ZDP-Glyzerin katalysiert das Enzym folgende Reaktion:

$$\text{ZDP-Glyzerin} + (\text{Glyzerophosphat})_n \rightarrow \text{ZMP} + (\text{Glyzerophosphat})_{n+1}$$

Die Aktivität des Enzyms hängt direkt von der Kalzium- und Magnesiumionenkonzentration im System ab. Das gebildete Polymer stellt eine unverzweigte Kette aus etwa 30 Glyzerophosphatresten mit Phosphodiesterbindungen dar, die die Kohlenstoffatome 1-C und 3-C der entsprechenden Glyzerophosphateinheiten verbinden. Das Polymer unterschied sich chromatographisch, elektrophoretisch und auch in einigen anderen Kriterien nicht von der aus den Zellen isolierten Glyzerin-Teichoesäure. Seine Biosynthese wurde durch Bacitracin (2 mg/ml), Ristocetin (3,6 mg/ml) und Streptomycin (2 mg/ml) nicht unterdrückt. 2 mg/ml Vancomycin inhibierten dagegen die Bildung des Polyglyzerophosphats um 69%. Interessant ist, daß in einer Konzentration von 2 mg/ml auch Penicillin die Polymerisation zu 73%, Novobiocin jedoch zu 100% unterdrückte. Eine vorherige Inkubation von Vancomycin mit dem Enzym bei 4° führte dazu, daß in dem an-

schließend mit Tris-HCl-Puffer gewaschenen Präparat 35% der Aktivität gefunden wurden; nach Inkubation bei 37° blieben nur 15 % der Aktivität erhalten.
Eine etwas höhere Empfindlichkeit gegenüber Vancomycin wurde bei der Synthese von Polyribitphosphat in vitro beobachtet [19]. In einem System aus Tris-HCl-Puffer, $MgCl_2$ (oder $CaCl_2$), EDTA und ZDP-Ribit wurde das aus *Lactobacillus plantarum* isolierte Enzym bei einer Konzentration von 100 μg/ml Vancomycin zu 60—70% und bei einer Konzentration von 500 μg/ml zu 90% inhibiert, wobei der Grad der Hemmung nicht von der Ca^{2+} oder ZDP-Ribit-Konzentration abhängt.
Eine Behandlung des Enzympräparates mit Vancomycin und die anschließende Entfernung des Antibiotikums inaktivierte das Enzym zu 50%. Die *L. plantarum*-Kultur, aus der das Enzym genommen wurde, wird durch Vancomycin in ihrem Wachstum nicht gehemmt, da das Eindringen des Antibiotikums in die Zelle vermutlich erschwert ist.
Das im Vergleich zu Vancomycin weniger große Novobiocinmolekül erwies sich sowohl in vitro als auch in vivo gegenüber der enzymatischen Synthese des Polyribitphosphats als wirksam. Im letzteren Fall wurde eine Akkumulation von ZDP-Ribit beobachtet.
Vancomycin ruft also in relativ hohen Konzentrationen eine teilweise Hemmung der Polyribitphosphat- und Polyglyzerophosphatsynthese hervor. Unklar bleibt jedoch die Ursache für die oben festgestellte unterschiedliche Wirkung von Vancomycin und Ristocetin auf die Polyglyzerophosphatbiosynthese.
1964 veröffentlichten STROMINGER und Mitarbeiter eine Mitteilung über die Isolierung eines Enzymsystems aus *S. aureus* H, das die Polymerisation von UDP-Azetylmuramyl-Pentapeptid mit UDP-Azetylglukosamin katalysiert, wobei UDP freigesetzt wird. Seinen Eigenschaften nach ähnelte das Polymer der natürlichen Zellwand-Komponente sehr, war jedoch nicht identisch mit ihr, da es keine Peptidquervernetzung besaß [20].
Im Gegensatz zu Penicillin und Cycloserin sowie zu dem Eiweißsyntheseinhibitor Chloromycetin hemmten Vancomycin und Ristocetin die Aktivität des gewonnenen Enzymsystems in Konzentrationen, die etwa denen entsprachen, die das Wachstum des entsprechenden Staphylokokkenstamms unterdrückten. Das Wachstum von *S. aureus* H wird durch Vancomycin und Ristocetin bei einer Konzentration von 10—20 μg pro 1 ml Medium gehemmt, während eine 50%ige Inhibierung des untersuchten Enzymsystems bei einer Antibiotikakonzentration von 200 μg/ml erreicht wird. Der Unterschied in den Konzentrationen war jedoch faktisch geringer, da das Enzym im Vergleich zu normalen Kulturen bei biologischen Titrationen in einer größeren Menge vorliegt.
1964 erhielten CHATTERJEE und PARK [21] gleichfalls aus *S. aureus* H ein zellfreies System, das die Bildung des hauptsächlichen Stützpolysaccharids aus UDP-Azetylglukosamin und UDP-Muramyl-Peptid[1] ermöglicht und die Anla-

[1] Unterschiedlich markierte UDP-Muramyl-Peptide wurden aus *S. aureus* H-Zellen, die auf synthetischem Medium mit verschiedenen Metaboliten kultiviert wurden, gewonnen. Zur

gerung eines 5 bis 6-gliedrigen Glyzinpeptids an die Peptidabzweigungen der neu gebildeten Polysaccharidkette induzierte.

An der zuerst genannten Reaktion war ein Akzeptor aus der Zellmembranfraktion beteiligt. Eine vorherige 20 Min. Inkubation der Staphylokokken mit Vancomycin führte dazu, daß die isolierte Enzymfraktion sehr stark an Aktivität verlor. So verminderte sich die Inkorporation von UDP-Muramyl-Peptid, das C^{14}-Lysin enthielt, in das in $HClO_4$ unlösliche Polymer nach 10 Min. Inkubation der Zellen mit 10 µg/ml Vancomycin auf 3% des Kontrollwertes.

Von Interesse sind auch die Befunde von STRUVE und NEUHAUS, die ebenfalls die Wirkung von Vancomycin und Ristocetin auf die Mureinsynthese in vitro untersuchten [22].

Die Antibiotikawirkung wurde in einem System aus UDP-N-Azetyl-Muramyl-L-Ala-D-Glu-L-Lys-[1-C^{14}]-D-Ala-[1-C^{14}]-D-Ala und UDP-N-Azetyl-Glukosamin mit Enzympräparaten aus *S. aureus* Copenhagen und *S. aureus* H-Zellen untersucht. Im Inkubationsgemisch befanden sich außerdem ein Tris-HCl-Puffer, $MgCl_2$ (oder KCl) und Merkaptoäthanol. Die Versuche wurden in einigen Varianten so angesetzt, daß die Bildung des Endproduktes durch Fällen mit $HClO_4$ oder papierchromatographisch nachgewiesen werden konnte. Im ersten Fall stimulierten Vancomycin und Ristocetin die Reaktion bei einer Konzentration von 50 µg/ml. Bei einer Konzentration von 500 µg/ml wurde ein Unterschied in der Wirkungsweise der beiden Antibiotika festgestellt: Vancomycin unterdrückte die Inkorporation, während Ristocetin sie wie vorher stimulierte. In den Versuchen mit anschließender chromatographischer Analyse, wobei das nicht in die Reaktion einbezogene markierte UDP-N-Azetyl-Muramyl-Pentapeptid vom Reaktionsprodukt durch Chromatographie in einem System aus Isobuttersäure — Ammoniak — H_2O abgetrennt wurde, wirkten beide Antibiotika als Inhibitoren der untersuchten Reaktion. Nach Meinung der Autoren verlief die Synthese des nicht vollendeten Mureins unter den angewendeten Versuchsbedingungen in zwei Stadien. Das erste führte zur Bildung der Verbindung „Akzeptor — Phosphormuramylpentapeptid" und die zweite zur Polymerisation dieser Verbindung mit UDP-N-Azetylglukosamin unter Abspaltung von anorganischem Phosphat und UDP. In dieser Arbeit konnte das Vancomycin- oder Ristocetin-empfindliche Stadium nicht festgelegt werden.

In einer zweiten Arbeit aus diesem Labor wurde die Aufmerksamkeit auf ein Enzymsystem gelenkt, das den Austausch von Tritium-markierten UMP mit dem UMP des UDP-N-Azetylmuramyl-Pentapeptids katalysierte. Diese Reaktion wurde durch Vancomycin und Ristocetin gehemmt [23].

1965 wurde eine ausführliche Mitteilung der Forschergruppe um STROMINGER veröffentlicht, in dem der „Wirkort" von Vancomycin und Ristocetin im komplizierten System der Mureinsynthese genauer beschrieben wird [24]. Aus mit Aluminiumoxyd zerriebenen *S. aureus* H- und *Micrococcus lysodeikticus* ATCC-

Erhöhung der Ausbeute wurden in die Kultur 20 µg/ml Vancomycin gegeben. Dieser Versuch stellt ein Beispiel für die Verwendung dieses Antibiotikums als Reagenz in der Laborpraxis dar.

Zellen wurde ein Enzymsystem erhalten, das die Synthese des Polymers aus UDP-N-Azetylmuramyl-Pentapeptid und UDP-N-Azetylglukosamin katalysierte. Die Vancomycin- und Ristocetinaktivität wurde in einem Inkubationsmedium untersucht, das eine Enzymfraktion enthielt, die aus zerriebenen Zellen durch Zentrifugation bei 20000—105000 g gefällt wurde. Außer den oben angeführten Polymervorstufen waren noch ein Tris-HCl-Puffer (pH 8,0), $MgCl_2$ und Merkaptoäthanol zugegeben. Die Wirkung der Antibiotika wurde nicht nur in vitro, sondern auch in vivo untersucht; im letzten Fall wurde das Enzymsystem aus Zellen gewonnen, die vorher mit dem Antibiotikum behandelt worden waren. Aus den in Tabelle 2 angegebenen Werten geht hervor, daß das Enzymsystem gegen Vancomycin und Ristocetin hochempfindlich ist.

Tabelle 2

Selektive Hemmung der durch Enzymsysteme aus *S. aureus* und *M. lysodeikticus* ATCC 4689[1] induzierten Mukopeptidpolymersynthese durch Vancomycin und Ristocetin

Antibiotikum	Antibiotikakonzentrationen in *µg/ml*, die eine 50%ige Hemmung von Wachstum und Aktivität der untersuchten Enzymsysteme verursachen					
	S. aureus			*M. lysodeikticus*		
	Wachstum	Enzymaktivität		Wachstum	Enzymaktivität	
		in vivo	in vitro		in vivo	in vitro
Ristocetin	12	12	8	7	15	15
Vancomycin	6	6	10	7	15	15
Novobiocin	0,03	10	500	0,3	100	150
Penicillin	0,04	250	4000	0,2	750	4000

[1] In den in vivo Versuchen wurden die Antibiotika zur wachsenden Kultur gegeben (bei Erreichen von „25% des Maximalwachstums"), Inkubationsdauer 15 Min.; die Enzymsysteme wurden aus Zellen, die mittels eines Schalldesintegrators zerstört worden waren, gewonnen. In in vitro-Versuchen wurden die Antibiotika mit Enzymsystemen inkubiert, die aus Zellen gewonnen wurden, die Mittels Al_2O_3 zerstört worden waren.

Nach den in Tabelle 2 angegebenen Befunden besitzt Penicillin keine Wirkung auf das untersuchte Enzymsystem, da die Synthese mit der Bildung des nicht vollendeten Mureins, das noch keine Peptidvernetzung besitzt, beendet war. Im Gegensatz zu Penicillin unterdrückten Vancomycin und Ristocetin die Bildung des nicht vollendeten Produktes, und zwar bereits bei geringen Konzentrationen. Die Untersuchungen erlaubten den Autoren die vorher bekannten Fakten zusammenzufassen und die Reaktionsfolge in den Biosynthesezyklus des Mureins einzuordnen (Abb. 7). Diese Reaktionen finden in der Membran statt, im Gegensatz zur späteren Ausbildung der Peptidvernetzung, die außerhalb von Zytoplasma und Membran vor sich geht.

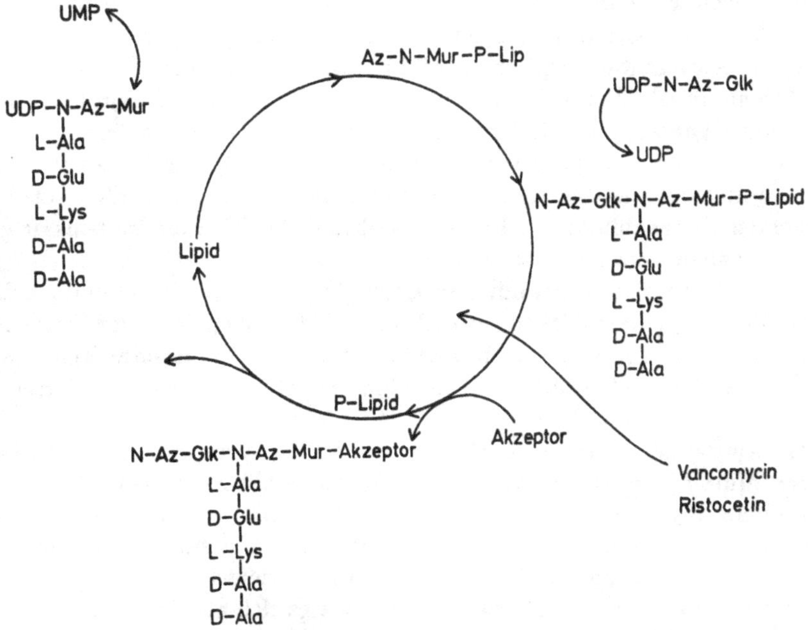

Abb. 7. Schema der Bildung des linearen Mureinpolymers ohne Peptidvernetzung

Die Umwandlungen der Vorstufen bestehen, wie das aus dem angeführten Schema zu ersehen ist, aus

1. dem Transport des Phosphoazetylmuramylpentapeptids zur Membranlipidkomponente unter Freisetzung von UMP;
2. der Bindung der zweiten Vorstufe an das Produkt der vorigen Reaktion unter Freisetzung von UDP und Bildung von Azetylglukosaminylazetylmuramyl (Pentapeptid)-P-Lipid;
3. dem Transport des Disaccharidpentapeptids zum Akzeptor, der wahrscheinlich das unvollendete Mukopeptidpolymer ist, und der Freisetzung von anorganischem Phosphor und vermutlich einem Lipid. Nach einigen Ergebnissen scheint der Phosphatrest des Lipids der Akzeptor für das Phosphoazetylmuramylpentapeptid zu sein, so daß das Produkt der ersten Reaktion als Mur-N-Az-P-P-Lipid zu bezeichnen wäre [25].

Vancomycin und Ristocetin stören den Reaktionszyklus, der zur Polymersynthese führt und besitzen jedoch keinen Einfluß auf die Bildung von Muramyl-(Pentapeptid)-Phospholipid und Disaccharid-(Pentapeptid)-Phospholipid. Nach den Befunden der Autoren ist der Angriffspunkt der Antibiotika das letzte Stadium der Reaktionsfolge, d. h. der Transport des Disaccharid-(Pentapeptid)-Phospholipids zum Akzeptor, so daß die Bindung des Disaccharidpentapeptids an den Akzeptor gehemmt wird.

In einer späteren Arbeit aus dem Laboratorium von STROMINGER [26] wurde ein zellfreies Enzymsystem der Mureinsynthese untersucht, das aus *E. coli* Y10-Zellen erhalten wurde. Auch in diesem Fall wirkten Vancomycin und Ristocetin auf den Transport des Disaccharid-(Pentapeptid)-Phospholipids zum Akzeptor. In ihrer Anwesenheit war der Gehalt an lipidhaltigen Zwischenprodukten 2—4mal höher als in der Kontrolle. Es ist interessant, daß zwar 3 µg/ml Ristocetin und 10 µg/ml Vancomycin die Synthese im zellfreien System zu 50% hemmten, das Wachstum der grampositiven Kokken selbst jedoch nur bei einer Antibiotikakonzentration von 1000 µg/ml gehemmt wurde. Dadurch wird erneut die Bedeutung der Permeabilität der Bakterienzellwand für die Empfindlichkeit gegenüber dem Antibiotikum unterstrichen.

Im Ergebnis der Arbeiten mit zellfreien Systemen wurde die Annahme diskutiert, daß Vancomycin und Ristocetin Analoga der Akzeptoren der Mureinstruktureinheiten sein können, was bedeuten würde, daß bestimmte Teile der großen Moleküle dieser Antibiotika dem Makromolekül des synthetisierten Mureins ähnlich sein müßten.

1966 wurden Verbindungen, die sich aus Vancomycin und einem niedermolekularen Mureinfragment zusammensetzten, aus einer Reihe von Mikroorganismen gewonnen (*S. aureus. M. lysodeikticus*, einige Arten von Corynebacterium) [27]. Das Mureinfragment stellte jedoch keine ganze Mureinstruktureinheit dar, die zwei Aminozucker und ein Pentapeptid enthält, wie das aus dem oben angeführten Reaktionszyklus zu folgern war, sondern erwies sich als Vorstufe dieser Struktureinheit, der bekannten „dritten PARKschen Verbindung", dem UDP-Muramyl-Pentapeptid.

Auf welche Weise Vancomycin mit der dritten PARKschen Verbindung verbunden ist, ist noch unklar, es steht lediglich fest, daß keine Ionenbindung vorliegt. Ristocetin reagierte mit der PARKschen Verbindung genau so wie Vancomycin. Die Reaktion mit Vancomycin wurde sowohl in vitro als auch in zellfreien Systemen beobachtet, wobei die Enzymfraktion zum Beispiel aus *Corynebacterium poinsettiae* stammen kann und UDP-Muramyl-Peptid aus *S. aureus* H.

Es ist schwer, die neuen Befunde mit dem von STROMINGER u. a. (Abb. 7) festgestellten Wirkungsort des Vancomycins und Ristocetins in Einklang zu bringen; es ist andererseits nicht ausgeschlossen, daß die Reaktion mit den UDP-Muramyl-Peptiden eine zweitrangige Rolle bei der antibiotischen Wirkung von Vancomycin und Ristocetin spielt oder überhaupt den Sekundärerscheinungen zugeordnet werden muß. Die Reaktion mit dem Metaboliten selbst dürfte kaum die Ursache der antimikrobiellen Aktivität sein. Andererseits wäre es möglich, daß Vancomycin und Ristocetin die Mureinsynthese gleichzeitig an zwei Stellen unterbrechen, wodurch das Fehlen resistenter Mutanten erklärt würde.

Da Vancomycin und Ristocetin anscheinend die Reaktionen der Mureinbiosynthese stören, die in der zytoplasmatischen Membran und dem Zytoplasma unter Beteiligung einer Lipidkomponente verlaufen, ergibt sich die Möglichkeit einer Annäherung zweier, wie es früher erschien, nicht vereinbarer Beobachtungen: die hemmende Wirkung dieser Antibiotika auf die Zellwandbildung und die

Störung anderer Funktionen der Membran können ein und dieselbe Ursache haben. Gleichzeitig muß auch die Eigenschaft von Vancomycin und Ristocetin berücksichtigt werden, Komplexe zu bilden. Ihre Fähigkeit, Magnesiumionen zu binden [28], könnte zum Beispiel eine Ursache ihrer Wirkung auf Protoplasten sein.

Oben wurde bereits auf die unterschiedliche Wirkung von Vancomycin und Ristocetin als Inhibitoren zellfreier Murein- und Polyglyzerophosphat-Synthesesysteme hingewiesen [22, 18]. T. A. DORMIDOSINA und JU. O. SASYKIN [29] unternahmen den Versuch, Unterschiede in der Wirkung von Vancomycin und Ristocetin auf biochemische Prozesse in inaktiven Zellen von *S. aureus* 209 P nachzuweisen. Untersucht wurde die Wirkung beider Präparate auf die N-Azetylglukosaminspeicherung in Staphylokokkenzellen, die sich in einem Nährmedium befanden. Nach 1,5-stündigem Wachstum der Kultur in HOTTINGER-Lösung in einem Schüttelapparat wurden Antibiotika in den Kolben gegeben und Proben zur Bestimmung von N-Azetylglukosamin entnommen. Die Zellen wurden durch Zentrifugation vom Medium getrennt, gewaschen und mit 10% Trichloressigsäure behandelt, die anschließend mit Äther entfernt wurde. Die wäßrige Lösung wurde durch Zentrifugation geklärt und das N-Azetylglukosamin durch 5 Minuten langes Kochen in 0,5 n HCl von Nukleotiden befreit. Nach dem Abkühlen wurden in den bis auf pH 9 gebrachten Proben N-Azetylglukosamin nach STROMINGER und Mitarb. bestimmt [30]. Gewisse Unterschiede in der Wirkung von Vancomycin und Ristocetin wurden nur bei minimalen Konzentrationen von 2,5 und 5 E/ml beobachtet. Bei 5 E/ml zum Beispiel erhöhte Vancomycin bei einstündigem Kontakt mit der Kultur den N-Azetylglukosamingehalt der Zellen von 0,73 μmol pro 100 ml Kultur (umgerechnet auf eine Einheit der optischen Dichte) auf 3,55 μmol und Ristocetin auf 1,83 μmol, d. h., das erste erhöhte den N-Azetylglukosamingehalt etwa auf das 5fache und das zweite auf das 2,5fache. Bei höheren Konzentrationen von 10 bis 50 E/ml erhöhten Vancomycin und Ristocetin den N-Azetylglykosamingehalt in gleichem Maße, in Abhängigkeit von der Konzentration 8—13fach. Die Speicherungsgeschwindigkeit von N-Azetylglukosamin bei gleichen Vancomycin- und Ristocetinkonzentrationen (30 E/ml) war praktisch gleich; nach 5 Min. stieg der Gehalt in den Zellen auf das 7—8fache, nach 15 Min. auf das 8—9fache, nach 30 Min. auf das 10fache und nach 60 Min. auf das 10 bis 13fache.

Im weiteren wurde der Einfluß von Vancomycin und Ristocetin auf die Verteilung von C^{14} in den verschiedenen Zellfraktionen von *S. aureus* 209 P untersucht. Die Zellen wurden in einem stickstofffreien Medium mit Glukose, $MgSO_4$, NaCl, KH_2PO_4 und K_2HPO_4 suspendiert und bei 37° 1,5 Stunden unter starker Belüftung inkubiert. Anschließend wurden Antibiotikum bis zu einer Konzentration von 50 E/ml, 0,5 μc 1-C^{14}-Glyzin und 0,04 ml 10%ige Kaseinhydrolysatlösung zugegeben. Nach 30 Min. wurden die Zellen gewaschen und nach PARK und HANCOCK fraktioniert [31]. Beide Antibiotikapräparate unterdrückten die Inkorporation von C^{14}-Glyzin in die Zellwandfraktion von *S. aureus* zu 98%, d. h., es gelang nicht, einen Unterschied in ihrer spezifischen Wirkung, die einen Rückschluß auf den Mechanismus erlauben sollte, festzustellen. Was die indirekte Wirkung

von Vancomycin und Ristocetin auf die radioaktive Markierung anderer Zellfraktionen betrifft, so wurden folgende Ergebnisse erhalten:
Nach 30 Min. Kontakt der Antibiotika mit einer Zellsuspension aus sich nicht vermehrender Zellen betrug die Radioaktivität der in 5%iger kalter Trichloressigsäure löslichen Fraktion 650—700% bezogen auf die Kontrolle, in der Fraktion der äthanollöslichen Substanzen 230—250%, in der in 5% heißer Trichloressigsäure löslichen Fraktion 30—35%, in der Fraktion trypsinlöslicher Eiweiße 12 bis 15% und in der letzten Fraktion, die sich bei der Trypsinbehandlung nicht löste, nicht mehr als 2% bezogen auf die Kontrolle. Da die Inkorporation der Radioaktivität in Murein und in geringerem Grad auch in Nukleinsäuren und trypsinlösliche Eiweiße durch Vancomycin und Ristocetin gehemmt wurde, erwies sich die Radioaktivität der niedermolekularen Verbindungen, wie aus den angeführten Ergebnissen hervorgeht, im Vergleich zur Kontrolle beachtlich erhöht. Außerdem erhöhte sich die Radioaktivität in der äthanollöslichen, lipidhaltigen Fraktion etwa um das 2,5fache, was enventuell auf die Fähigkeit dieser Antibiotika, den Transport von Mureinfragmenten vom Lipidüberträger zum Akzeptor zu unterbinden, zurückzuführen ist. Zwischen den beiden Antibiotika wurden keine Unterschiede bezüglich ihrer Fähigkeit, die Verteilung der Radioaktivität in den verschiedenene Zellfraktionen zu beeinflussen, beobachtet. Dasselbe betrifft den Einfluß von Vancomycin und Ristomycin auf die Oxydation verschiedener Substrate durch Zellen von *S. aureus*, wie die Bestimmung nach Warburg zeigt. Die Präparate wurden in Konzentrationen von 12,5, 25, 50 und 100 E/ml verwendet und der Sauerstoffverbrauch nach 2 Stunden gemessen. Bei der geringsten Konzentration unterdrückten Vancomycin und Ristomycin die Glukoseoxydation (1%ige Lösung in Tris-Puffer, pH 7,4) um 12%, bei der maximalen Konzentration um 40%. Die Oxydation von Natriumlaktat wurde von den beiden Antibiotika etwas weniger gehemmt, und zwar um 6 und 25% bei der minimalen und maximalen Konzentration. Die Oxydation von Glyzerin wurde durch 25 E/ml Vancomycin und Ristomycin um 13—16% gehemmt, durch 100 E/ml um 33%. Das Ausmaß der Hemmung durch beide Präparate war quantitativ gleich.
Bei der Untersuchung der indirekten Wirkung auf die Eiweiß-, RNS- und DNS-Synthese in sich vermehrenden Staphylokokkenzellen konnte ebenfalls kein Unterschied zwischen Vancomycin und Ristomycin gefunden werden. Aus Kontrollkulturen und solchen mit Antibiotika wurden im Laufe von 3 Stunden periodisch Proben entnommen und Eiweiß und Nukleinsäuren bestimmt. Die Zellen wurden vom Medium getrennt und mit 5% Trichloressigsäure behandelt. Der gewaschene Rückstand wurde in 1 n NaOH suspendiert und die Eiweißbestimmung nach Lowry durchgeführt [32]. Nach dem Neutralisieren mit $HClO_4$ wurden die Nukleinsäuren nach A. S. Spirin bestimmt [33]. Die Eiweiß- und Nukleinsäuresynthese wird in Anwesenheit der beiden Antibiotika zur gleichen Zeit gehemmt, was ebenfalls für das Fehlen einer selektiven Wirkung der Antibiotika auf diese Syntheseprozesse spricht.
Zusammenfassend kann gesagt werden, daß bei der Untersuchung der biochemi-

schen Prozesse in der intakten Zelle nur einige quantitative, jedoch keine qualitativen Unterschiede in den Eigenschaften von Vancomycin und Ristomycin festgestellt werden konnten.

Literatur

[1] Marshall, F., Structure studies on vancomycin. — J. Med. Chem., 1965, **8**, N 1, 18—22.

[2] Brashnikowa, M. G., Lomakina, N. N., Lawrowa, M. F., Klujewa, L. M., Pokras, L. S., Murawjewa, L. I., Wenewzewa, N. K., Kudinowa, M. K., Babenko, G. A., Tolstych, I. W., Chemische Eigenschaften des Ristomycins. In: „Ristomycin und seine Anwendung in der Klinik" unter Redaktion von G. F. Gause; Verlag Medizin, 1965, 22—32.

[2a] Brashnikowa, M. G., Lomakina, N. N., Lawrowa, M. F., Murawjewa, L. I., Gawrilowa, G. W., Die Ristomycine A und B und ihre Umwandlungen. In: „Gesteuerte Biosynthese", Verlag „Nauka", 1966, 252—257.

[3] Schorin, W. A., Pewsner, N. S., Schapowalowa, S. P., Die Chemotherapeutischen Eigenschaften von Ristomycin. In: „Ristomycin und seine Anwendung in der Klinik" unter Redaktion von G. F. Gause; Verlag Medizin, 1965, 33—50.

[4] Ziegler, D. W., Wolfe, R. N., McGuire, J. M., Vancomycin, a new antibiotic. II. In vitro antibacterial studies — Antibiotics Annual, 1955—1956, 612—618.

[5] Pridham, T. G., Hall, H. H., Jackson, R. W., Effects of antimicrobial agents on the milky disease bacteria *Bacillus popilliae* and *Bacillus lentimorbus*. — Applied Microbiology, 1965, **13**, N 6, 1000—1004.

[6] Jordan, D. C., Inniss, W. E., Selective inhibition of ribonucleic acid synthesis in *Staphylococcus aureus* by vancomycin. — Nature, 1959, **184**, N 4702, 1894—1895.

[7] Jordan, D. C., Inniss, W. E., Mode of action of vancomycin on *Staphylococcus aureus*. Antimicrobial Agents and Chemotherapy, 1961, 218—225.

[8] Jordan, D. C., Effect of vancomycin on the synthesis of the cell wall mucopeptide of *Staphylococcus aureus*. — Biochem. and Biophys. Res. Communs. ,1961, **6**, N 3, 167 — 170.

[8a] Pisciotta, A. V., Callaghan, J. L., Keller, Ch., Kaldahl, J., Effect of chloramphenicol and 3-methyl-5-ethyl-5-phenylhydantoin (mesantoin) on nucleic acid synthesis in marrow cells. — Proc. Congr. Intern. Soc. Hematol., 1962, **3**, 601—612 (CA, 1965, 6984c).

[9] Reynolds, P. E., Studies on the mode of action of vancomycin. — Biochim. et biophys. acta, 1961, **52**, N 2, 403—405.

[10] Best, G. K., Durham, N. N., Effect of vancomycin on *Bacillus subtilis*. — Arch. Biochem. and Biophys., 1964, **105**, N 1, 120—125.

[11] Durham, N. N., Inhibition of microbial growth and separation by D-serine, vancomycin and mitomycin C. — J. Bacteriol., 1963, **86**, N 3, 380—386.

[12] Wallas, Ch. H., Strominger, J. L., Ristocetins, inhibitors of cell wall synthesis in *Staphylococcus aureus*. — J. Biol. Chem., 1963, **238**, N 7, 2264—2266.

[13] Russell, A. D., Mode of action of vancomycin. — J. Pharmacy and Pharmacol., 1964, **16**, N 9, 637.

[14] Shockman, G. D., Lampen, J. O., Inhibition by antibiotics of the growth of bacterial and yeast protoplasts. — J. Bacteriol., 1962, **84**, N 3, 508—512.

[15] Yudkin, M. D., The effect of penicillin, novobiocin, streptomycin and vancomycin on membrane synthesis by protoplasts of *Bacillus megaterium*. — Biochem. J., 1963, 89, N 2, 290—296.

[16] HANCOCK, R., FITZ-JAMES, P. C., Some differences in the action of penicillin, bacitracin and vancomycin on *Bacillus megaterium*. — J. Bacteriol., 1964, **87**, N 5, 1044—1050.

[17] JORDAN, D. C., Effect of vancomycin on the synthesis of the cell wall and cytoplasmic membrane of *Staphylococcus aureus*. — Canad. J. Microbiol., 1965, **11**, N 2, 390 bis 393.

[18] BURGER, M. M., GLASER, L., The synthesis of teichoic acids. I. Polyglycerophosphate. — J. Biol. Chem., 1964, **239**, N 10, 3168—3177.

[19] GLASER, L., The synthesis of teichoic acids. II. Polyribitol phosphate. — J. Biol. Chem., 1964, **239**, N 10, 3178—3186.

[20] MEADOW, P. M., ANDERSON, J. S., STROMINGER, J. L., Enzymatic polymerization of UDP-acetylmuramyl-L-ala-D-glu-L-lys-D-ala-D-ala and UDP-acetylglucosamine by a particulate enzyme from *Staphylococcus aureus* and its inhibition by antibiotics. — Biochem. and Biophys. Res. Communs, 1964, **14**, N 4, 382—387.

[21] CHATTERJEE, A. N., PARK, J. T., Biosynthesis of cell wall mucopeptide by a particulate fraction from *Staphylococcus aureus*. — Proc. Nat. Acad. Sci. USA, 1964, **51**, N 1, 9—16.

[22] STRUVE, W. G., NEUHAUS, F. C., Evidence for an initial acceptor of UDP-N-ac-muramyl-pentapeptide in the synthesis of bacterial mucopeptide. — Biochem. and Biophys. Res. Communs, 1965, **18**, N 1, 6—12.

[23] STRUVE, W. G., SINHA, R. K., NEUHAUS, F. C., On the initial stage in peptidoglycan synthesis. Phospho-N-acetyl-muramyl-pentapeptide translocase (uridine monophosphate). — Biochemistry, 1966, **5**, N 1, 82—93.

[24] ANDERSON, J. S., MATSUHASHI, M., HASKIN, M. A., STROMINGER, J. L., Lipid phospho-acetylmuramyl-pentapeptide and lipid-phosphodisaccharide — pentapeptide: presumed membrane transport intermediates in cell wall synthesis. — Proc. Nat. Acad. Sci. USA, 1965, **53**, N 4, 881—889.

[25] PARK, J. T., Some observations on murein synthesis and the action of penicillin. Biochemical studies of antimicrobial drugs. — The sixteenth symposium of the Society for General microbiology, 1966, 70—81.

[26] IZAKI, K., MATSUHASHI, M., STROMINGER, J. L., Glycopeptide transpeptidase and D-alanine carboxypeptidase penicillin-sensitive enzymatic reactions. — Proc. Nat. Acad. Sci. USA. 1966, **55**, N 3, 656—663.

[27] CHATTERJEE, A. N., PERKINS, H. R., Compounds formed between nucleotides related to the biosynthesis of bacterial cell wall and vancomycin. — Biochem. and Biophys. Res. Communs, 1966, **24**, N 3, 489—494.

[28] FERRÁNDIZ, F. G., MAYOR, F., SANTOS-RUIZ, A., Effectos de algunos antibioticos sobre la piruvato descarboxilasa. — Rev. esp. fisiol., 1965, **21**, N 4, 145—154.

[29] DORMIDOSCHINA, T. A., SASYKIN, JU. O., Vergleichende Untersuchungen zur Wirkung von Vankomycin und Ristomycin auf biochemische Prozesse bei *St. aureus* 209 P. — Antibiotiki (im Druck).

[30] REISSIG, G. L., STROMINGER, J. L., LELOIR, L. F., A modified colorimetric method for the estimation of N-acetylamino sugars. — J. Biol. Chem., 1955, **217**, 959—969.

[31] PARK, J. T., HANCOCK, R., A fractionation procedure for studies of the synthesis of cell-wall mucopeptide and of other polymers in cells of *Staphylococcus aureus*. — J. Gen. Microbiol., 1960, **22**, N 1, 249—258.

[32] LOWRY, O. H., ROSEBROUGH, N. J., FARR, A. L., RANDALL, R. J., Protein measurement with the Folin phenol reagent. — J. Biol. Chem., 1951, **193**, N 1, 265—275.

[33] SPIRIN, A. S., Spektrophotometrische Bestimmung der Gesamtmenge an Nucleinsäuren. — Biochemija, 1958, **23**, Heft 5, 656—662.

1.5. Verschiedene, die Mureinsynthese inhibierende Substanzen

Novobiocin

1959 berichteten STROMINGER und THRENN, daß in Zellen von *Staphylococcus aureus* unter dem Einfluß von Novobiocin die Vorstufe der Mureinstruktureinheit — UDP-N-Azetyl-muramylpentapeptid gespeichert wird [1].

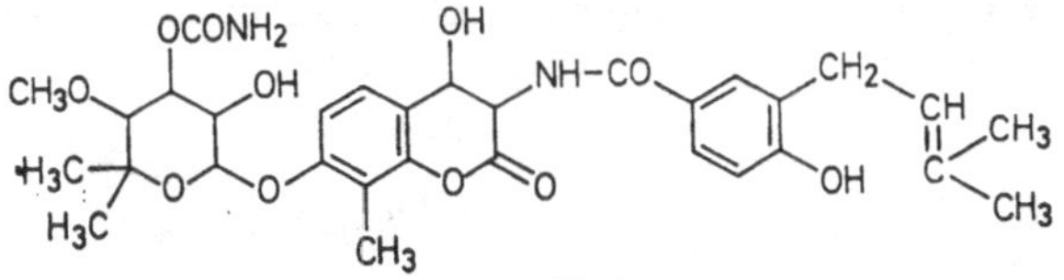

Novobiocin

Eine genauere Untersuchung, die 6 Jahre später veröffentlicht wurde, zeigte, daß Novobiocin in Konzentrationen von 1,5 µg/ml (minimale Wirkung) bis 15 µg/ml (maximale Wirkung) eine schnelle Speicherung von UDP-Azetylaminozuckern in Zellen von *S. aureus*, Stamm Copenhagen [2] verursacht. Die Wachstumshemmung dieses Stammes durch Novobiocin begann bei einer Konzentration von 4 µg/ml und eine völlige Hemmung trat bei 16 µg/ml ein.
Zusätzlich erhöhte sich in den Zellen auch der Gehalt an Ribit- und Glyzerinteichoesäurevorstufen — ZDP-Ribit und ZDP-Glyzerin[1]. In derselben Untersuchung wurde jedoch gezeigt, daß die Wirkung von Novobiocin auf die Zellwandbildung unspezifisch ist. So wurde die Inkorporation von C^{14}-Lysin in die Zellwand durch 15 µg/ml Novobiomycin zu 72%, die Inkorporation in die Eiweißfraktion zu 44% und die Inkorporation von P^{32} aus anorganischem Phosphat in die Zellwand zu 31% und in die Eiweißfraktion zu 75% gehemmt. Berücksichtigt werden müssen auch andere Arbeiten, in denen eine Schädigung der zytoplasmatischen Membran bei *Escherichia coli* durch Novobiocin infolge der Komplexbildung mit Magnesiumionen nachgewiesen wird [5, 6, 7]. Weiterhin wurden eine Hemmung

[1] Zellfreie Enzymsysteme der Polyglyzerophosphatsynthese, die aus *Bacillus licheniformis* gewonnen wurden [3] und solche der Polyribitphosphatsynthese aus *Lactobacillus plantarum* [4] erwiesen sich Novobiocin gegenüber als empfindlich, was vermutlich durch Komplexbildung mit Mg- und Ca-Ionen zu erklären ist, die für die Funktion der Enzyme notwendig sind.

der oxydativen Phosphorylierung in Zellen von *Mycobacterium phlei* [8], eine Unterdrückung des Protoplastenwachstums bei *Streptococcus faecalis* [9] und schließlich Funktionsschäden an der DNS-Polymerase beobachtet [10].
I. V. KUZNECOVA und N. D. IERUSALIMSKIJ zeigten, daß Novobiocin die oxydativen Prozesse in Zellen und Lysaten von *Bacillus idosus* unterdrückt (Mikrobiologija, 1967, 36, 82–86).
Die Frage nach dem durch Novobiocin am stärksten hemmbaren Prozeß kann somit zur Zeit noch nicht beantwortet werden.

Bacitracin

In Anwesenheit von Bacitracin A werden in *S. aureus*-Zellen Vorstufen der Mureinstruktureinheit gespeichert. Das Peptid dieser Fragmente enthielt alle 5 Aminosäuren [11]. Die Hemmung der Mureinbildung wurde durch die Hemmung der Inkorporation von Lysin und anderer Aminosäuren in die Zellwandfraktion [12] nachgewiesen.

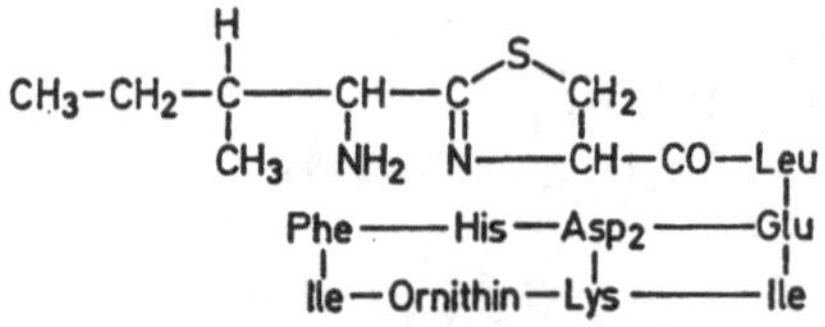

Bacitracin A

Es ist interessant, daß die Zellen des Bacitracin-Produzenten *B. licheniformis* unter dem Einfluß von Lysozym Protoplasten bilden, in denen die Bacitracinsynthese vor sich geht [13]. Andererseits kann Bacitracin unter bestimmten Bedingungen bei *B. licheniformis* und *Micrococcus lysodeikticus* eine Protoplastenlysis hervorrufen [14]. In einer vor kurzem erschienenen Arbeit wurde gezeigt, daß Bacitracin in einer Konzentration, die der minimalen, das Wachstum hemmenden Dosis nahe kommt, in zellfreien Systemen aus *S. aureus* die in vitro-Bildung linearer Mureinpolysaccharidketten hemmt – eine Reaktion, die durch Penicillin nicht inhibiert wird. Die Aktivität eines ähnlichen, aus *M. lysodeikticus* gewonnenen Systems, wurde durch das Antibiotikum nur bei solchen Konzentrationen gehemmt, die die das Wachstum hemmende Konzentration beachtlich überstiegen [15]. Es besteht die Annahme, daß die Wirkung des Bacitracins als Inhibitor der Zellwandbildung sowohl auf den Gehalt an einigen D-Aminosäuren in seinem Molekül als auch auf die Peptidbindung zwischen der ε-Aminogruppe des Lysins und der Karboxylgruppe der Asparaginsäure zurückzuführen ist [16]. Es wird angenommen, daß diese strukturellen Besonderheiten die Fähigkeit des Antibiotikums hervorrufen, die Polymerisation der Mureinstruktureinheiten an der die ε-Aminogruppe des Lysins oder der Diaminopimelinsäure beteiligt sind, zu stören. Trotzdem hemmte Bacitracin erst bei einer Konzentration von 40 μg/ml die Glyko-

peptidtransaminaseaktivität aus *E. coli*, während Penicillin bereits bei einer Konzentration von 3 µg/ml wirksam wurde [17]. Andererseits existieren Befunde, daß Bacitracin die Inkorporation von C^{14}-Glutaminsäure in die Zellwand von *Bacillus megaterium* in gleichem Maße hemmte wie die Inkorporation in die intakte Zelle [18], d. h., in diesem Fall konnte keine selektive Unterdrückung der Mureinsynthese beobachtet werden.
Eine Erklärung des Wirkungsmechanismus des Bacitracins ist zur Zeit anscheinend noch nicht möglich. Die Fähigkeit des Antibiotikums, Komplexe mit Metallen, insbesondere mit Mn^{2+} [19], zu bilden, sowie in Abhängigkeit von der Konzentration die Lumineszenz von *Armillaria mellea* und anderen Basidiomyzeten [20] zu hemmen oder zu fördern und die Bildung von L-Streptokokkenformen zu induzieren [21], wird kaum in direkter Beziehung zu seinem Wirkungsmechanismus stehen.

Glyzin

Diese Aminosäure induziert bei *E. coli* die Bildung von Sphäroplasten [22] und hemmt bei *S. aureus* die Inkorporation von Aminosäuren in Murein [12]. Die verwendeten Glyzinkonzentrationen sind in der Regel sehr viel höher als die eine ähnliche Wirkung hervorrufenden Antibiotikakonzentrationen. Bei Strukturuntersuchungen an in Anwesenheit von Glyzin angereicherten Mureinvorstufen wurden folgende Verbindungen gefunden:
UDP-Azetylmuraminsäure, UDP-Azetylmuramyl-Gly-D-Glu-L-Lysin, UDP-Azetylmuramyl-L-Ala-D-Glu-L-Lysin und UDP-Azetylmuramyl-Gly-D-Glu-L-Lys-D-Ala-D-Alanin. Es wurde geschlußfolgert, daß Glyzin anstelle von L-Alanin in das Peptid inkorporiert werden kann [23].

D-Aminosäuren

In einer Reihe von Arbeiten wurde der Einfluß des Ausschlusses einzelner für die Zellwandbildung notwendiger Aminosäuren aus dem Nährmedium auf Mikroorganismen untersucht. In diesen Fällen wurde in hypertonischem Medium die Bildung von Sphäroplasten und die Anreicherung unvollständiger Vorstufen der Mureinstruktureinheit in der Zelle beobachtet. Es ist durchaus möglich, daß die Konkurrenzbeziehungen zwischen einigen Aminosäuren, insbesondere den D-Aminosäuren, und den Mureinaminosäuren eine der Ursachen für die Sphäroplastenbildung ist.
In Versuchen mit *Alcaligenes faecalis* [24] wurde zum Beispiel gezeigt, daß einige D-Aminosäuren die Synthese des „in Phenol unlöslichen Zellwandpeptids", d. h. des Mureins, blockierten, so daß Sphäroplasten gebildet wurden. Weiterhin wurde festgestellt, daß die Hemmung der Mureinsynthese mit der Inkorporation der Inhibitor-Aminosäure, zum Beispiel des D-^{14}C-Methionins, verbunden ist. Diese

Inkorporation findet relativ schnell statt, wobei die Geschwindigkeit der D-C^{14}-Methionin-Inkorporation nicht, wie das bei natürlichen Komponenten — zum Beispiel D-Alanin — beobachtet wird, durch die Geschwindigkeit der Zellwandsynthese bestimmt wird, sondern durch die Konzentration der Inhibitor-Aminosäure im Medium. Die anschließend beobachtete Sphäroplastenbildung zeigte die gleiche Abhängigkeit von der D-C^{14}-Methionin-Konzentration im Medium [25], woraus gefolgert werden kann, daß D-Methionin die Stelle einer anderen D-Aminosäure im Murein einnimmt und so die Mureinsynthese inhibiert. Diese Theorie wird auch durch Versuche mit L-Methionin bestätigt, das die D-Methionin-Inkorporation in einigen Fraktionen hemmt, jedoch weder die Inkorporation von D-Methionin in die Zellwandfraktion noch die Bildung von Sphäroplasten in Anwesenheit von D-Methionin verhindert. D-Methionin unterbindet, indem es die Stelle einer anderen D-Aminosäure im Murein einnimmt, die Mureinsynthese.
1966 wurde gezeigt, daß in Anwesenheit von D-Alanin, D-Serin und D-Methionin nur das unvollendete Murein als lineares Polymer synthetisiert wird. Die D-Aminosäuren verminderten jedoch nicht die Freisetzung von D-Alanin aus den Peptiden dieses Polymeres, wie das in Anwesenheit von Penicillin zu beobachten ist [17].

Pyrimidinanaloga

6-Azaurazil rief bei *E. coli* K 12 eine Anreicherung an Aminozuckern hervor [26]. Wie in Versuchen mit *S. aureus* [27] und *E. coli* [28] gezeigt wurde, unterdrückte auch 5-Fluorurazil die Mureinsynthese. Die Hemmung der Zellwandbildung durch 5-Fluorurazil wird auf die strukturelle Verwandtschaft mit dem Uracil zurückgeführt, das im Uridinphosphat als Überträger des Mureinfragments fungiert. Tatsächlich konnte durch Urazilkonzentrationen von 100 μg/ml die hemmende Wirkung der gleichen Konzentration seines synthetischen Analogons auf die Inkorporation von H^3-α, ε-Diaminopimelinsäure in die Zellwandfraktion von *E. coli* aufgehoben werden [28]. Die Beseitigung der Einflüsse von 5-Fluorurazil auf einen bestimmten biochemischen Prozeß verhinderte nicht seine Wirkung auf die Lebensfähigkeit der Zellen im allgemeinen, da 5-Fluorurazil nicht nur die Zellwandbildung schädigt, sondern auch den Nukleinsäurestoffwechsel beeinflußt.

Enzianviolett

Die Wirkung von Enzianviolett als Inhibitor der Zellwandbildung ist wenig spezifisch. Es kommt in seiner Anwesenheit zu einer Anreicherung an Vorstufen der Mureinstruktureinheit [29, 2], wobei jedoch auch möglich ist, daß die in den Enzianviolettpräparaten vorhandenen Verunreinigungen eine bestimmte Rolle bei der Unterdrückung der Mureinsynthese spielen [2].

Literatur

[1] STROMINGER, J. L., THRENN, R. H., The optical configuration of the alanine residues in a uridine nucleotide and in the cell wall of *Staphylococcus aureus*. — Biochim. et biophys. acta, 1959, **33**, N 1, 289—281.

[2] WISHNOW, R. M., STROMINGER, J. L., BIRGE, C. H., THRENN, R. H., Biochemical effects of novobiocin on *Staphylococcus aureus*. J. Bacteriol., 1965, **89**, N 4, 1117—1123.

[3] BURGER, M. M., GLASER, L., The synthesis of teichoic acids. I. Polyglycerophosphate. — J. Biol. Chem., 1964, **239**, N 10, 3168—3177.

[4] GLASER, L., The synthesis of teichoic acids. II. Polyribitol phosphate. — J. Biol. Chem., 1964, **239**, N 10, 3178—3186.

[5] BROCK, T. D., Magnesium binding as an explanation of the mode of action of novobiocin. — Science, 1962 **136**, N 3513, 316—317.

[6] BROCK, T. D., Effects of magnesium ion deficiency on *Escherichia coli* and possible relation to the mode of action of novobiocin. — J. Bacteriol., 1962, **84**, N 4, 679—682.

[7] BROCK, T. D., BROCK, M. L., Effect of novobiocin on permeability of *Escherichia coli*. — Arch. Biochem. and Biophys., 1959, **85**, N 1, 175—185.

[8] WEBER, M., ROSSO, G., Novobiocin inhibition of electron transport in *Mycobacterium phlei*. — Bacteriol. Proc., 1963, 95.

[9] SHOCKMAN, G. D., LAMPEN, J. O., Inhibition by antibiotics of the growth of bacterial and yeast protoplasts. — J. Bacteriol., 1962, **84**, N 3, 508—512.

[10] SMITH, D. H., DAVIS, B. D., Inhibition of nucleic acid synthesis by novobiocin. — Biochem. and Biophys. Res. Communs, 1965, **18**, N 5—6, 796—800.

[11] ABRAHAM, E. P., Biochemistry of some peptide and steroid antibiotics. N. Y. Wiley, 1957, 81.

[12] PARK, J. T., Inhibition of cell-wall synthesis in *Staphylococcus aureus* by chemicals which cause accumulation of wall precursors. — Biochem. J., 1958, **70**, N 1, 2P.

[13] SNOKE, J. E., Formation of bacitracin by protoplasts of *Bacillus licheniformis*. — J. Bacteriol., 1961, **81**, N 6, 986—989.

[14] SNOKE, J. E., CORNELL, N., Protoplast lysis and inhibition of growth of *Bacillus licheniformis* by bacitracin. — J. Bacteriol., 1965, **89**, N 2, 415—420.

[15] ANDERSON, J. S., MATSUHASHI, M., HASKIN, M. A., STROMINGER, J. L., Lipid-phosphoacetylmuramyl-pentapeptide and lipid-phosphodisaccharide-pentapeptide: presumed membrane transport intermediates in cell wall synthesis. — Proc. Nat. Acad. Sci. USA, 1965, 53, N 4, 881—889.

[16] PERKINS, H. R., Chemical structure and biosynthesis of bacterial cell walls. — Bacteriol. Rev., 1963, **27**, 18—55.

[17] IZAKI, K., MATSUHASHI, M., STROMINGER, J. L., Glycopeptide transpeptidase and D-alanine carboxypeptidase: penicillin-sensitive enzymatic reactions. — Proc. Nat. Acad. Sci. USA, 1966, **55**, N 3, 656—663.

[18] PIETRUSIEWICZ, M., Effect of antibiotics on incorporation of glutamic-C^{14} acid into cell wall of *Bacillus megaterium*. Acta Microbiol. Polon., 1965, **14**, N 3, 287—291.

[19] WEINBERG, E. D., Microbiological method for estimation of stability constants of bactracin complexes of zinc, cadmium, and manganese. — Antimicrob. Agents and Chemotheraphy, 1964, 120—125.

[20] BERLINER, M. D., Effects of physiologically active chemicals and antibiotics on light emission by three Basidiomycetes. — Canad. J. Microbiol., 1965, **11**, 291—296.

[21] Ratta, J., Karakawa, W. W., Krause, R. M., Isolation of L forms from a group of streptococci exposed to bacitracin. J. Bacteriol., 1965, **89**, N 6, 1581—1585.
[22] Leyh-Bouille, M., Recherches sur le mécanisme de l'activité bactériolytique de la glycine. Compt. rend. Soc. biol., 1961 (1962), **155**, N 12, 2457—2461.
[23] Strominger, J. L., Birge, C. H., Nucleotide accumulation induced in Staphylococcus aureus by glycine. — J. Bacteriol., 1965, **89**, N 4, 1124—1129.
[24] Lark, C., Lark, K. G., The effects of D-amino acids on Alcaligenes fecalis. — Canad. J. Microbiol., 1959, **5**, N 4, 369—379.
[25] Lark, C., Lark, K. G., Studies on the mechanism by which D-amino acids block cell wall synthesis. — Biochim. et biophys. acta, 1961, **49**, N 2, 308—322.
[26] Otsuji, N., Takagi, Y., Effect of 6-azauracil on cells and subcellular preparations of *Escherichia coli*. — J. Biochem. Japan, 1959, **46**, N 6, 791—798.
[27] Rogers, H. J., Perkins, H. R., 5-Fluorouracil and mucopeptide biosynthesis by *Staphylococcus aureus*. — Biochem. J., 1960, N 3, 448—459.
[28] Tomasz, A., Borek, E., The mechanism of an osmotic instability induced in *E coli* by 5-fluoro-uracil. — Biochemistry, 1962, **1**, N 4, 543—552.
[29] Nathenson, S. G., Strominger, J. L., Effects of penicillin on the biosynthesis of the cell walls of *Escherichia coli*. J. Pharmacol. and Exptl. Terap., 1961, **131**, N 1, 1—6.

2. Über die Wirkung von Polyenantibiotika auf die Zytoplasmamembran von Mikroorganismen

Die ersten Vertreter der Polyenantibiotika wurden bereits Anfang der 50er Jahre isoliert. Während die Polyene außer pleuropneumonieähnlichen Organismen praktisch keine Bakterien beeinflussen, zeigen sie bei einigen Protozoen eine starke fungizide Wirkung und hemmen gleichfalls deren Entwicklung. Die Polyene sind relativ toxisch und können nur oral verabreicht oder lokal angewendet werden. Bisher ist erst die Struktur einiger Antibiotika dieser Gruppe bekannt. Allgemein können Polyenantibiotika als makrozyklische Laktone mit konjugierten Doppelbindungen definiert werden. Nach der Anzahl solcher Bindungen können sie in Tetraene, Pentaene, Hexaene und Heptaene eingeteilt werden. In der Klinik fanden Nystatin, ein Tetraen-dien ($C_{46-47}H_{73-75}NO_{18}$), und Amphotericin B, ein

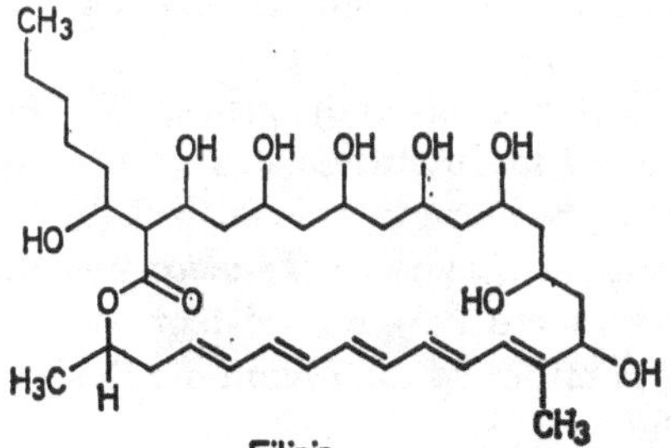

Filipin

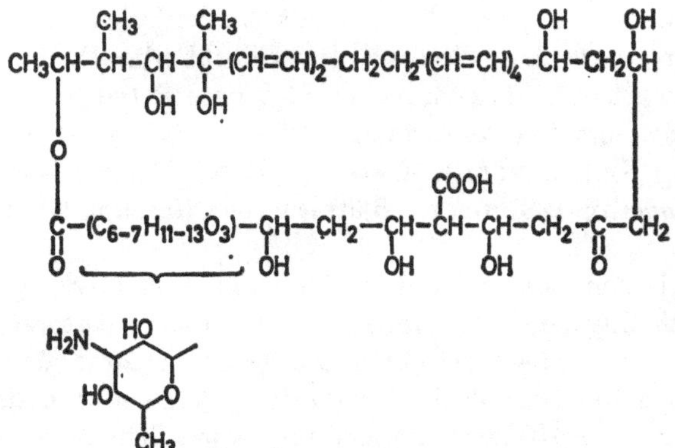

Nystatin

Heptaen ($C_{46}H_{73}NO_{20}$), die weiteste Verbreitung. Beide Verbindungen besitzen einen Laktonring und einen an diesen gebundenen Aminozucker. Bei Untersuchungen des antimikrobiellen Wirkungsmechanismus der Polyene wurden hauptsächlich Nystatin und Amphotericin B verwendet sowie das aktivere Pentaen Filipin, das jedoch toxischer als die vorgenannten ist. Die Strukturformeln von Nystatin und Filipin [1] werden weiter unten angeführt.

Ein Teil der Arbeiten beschäftigt sich mit dem Wirkungsmechanismus von Pimaricin und Antimycoin (Tetraene), Trichomycin und Ascosin (Heptaene) und anderer Polyenantibiotika.

In einigen Fällen kann die Labilität der Polyenmoleküle, insbesondere deren Zerstörung durch Photooxydation, die Ergebnisse der Untersuchungen ihrer antimikrobiellen Eigenschaften beeinflussen. Die Inaktivierung der Polyenantibiotika durch sichtbares Licht verläuft gewöhnlich mit gemäßigter Geschwindigkeit, steigt jedoch in Anwesenheit von Flavinen beachtlich [2, 3]. Möglicherweise erklären sich damit die Befunde TSUKAHARAS, der bei *Candida albicans* in Anwesenheit von Riboflavin eine verminderte Wirkung von Trichomycin auf die D- und L-Aminosäureoxydation fand [4—6].

Der Wirkungsmechanismus der Polyenantibiotika bei Pilzen, Protozoen und pleuropneumonieähnlichen Organismen ist sehr eigenartig. Es wurde festgestellt, daß die mit den Polyenen reagierenden Komponenten die Sterine der Zellwand sind und die Ursache des schnellen Zelltodes im Verlust niedermolekularer wasserlöslicher Substanzen aus dem Protoplasma infolge der Schädigung der normalen Membranfunktion zu suchen ist.

Alle bisher untersuchten Polyene zeigen die gleiche Wirkung auf Zellen, die ihnen gegenüber empfindlich sind. Die Unterschiede, die weiter unten behandelt werden, sind nicht von prinzipieller Bedeutung, was auch dadurch unterstützt wird, daß der nystatinresistente Stamm *Candida stellatoidea* gleichfalls gegen Amphotericin A und B, Filipin und andere Polyene resistent ist [7]. Bei Überimpfung von *C. albicans* auf ein Medium mit Candidin nimmt die Resistenz auch gegen Amphotericin B in gewissem Maße zu [8].

Interessant ist vor allem die Wirkung der Polyenantibiotika auf die zytoplasmatische Membran, denn die Polyene zeigen keinen selektiven Einfluß auf die Eiweiß- oder Nukleinsäuresynthese [9]. Andererseits fanden viele Autoren, daß diese Antibiotika sehr stark den Kohlenhydrat-Phosphorhaushalt beeinträchtigen. Nystatin, Amphotericin B, Trichomycin und andere Polyenantibiotika hemmten bei Hefen und Schimmelpilzen Atmung und Glykolyse stark [9—22], während Schädigungen des Kohlenhydratstoffwechsels durch Polyene auch in Versuchen an *Leishmania donovani* [23] und an Blättern von *Nicotiana tabacum* [24] gezeigt werden konnten.

Ein Teil der Arbeiten beschreibt eine Atmungs- und Glykolysehemmung bei Hefen sofort nach Zugabe der Polyene, während andere Autoren über eine vorgeschaltete Stimulationsphase berichten. Heute ist bekannt, daß das Auftreten oder Verschwinden der Stimulation oxydativer Prozesse von der Antibiotikakonzentration und dem pH-Wert des Mediums sowie dem Zeitpunkt der Zugabe des Polyens zur Mikroorganismensuspension bezogen auf die Zugabe des Oxydationssubstrats abhängt. Der bestimmende Faktor scheint die von der Zelle absorbierte Antibiotikamenge zu sein. Die Fähigkeit der Polyene, unter bestimmten Bedingungen Atmung und Glykolyse von Pilzen zu stimulieren und anschließend zu unterdrücken, führte zu der Hypothese, daß die Polyenantibiotika ähnlich wie das Dinitrophenol wirken, das die Oxydations- und Phosphorylierungsprozesse entkoppelt [24].

Diese Schlußfolgerung, die von einer direkten Wirkung der Polyene auf die Zytoplasmaenzyme ausgeht, wurde stark kritisiert. Die Untersuchungen der letzten Jahre zeigen, daß die antimikrobielle Wirkung der Polyene nicht mit einer Hemmung der Atmungs- und Glykolyseenzyme verbunden, sondern auf eine Schädigung der zytoplasmatischen Zellmembran zurückzuführen ist. Die Folge davon ist das Unterbleiben von Resorption und Speicherung niedermolekularer Metaboliten und insbesondere anorganischer Ionen. So wurde festgestellt, daß die Polyenantibiotika eine Atmungs- und Glykolysehemmung in intakten Zellen verursachen, die in zellfreien Extrakten ausbleibt. Nystatin zeigte keinen Einfluß auf die Glykolyse in Extrakten aus Fleischmann-Bäckerhefe [10] und Amphotericin B hemmte die Glykolyse in zellfreien Extrakten von *C. albicans* nicht [25]. Heptamycin (ein Heptaen aus der Gruppe Ascosin — Trichomycin — Candidicin) unterdrückte in zellfreien Extrakten von *C. albicans* weder die Glykolyse noch die Oxydation von Tregalose oder die Dekarboxylierung von Brenztraubensäure [26]. Filipin zeigte keinen Einfluß auf die Glukose- und Azetatoxydation in zellfreien Extrakten von *Saccharomyces cerevisae* [9]. Gleichzeitig unterdrückten diese Antibiotika sehr stark die aufgeführten Prozesse in intakten Zellen. Nach Behandlung von Hefezellen mit Nystatin und anschließender Zerstörung der Zellen nahm die Aktivität der glykolytischen Enzyme in den erhaltenen zellfreien Extrakten allerdings ab, jedoch war das darauf zurückzuführen, daß bei einer solchen Versuchsanordnung in den Hefezellen autolytische Prozesse eingesetzt hatten. Eine Zugabe von Nystatin zum zellfreien Extrakt hatte keinen Einfluß auf die Glykolyse [27]. Es gibt jedoch eine Mitteilung über eine Hemmung des Elektronentransportes im Zytochromsystem in zellfreien Extrakten aus *Saccharomyces cerevisae* unter dem Einfluß des Heptaens Ascosin [28]. Möglicherweise unterscheidet sich Ascosin in dieser Hinsicht von den anderen Polyenen, es wurde andererseits aber darauf hingewiesen, daß das verwendete Präparat nur schwach gereinigt war. In der Arbeit eines anderen Laboratoriums [29] wird der Zusammenhang zwischen dem Wirkungsmechanismus des Ascosins und seiner Wirkung auf das Zytochromsystem abgelehnt und auf die Unterschiedlichkeit der verschiedenen Ascosinpräparate hingewiesen.

1964 demonstrierten Gottlieb und Mitarb. die Hemmung des terminalen Elektronentransportsystems aus Bäckerhefe durch Filipin [30]. Das Antibiotikum wurde, wie auch in den oben angeführten Versuchen [27], in vivo angewendet. Die Inkubation mit dem Antibiotikum (135 µg/ml) dauerte 6 Stunden, d. h., es muß auch die Möglichkeit sekundärer Stoffwechselstörungen in den Zellen und eine unterschiedlich starke Beeinträchtigung der verschiedenen Enzymsysteme

in Betracht gezogen werden. An Mitochondrien, die aus vorher mit Filipin behandelten Hefezellen isoliert wurden, wurde die Aktivität der NAD · H_2-Oxydase, der Sukzinat-Oxydase, der NAD · H_2-Zytochrom-c-Reduktase, der Sukzinat-Zytochrom-c-Reduktase und der Zytochromoxydase untersucht. Bei einem Vergleich mit Kontroll-Mitochondrienpräparaten erwies sich, daß die in der intakten Zelle enthaltenen Mitochondrien unter dem Einfluß von Filipin fast völlig die Fähigkeit verloren, NAD · H_2 und Sukzinat zu oxydieren, wenn Sauerstoff die Rolle des letzten Elektronenakzeptors spielte. Die Aktivität der NAD · H_2-Zytochrom-c-Reduktase, der Sukzinat-Zytochrom-c-Reduktase und der Zytochromoxydase waren lediglich um 50, 40 bzw. 43% gehemmt.
Weiterhin wurde gezeigt, daß die restliche Aktivität der NAD · H_2-Oxydase durch Antimycin A vollständig unterdrückt werden kann. Nach der Einwirkung von Filipin konnte eine Wiederherstellung der NAD · H_2-Oxydase-Aktivität durch Zugaben von Zytochrom c bewirkt werden. Eine vorherige Behandlung des Zytochroms c mit Filipin senkte dessen Aktivität nur um 15—20%, d. h., obwohl Zytochrom c das durch Filipin beeinträchtigte Enzymsystem in einem gewissen Grad reaktivierte, konnte eine direkte Wirkung des Antibiotikums auf Zytochrom c nicht nachgewiesen werden. Bei einer Inaktivierung der Sukzinat-Oxydase durch Filipin erwies sich Zytochrom c als unwirksam. Die unter dem Einfluß von Filipin von der Zelle freigesetzten Substanzen zeigten keine reaktivierenden Eigenschaften; so konnte durch Zugaben verschiedener Fraktionen aus solchen Zellen zu Mitochondrien die Aktivität der durch Filipin inaktivierten NAD · H_2-Oxydase nicht erhöht werden.
Die Autoren dieser Arbeit zeigten auch, daß Filipin sich durch die Inkubation mit Mitochondrien der biologischen Titration entzieht. Eine weitergehende Schlußfolgerung als die des Nachweises einer relativ hohen Empfindlichkeit der NAD · H_2-Oxydase und Sukzinat-Oxydase in der intakten Hefezelle gegenüber Filipin kann nicht gezogen werden, da keine direkte Beeinflussung der Atmungsprozesse in zellfreien Systemen nachweisbar war[1] und die Schädigung der angeführten Enzyme in der intakten Zelle vermutlich nicht auf eine direkte Einwirkung dieses Antibiotikums zurückzuführen ist.
Die Polyenantibiotika hemmten in gleichem Grad Atmung und Glykolyse in Hefezellen und in den Protoplasten, die nur die zytoplasmatische Membran besitzen [31, 32]. Bei Gegenüberstellung dieser Beobachtung mit den Befunden über die Inaktivität der Polyene in zellfreien Extrakten wird offenbar, daß die Polyene die Funktion der zytoplasmatischen Membran stören.

[1] Siehe im Gegensatz dazu die Befunde von A. N. Klimov und V. N. Litvinova über die Inaktivierung der Polyene in Hefeextrakten (Antibiotika, 1968, 13, 88—94).

Störungen der selektiven Permeabilität der zytoplasmatischen Membran durch Polyenantibiotika

Störungen der selektiven Permeabilität der zytoplasmatischen Membran durch Polyene wurden erstmalig bei Untersuchungen der Nystatinwirkung auf die Durchlässigkeit der Hefezelle für anorganisches Phosphat beobachtet. Es wurde festgestellt, daß Nystatin die Adsorption von Phosphat durch *C. albicans* völlig unterbindet und daß die mit Nystatin behandelten Zellen außerdem Phosphat verlieren [33].

Die Permeabilität der Zellwand von *C. albicans* für Phosphat wurde auch durch Amphotericin B stark erhöht [24]. Heptamycin unterband die Phosphatadsorption der Zellen bei *C. albicans*, *S. cerevisae*, *Cryptomycina albidus*, *Debaryom. nicotianae* in minimalen, das Wachstum hemmenden Konzentrationen völlig.

Während die Polyene die Adsorption des anorganischen Phosphats stark verminderten, wirkten diese Antibiotika sehr viel weniger auf den Stoffwechsel organischer, phosphorhaltiger Verbindungen, zum Beispiel auf die Umwandlungen der Zuckerphosphorester [26].

Lampen und Mitarb. [34, 35, 37] unternahmen den Versuch, die früheste Wirkung der Polyene auf die zytoplasmatische Membran festzustellen. Nach diesen Versuchen verlieren die gegen Polyene empfindlichen Zellen in Anwesenheit dieser Antibiotika zuerst monovalente Kationen, insbesondere K^+ und NH_4^+.

So wurde bei *S. cerevisae* LK2 G12 in Anwesenheit von 20 µg Nystatin oder Filipin auf 1 mg Trockengewicht in 60 Minuten ein völliger Verlust der Kaliumionen beobachtet. N-Azetylcandidin verminderte den K^+-Gehalt der Zellen in 90 Minuten auf ein Zehntel [37]. K^+ und NH_4^+ werden für die Funktion der Hefe-Phosphofruktokinase [38], Aldolase [39], Pyruvatkinase [40] und anderer Enzyme benötigt, so daß sich der Kationenverlust schnell auf die glykolytischen Prozesse der Zelle auswirkt. Die Zugabe von K^+ und NH_4^+ zum Medium vermindert oder hebt die Wirkung von Nystatin auf die Glykolyse von *S. cerevisae* auf, jedoch wird dieser Effekt nur bei pH-Werten des Mediums beobachtet, die den intrazellulären pH-Werten der Hefen entsprechen (5,8—6,2). Bei pH 4 vermindern die Kationen die Nystatinwirkung nicht, was vermutlich auf die irreversible Inaktivierung der Glykolyseenzyme durch das Eindringen des sauren Mediums durch die beschädigte zytoplasmatische Membran in die Zelle zu erklären ist. Eine Zugabe von K^+ und NH_4^+ zum Medium stellt zwar die Glykolyse wieder her, hebt jedoch die Wachstumshemmung bei *S. cerevisae* nicht auf, da die Beschädigung der Membran nicht nur zum Austritt von K^+ und NH_4^+ aus der Zelle führt, sondern auch eine Reihe anderer wasserlöslicher anorganischer und niedermolekularer organischer Substanzen verloren geht.

Mit zunehmender Polyenkonzentration wächst die Zahl der Parameter, die die gestörte Funktion der zytoplasmatischen Membran charakterisieren [35]. Die entsprechenden Versuche wurden mit Nystatin an *S. cerevisae* LK 2 G12 als Testobjekt bei pH 5,8 bis 7 durchgeführt, wobei die Auswahl dieses pH-Bereiches erlaubte, die sekundären autolytischen Prozesse zu umgehen. Bei der niedrigsten

Nystatinkonzentration im Medium verloren die Zellen K^+, wodurch die Glykolyse unterdrückt wurde; etwas höhere Nystatinkonzentrationen führten zu einer Freisetzung von Ammonium- und Phosphationen. Alle diese Ionen waren für die Wiederherstellung der Glykolyseprozesse in der Zelle notwendig, die durch Nystatin gehemmt waren. Eine weitere Erhöhung der Nystatinkonzentration im Medium führte zur Freisetzung von Nukleotiden und zu neuen Schädigungen der Membran, bei denen die Zellen zum Beispiel durchlässig für Brenztraubensäure wurden und diese dekarboxylierten [41]. Unter denselben Bedingungen verloren die Zellen organische Säuren und phosphorylierte Zucker. Noch höhere Nystatinkonzentrationen führten zum Auftreten von Eiweiß im Medium, ohne daß jedoch die glykolytischen Enzyme die Zelle verließen[1]. Auch bei den höchsten Konzentrationen drangen Glukose-6-Phosphat und Fruktosediphosphat nicht in die Zellen, was auf eine gewisse Spezifität der Schädigung der Zytoplasmamembran durch Polyenantibiotika hinweist. Somit besteht eine direkte Beziehung zwischen der Konzentration der Polyenantibiotika und der Anzahl biochemischer Kriterien, die auf eine Membranschädigung hindeuten.

Bei weiteren Untersuchungen in dieser Richtung stellte sich heraus, daß die Polyene anhand ihrer biologischen Wirkung mit gewisser Einschränkung in zwei Gruppen eingeteilt werden können. Zur ersten Gruppe gehören Antibiotika mit nicht weniger als 46 Kohlenstoffatomen im Molekül, das sind Nystatin, Amphotericine, Candidin und einige andere, die sogenannten großen Polyene. Die zweite Gruppe besteht aus Polyenen mit 34 bis 37 Kohlenstoffatomen, z. B. Filipin, Pimaricin u. a. Charakteristisch für die Antibiotika der ersten Gruppe ist die „weichere“ Wirkung auf die Membran im Gegensatz zu der der „kleinen Polyene“ [43, 44]. Der Unterschied in der Wirkung wird am Beispiel von N-Azetylcandidin und Filipin in der Arbeit von Lapman und Mitarb. gezeigt [37]. Sogar in geringen Konzentrationen rief Filipin eine irreversible Glykolysehemmung in Zellen von *S. cerevisae* LK2G12, einen Verlust an anorganischem Phosphat und Sorbose, eine „Inaktivierung“ der ATP-ase und Pyruvatdekarboxylase auf Kosten eines verstärkten Eindringens des Wirkungssubstrates dieser Enzyme in die Zelle und Protoplastenlysis hervor; N-Azetylcandidin verursachte dagegen erst in hohen Konzentrationen eine Glykolysehemmung, die außerdem durch Hinzufügen von K^+ und NH_4^+ zum Medium rückgängig gemacht wurde. Die Unterschiede zwischen Filipin und N-Azetylcandidin sind am stärksten, die anderen Polyene liegen in ihrer Wirkung zwischen diesen beiden Antibiotika. So ähnelte Nystatin, ein „großes Polyen“, bei niedrigen Konzentrationen N-Azetylcandidin und bei hohen Konzentrationen Filipin. Hierdurch wird die Bedingtheit der Einteilung

[1] Der Gehalt an hochmolekularen Substanzen in mit Polyen behandelten Zellen war natürlicherweise geringeren Veränderungen unterworfen als der an niedermolekularen. So fiel z. B. bei fast völliger Erschöpfung der metabolischen Reserven der Proteingehalt von *Candida albicans*-Zellen in Anwesenheit von Nystatin nur um 18–20%, der RNS-Gehalt um 28–30%, während der DNS-Gehalt unverändert blieb [42].

in zwei Gruppen unterstrichen, insbesondere auch noch dadurch, daß keine strukturelle Gemeinsamkeit für eine Gruppe gefunden wurde. Zur ersten Gruppe gehören sowohl Tetraene als auch Heptaene und zur zweiten Substanzen mit und ohne Aminozucker.

Die Freisetzung verschiedener Stoffe aus der Zelle unter dem Einfluß von Polyenen wurde nicht nur in Versuchen mit Hefezellen gezeigt. Bei der Erprobung von Nystatin und Amphotericin B in Konzentrationen, die 0,1 oder 0,01 μg pro ml betrugen, wurde bei dem Schimmelpilz *Neurospora crassa* ein beachtlicher Myzelgewichtsverlust beobachtet [45, 46]. Im Durchschnitt betrug der Gewichtsverlust nach 4stündiger Inkubation mit Polyenen 25% des Ausgangswertes. Gleichzeitig erschienen im Medium Verbindungen mit einem Adsorptionsmaximum bei 260 und 280 nm. Die Nystatinwirkung auf die Zellpermeabilität bei *N. crassa* hing nicht vom Alter der Kultur ab, was dafür spricht, daß für die Aktivität der Polyene die Stärke der biosynthetischen Prozesse in der Zelle keine Rolle spielen, d. h., die Antibiotika stören die Funktionen bereits bestehender Strukturen.

Das Pentaenantibiotikum Fungichrom induzierte die Freisetzung freier Aminosäuren aus dem Myzel von *Verticillium albo-atrum* [47].

Unter dem Einfluß von Polyenen verlieren auch Protozoen eine Reihe intrazellulärer Komponenten, wie das in Versuchen mit Nystatin an *Leishmania donovani* gezeigt wurde [48—50]. Die Zellen dieses Organismus setzten in Gegenwart von 20 μg/ml Nystatin anorganisches Phosphat, freie Aminosäuren, wasserlösliche Substanzen mit einem Adsorptionsmaximum bei 260 nm und teilweise auch Protein und RNS, jedoch keine DNS frei.

Bindung der Polyenantibiotika durch die Zytoplasmamembran der Mikrobenzelle

Im Gegensatz zu vielen anderen Antibiotika werden die Polyene durch die Mikroorganismen in großen Mengen gebunden; das entspricht dem Charakter ihrer Wirkung, die nicht auf die anabolischen Prozesse gerichtet ist, sondern auf ein bereits existierendes Strukturgebilde der Zelle, die zytoplasmatische Membran. Die Bindung durch Pilze ist an die Anwesenheit konjugierter Doppelbindungen in den Molekülen geknüpft. Nach völliger Sättigung wirkte das aus Nystatin erhaltene „Perhydro-nystatin" nicht mehr auf das Pilzwachstum und besitzt auch nicht die Fähigkeit, mit der Zellmembran zu reagieren [51]. Solche biologisch inaktiven Präparate wie der Methylester und das N-Azetylderivat des Nystatins wurden von Hefezellen wesentlich geringer als Nystatin [52] absorbiert.

Die Polyenantibiotika werden nur von Mikroorganismen aufgenommen, die ihnen gegenüber empfindlich sind [52]. So binden Bakterien, z. B. Nystatin nicht. Das ist nicht mit den Schutzeigenschaften der bakteriellen Zellwand zu erklären, da die zellwandlosen Protoplasten von *Bacillus megaterium* Nystatin überhaupt nicht adsorbieren und nicht einmal durch Konzentrationen von 100 μg Antibiotikum pro 1 ml Medium zerstört wurden [3]. Im Gegensatz zu den bakteriellen Protoplasten zeigten die Protoplasten des nystatinempfindlichen Pilzes *N. crassa* eine beachtliche Nystatinadsorption bei einer Konzentration von 5 μg/ml im Medium und werden abgetötet. Das adsorbierte Nystatin wurde in der Zytoplasmamembranfraktion gefunden, die durch einstündige Zentrifugation bei 100000 g präzipitiert wurde [3, 54]. Nach anderen Angaben [55] war die Empfindlichkeit der Protoplasten und intakten Zellen aus *S. cerevisae* gegen Nystatin und andere Polyene gleich, d. h., die die Polyene bindende Komponente war auch in den Protoplasten vorhanden.

Ein weiterer indirekter Beweis dafür, daß die Polyene durch die Zellmembran gebunden werden, sind die Versuche mit Zymosan, einer Fraktion aus Hefezellen, die aus Zellwänden besteht. Zugaben von Zymosan führten zur Bindung des Nystatins und schützten die Glykolyse-Enzyme der Hefen vor der Antibiotikawirkung. Die Wirkung des bereits von den Zellen adsorbierten Nystatins konnte durch Zymosan nicht mehr beeinflußt werden [52].

Da eine vorherige Inkubation von Amphotericin B oder Filipin mit einer Zytoplasmamembranfraktion von *N. crassa* die Bindung des anschließend hinzugefügten Nystatins herabsetzte, kann die Schlußfolgerung gezogen werden, daß die verschiedenen Polyenantibiotika durch ein- und dieselbe Membrankomponente gebunden werden [3].

Auch in Versuchen mit einer Membranfraktion aus *L. donovani*-Zellen wurde eine schnelle Nystatinadsorption aus der Lösung beobachtet [56a].

Verhältnismäßig genau sind die verschiedenen Faktoren untersucht worden, die auf die Adsorption der Polyene durch Mikroorganismen wirken. Sowohl Adsorptionsgeschwindigkeit als auch die adsorbierte Nystatinmenge erwiesen sich bei *Candida albicans* in der Vermehrungsphase höher als in ruhenden Zellen [56, 57]. Die Hefeform dieses Organismus adsorbierte mehr Nystatin als die Schimmelform [57]. Nach LAMPEN und Mitarb. [53] sowie BRADLEY und JOHN [9] kann die Adsorption des Nystatins durch Hefezellen nur dann vor sich gehen, wenn eine Energiequelle im Nährmedium vorhanden ist. Diese Frage ist noch nicht völlig klar, da Versuche mit *N. crassa* andere Ergebnisse erbrachten [45, 46, 54]. Außerdem ist bekannt, daß Nystatin die endogene Atmung der Hefen unterdrückt, d. h., in einem Medium aktiv ist, das keine exogen oxydierbare Substanz enthält [11]. Die Adsorption der Polyene durch Hefezellen verstärkt sich mit abnehmenden pH-Werten. Das Adsorptionsmaximum für *C. albicans* wird bei pH 3,0 beobachtet [53]. *S. cerevisae*-Zellen banden bei pH 7 etwa 0,7 μg und bei pH 4 bis zu 3 μg Nystatin pro 1 mg Trockensubstanz [34]. Ein ähnliches Verhalten wurde in Versuchen mit den Protozoen *L. donovani* beobachtet: die maximale Nystatinmenge wurde von der Membran bei pH 4 gebunden [56a].

Eine große Anzahl von Substanzen verhinderte in geringerem oder höherem Maße die Nystatinadsorption. Hierzu gehören Humanserumalbumin, Zymosan [9, 52], Gallensäuren [52, 58], Uranylazetat, Natriumarsenat [52] und andere Stoffe verschiedensten Ursprungs. Es ist interessant, daß Uranylionen nur an der Oberfläche der Hefezellen gefunden wurden und nicht in die Zellen eindringen. Die Wirkung der Gallensäuren auf die Polyenadsorption und insbesondere der Einfluß von Natriumdesoxycholat auf die Nystatinadsorption bei *C. albicans* ist darauf

zurückzuführen, daß mit dem Antibiotikum biologisch inaktive Komplexe gebildet werden [52].
In Versuchen mit *C. albicans* verminderten langkettige ungesättigte Fettsäuren die Nystatinadsorption durch Hefezellen [56]. Es wird angenommen, daß die ungesättigten Fettsäuren mit den Polyenen um die entsprechenden Zellrezeptoren konkurrieren können, was auch Befunde über eine Beeinträchtigung der Polyenaktivität durch ungesättigte Fettsäuren bestätigten [59].
Die durch Zellen oder Protoplasten gebundenen Polyene freizusetzen, ist sehr viel schwieriger als die Adsorption zu unterbinden. Das durch *S. cerevisae* LK2G12 gebundene radioaktive Nystatin wurde auch bei Inkubation der Hefezellen in einem Medium mit einer hohen Konzentration an unmarkiertem Antibiotikum praktisch nicht freigesetzt [51]. Nystatin konnte weder durch Bearbeitung einer Fraktion zytoplasmatischer Membranteilchen aus *N. crassa* mit Ribonuklease oder Trypsin noch durch Erhitzen oder Waschen in Salzlösung freigesetzt werden. Erst durch Behandlung mit einem Äthanol-Azeton-Gemisch oder einer Ergosterinlösung wurde Nystatin schnell abgetrennt [3]. Eine schnelle, mitunter bis zu 85%ige Entfernung von Nystatin aus der Protoplastenmembran von *S. cerevisae* wird durch Digitonin erreicht [5], eine Substanz, die leicht mit Sterinen reagiert. Eine Behandlung der Membranfraktion aus *L. donovani*-Zellen mit Digitonin führte ebenfalls zu einer 95%igen Freisetzung des vorher gebundenen Nystatins [56a].
Nach der Bestimmung der subzellulären, die Polyene bindenden Struktur wurde mit der Identifizierung der Komponente der zytoplasmatischen Membran begonnen, die direkt mit den Polyenen reagiert. Im Ergebnis dieser Untersuchungen entstand die heute allgemein übliche Vorstellung über die Reaktion der Polyene mit den Sterinen der Mikrobenzelle und an erster Stelle mit den Sterinen, die Bestandteil der Membran sind.

Sterine und antimikrobielle Wirkungsmechanismen der Polyene

Noch bevor der Einfluß der Polyene auf die Funktion der zytoplasmatischen Membran bekannt wurde, sprachen GOTTLIEB und Mitarb. die Meinung aus, daß der Wirkungsmechanismus der Polyene mit dem Sterinstoffwechsel verbunden ist, da Cholesterin, Ergosterin, Sitosterin und Stigmasterin die Zellen von *Hansenula subpelliculosis* vor der Wirkung des Filipins schützten [60, 61]. Die Aktivitätsverminderung der Polyenantibiotika in Anwesenheit von Sterinen wurde im weiteren mehrfach demonstriert. So konnte das Wachstum von *S. cerevisae*, das durch eine Konzentration von 1,4 μg/ml Pimaricin vollkommen unterdrückt wird, durch Hinzufügen von Cholesterin, Ergosterin, Sitosterin und Stigmasterin wieder hergestellt werden [62]. Cholesterin setzte auch die Wirkung des Heptaens, Gamycin, bei *S. cerevisae* herab [63] und die durch Nystatin und Amphotericin B hervorgerufene Wachstumshemmung bei *C. albicans* wurde durch Cholesterin und Ergosterin stark abgeschwächt [64].

LAMPEN und Mitarb. untersuchten die Möglichkeit der Komplexbildung zwischen Polyenen und Sterinen in Lösungen [65]. Es wurde gezeigt, daß bei Inkubation von Nystatin, Antimycoin und Filipin mit Cholesterin die für die Polyene charakteristische Adsorption im UV-Bereich abnimmt, ohne daß das Verhältnis der Adsorptionsmaxima verändert wird. Das letztere zeugt von einer Konzentrationsabnahme der Polyenantibiotika in der Lösung. Die Polyene, die in Wechselwirkung mit den Sterinen treten, werden jedoch nicht zerstört, da Zugaben von Isopropanol zu einer völligen Freisetzung führen können. Es zeigt sich auch, daß bei anhaltender Inkubation die Sterine die Polyene vor der Zerstörung bewahren [66].

Die aufgeführten Untersuchungen sind noch nicht ausreichend, um weitergehende Schlußfolgerungen über die Wechselbeziehungen zwischen Polyenantibiotika und Sterinen in der Mikrobenzelle zu ziehen. Ein indirekter Hinweis besteht allerdings darin, daß Sterine nicht in Bakterien gefunden wurden, jedoch in vielen Hefen, Schimmelpilzen, Algen [67] und Protozoen [68], was den Schluß zuläßt, daß die antibiotische Aktivität der Polyene sich nur bei solchen Mikroorganismen zeigt, die Sterine besitzen.

Besonders reich an Sterinen sind Hefen, z. B. *S. cerevisae*, wobei bis zu 90% der ganzen Sterinfraktion bei Hefen aus Ergosterin bestehen kann [69]. Es wird angenommen, daß die Sterine in der zytoplasmatischen Membran die Rolle von Stützelementen spielen [1].

Die antibiotische Wirksamkeit der Polyene auf Störungen der Sterinsynthese zurückzuführen, wurde zwar mehrfach versucht, wie jedoch weitere Versuche zeigten, richtet die antimikrobielle Wirkung der Polyene sich nur auf die in der zytoplasmatischen Membran vorkommenden Sterine.

Ausgehend von dieser Vorstellung unternahmen GHOSCH und CHATTERJEE [68] den Versuch, die Nystatin bindende Komponente aus der Membran von *Leishmania donovani* zu isolieren. Der Versuch, Nystatin zusammen mit der nystatinbindenden Komponente zu erhalten, war nur insofern von Erfolg gekrönt, daß die Bindung des Nystatins an eine Membranfraktion mit hoher Sterinkonzentration sichergestellt werden konnte.

Praktisch die gleichen Ergebnisse wurden in Versuchen mit Hefezellen erhalten. In der zytoplasmatischen Membran von *S. cerevisae* LK2G12 liegt vorwiegend unverestertes Ergosterin vor, dessen Verteilung wie die der Polyene Nystatin und N-Azetylcandidin auf die verschiedenen Zell- und Protoplastenfraktionen untersucht wurde. In den durch Dichtegradientenzentrifugation gewonnenen Fraktionen [51] entsprach in jedem Fall die Verteilung der Polyene dem Steringehalt. Diese Beobachtung wurde nicht nur bei Protoplasten, sondern auch bei intakten Zellen gemacht.

Versuche mit pleuropneumonieähnlichen Organismen brachten ähnliche Ergebnisse, die die Beziehung zwischen dem Steringehalt der Zelle und ihrer Empfindlichkeit gegenüber Polyenen bestätigen. Die Nystatinbindung durch den parasitierenden Stamm *Mycoplasma*, der im Trockengewicht bis zu 5,5% Sterine aufweist, war wesentlich höher als die bei Saprophyten (0,8% Sterine) [70].

Eine weitere Bestätigung der „Sterin"-Hypothese für den Wirkungsmechanismus

der Polyene stellen die Versuchsergebnisse dar, die an menschlichen und tierischen Erythrozyten gewonnen wurden, deren Membran Cholesterin enthält. KINSKY und Mitarb. [29, 71] vertreten die Auffassung, daß alle Polyenantibiotika, wenn auch in unterschiedlichem Maße, eine Lysis der in isotonischer Lösung befindlichen Erythrozyten verursachen. Die Lysis beginnt nach einer kurzen lag-Periode und verläuft anschließend relativ schnell. Bei langandauernder Amphotericin-B-Behandlung wurden auch Fälle von hämolytischer Anämie beobachtet. In in vitro-Versuchen unterdrückte Blutserum jedoch die hämolytische Aktivität der Polyene, wodurch die Seltenheit solcher Fälle zu erklären wäre.
Sehr aufschlußreich sind die Untersuchungen der letzten Jahre mit Mikroorganismen, die in Abhängigkeit von den äußeren Bedingungen Sterine in die Zellmembran inkorporierten. 1965 berichteten WEBER und KINSKY, daß der pleuropneumonieähnliche Organismus *Mycoplasma laidlawii* nur dann gegenüber Filipin empfindlich ist, wenn er auf einem cholesterinhaltigen Medium kultiviert wird [72]. Der vorherige Einschluß von Cholesterin in die Membran erwies sich als obligatorische Bedingung für die darauffolgende Lysis in Anwesenheit von Filipin.
In den etwas später veröffentlichten Versuchen FEINGOLDS wurde gleichfalls auf die Eigenschaft von *Mycoplasma laidlawii* (Stamm A) zurückgegriffen, bei Kultivierung in einem Sterinmedium Cholesterin in die Zellmembran zu inkorporieren und bei Kultivierung in sterinfreiem Medium sterinfreie Membranen zu bilden, um die Reaktion zwischen Sterinen und Polyenen zu beweisen [73]. Wird der Organismus in einem Medium mit 20 μg/ml Cholesterin kultiviert und anschließend in ein cholesterinfreies, mit Amphotericin B versetztes Medium übertragen, so verlor er bereits bei einer Antibiotikumkonzentration von 2 μg/ml seine Lebensfähigkeit. Im Gegensatz hierzu vermehrten sich Zellen, die in Abwesenheit von Cholesterin kultiviert wurden, mit normaler Geschwindigkeit trotz der Antibiotikagaben. Um die in Anwesenheit von Cholesterin gezüchtete, gegenüber Amphotericin B empfindliche Kultur unempfindlich gegen Polyene zu machen, genügt eine zweistündige Inkubation in einem sterinfreien Medium bei 37°.
Von den Pilzen sind Pythiumarten polyenresistent. Obwohl diese Arten keine Sterine synthetisieren oder enthalten, kann eine Inkorporation von Sterinen aus dem Medium in ihre zytoplasmatische Membran erfolgen, was eine Empfindlichkeit gegenüber Polyenen hervorrufen sollte. Eine Kultivierung von *Pythium* in Medien mit Cholesterin, Stigmasterin, Sitosterin und Ergosterin führte unter dem Einfluß von Filipin tatsächlich im Vergleich zur Kontrolle zu einem starken Anstieg der Phosphatabgabe der Zelle. Das kann als indirekter Beweis für die Inkorporation dieser Sterine in die Membran und für eine Reaktion mit Filipin gewertet werden. Wird die Kultur in ein sterinfreies Medium übertragen, erlangt sie erneut ihre Resistenz gegenüber Polyenen [74].
Somit weisen die unterschiedlichsten Untersuchungen auf eine Reaktion zwischen Polyenen und Sterinen in der zytoplasmatischen Zellmembran hin. Das wird durch die Reaktion zwischen Sterinen und Polyenen in vitro bewiesen, durch eine ähnliche Verteilung der Sterine und Polyene in den Zellfraktionen, dadurch, daß polyenempfindliche Mikroorganismen Sterine in der zytoplasmatischen Membran

aufweisen, die bei resistenten Kulturen fehlen und schließlich dadurch, daß die Empfindlichkeit einiger Arten von Mikroorganismen gegenüber Polyenen durch den Steringehalt im Wachstumsmedium gezielt verändert werden kann.
Es erhebt sich die Frage, ob diese Hypothese auch für die Eigenschaften der Organismen zutrifft, deren Resistenz gegenüber Polyenen durch mehrfache Überimpfung in antibiotikahaltige Medien erhöht wurde und deren erhöhte Resistenz erblich ist. Es ist zwar schwierig, bei polyen-empfindlichen Mikroorganismen die Resistenz gegenüber diesen Antibiotika zu erhöhen. Durch Selektion konnten jedoch Hefestämme erhalten werden, deren Resistenz gegenüber Nystatin 5—12mal höher ist als die des Ausgangsstammes war [52]. Versuche mit diesen resistenten und empfindlichen Stämmen von *Candida tropocalis*, *C. stallatoidea* und anderen zeigten, daß die resistenten Stämme etwas weniger Nystatin adsorbieren als die empfindlichen. Die Ursache der Resistenz ist jedoch nicht ausschließlich darauf zurückzuführen, da die Verminderung der Adsorption geringer als der Grad der Resistenzzunahme war. Auf den Steringehalt wurden die genannten Stämme nicht untersucht.
Interessant ist der Vergleich der Wirkung von Nystatin auf Zellen von *S. cerevisae* Y 2243 mit hohem und niedrigem Ergosteringehalt (0,1 und 1,3%). Auf den ersten Blick scheint es, daß die Ergebnisse nicht mit der Hypothese in Einklang stehen: Die Nystatinempfindlichkeit war in beiden Fällen gleich, es wurde auch etwa die gleiche Nystatinmenge von den Zellen mit hohem und niedrigem Ergosteringehalt adsorbiert [65]. Eine Erklärung hierfür könnte sein, daß in den Hefezellen mit hohem Ergosteringehalt das Ergosterin vorwiegend im Zytoplasma gespeichert wird, während in der Membran nicht mehr Ergosterin als gewöhnlich gefunden wird [51]. Die Resistenz einer Art von *Mycoplasma* gegenüber Polyenen bei einem relativ hohen Ergosteringehalt wurde darauf zurückgeführt, daß ein bestimmter Teil der Sterine bei *Mycoplasma* verestert und glykosidiert wird und daher nicht mit Nystatin reagieren kann [75]. Hiermit stimmen Befunde überein, die mittels 4-^{14}C-Cholesterin erhalten wurden und die zeigen, daß nicht das ganze in die Mycoplasmazellen inkorporierte Sterin eine Zunahme der Empfindlichkeit gegenüber Polyenen verursacht [73].
Alle diese Befunde geben jedoch keinen Anlaß, die „Sterin"-Hypothese fallenzulassen und weisen eher auf die Notwendigkeit hin, die Rolle der subzellulären Strukturen und die Möglichkeit unterschiedlicher Bindungszustände der Sterine in der Zelle mit in die Betrachtung einzubeziehen.

Modellsysteme zur Untersuchung des Wirkungsmechanismus der Polyene

1965 veröffentlichten Kinsky und Mitarb. Versuche mit einem Modell der zytoplasmatischen Membran zur Untersuchung des Wirkungsmechanismus der Polyene auf molekularer Ebene. Als Modell diente in der ersten Arbeit [76] eine monomolekulare Sterin- und Phospholipidschicht an der Phasengrenze Luft — Wasser. Es wurden Cholesterin, Ergosterin, β,γ-Dipalmitoyl-L-α-phosphatydyläthanolamin,

γ-Stearoyl-β-oleoyl-L-α-phosphatydylcholin und andere Phosphatydylcholinhaltige Verbindungen verwendet. Die Filme wurden mit einem bestimmten Druck auf die Oberfläche gepreßt und anschließend die Polyenlösungen in Dimethylformamid unter Berücksichtigung aller Vorsichtsmaßnahmen unter die Monoschicht gebracht. In den Kontrollversuchen wurde reines Dimethylformamid verwendet. Die Zusammensetzung der monomolekularen Schicht erwies sich als bestimmender Faktor für das Eindringen von Nystatin und Filipin.

Die höchste Adsorption wurde in Cholesterinmonoschichten beobachtet. So erhöhte Filipin infolge seines Eindringens in den Film den Oberflächendruck von 2 dyn/cm auf 31 dyn/cm. Eine beachtliche Polyenaufnahme wurde auch bei Ergosterinschichten beobachtet. Der Grad der Polyenadsorption hängt, wie zu erwarten war, auch vom Oberflächendruck ab und ist diesem umgekehrt proportional, d. h., je niedriger der Ausgangsdruck war, desto mehr Polyen drang in die Monoschicht ein und um so größer war folglich die Druckzunahme. In die Phospholipidfilme drangen beide Antibiotika kaum ein: Eine geringe Zunahme des Oberflächendruckes wurde nur in den Fällen beobachtet, in denen ein niedriger Ausgangsdruck erzeugt worden war.

Monoschichten wurden auch aus Lipidextrakten von *Staphylococcus aureus*-Zellen hergestellt, einem Organismus, der gegenüber Polyenen unempfindlich ist. In Übereinstimmung mit der Unempfindlichkeit von Bakterien und bakteriellen Protoplasten gegenüber Polyenen drang Filipin nicht in diese Lipidschichten ein. Es erhöhte im Gegensatz hierzu jedoch beachtlich den Druck an der Oberfläche von Lipidmonoschichten aus Erythrozyten, was auch der Fähigkeit der Polyene entspricht, diese Zellen aufzulösen. Monoschichten aus der neutralen Lipidfraktion, die aus Erythrozyten extrahiert wurde und in der Cholesterin gespeichert war, reagierten auf Filipinzugabe stärker als solche, die aus der Gesamtlipidfraktion präpariert wurden. Schließlich wurde gezeigt, daß während Monoschichten aus γ-Stearoyl-β-oleoyl-L-phosphatydylcholin für Filipin nicht permeabel sind, Monoschichten, die gleiche Mengen dieser Verbindung und Cholesterin enthielten, für das Antibiotikum durchlässig sind.

In einer anderen Versuchsanordnung wurde bei konstantem Oberflächendruck die Fähigkeit der Polyene untersucht, die Fläche zu vergrößern, die der monomolekulare Film einnimmt. Eine merkliche Flächenvergrößerung für Cholesterin- und Ergosterinmonoschichten wurde unerwarteterweise nur bei hohen Polyenkonzentrationen beobachtet. Um diesen Fakt zu erklären, wurde die Vermutung ausgesprochen, daß die Polyene eine Umorientierung der Sterinmoleküle in der Monoschicht hervorrufen. Die Flächenvergrößerung ist dabei nicht groß, der Druck an der Oberfläche erhöhte sich aber beachtlich. Im Fall der zytoplasmatischen Membran muß die Umorientierung der Sterine die Durchlässigkeit verändern. Diese Annahme wird nach Meinung der Autoren dadurch unterstützt, daß bei elektronenmikroskopischen Untersuchungen an Erythrozytenmembranen eine Umorientierung der Lipidkomponenten unter dem Einfluß von Saponinen nachgewiesen werden konnte. Wie bekannt, reagieren Saponine gleichfalls mit Sterinen. Die Anzahl der in die monomolekulare Schicht eindringenden Filipinmoleküle ist nach den Berechnungen von KINSKY und Mitarb. nicht groß: auf 100—250 Cholesterinmoleküle entfällt nur ein Polyenmolekül [76].

1966 wurde der Einfluß von Polyenen auf die Stabilität zweischichtiger Lipidfilme untersucht, deren mechanische Eigenschaften, elektrische Ladung und Permeabilität in gewissem Grade an die zytoplasmatische Membran erinnern [77]. Die Filme wurden aus Lipidlösungen in Dekan erhalten und enthielten:

1. 1% Eilezithin.
2. 1% Eilezithin und 0,5% Cholesterin.
3. 1% Eilezithin und 0,05% Cholesterin.

Diese Modellmembranen blieben über einige Stunden stabil. Zugaben von Filipin und Nystatin bis zu einer Konzentration von $4 \cdot 10^{-5}$ M zeigten in den verschiedenen Fällen eine unterschiedliche Wirkung. Die Cholesterin-freien Filme wurden bei einstündiger Inkubation mit Polyenen nicht zerstört. Filme mit einem hohen Cholesteringehalt zerfielen dagegen unter dem Einfluß von Filipin innerhalb von 5 Minuten, unter dem Einfluß von Nystatin innerhalb von 25 Minuten, während Perhydrofilipin in dieser Hinsicht völlig inaktiv war. Bei einer Verminderung des Cholesteringehaltes des Filmes auf ein Zehntel nahm die Polyen-Wirkung ab: Filipin rief den Zerfall des Filmes nicht nach 5, sondern erst nach 17 Minuten hervor. Die Empfindlichkeit auch dieser Membran hängt also vom Steringehalt ab.
Durch Untersuchungen der letzten Jahre wurde klar bewiesen, daß die hauptsächliche Ursache der antimikrobiellen Aktivität der Polyenantibiotika in der Störung der selektiven Permeabilität der zytoplasmatischen Membran infolge der Reaktion mit Sterinen zu suchen ist.
Direkte Beweise für das Eindringen von Polyenen durch die Membran in das Zytoplasma existieren nicht. Es gibt jedoch eine Mitteilung darüber, daß niedrige Nystatinkonzentrationen bei *Penicillium chrysogenum* die induzierte Amylasebildung hemmen [78]. Das läßt sich jedoch nicht nur durch eine Störung der Eiweißsynthese im Zytoplasma erklären, sondern auch durch eine Hemmung des Eindringens des Induktors in die Membran.
Einige synthetische Verbindungen ähneln in ihrer Wirkung auf die zytoplasmatische Membran den Polyenen, obwohl sie sich in ihrer Struktur von den letzteren wesentlich unterscheiden. So zerstört zum Beispiel auch Benzalkoniumchlorid die zytoplasmatische Membran, setzt K^+-Ionen aus der Zelle frei und hemmt die Glykolyse [79]. Der Mechanismus der fungiziden Wirkung von Didezylguanidinazetat [80] und β-Propiolakton [81] wird auch auf die Zerstörung der zytoplasmatischen Membran von Pilzen zurückgeführt. Weiterhin wurde von JU. O. SASYKIN und G. N. BORISOVA [82] die fungizide Wirkung des 4-Ketodezen-5-carbonsäuremethylesters (KDM) durch eine Störung der Membranfunktion erklärt. Bei einem Vergleich von Nystatin und KDM wurden *C. albicans* und *S. cerevisae* als Testobjekt verwendet. Beide Substanzen hemmten die Hefeatmung unabhängig vom Oxydationssubstrat: Glukose, Äthanol oder Milchsäure und erwiesen sich als effektive Glykolyseinhibitoren in intak-

ten Zellen. In zellfreien Extrakten von *S. cerevisae* waren dagegen sowohl die Glukoseoxydation als auch die Glykolyse durch Nystatin und KDM nicht hemmbar, wie auch die Dekarboxylierung der Brenztraubensäure in zellfreien Extrakten unbeeinflußt blieb. In den aufgezählten Fällen war die Wirkung von KDM und Nystatin, wenn von den mengenmäßigen Unterschieden abgesehen wird, gleich. Bei Untersuchung ihres Einflusses auf die endogene Atmung deckten sich die Ergebnisse jedoch nicht: Nystatin unterdrückte die endogene Atmung von Hefen, während KDM keinen Einfluß ausübte. Dem entspricht, daß KDM nach zweistündigem Kontakt im Gegensatz zu Nystatin bei *C. albicans* in der Vermehrungsphase den Sauerstoffverbrauch nicht vollständig hemmt. Die „Rest"-Atmung blieb während der ganzen Versuchszeit erhalten.
Beide Substanzen verursachten eine merkliche Hemmung des Verbrauchs an anorganischem Phosphat (KH_2PO_4) bei Hefen, wobei Nystatin (50 µg/ml) eine völlige Hemmung und KDM (200 µg/ml) eine weniger starke Hemmung hervorruft. So adsorbierte eine bestimmte Menge von Zellen bei einer Ausgangskonzentration von 28 µg/ml Phosphor im Medium in 15 Min. 43% des im Medium enthaltenen Phosphors, in Anwesenheit von KDM jedoch nur etwa 9% (Phosphorbestimmung nach Fiske-Subarrow). KDM und Nystatin unterschieden sich jedoch sehr stark in ihrer Fähigkeit, bei Hefezellen eine Freisetzung von Phosphat hervorzurufen. Unter dem Einfluß von Nystatin verloren die Zellen schnell Phosphat, das im Inkubationsmedium erschien, während bei Kontakt mit KDM keine Freisetzung von Phosphat stattfand.
KDM hemmte also die Phosphat-Adsorption bei Hefezellen, ruft jedoch keine Freisetzung aus der Zelle hervor. Das weist auf eine begrenztere Wirkung dieser Substanz auf die Membran der Hefezelle im Vergleich zu Nystatin hin[1], die sich auch in bezug auf die Freisetzung wasserlöslicher Substanzen mit einem Adsorptionsmaximum bei 260 nm (Nukleotide, Nukleoside u. a.) manifestiert. Im Beisein von Nystatin stieg der Gehalt dieser Substanzen in Phosphatpuffer als Medium im Vergleich zur Kontrolle auf das Siebenfache an und verringerte sich im Trichloressigsäureextrakt der Zellen stark.
In Anwesenheit von KDM konnten keine Unterschiede zur Kontrolle beobachtet werden. Im Gegensatz zu Nystatin, dessen Aktivität als Glykolyseinhibitor bei abnehmenden pH-Werten beachtlich anstieg, konnte bei KDM diese Abhängigkeit nicht beobachtet werden, d. h., die Glykolyseenzyme blieben weiterhin vor dem Außenmedium geschützt. Alles das weist auf das Vorliegen eines fungiziden Stoffes mit begrenzter Wirkung auf die zytoplasmatische Membran im Vergleich zu den Polyenen hin.
Abschließend sei noch bemerkt, daß Nystatin das Eindringen von Aminosäuren

[1] Beide Substanzen hemmten gleichzeitig, wie das von Inhibitoren der Membranfunktionen zu erwarten war, die RNS- und DNS-Synthese in Zellen von *C. albicans*, d. h., sie zeigten keine selektive Wirkung. Die Versuche wurden an Hefezellen, die sich in einem Biermalzmedium vermehrten, durchgeführt. Eiweiß, RNS und DNS wurden entsprechend nach Lowry, mit der Ornizinmethode und der Diphenylaminreaktion bestimmt.

in die Hefezelle bei niedrigeren Konzentrationen bewirkt als die Freisetzung aus der Zelle [83].

Die Wirkung der Polyene auf Hefen und Schimmelpilze unterscheidet sich in vieler Hinsicht von der Wirkung fungizider Antibiotika anderer Struktur, insbesondere von Griseofulvin und Actidion, die die Stoffwechselprozesse im Zytoplasma angreifen [84, 85].

Literatur

[1] Lampen, J. O., Interference by polyenic antifungal antibiotics (especially nystatin and filipin) with specific membrane functions. Biochemical studies of antimicrobial drugs. The sixteenth symposium of the society for General Microbiology, 1966, 47–49.

[2] Zondag, E., Posthuma, J., Berends, W., On the mechanism of a photodynamic reaction. — Biochim. et biophys. acta, 1960, 39, N 1, 178–180.

[3] Kinsky, S. C., Nystatin binding by protoplasts and a particulate fraction of *Neurospora crassa,* and a basis for the selective toxicity of polyene antifungal antibiotics. — Proc. Nat. Acad. Sci. USA, 1962, 48, N 6, 1049–1056.

[4] Tsukahara, A., Effect of trichomycin on the respiration of Candida albicans. IV. Aminoacid oxidation. — J. Antibiotics, B, 1958, 11, N 4, 169–176.

[5] Tsukahara, T., Effect of trichomycin on the respiration of *Candida albicans.* VI. The antagonism between riboflavin and trichomycin on the respiratory metabolism of Candida albicans. — J. Antibiotics, B, 1960, 13, N 3, 103–107.

[6] Tsukahara, T., Mode of action of trichomycin. III. Antagonistic relationship between riboflavin and trichomycin inhibition on the respiratory metabolism of Candida albicans. — Japan, J. Microbiol., 1961, 5, N 1, 41–49.

[7] Bradley, S. G., Farber, P. J., Jones, L. A., Action of polyene antibiotics on Candida. Antimicrob. Agents Annual, 1960, Washington, D. S., Soc. Industr. Microbiol, 1961, 558–569.

[8] Heleka, E. K., Solotorovsky, M., Development of resistance to polyene antibiotics in Candida albicans. — J. Bacteriol., 1965, 89, N 6, 1533–1539.

[9] Bradley, S. G., Jones, L. A., Mechanism of action of antibiotics. — Ann. N. Y. Acad. Sci., 1960, 89, N 1, 122–133.

[10] Lampen, J. O., Morgan, E. R., Slocum, A. C., Inhibition of sugar utilization by nystatin. — Federat. Proc., 1956, 15, N 1, 295–296.

[11] Lampen, J. O., Morgan, E. R., Slocum, A. C., Effect of nystatin on the utilisation of substrates by yeast and other fungi. — J. Bacteriol., 1957, 74, N 3, 297–302.

[12] Harman, J. W., Masterson, J. G., The mechanism of nystatin action. Irish. J. Med. Sci., 1957, N 378, 249–253.

[13] Fujii, T., Biochemical studies on pathogenic fungi. VIII. The effect of an antibiotic, trichomycin on the respiration and phosphorous metabolism of Trichophyton gupseum. Pharmacol. Bull. Japan, 1957, N 5, 511–514.

[14] Drouhet, E., Hirth, L., Lebeurier, G., Influence de l'amphotericine B sur le metabolism respiratoire de Candida albicans. — C. R. Acad. Sci., 1958, 247, N 25, 2416–2419.

[15] Ribereau-Gayon, J., Peyneud, E., Lafourcade, S., Lafon, M., Mode d'action des antibiotiques antifongiques sur les levures. — Bull. Soc. chim. biol., 1958, 40, N 1, 189 bis 201.

[16] Bradley, S. G., Effect of nystatin on *Candida stellatoidea.* Antibiot. and Chemotherapy, 1958, 8, N 6, 282–286.

[17] Scholz, R., Schmitz, H., Bücher, Th., Lampen, J. O., The effects of nystatin on baker's yeast. — Biochem. Z., 1959, **331**, H 2, 71—86.

[18] Tsukahara, A., Saito, T., Hayashi, K., On growth promoting action of antibiotics on Candida albicans, specially on manometrical observation. I. Internal respiration of *Candida albicans* and effect of antibiotics on maltose oxidation. J. Antibiotics, B., 1959, **12**, N 4, 278—285.

[19] Goljakow, P. N., Der Einfluß von Nystatin auf die Atmungsfunktion bei den hefeähnlichen Pilzen der Gattung *Candida*. Berichte der 5. Leningrader mykol. Konf., 1960, 89—97.

[20] Tsukahara, T., Mode of action of trichomycin. I. Effect of trichomycin on the carbohydrate respiration of Candida albicans. — Japan, J. Microbiol., 1960, **4**, N 2, 181—188.

[21] Drouhet, E., Hirth, L., Lebeurier, G., Mode d'action des antibiotiques. I. Action de l'amphotericine sur le metabolisme respiratioire de Candida albicans. — Ann. Inst. Pasteur, 1960, **98**, N 4, 469—484.

[22] Rhoades, E. R., Muchmore, H. G., The effect of amphotericin on respiration of *Cryptococcus*. — Antibiot. Annual., New York, N. Y., Antibiotica, Inc., 1960, 619—621.

[23] Ghosh, B. K., Haldar, D., Chatterjee, A. N., Effect of nystatin on the metabolism of a protozoal organism, *Leishmania donovano*. — Ann. Biochem. and Exptl. Med., 1960, **20**, N 2, 55—56.

[24] Drouhet, E., Hirth, L., Lebeurier, G., Some aspects of the mode of action antifungal antibiotics. — Ann. N. Y. Acad. Sci., 1960, **89**, N 1, 134—155.

[25] Gale, G. R., The effect of amphotericin B on yeast metabolism. — J. Pharmacol. and Exptl. Therap., 1960, **129**, N 3, 257—261.

[26] Henis, Y., Grossowicz, N., Studies on the mode of action of antifungal heptaene antibiotics. — J. Gen. Microbiol., 1960, **23**, N 2, 345—355.

[27] Lampen, J. O., The report Rutgers, the State University, 1960 New Brunswick, New Jersey.

[28] Gottlieb, D., Ramachandran, S., Mode of action of antibiotics. I. Site of action of ascosin. — Biochim. et biophys. acta, 1961, 53, N 2, 391—396.

[29] Kinsky, S. C., Comparative responses of mammalian erythrocytes and microbial protoplasts to polyene antibiotics and vitamin A. — Arch. Biochem. and Biophys., 1963, **102**, N 2, 180—188.

[30] Shaw, P. D., Allam, A. M., Gottlieb, D., Effect of filipin on the terminal electron transport system of *Saccharomyces cerevisiae*. — Biochim. et biophys., acta, **1964**, 89, N 1, 33—41.

[31] Lampen, J. O., Fungi and Fungus diseases. N. Y. Academy of Medicine, Section of Microbiology Symposium N 11, Academic Press, N. Y.

[32] Sutton, D., Marini, F., Lampen, J. O., Yeast glycolysis: enzyme localization and the site of nystatin action. — Bacteriol. Proc., 1960, 60, 160.

[33] Osteux, R., Tran-Van-Ky, Biguet, J., Contribution to the study of the mode of action of nystatin on *Candida albicans*. — C. R. Acad. sci., 1958, **247**, N 25, 2475—2478.

[34] Marini, F., Arnow, P., Lampen, J. O., The effect of monovalent cations on the inhibition of yeast metabolism by nystatin. — J. Gen. Microbiol., 1961, **24**, N 1, 51—62.

[35] Sutton, D. D., Arnow, P. M., Lampen, J. O., Effect of high concentrations of nystatin upon glycolysis and cellular permeability in yeast. — Proc. Soc. Exptl. Biol. and Med., 1961, **108**, N 1, 170—175.

[36] Harsch, M., Lampen, J. O., Modification of K^+ transport in yeast by the polyene antifungal antibiotic N-acetylcandidin. — Biochem. Pharmacol., 1963, **12**, N 8, 875—883.

[37] CIRILLO, V. P., HARSCH, M., LAMPEN, J. O., Action of the polyene antibiotics filipin, nystatin and N-acetylcandidin on the yeast cell membrane. — J. Gen. Microbiol., 1964, **35**, N 2, 249—259.

[38] MUNTZ, J. A., The role of potassium and ammonium ions in alcoholic fermentation. — J. Biol. chem., 1947, **171**, N 2, 653—665.

[39] RICHARDS, O. C., RUTTER, W. J., Studies on the properties and mechanism of action of various aldolases. — Federat. Proc., 1960, **19**, N 1, 86.

[40] WASHIO, S., MANO, Y., SHIMAZONO, N., Purification and assay method of pyruvate kinase from baker's yeast. — J. Biochem., 1959, **46**, N 12, 1661—1663.

[41] KOTTKE, M., SISLER, H. D., Effect of fungicides on permeability of yeast cells to the pyruvate ion. — Phytopathology, 1962, **52**, N 9, 959—961.

[42] GHOSH, A., GHOSH, J. J., Changes in the intracellular constituents of *Candida albicans* on nystatin and amphotericin B treatment. — Ann. Biochem. and Exptl. Med., 1963, **23**, N 4, 113—122.

[43] LAMPEN, J. O., ARNOW, P. M., Differences in action of large and small polyene antifungal antibiotics. — Bull. Res. Council Israel, 1963, All, N 4, 286—291.

[44] MARINI, F., Meccanismo d'azione degli antibiotici polienici e permeabilita cullulare. — Ann. microbiol. et enzimol., 1961, **11**, N 5—6, 159—167.

[45] KINSKY, S. C., Alterations in the permeability of *Neurospora crassa* due to polyene antibiotics. — J. Bacteriol., 1961, **82**, N 6, 889—897.

[46] KINSKY, S. C., The effect of polyene antibiotics on permeability in *Neurospora crassa.* — Biochem. and Biophys. Res. Communs, 1961, **4**, N 5, 353—357.

[47] ROSS, J. P., The effect of the polyene antibiotic fungichromin on the free and combined amino acids of *Verticillium alboatrum.* — Phytopathology, 1959, **49**, N 7, 422—425.

[48] GHOSH, B. K., CHATTERJEEE, A. N., Action of an antifungal antibiotic, nystatin on the protozoa *Leishmania donovani.* Part II. Studies on the release of intracellular constituents. — Ann. Biochem. and Exptl. Med., 1961, **21**, N 11, 343—354.

[49] GHOSH, B. K., CHATTERJEE, A. N., Leishmanicidal activity of nystatin, a polyene antifungal antibiotic. I. The probable mechanism of action of nystatin on *Leishmania donovani.* — Antibiot. and Chemotherapy, 1952, **12**, N 3, 204—206.

[50] GHOSH, B. K., CHATTERJEE, A. N., Action of an antifungal antibiotic, nystatin on the protozoa *Leishmania donovani.* Part III. Studies on the lysis of the cells of *L. donovani.* Ann. Biochem. and Exptl. Med., 1963, **23**, N 5, 173—186.

[51] LAMPEN, J. O., ARNOW, P. M., BOROWSKA, Z., LASKIN, A. I., Location and role of sterol at nystatin-binding sites. — J. Bacteriol., 1962, **84**, N 6, 1152—1160.

[52] LAMPEN, J. O., ARNOW, P., Significance of nystatin uptake for its antifungal action. — Proc. Soc. Exptl. Biol. and Med., 1959, **101**, N 4, 792—797.

[53] LAMPEN, J. O., MORGAN, E. R., SLOCUM, A., ARNOW, P., Absorption of nystatin by microorganisms. — J. Bacteriol., 1959, **78**, N 2, 282—289.

[54] KINSKY, S. C., Effect of polyene antibiotics on protoplasts of *Neurospora crassa.* — J. Bacteriol., 1962, **83**, N 2, 351—358.

[55] SHOCKMAN, G. D., LAMPEN, J. O., Inhibition by antibiotics of the growth of bacterial and yeast protoplasts. — J. Bacteriol., 1962, **84**, N 3, 508—512.

[56a] GHOSH, B. K., Action of an antifungal antibiotic, nystatin on the protozoa *Leishmania donovani.* VI. Investigations concerning the effect on isolated membranes and the isolation of antibiotic rich cell portions of *L. donovani.* — Ann. Biochem. and Exptl. Med., 1963, **23**, N 9, 337—344.

[56] Ghosh, A., Ghosh, J. J., Absorption of nystatin by *C. albicans.* — Sci. and Culture, 1962, **28**, N 5, 239—240.

[57] Ghosh, A., Ghosh, J. J., Factors affecting the absorption of nystatin by *Candida albicans.* — Ann. Biochem. and Exptl. Med., 1963, **23**, N 3, 101—112.

[58] Schneierson, S. S., Amsterdam, D., Littman, M. L., Inactivation of amphotericin B. chlorquinaldol, gentian violet and nystatin by bile salts. — Proc. Soc. Exptl. Biol. and Med., 1958, **99**, N 1, 241—244.

[59] Hickey, R. J., The antagonism between the antifungal antibiotic, ascosin, and some long-chain, unsaturated fatty acids. — Arch. Biochem. and Biophys., 1953, **46**, N 2, 331—336.

[60] Gottlieb, D., Carter, H. E., Sloneker, J. H., Ammann, A., Protection of fungi against polyene antibiotics by sterols. Science, 1958, **128**, N 3320, 361.

[61] Gottlieb, D., Carter, H. E., Gaudy, E., Sterol reversal of inhibitory action of filipin on the growth of fungi. — Bacteriol. Proc., 1959, **59**, 114.

[62] Perritt, A. M., Phillips, A. W., Robinson, T., Sterol protection against pimaricin in *Saccharomyces cerevisiae.* — Biochem. and Biophys. Res. Communs, 1960, **2**, N 6, 432—435.

[63] Ramachandran, S., Studies on the mode of action of antibiotics. I. Hamycin. — Hindust. Antibiot. Bull., 1961, **4**, N 2, 74—79.

[64] Ghosh, A., Ghosh, J. J., Effect of nystatin and amphotericin B on the growth of Candida albicans. — Ann. Biochem. and Exptl. Med., 1963, **23**, N 1, 29—44.

[65] Lampen, J. O., Arnow, P. W., Safferman, R. S., Mechanism of protection by sterols against polyene antibiotics. — J. Bacteriol., 1960, **80**, N 2, 200—206.

[66] Safferman, R. S. ph. D., Thesis Rutgers, the State University. New Brunswick. New Jersey.

[67] Asselineau, J., Lederer, E., Lipide metabolism. K. Bloch. Ed., N. Y. John Wiley, 1960, 337.

[68] Ghosh, B. K., Chatterjee, A. N., Leishmanicidal activity of nystatin, a polyene antifungal antibiotic. II. Isolation of bound nystatin from cells of *Leishmania donovani* and its clinical application. — Antibiot. and Chemotherapy, 1962, **12**, N 4, 221—224.

[69] Starr, P. R., Parks, L. W., Some factors affecting sterol formation in *Saccharomyces cerevisiae.* — J. Bacteriol., 1962, **83**, N 5, 1042—1046.

[70] Razin, Sh., Argaman, M., Avigan, J., Chemical composition of Mycoplasma cells and membranes. J. Gen. Microbiol., 1963, **33**, N 3, 477—487.

[71] Kinsky, S. C., Avruch, J., Permutt, M., Rogers, H. B., The lytic effect of polyene antifungal antibiotics on mammalian erythrocytes. — Biochem. and Biophys. Res. Communs, 1962, **9**, N 6, 503—507.

[72] Weber, M. M., Kinsky, S. C., Effect of cholesterol on the sensitivity of *Mycoplasma laidlavii* to the polyene antibiotic filipin. — J. Bacteriol., 1965, **89**, N 2, 306—312.

[73] Feingold, D. S., The action of amphotericin B on *Mycoplasma laidlawii.* — Biochem. and Biophys. Res. Communs, 1965, **19**, N 2, 261—267.

[74] Schlosser, E., Gottlieb, D., Sterols and the sensitivity of Pythium species to filipin. — J. Bacteriol., 1966, **91**, N 3, 1080—1084.

[75] Razin, Sh. Binding of nystatin by *Mycoplasma* (pleuropneumonia-like organisms). — Biochim. et biophys. acta, 1963, **78**, N 4, 771—773.

[76] Demel, R. A., Deenen, L. L. M. Van, Kinsky, S. C., Penetration of lipid monolayers by polyene antibiotics. Correlation with selective toxicity and mode of action. — J. Biol. Chem., 1965, **240**, N 6, 2749—2753.

[77] Zutphen, H. van, Deenen, L. L. M., Kinsky, S. C., The action of polyene antibiotics on bilayer lipid membranes. — Biochem. and Biophys. Res. Communs, 1966, **22**, N 4, 393—398.

[78] Horváth, J., Shentirmai, A., The mode of inhibition of induced amylase synthesis by nystatin. — Antibiot. and Chemotherapy, 1960, **10**, N 5, 303—305.

[79] Scharff, T. G., Correlation of the metabolic effects of of benzalkonium chloride with its membrane effects in Yeast. — Federat. Proc., 1960, 19, N 1, 136.

[80] Brown, I. F., Sisler, H. D., Mechanism of fungitoxic action on n-dodecylguanidine acetate. — Phytopathology, 1960, 50, N 11, 830—839.

[81] Gale, G. E., The effects of β-propiolactone on the metabolism of *Candida albicans*. — J. Infect. Diseases, 1955, **98**, N 3, 150—258.

[82] Sasykin, Ju. O., Borisova, G. N., Untersuchungen zur Wirkung einer neuen fungiziden Substanz, dem 4-Ketodezen-5-carbonsäuremethylester, auf den Stoffwechsel von *C. albicans* und *Sacch. cerevisae*. — Antibiotiki, 1963, 8, Nr. 8, 717—723.

[83] Stachiewicz, E., Quastel, J. H., Amino acid transport in yeast and effects of nystatin. — Canad. J. Biochem. and Physiol., 1963, **41**, N 2, 397—407.

[84] Sasykin, Ju. O., Über den Mechanismus der Antibiotikawirkung auf den Stoffwechsel von Mikroorganismen — Antibiotiki, 1961, **6**, Nr. 5, 453—472.

[85] Bent, K.-J., Moore, R. H., The mode of action of griseofulvin. Biochemical studies of antimicrobial drugs. The sixteenth symposium of the society for General microbiology, 1966, 47—69.

3. Über die Wirkung von Antibiotika auf die Eiweißsynthese

3.1 Chloromycetin und die Eiweiß-Synthese bei Mikroorganismen

Von den Antibiotika, die die Eiweiß-Synthese hemmen, hat das Chloromycetin als erstes die Aufmerksamkeit der Biochemiker auf sich gezogen. Über den Wirkungsmechanismus dieses Antibiotikums gibt es eine umfangreiche Literatur, da es bereits frühzeitig im klinischen Bereich Anwendung fand und auf Grund seiner relativ einfachen Struktur, die die Synthese zahlreicher Derivate ermöglichte.

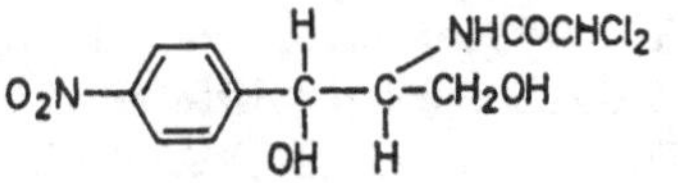

Chloromycetin (Haupt-Synonyma: Chloramphenicol, Lewomycetin)

Das Chloromycetin [D-threo-1-(p-Nitrophenyl)-2-dichlorazetyl-amino-propan-1,3-diol] unterscheidet sich in seiner antibiotischen Aktivität deutlich von dem L-Threo-, D-Erythro- und L-Erythro-Isomeren, die nur eine sehr schwache antimikrobielle Wirkung haben.
Mit der Bedeutung der einzelnen Teile des Chloromycetin-Moleküls für dessen antimikrobielle Aktivität befaßten sich Untersuchungen von M. M. Semjakin, M. N. Kolosov, M. M. Levitov, K. I. Germanova u. a. [1—4] und von F. E. Hahn u. a. [5]. Nach den, in dem entsprechenden Abschnitt der Monographie „Die Chemie der Antibiotika" [6] kurz zusammengefaßten Ergebnissen dieser Arbeiten wird die antimikrobielle Wirkung des Chloromycetins gleichzeitig von 3 Faktoren bestimmt:

1. von den genau definierten geometrischen Parametern und der entsprechenden Konformation der Aminopropandiol-Gruppierung;
2. von der stark polarisierenden Wirkung des p-Nitrophenyl-Restes, dessen geometrische Parameter ohne wesentliche Bedeutung sind;
3. von der stark polarisierenden Wirkung des Dichlorazetyl-Restes, wobei gleichzeitig auch die definierten geometrischen Parameter von Bedeutung sind.

Diese Aussagen wurden durch die Analyse der biologischen Aktivität einer großen Anzahl von Derivaten des Chloromycetins ermöglicht. Zwei Forschungsrichtungen — einmal die Untersuchungen über die Abhängigkeit der antimikrobiellen Wirkung des Chloromycetins und seiner Derivate von der Struktur und zum anderen die Untersuchungen über die Wirkung dieses Antibiotikums auf die biochemischen Prozesse bei Mikroorganismen — liefen lange Zeit unabhängig nebeneinander her.

Erst vor kurzem wurde über Versuche, die sich mit der Bedeutung der einzelnen Teile des Chloromycetin-Moleküls für dessen Wirkung befassen, berichtet, und zwar sowohl hinsichtlich des Eindringens des Chloromycetins in die Zelle als auch in bezug auf die Hemmung der Eiweiß-Synthese in zellfreien Systemen. Nach Versuchen von G. N. Telesnina, M. A. Novikova u. a. [7] über die Wirkung verschiedener Chloromycetin-Analoga auf das zellfreie System der Eiweiß-Synthese bei *Escherichia coli* beeinflußt der Dichlorazetylrest des Antibiotikums das Eindringen in die Zelle, während die Aryl-Gruppe in direkte Wechselwirkung mit dem Eiweißsynthese-System tritt. Andere Autoren untersuchten die Fähigkeit des Thiophenicols, das statt der Nitrophenylgruppe im Chloromycetin eine 4-Methylsulfonyl-phenyl-Gruppe besitzt, zum Eintritt in die Zelle und dessen Aktivität gegenüber dem zellfreien System der Eiweiß-Synthese.
Dieses Derivat dringt fünfmal so langsam wie das natürliche Antibiotikum in intakte *E. coli* B-Zellen und Sphäroplasten ein. Der Unterschied zwischen den beiden Substanzen ging jedoch bei Versuchen in zellfreien Systemen der Eiweiß-Synthese verloren. Die Hemmung der Inkorporation von C^{14}-Leuzin oder anderer markierter Aminosäuren in die Polypeptidkette war gleich. Der langsamere Eintritt von Thiophenicol in die Mikrobenzellen führte zu dem Eindruck, als ob das Thiophenicol gegenüber einer Inaktivierung durch Azetylierung in intakten Zellen von *E. coli* K12CSH-2/c TS resistenter wäre als das Chloromycetin. Der aus den Zellen dieses Stammes isolierte Enzymapparat inaktivierte jedoch beide Substanzen mit der gleichen Geschwindigkeit [8].
In den bisher kurz besprochenen Arbeiten konnte die Frage nach der Bedeutung der einzelnen Teile des Chloromycetin-Moleküls für dessen antimikrobielle Aktivität noch nicht endgültig beantwortet werden.

Zur selektiven Wirkung des Chloromycetins auf die Eiweiß-Synthese bei Mikroorganismen

Im Jahre 1950 berichteten Gale und Paine in einer kurzen Mitteilung [9] darüber, daß das Chloromycetin in einer Konzentration von 1 μg/ml die Eiweiß-Synthese in *Staphylococcus aureus* auf 76% senkte. Gleichzeitig konnte gezeigt werden, daß das Chloromycetin auch in sehr hohen Konzentrationen den Durchtritt von Glutaminsäure durch die zytoplasmatische Membran und die Akkumulation der freien Glutaminsäure in der Zelle kaum beeinflußte. In weiteren Mitteilungen wiesen Gale und Mitarb. [10, 11] auf die selektive Hemmung der Eiweiß-Synthese durch Chloromycetin hin. Atmung und Nukleinsäure-Synthese liefen in Gegenwart des Antibiotikums weiter.
Hahn, Wisseman u. a. stellten 1951 fest, daß das Chloromycetin in minimalen, wachstumshemmenden Konzentrationen die Ausbildung des für die Oxydation von Laktose, Maltose, Arabinose und Azetat benötigten adaptiven enzymatischen Systems bei *E. coli* hemmt [12].

In weiteren Mitteilungen aus diesem Laboratorium (1953—1955) wurden die grundlegenden, heute noch gültigen Vorstellungen über die Wirkungsweise des Chloromycetins auf den Stoffwechsel intakter Zellen veröffentlicht [13—16]. In einer dieser Arbeiten wurde nachgewiesen, daß das Chloromycetin in geringen Konzentrationen die Assimilierung von Ammoniak durch die Darmflora stark hemmt. Dazu wurden die Darmbakterien in einem synthetischen Nährboden gezüchtet [14]. Außerdem verursachte das Chloromycetin in diesen geringen Konzentrationen einen schnellen und vollständigen Abbruch des Absorptionsanstiegs bei 420 mm und hemmte gleichzeitig in relativ geringem Maße den Absorptionsanstieg bei 260 nm. Die hieraus gezogenen Schlußfolgerungen über eine hohe Empfindlichkeit der Eiweiß-Synthese gegenüber Chloromycetin wurden durch die Bestimmung des Eiweiß-, RNS- und DNS-Gehalts in diesen Proben direkt bestätigt. Das Chloromycetin (60 µg/ml) hemmte innerhalb von 10 Minuten nach der Zugabe die Eiweiß-Synthese; die Nukleinsäuresynthese lief jedoch noch längere Zeit danach mit unveränderter Geschwindigkeit ab. Diese Angaben entsprachen den Befunden, die durch quantitative Bestimmung der Markierung von Eiweiß- und Nukleinsäure-Fraktionen nach dem Zusatz von C^{14}-markierten Glyzin und Chloromycetin erhalten wurden: Die Radioaktivität der Eiweiße war im Vergleich zur Kontrolle stark gesunken, während die Aktivität der Nukleinsäuren unter der Einwirkung des Antibiotikums unverändert geblieben war.
Weiterhin wurde der Einfluß der optischen Isomeren des Chloromycetins auf die Synthese des Poly-D-glutamins aus der Kapsel von *Bacillus subtilis* untersucht [15].
Es war zu vermuten, daß die Bildung des Polypeptids durch das L(+)-Erythroisomere des Chloromycetins spezifisch beeinträchtigt wird, nicht aber durch das natürliche Antibiotikum, das nur die Synthese der zytoplasmatischen Eiweiße aus L-Aminosäuren hemmt. Obwohl das Wachstum von *B. subtilis* durch das L(+)-Erythroisomere fast nicht gehemmt wird, erwies sich dieses Isomere tatsächlich als hochaktiver Inhibitor der Bildung des Kapsel-Polypeptids.
Der Energie-Stoffwechsel war gegenüber Chloromycetin nur wenig empfindlich. Hohe Konzentrationen des Antibiotikums (100 µg/ml) beeinflußten die Lumineszens von *Achromobacter fischeri* und die Glukose-Oxydation durch *E. coli*-Zellen nicht. Das Chloromycetin zeigte auch keinen Einfluß auf die Bildung von Phosphoglyzerinsäure in zellfreien *E. coli* B-Extrakten [16].
Außer diesen Arbeiten wurden zahlreiche Mitteilungen veröffentlicht, in denen die selektive Wirkung des Chloromycetins auf die Eiweiß-Synthese mit verschiedenen Methoden und an verschiedenen Mikroorganismen nachgewiesen werden konnte. Es zeigte sich, daß das Chloromycetin sich von den anderen die Eiweißsynthese hemmenden Antibiotika durch seine besonders hohe Selektivität unterscheidet. Das geht z. B. aus dem Vergleich des Chloromycetins mit Oxytetracyclin und Erythromycin hinsichtlich ihrer Fähigkeit, die Nukleinsäure-Synthese in *S. aureus*-Zellen nach Unterdrückung der Eiweiß-Synthese zu beeinflussen, hervor (Ju. O. Sasykin und G. N. Borisova) [17]. Die Antibiotika (25 µg/ml) wurden in auf Fleisch-Pepton-Bouillon wachsende Kulturen eingebracht und in

den nach 15, 30 und 60 Minuten entnommenen Proben Eiweiß, RNS und DNS quantitativ bestimmt. Vor der Eiweiß-Bestimmung wurde die gewaschene Zellmasse mit 5%iger Trichloressigsäure gefällt, der Niederschlag in 1 n NaOH gelöst und das Eiweiß nach der Methode von LOWRY bestimmt. Vor der Bestimmung der Nukleinsäuren wurde die gewaschene Zellmasse 2mal mit 5%iger Trichloressigsäure behandelt und 15 Minuten bei 96 °C in 5%iger Trichloressigsäure gehalten. Danach wurde der Niederschlag verworfen und die Nukleinsäuren im Zentrifugat mit Orcin bzw. Diphenylamin bestimmt. Bei allen 3 Antibiotika lief die Nukleinsäure-Synthese in den Zellen nach praktisch vollständiger Unterbrechung der Eiweiß-Synthese weiter. Die quantitativen Daten waren jedoch unterschiedlich: mit Chloromycetin erhöhte sich der RNS-Gehalt in den Zellen innerhalb von 60 Minuten auf 276% und der DNS-Gehalt auf 164%; mit Oxytetracyclin waren die entsprechenden Werte 230 und 150% und mit Erythromycin 160 und 119%.

Eine ganze Reihe von Untersuchungen zeigen, daß das Chloromycetin ein starker Inhibitor der Synthese der verschiedensten adaptativen Enzyme ist. Nach GRÜNBERGER und ŠORM [18] sowie nach A. I. KOROTJAEV [19] wird bei Anwesenheit dieses Antibiotikums die Hydrogenliase-Bildung in *E. coli*-Zellen unterdrückt. In anderen Mitteilungen wird über einen hemmenden Einfluß von Chloromycetin auf die Bildung von Penicillinase bei *Staphylococcen* [20], von alkalischer Phosphatase bei *E. coli* [21], des an der Bildung von Bakteriochlorophyll beteiligten Enzym-Apparates bei *Rhodopseudomonas spheroides* [22, 23], von Betain und Cholin oxydierenden Enzymen bei *Pseudomonas aeruginosa* [24], von einigen Permeasen bei Pneumokokken [25] usw. berichtet[1]. Das Chloromycetin brachte die Synthese des adaptiven Enzym-Apparates im Gegensatz zu Streptomycin und den Antibiotika mit Neomycin-Struktur in jedem Synthesestadium zum Stillstand [27, 28].

Nach einigen Autoren unterdrückt das Chloromycetin in Konzentrationen, die noch keine bakteriostatische Wirkung hervorrufen, die induzierte Enzym-Synthese stärker, als die eigentliche Eiweiß-Synthese [29, 30]. Untersuchungen in zellfreien Präparaten über die Wirkung des Chloromycetins auf die Synthese adaptiver Enzyme (siehe unten) erbrachten Ergebnisse, die im wesentlichen mit denen, die an intakten Zellen gewonnen wurden, übereinstimmen. Schließlich werden die Angaben über eine Hemmwirkung des Chloromycetins auf die Eiweiß-Synthese durch eine große Anzahl von Arbeiten, in denen das Eiweiß direkt bestimmt oder verschiedene mit N^{15} oder S^{35} markierte Vorstufen verwendet wurden, bestätigt [31—41]. Diese Versuche, die mit verschiedenen Stämmen von Staphylokokken und Darmbakterien sowie mit *Shigella flexneri*, *Azotobacter agilis*

[1] Eine widersprechende Angabe findet sich in einer einzelnen Arbeit [26]. Danach stimuliert Chloromycetin die Synthese von Nitratreduktase in einem nitrathaltigen Nährboden bei Staphylokokken. Das gebildete Enzym beeinflußte die Nitrogruppe des Antibiotikums selbst nicht. Der Autor gibt keine Erklärung für diese aus dem Rahmen fallenden Versuchsergebnisse.

und anderen Organismen durchgeführt wurden, ermöglichten folgende allgemeine Schlußfolgerungen:

1. In gegen Chloromycetin sensiblen Mikroorganismen-Zellen hemmt das Antibiotikum die Eiweiß-Synthese und das Wachstum in Minimaldosen. Die Hemmung tritt schnell ein und ist fast vollständig.
2. Durch Chloromycetin wird die Eiweiß-Synthese bei den verschiedensten Mikroorganismen gehemmt. Die Isomeren des Antibiotikums (L-Erythro-, D-Erythro-, L-Threo) beeinflussen die Eiweiß-Synthese dagegen praktisch nicht [42].
3. Die Eiweiß-Synthese wird nicht nur in sich vermehrenden Zellen, sondern auch in stationären Kulturen, die unter bestimmten Versuchsbedingungen eine Eiweiß-Synthese aufweisen können, gehemmt [36, 37]. Die Selektivität der Hemmung der Eiweiß-Synthese durch Chloromycetin wird durch den Vergleich mit der Syntheserate anderer hochmolekularer Verbindungen bestätigt.

Das Chloromycetin und die Synthese von Polysacchariden

Versuche mit *Neisseria perflava*, dessen Wachstum durch 0,5 µg/ml Chloromycetin gehemmt wurde, zeigten, daß die Polysaccharid-Bildung aus Saccharose durch dieses Antibiotikum sogar in Konzentrationen, die die oben genannten um das 200fache übersteigen, nicht gehemmt wird [43].

Das Chloromycetin und die Murein-Synthese

In der Eiweiß-Fraktion bleibt bei in üblicher Weise vorgenommener Abtrennung der Nukleinsäuren eine in Trichloressigsäure unlösliche Murein-Komponente der Zellwand zurück. Da bei einem derartigen Versuchsablauf das Chloromycetin die Inkorporation von Aminosäuren in die Eiweiß-Fraktion nicht 100%ig hemmte, wurde zwischen dieser Erscheinung und der Anwesenheit von Zellwandbestandteilen in der Eiweiß-Fraktion eine Beziehung vermutet. Die Zellwände von *S. aureus* 524—55/SC wurden nach Inkubation in einem ^{14}C-Aminosäure- und Chloromycetin-haltigen Nährboden von Beimengungen an zytoplasmatischem Material durch Behandlung mit proteolytischen Enzymen und Ribonuklease befreit. Bei Verwendung der markierten Aminosäuren, die Bestandteile des Mureins sind, ergab sich, daß die durch Chloromycetin nicht gehemmte Aminosäure-Inkorporation in die gemeinsame Eiweiß- und Zellwand-Fraktion vorwiegend als Inkorporation in die Zellwand erfolgt, denn in der Fraktion, die nur Eiweiß enthielt, befand sich nach der Inkubation mit Chloromycetin nur eine äußerst geringe Menge radioaktiven Materials [44].

Die gleichzeitige Isolierung von Murein beeinflußt die Ergebnisse jedoch nicht, wenn solche markierten Aminosäuren verwendet werden, die nicht im Murein enthalten sind. Der Einbau von Glyzin, L-Lysin und L-Alanin in die gemeinsame Fraktion war relativ resistent gegenüber Chloromycetin. Er wurde bei 50 μg/ml nur auf 37–71% gesenkt, während der Einbau von L-Prolin, L-Phenylalanin und L-Leuzin unter den gleichen Bedingungen um 92–95% gesenkt wurde [45]. Das in Gegenwart von Chloromycetin von *S. aureus* Duncan synthetisierte Zellwandpolymere zeigte hinsichtlich des prozentualen Gehalts an Aminosäuren und Aminozuckern, sowie der Sensibilität gegenüber einer spezifischen Lysopeptidase und in einigen anderen Eigenschaften keine Abweichungen vom normalen Murein [45]. Schließlich ließ sich das Ausbleiben eines hemmenden Einflusses von Chloromycetin auf die Synthese des Zellwandpolymeren auch unter solchen Bedingungen nachweisen, bei denen eine Eiweiß-Synthese ausgeschlossen war. Das ist z. B. in der stationären Kultur von Staphylokokken der Fall, deren Zellen in einem Medium mit nur 4 Aminosäuren, Uracil und Glukose kein Eiweiß wohl aber Murein zu bilden vermögen [45]. In dieser Arbeit ließ sich mit Hilfe autoradiographischer Methoden zeigen, daß das Antibiotikum die Benutzung sogenannter Reservestellen für die Replikation der Zellwand vermittelt. Das ließ sich durch Verfolgung der H^3-D-Alanin-Inkorporation in die Zellwand während der Inkubation von *Bacillus cereus* mit Chloromycetin nachweisen. Wenn in den Kontrollzellen 5 Stellen als „Wachstumspunkte" des Mureins festgestellt wurden, so waren es in den Zellen, die sich mit dem Antibiotikum in Kontakt befanden, 8–10 Stellen. Nach Meinung der Autoren dieser Arbeit läuft der Beginn der Murein-Synthese an den Reservestellen synchron mit der Einwirkung des Chloromycetins auf die Regulationsmechanismen der Zellen ab. Das ist eine interessante Parallele zu dem bekannten Antagonismus zwischen Chloromycetin und Penicillin.

Das Chloromycetin und die Aminosäure-Synthese sowie der Eintritt der Aminosäuren in die Mikroben-Zelle

Bereits in früheren Arbeiten von Gale wurde gezeigt, daß die Wirkung des Chloromycetins nicht auf eine Hemmung des Aminosäureeintritts in die Zelle zurückzuführen ist. Nach Brock gehört das Chloromycetin zu den Antibiotika, die die Permeabilität der *E. coli* ML 35-Zelle gegenüber o-Nitrophenyl-β-D-galaktosid, dem Substrat der β-Galaktosidase, erhöhen [47].
Nach den unten dargelegten Ergebnissen ist die Synthse der Aminosäuren gegenüber Chloromycetin unempfindlich. Wie Černa, Šorm und Čermák zeigten, führt die Zugabe von Chloromycetin zu einer $[N^{15}]$-$(NH_4)_2SO_4$-haltigen *E. coli*-Kultur nicht nur zu einer Hemmung der N^{15}-Inkorporation in die Eiweiß-Fraktion, sondern auch zu einer Erhöhung des N^{15}-Gehaltes in der löslichen Fraktion [32]. Weiterhin konnte festgestellt werden, daß aus *E. coli*-Zellen nach Behandlung mit Chloromycetin in einem Vermehrungsmedium einige Aminosäuren austreten, und zwar hauptsächlich Alanin und Valin, die in der Kulturflüssigkeit nachgewiesen werden konnten [48–49]. Durch Verwendung von C^{14}-Glukose und unter Variation des Zeitpunktes der Antibiotika-Zugabe konnten die Autoren zeigen,

daß das aus den Zellen freigesetzte markierte Alanin in Gegenwart von Chloromycetin synthetisiert wurde und nicht durch Hydrolyse früher gebildeter, unmarkierter Eiweiße[1] entstand. Diese Ergebnisse ließen sich nur dadurch erklären, daß das Chloromycetin die Biosynthese der Aminosäuren nicht beeinträchtigt, ihre Polymersiation jedoch unterbricht. Dadurch kommt es in der Zelle zu einer Anhäufung freier Aminosäuren und anschließend zu einem partiellen Austritt der Aminosäuren in das Außenmedium. Die beobachtete Freisetzung von Aminosäuren durch Zellen sensibler Stämme muß als eine Folge der verlangsamten Eiweiß-Synthese bei normaler Geschwindigkeit der Aminosäuresynthese im Vergleich zu resistenten Stämmen angesehen werden.
Außer den Aminosäuren fanden Šorm und Černa in der mit kalter Trichloressigsäure aus den Zellen extrahierten Fraktion 2 Peptide: Glutamylalanin und Glutamyl-γ-aminobuttersäure [51].
Nach A. F. Moroz ist die freie α-Aminobuttersäure nur in den Zellen der chloromycetinresistenten Variante, nicht aber in dem ursprünglichen Stamm von *S. aureus* enthalten [52]. Eine Akkumulation von Aminosäuren in Gegenwart von Chloromycetin in der Zelle konnte auch in Versuchen mit *Vibrio cholerae* [53], *Salmonella bareilly* [54], *Endomyces magnusii* [55] und *Azotobacter vinelandii* [33] festgestellt werden.
Die Zunahme des Gehalts freier Aminosäuren in der Mikroben-Zelle ist demnach eine Folge der Unterbrechung der Eiweiß-Synthese durch Chloromycetin.

Das Chloromycetin und die Eiweiß-Synthese in zellfreien Präparaten

Zur Zeit verstärken sich die Bemühungen um eine Aufklärung der einzelnen von Chloromycetin beeinflußbaren Stadien der Eiweiß-Synthese. Das ist praktisch nur bei Arbeiten mit zellfreien Präparaten möglich. Derartige Untersuchungen sind schon deshalb wichtig, weil die Zellpopulation in einem chloromycetinhaltigen Nährboden gewissen Veränderungen unterworfen ist. Ein bestimmter Anteil der Zellen ist noch 30—60 Minuten nach dem Zusatz des Antibiotikums vermehrungsfähig, während die anderen Zellen in diesem Zeitraum ihre Lebensfähigkeit verlieren. Die biochemischen Prozesse sind physiologischen Gesetzmäßigkeiten, die mit der Heterogenität der bakteriellen Population im Zusammenhang stehen, unterworfen [56].
Im Jahre 1955 konnten Gale und Mitarbeiter erstmals nachweisen, daß das Chloromycetin nicht nur in intakten Zellen, sondern auch in zellfreien Präparaten als Inhibitor der Eiweiß-Synthese wirksam wird. Das Chloromycetin hemmte in diesen Versuchen die Bildung der β-Galaktosidase und einiger anderer Enzyme in zerstörten Staphylococcen-Zellen [57] und unterdrückte die Inkorporation von C^{14}-Glutaminsäure in das Eiweiß [58].

[1] Das Chloromycetin beeinflußt die Aktivität der bakteriellen Proteasen und der kristallisierten Präparate von Pepsin und Trypsin nicht [50].

Die durch Chloromycetin nicht beeinflußbaren Stadien der Eiweiß-Synthese

DEMOSS und NOVELLI wiesen nach, daß das Chloromycetin bei einer Konzentration von 100 μg/ml den von der Anwesenheit von Aminosäuren abhängigen Phosphor-Stoffwechsel zwischen P^{32}-markiertem Pyrophosphat und ATP in Extrakten aus Mikroben-Zellen nicht beeinflußt [59]. Der Wirkungsmechanismus, der die Bildung von Aminoacyl — AMP einschließt, war gegen Chloromycetin resistent. Diese Ergebnisse sind von allgemeinerer Bedeutung, weil sie sich auf verschiedene Mikroorganismen-Arten [59] und auf den Prozeß der Aktivierung einer großen Anzahl von Aminosäuren [60] erstrecken.
Die folgende Etappe, die Bildung der Amino-acyl-tRNS, ist ebenfalls gegen Chloromycetin (20—200 μg/ml) resistent, wie aus Versuchen mit intakten *E. coli*-Zellen hervorging [61]. RENDI und OCHOA [62] untersuchten die Wirkung des Chloromycetins auf die Bildung von Aminoacyl-tRNS in einem zellfreien System, das tRNS und das Zentrifugat einer Fraktion aus *E. coli*-Zellen, Puffer, Mg^{2+}, Energieträger usw. enthielt. Die Ausbildung einer Ester-Bindung zwischen der tRNS und den markierten Aminosäuren Alanin, Isoleucin, Leucin, Tyrosin und Valin verlief bei Abwesenheit und bei Anwesenheit von Chloromycetin (0,3 mM) mit der gleichen Intensität.

Das Chloromycetin und die Eiweiß-Synthese in zellfreien Ribosomen-Systemen

Im Jahre 1960 wurden von 2 Autoren-Kollektiven aus *E. coli* K 12 und *E. coli* B gewonnene, zellfreie, eiweiß-synthetisierende Systeme beschrieben und der Einfluß verschiedener Inhibitoren auf die Eiweiß-Bildung untersucht. Als zellfreies „Stamm"-System diente LAMBORG und ZAMECNIK [63] der Überstand, der bei der Zentrifugation zerstörter *E. coli* K 12-Zellen bei 10000 g gewonnen wurde. Er enthielt lösliche Enzyme, t-RNS und Ribosomen. Dem Überstand wurden $MgCl_2$, KCl, ATP, GTP und Phosphoenolpyruvat, Phosphoenolpyruvatkinase, 18 α-Aminosäuren und andere Komponenten zugefügt. Die Inkorporation von ^{14}C-Leuzin in das Eiweiß wurde unter diesen Bedingungen bei einer Chloromycetin-Konzentration von 30 μg/ml um 69% und bei einer Konzentration von 100 μg/ml um 92% gesenkt.
Ein ähnliches zellfreies System aus *E. coli* B wurde zur gleichen Zeit von anderen Autoren beschrieben [64]. In diesem Falle wurde in einigen Versuchen eine Ribosomen-Fraktion aus dem 8000 g-Überstand isoliert, d. h., es wurde eine Differenzierung der an der Eiweiß-Synthese beteiligten Komponenten vorgenommen. Das zellfreie System war gegenüber Chloromycetin hochempfindlich. Die Inkorporation der markierten Aminosäuren in das Eiweiß wurde bei einer Antibiotikum-Konzentration von 30 μg/ml um 84%, bei 100 μg/ml um 87% und bei 200 μg/ml um 91% gesenkt.
In den Jahren 1961 bis 1962 beschrieben NATHANS und LIPMAN [65], NIRENBERG und MATTHAEI [66], RENDI und OCHOA [62], WOOD und BERG [67] sowie NOVELLI, KAMEYAMA und EISENSTADT [68] noch höher gereinigte, zellfreie Systeme der Eiweißsynthese, die ihre Aktivität in Gegenwart von Chloromycetin verloren.

Die folgenden Angaben von NATHANS und LIPMAN zeigen die Aktivität des Chloromycetins als Inhibitor der Eiweiß-Synthese im zellfreien System und den Einfluß verschiedener Kofaktoren.

Tabelle 3

Der Einfluß verschiedener Kofaktoren und Inhibitoren auf gereinigte eiweißsynthetisierende Systeme (nach NATHANS und LIPMAN)
Das Inkubationsgemisch enthielt gewaschene Ribosomen aus *E. coli* B (1,3 mg Eiweiß); 0,32 mg Aminoacyl-t RNS einschließlich ^{14}C-Leucyl-t RNS (6660 Imp/min bei 1,45 · 10^7 Imp/min/mM);
0,6 mM GTP; 0,01 M Phosphoenolpyruvat; 30 µg/ml Phosphoenolpyruvatkinase; 0,01 M reduziertes Gluthathion; 0,013 M $MgCl_2$; 0,03 M KCl; 0,05 Tris-HCl Puffer (pH 7,5) und 54µg gereinigter Transferfaktor (aus dem 105000 g-Überstand). Nach 5 Minuten Inkubation bei 30 °C wird dem Inkubationsgemich bis zu 5% Trichloressigsäure zugesetzt und 15 Minuten auf 90 °C erhitzt. Die Fällung wird zweimal mit Trichloressigsäure und einmal mit Äthanol: Äther (1:1) gewaschen und anschließend die Radioaktivität gemessen.

Bedingungen	C^{14}-Leuzin-Inkorporation, Imp/min
Vollständiges System	1690; 1760
minus GSH	1420
minus Phosphoenolpyruvatkinase, GTP	194
minus GTP	319
minus Phosphoenolpyruvatkinase	427
minus Mg^{2+}	87[1]
minus Mg^{2+}, plus 0,01 M Spermidinphosphat	1470
tRNS nur an C^{14}-Leuzin, nicht an andere Aminosäuren gebunden	653
plus 0,0008 M C^{12}-Leuzin	1630[1]
plus 0,0004 M Puromycin	46
plus 0,00019 M Chloromycetin	577
minus Ribosomen	17

[1] In diesem Falle blieben in dem Inkubationsgemisch noch 0,0008 M Mg^{2+}, weil die in das System eingebrachten Ribosomen sich in einer Magnesiumazetat-Lösung befanden.
[2] Dadurch wurde die Stabilität der Bindung von ^{14}C-Leuzin mit der tRNS bestimmt.

Wie RENDI und OCHOA [62] in Versuchen mit einem Ribosomen-System aus *E. coli* zeigen konnten, hemmt das Chloromycetin die Inkorporation von 5 verschiedenen Aminosäuren, in die Eiweiß-Fraktion unter Beteiligung einer endogenen m-RNS in annähernd gleichem Ausmaß (Tab. 4).
Bei Verwendung künstlicher Matrizen hängt das Ausmaß der Hemmung der Polypeptid-Synthese durch Chloromycetin von dem angewendeten Polynukleotid

Tabelle 4

Die Wirkung des Chloromycetins auf die Aminosäure-Inkorporation in Eiweiß in einem zellfreien System aus *E. coli* (nach RENDI und OCHOA (62)
0,5 ml jeder Probe enthielten (in μM):
KCl — 100; Tris-HCl-Puffer (pH 7,8) — 50; $MgCl_2$ — 5; Merkaptoäthylamin — 40; ATP — 0,25; GTP — 0,04; Phosphokreatin — 6,7; Kreatinkinase — 25; C^{14}-Aminosäuren (10 μCi/μM) — 0,06; 19 unmarkierte Aminosäuren — je 0,3; Ribosomen — 0,5 mg Eiweiß; Überstand 0,3 mg Eiweiß; Chloromycetin — 0,3 mM.
Es wurde 15 Minuten bei 37 °C inkubiert. Die Ribosomen wurden mit 0,02 M Tris-HCl-Puffer (pH 7,9) — 0,01 M $MgCl_2$ gewaschen.

C^{14}-markierte Aminosäuren	Inkorporierte Radioaktivität Imp./min		Hemmung %
	ohne Chloromycetin	mit Chloromycetin	
Alanin	124	40	68
Isoleuzin	183	31	83
Leuzin	130	550	62
Tyrosin	162	38	76
Valin	150	32	79

ab: Die Synthese des Polyphenylalanins wird in Gegenwart von Polyuridylsäure bzw. der Einbau von Phenylalanin in Gegenwart von Poly-AU durch Chloromycetin in einer Konzentration von 0,06 mM um 20% gehemmt. Bei Anwesenheit von auf Uridin und Cytidin oder auf Uridin und Guanin aufgebauten Nucleinsäuren wird der Einbau sogar um 70% gehemmt [69]. Auch in einer zweiten Arbeit zeigte Chloromycetin in Versuchen mit künstlichen Matrizen unterschiedliche Hemmwirkungen [70]. So wurde bei der gleichen Antibiotika-Konzentration die Inkorporation des Phenylalanins in Gegenwart von Polyuridylsäure um 25%, die Inkorporation des Lysins in Gegenwart von Polyadenylsäure um 50% und die Inkorporation von Prolin in Gegenwart von Polycytidylsäure um 100% gehemmt[1]. Die Annahme einer Bindung des Chloromycetins durch künstliche und natürliche Matrizen und damit eine Inaktivierung des Chloromycetins bei einem Messenger-Überschuß ließ sich jedoch nicht bestätigen [71].

Über die Bindung des Chloromycetins durch Ribosomen

Die Empfindlichkeit der Eiweiß-Synthese am Ribosom gegenüber Chloromycetin deutet darauf hin, daß ein Enzym bzw. eine Strukturkomponente dieses Systems durch Reaktion mit Chloromycetin in der Funktionsfähigkeit beeinträchtigt wird.

[1] Die ebenfalls als Inhibitoren der Eiweiß-Synthese aktiven Analoga des Chloromycetins Dwin 5094, D-Thiocymetin und D-AmP-3 hemmen die Inkorporation des Phenylalanins in die Polypeptid-Fraktion mit größerer Intensität als die von Lysin, d. h., die Analoga unterscheiden sich in dieser Beziehung vom Chloromycetin [70].

Im Zusammenhang damit wurde in den Jahren 1963—1964 mit Untersuchungen über die Bindung des C^{14}-markierten Chloromycetins sowohl in Versuchen an intakten Zellen [72], wie auch durch Verwendung verschiedener Fraktionen zellfreier Systeme begonnen. Schon die ersten Ergebnisse zeigten, daß der Ribosomen-Fraktion die größte Bedeutung zukommt [73].

Die systematischen Untersuchungen, die in den letzten Jahren von VAZQUEZ publiziert wurden [70, 71, 74] sind als wichtiger Beitrag zur Lösung dieser Frage anzusehen. Dieser Autor konnte nachweisen, daß das Chloromycetin durch die 50 S-Untereinheiten der Ribosomen gebunden wird, und daß die Empfindlichkeit verschiedener Mikroorganismen-Arten gegenüber dem Antibiotikum mit der durch die Ribosomen gebundenen Antibiotikamenge korreliert ist. Die Ergebnisse über die Bindung des Chloromycetins durch Ribosomen wurden in Versuchen mit Zellen und isolierten Ribosomen von *Bacillus megaterium* KM, *S. aureus* Duncan und *E. coli* B erhalten. Das Antibiotikum wird in zellfreien Systemen unabhängig von der Temperatur und dem Vorhandensein von Energiequellen schnell und irreversibel durch die Ribosomen gebunden. Es ließ sich feststellen, daß für die Bindung des Antibiotikums das Vorhandensein von Kalium-Ionen im Nährboden bzw. im Puffer Bedingung ist. Die benötigte K^+-Konzentration steigt mit der Erhöhung der Magnesium-Ionen-Konzentration. Die Hemmung der Eiweiß-Synthese durch Chloromycetin hat in zellfreien Systemen auch die Anwesenheit von Kalium-Ionen zur Voraussetzung. In den bis jetzt beschriebenen zellfreien Systemen der Eiweiß-Synthese waren Kalium-Ionen in der Regel in merklichen Konzentrationen enthalten. Von den bisher untersuchten einwertigen Ionen können nur Rb^+ und NH_4^+ das Kalium-Ion ersetzen. Das wird vom Autor durch die Ähnlichkeit der Radien der hydratisierten Kalium-, Rubidium- und Ammonium-Ionen erklärt.

Die Bindung von Chloromycetin durch 30 S- und 50 S-Untereinheiten der Ribosomen von *B. megaterium* KM wurde in einem Tris-HCl-Puffer (0,01 M, pH 7,4), der Mg^{2+} und K^+ in Konzentrationen von 0,001 M bzw. 0,06 M enthielt, untersucht. Unter diesen Bedingungen wurde 1 Nanomol C^{14}-markiertes Chloromycetins durch 4 mg 50 S-Teilchen gebunden. Unter den verschiedensten Versuchsbedingungen wurden dagegen von der gleichen Menge an 30 S-Teilchen nur bis zu 5% dieser Chloromycetin-Menge aufgenommen. Darüber hinaus ließ sich feststellen, daß das Chloromycetin nicht an Polyuridylsäure gebunden wird und daß die Polyuridylsäure die von intakten 70 S-Ribosomen gebundene Antibiotika-Menge nicht beeinflußt. Vom gleichen Autor wurde auch der Einfluß einer Reihe von Antibiotika, die ebenfalls die Eiweiß-Synthese inhibieren sowie auch von Isomeren und Derivaten des Chloromycetins auf dessen Bindung durch intakte Zellen von *B. megaterium* KM und auch durch die aus diesem Bakterium isolierte Ribosomen untersucht. Die C^{14}-Chloromycetin-Bindung wurde in beiden Fällen in Gegenwart von Erythromycin und 6 weiteren Makroliden sowie bei Anwesenheit von Lincomycin, Streptogramin A und D-Thiocymetin gehemmt. Streptogramin B, Staphylomycin und Viridogrisein lockerten die Bindung des Chloromycetins an Zellen, nicht aber an Ribosomen. Wie auch von anderen Autoren gefunden wurde [75, 76], beeinflußten die Chloromycetin-Isomeren die Bindung des Chloromycetins an Ribosomen nicht. Adenyl-, Cytidyl-, Uridyl- und Polyuridylsäure hemmten die Bindung des Chloromycetins ebenfalls nicht. Weiterhin wurde gefunden, daß das Antibiotikum nur durch intakte 50S-Teilchen gebunden wird, während Präparate von ribosomaler RNS oder ribosomalem Eiweiß Chloromycetin nicht binden konnten.

Im Jahre 1967 wurden von zwei Arbeitsgruppen mit Hilfe modifizierten Zentrifugationsverfahren quantitative Angaben über die Bindung des Chloromycetins durch Ribosomen aus *E. coli* m L 35 erhalten [75]. Die Autoren konnten nachweisen, daß in Zellen, die sich bis zum Zusatz von Chloromycetin schnell vermehrten, ein Molekül des Antibiotikums durch ein Ribosom gebunden wird. Eine Verringerung der Ribosomenzahl in sich langsam vermehrenden Zellen führte zu einer entsprechenden Reduzierung der Anzahl der durch die Zelle gebundenen Chloromycetin-Moleküle. Dadurch wurde die Spezifität der Bindung des Chloromycetins durch einen an der 50S-Untereinheit befindlichen Akzeptor erneut bestätigt.

Nach Wolfe und Hahn werden durch $2{,}5 \cdot 10^{14}$ Ribosomen (70 S) aus *E. coli* Gratia etwa $2{,}4 \cdot 10^{14}$ C^{14}-markierte Chloromycetin-Moleküle gebunden [76]. D. h. ein Ribosom, genauer gesagt dessen 50 S-Untereinheit, bindet ein Chloromycetin-Molekül [75, 76].

Interessant ist weiterhin, daß nur die Eiweiß-Synthese durch Mikroorganismen oder deren Ribosomen bzw. durch Chloroplasten oder deren Ribosomen nicht aber die Eiweißsynthese im Zytoplasma der Zellen höherer Pflanzen durch Chloromycetin beeinflußt wird [77, 78, 79]. Das Chloromycetin hemmt also die Eiweißsynthese in den verschiedenen Substrukturen der Zellen höherer Organismen in unterschiedlichem Maße. Dafür sind offenbar Differenzen in den Eigenschaften der Ribosomen der einzelnen Strukturen einer solchen Zelle verantwortlich, wobei insbesondere ihre Fähigkeit zur Bindung des Antibiotikums unterschiedlich zu sein scheint.

In Tabelle 5 werden die Angaben über die unterschiedliche Bindung des Chloromycetins durch Ribosomen aus Chloroplasten und zytoplasmatische Ribosomen zusammengefaßt. Für die entsprechenden Untersuchungen verwendeten die Autoren die Ribosomen aus Blättern höherer Pflanzen und Algen sowie zum Vergleich aus *E. coli* und Bäckerhefe. Wie aus der Tabelle ersichtlich ist, binden die Ribosomen aus Chloroplasten verschiedener Organismen 2—3mal mehr Antibiotika als die Ribosomen des Zytoplasmas. Die schwache Bindung von Chloromycetin durch Ribosomen aus Hefe kann offenbar durch die Verwendung eines Gemisches aller in der Zelle vorhandenen Ribosomen erklärt werden.

Nach anderen Autoren beeinflußt das Chloromycetin die Eiweißsynthese in einem zellfreien System mit zytoplasmatischen Ribosomen aus *Saccharomyces cerevisiae* nicht, es hemmt jedoch die Inkorporation von Aminosäuren in die Mitochondrien dieses Organismus [81, 82]. Die Autoren vermuteten daher, daß die Mitochondrien-Ribosomen den Bakterien-Ribosomen in einer Reihe von Eigenschaften näher stehen als den Ribosomen des Zytoplasmas der Hefe.

Tabelle 5

Bindung von C^{14}-Chloromycetin durch Ribosomen verschiedenen Ursprungs (80)

Ursprung	Fraktion	Menge gebundenen Chloromycetins, mμ mol/mg RNS
E. coli	Gesamt-	88
Hefe (Bäcker-)	Gesamt-	6
Euglena gracilis	Gesamt-	10
	Chloroplasten	13,2
	Zytoplasma	6
Blätter der Erbse		
äthioliert	Gesamt-	4
grün	Gesamt-	11
	Chloroplasten	22
	Zytoplasma	7
Blätter von Weizen		
äthioliert	Gesamt-	9
grün	Gesamt-	17
	Chloroplasten	28
	Zytoplasma	11

Die bisherigen Forschungsergebnisse zeigen, daß die Lokalisation des Chloromycetins an der 50 S-Untereinheit der Ribosomen offenbar nur der erste Schritt zur Definition des Akzeptors dieses Antibiotikums ist. Darüber hinaus deuten diese Ergebnisse auf die Kompliziertheit der Struktur des Ribonukleoproteids selbst hin und auf das Vorhandensein von Ribosomen-eigenen Enzymen.
In den neueren Untersuchungen wird der Wirkungsmechanismus des Chloromycetins mit einer Inaktivierung des enzymatischen Systems, das die Ausbildung der Peptid-Bindung am Ribosom katalysiert, in Zusammenhang gebracht.

Das Chloromycetin und die Peptidsynthese

Im Jahre 1966 wurden Untersuchungen veröffentlicht, die die bisherigen Vorstellungen über das durch Chloromycetin direkt unterbrochene Stadium der Eiweißsynthese wesentlich präzisieren [83, 84]. In einer dieser Untersuchungen ließ sich durch Dichtegradienten-Zentrifugation bei *E. coli* W — 60 nachweisen, daß das Chloromycetin (100 μg/ml) die Polyribosomen-Bildung nicht beeinflußt. Die Einwirkung von Ribonuklease auf die in Gegenwart von Chloromycetin auftretenden Polyribosomen führte zu deren Zerfall in die Monomeren, d. h., die „Chloromycetin"-Polyribosomen enthielten ebenso wie die normalen Polyribosomen Messenger-RNS [83]. Zu der gleichen Schlußfolgerung kamen auch die Autoren der zweiten Veröffentlichung, die die Wirkung von Chloromycetin auf

E. coli K 12 untersuchten [84]. Weiterhin wurde in beiden Arbeiten festgestellt, daß die Hemmung der Protein-Synthese durch das Chloromycetin nicht erst im Stadium der Abtrennung des fertigen Polypeptids vom Ribosom erfolgt, sondern bereits vorher. Mit anderen Worten, das Chloromycetin wirkt nicht auf das Endstadium der Synthese ein. So wird z. B. keine Aktivität in der Polyribosomen-Fraktion festgestellt, wenn zu *E. coli*-Zellen gleichzeitig Chloromycetin und ein Gemisch von C^{14}-markierten Aminosäuren zugefügt wurden. Das Chloromycetin verhindert also nicht die Ablösung des Proteinmoleküls vom Ribosomen-Messenger-Komplex, sondern es unterbindet die Synthese selbst. Da bei Kontakt des Chloromycetins mit *E. coli* (0°) das Verhältnis des Einbaus von C^{14}-Leuzin in das NH_2-terminale Ende zum Gesamteinbau keine Veränderung erfährt, sondern beide Werte im gleichen Ausmaß verringert werden, ergab sich die Schlußfolgerung, daß das Chloromycetin auch keine spezifische Wirkung auf die Initiation der Proteinsynthese ausübt [84]. Die Inkorporation von 5 Aminosäuren (Leuzin, Phenylalanin, Tyrosin, Tryptophan, Lysin) wurde durch das Chloromycetin im gleichen Maße gehemmt, d. h., die Knüpfung der Peptidbindung wurde durch das Antibiotikum unabhängig von der Art der Aminosäure unterbrochen. Die Untersuchung der Einwirkung von Chloromycetin auf *E. coli* bei 0° C ergab, daß die Aminosäuren langsam inkorporiert wurden, was nach Ansicht der Autoren nur durch die Hemmung der Synthese der Peptidkette zustande kommen kann. Weiterhin ließ sich zeigen, daß das Chloromycetin die Bildung aller im Ribosomen-System synthetisierten Proteine in gleichem Maße hemmt. Die vorher bei 37 °C mit H^3-Leuzin markierten Zellen wurden bei 0° eine Stunde mit Chloromycetin und C^{14}-Leuzin inkubiert und das Eiweiß danach an DEAE-Zellulose fraktioniert. Die Analyse des Gehaltes der Fraktionen an Tritium und C^{14} ergab, daß das in Gegenwart von 10 µg/ml Chloromycetin in geringer Menge gebildete Eiweiß dem ursprünglichen qualitativ sehr ähnlich ist.

Auf diese Weise konnte wahrscheinlich gemacht werden, daß das Chloromycetin das Wachstum der Peptidkette an einer beliebigen Stelle unmittelbar hemmt. Das geschieht unabhängig von der Struktur der Aminosäure, bei der die Peptidsynthese gestoppt wird und auch unabhängig von der Art des synthetisierten Proteins.

Über die unmittelbare Beeinflussung der Ausbildung der Peptidbindung durch das Chloromycetin berichtete Julian 1965 [85]. Er bestimmte die Menge der Di- und Tripeptide des Lysins, wie auch die durch Wolframsäure fällbaren Polypeptide. Dabei erfaßte er die Peptide, die sich noch in Gegenwart von Chloromycetin in einem zellfreien, Polyadenylsäure enthaltenden System aus *E. coli* bilden konnten. Es zeigte sich, daß das Chloromycetin den Anteil an Polypeptiden verminderte, die Menge der Di- und Tripeptide nur wenig oder gar nicht beeinflußte. Zum Beispiel setzen 67 µg/ml Chloromycetin die Synthese von mit Wolframsäure fällbaren Peptiden um 60% herab, während die Di- und Tripeptid-Menge dabei nicht vermindert wurde. Die in Gegenwart des Antibiotikums gebildete Gesamtmenge an Peptiden wurde im Vergleich zur Kontrolle um 23% verringert. Unter bestimmten Versuchsbedingungen treten die kurzkettigen

Peptide sogar in größerer Menge als in der Kontrolle auf. Diese Ergebnisse wurden vom Autor als Beweis dafür aufgeführt, daß das Chloromycetin seine Wirkung auf den an der Knüpfung der Peptidbindung direkt beteiligten Enzymapparat ausübt und das Wachstum der Peptidkette unterbricht; dadurch ließe sich auch das bevorzugte Auftreten kurzkettiger Peptide erklären.

Das Chloromycetin und die Bildung von Polyribosomen

1964 wurde eine Hypothese aufgestellt, die in ihrer Anwendung auf das bakterielle System der Eiweißsynthese heute faktisch bereits widerlegt ist. Durch Experimente an Tieren konnte sie jedoch in letzter Zeit wieder bestätigt werden. JARDETZKY und JULIAN [86] versuchten, den Mechanismus der Chloromycetin-Hemmung dadurch zu erklären, daß zwischen dem Chloromycetin und den Pyrimidinnukleotiden eine Ähnlichkeit in der Konformation bestehen kann[1], und sie vermuteten, daß das Antibiotikum die Bindung der Ribosomen mit der Messenger-RNS verhindert. Als Beweis dafür ließ sich zeigen, daß 20 µg/ml Chloromycetin in dem nach der Methode von NIRENBERG gewonnenen zellfreien System, das Ribosomen und eine Überstandsfraktion von *E. coli* enthielt, die Ausbildung einer Bindung zwischen Ribosomen und C^{14}-markierter Polyuridylsäure verhinderte, wie durch die Messung der Aktivität der Ribosomen-Fraktionen nach Dichtegradienten-Zentrifugation nachgewiesen wurde.
WEISBERGER und Mitarbeiter [88, 89, 90] kamen ebenfalls zu dem Schluß, daß das Chloromycetin in der Lage sein muß, eine Bindung zwischen der Matrize und den Ribosomen zu verhindern. Sie arbeiteten mit einem aus Kaninchenretikulozyten gewonnenen zellfreien System der Protein-Synthese. Die Inhibierung der Inkorporation markierter Aminosäuren in die Peptidfraktion durch Chloromycetin hing direkt von der Reihenfolge der Zugabe von Antibiotikum und Messenger-RNS (Polyuridylsäure) zu den Ribosomen ab. Genauer gesagt, das Antibiotikum zeigt nur dann eine Hemmwirkung, wenn es gleichzeitig mit der Matrize oder vorher dem Inkubationsgemisch zugesetzt wird. Nach den Ergebnissen dieser Arbeitsgruppe wurde die Aktivität des Chloromycetins auch durch die Menge des Messengers im System beeinflußt. 0,1 µM/ml hemmten die durch 1 µg Polyuridylsäure pro ml stimulierte Polypeptidsynthese zu 100%, während bei 5 µg nur eine 62%ige und bei 25 µg überhaupt keine Hemmung zu beobachten war.
In Gegenwart von endogener Messenger-RNS wurden etwas andere Ergebnisse erzielt, als in den Versuchen mit Polyuridylsäure. Ähnlich wie in früheren Versuchen war die am Ribosom fortlaufende endogene Eiweiß-Synthese gegenüber Chloromycetin unempfindlich. Die Zugabe von Messenger-RNS, die mit Phenol

[1] Eine spätere Nachprüfung, bei der eine Reihe von Chloromycetin-Derivaten auf ihre Fähigkeit, die Eiweiß-Synthese im zellfreien System zu inhibieren, untersucht wurde, erbrachte keine sicheren Resultate [87].

aus den Retikulocyten isoliert wurde, stimulierte jedoch die Peptid-Synthese. In diesem Falle wurde das Chloromycetin aktiv. Seine Wirkung konnte aber nicht durch überschüssige natürliche Messenger-RNS vermindert werden. Eine Ausnahme bildete die Polyuridylsäure. Außerdem war die Chloromycetinwirkung auf die Polypeptid-Synthese in Gegenwart von Polyuridylsäure von der Mg^{2+}-Konzentration im Inkubationsgemisch abhängig. Bei den natürlichen Messengern ließ sich dagegen keine Mg-Abhängigkeit nachweisen.

Im gleichen Jahre (1964), in dem diese Arbeiten publiziert wurden, erschien eine andere Mitteilung, nach der das Chloromycetin die Aktivierung der Ribosomen von Seeigeleiern nach der Befruchtung hemmt [91]. Nach Ansicht des Autors ist dafür das Ausbleiben einer Bindung zwischen den Ribosomen und der Messenger-RNS-verantwortlich. Durch Zentrifugation der zellfreien Präparate im Saccharose-Dichtegradienten ließ sich zeigen, daß das Chloromycetin eine Verringerung der Polysomen-Fraktion bewirkte.

Die Untersuchungen von Jardetzky und Julian wurden an einem zellfreien System bakteriellen Ursprungs durchgeführt. Die Ergebnisse dieser Untersuchungen konnten bis auf eine Ausnahme [92] durch weitere, ebenfalls an *E. coli* durchgeführten Versuchen nicht bestätigt werden.

In den weiter oben (s. S. 117) besprochenen Untersuchungsergebnissen konnte dagegen mit hinreichender Sicherheit nachgewiesen werden, daß das Chloromycetin auf die Bildung der bakteriellen Polysomen keinen Einfluß ausübt, denn das durch die Ribosomen gebundene Antibiotikum ist an der 50 S-Untereinheit lokalisiert, während die Bindung der Ribosomen mit der Messenger-RNS durch die 30 S-Untereinheit erfolgt [74, 83, 84].

Es ließ sich nachweisen, daß das Chloromycetin die Ausbildung der Peptidbindung durch Reaktion mit dem entsprechenden Enzymapparat direkt unterbricht. Diese eben besprochenen Ergebnisse wurden auch von Julian [85] mitgeteilt, der dadurch seine eigene Hypothese in Frage stellt [86].

Wenn auch die Eiweiß-Synthese an endogener Messenger-RNS weniger empfindlich gegenüber Chloromycetin ist als die an den zugesetzten Messengern, so muß das nicht unbedingt bedeuten, daß das Antibiotikum die Polyribosomen-Bildung hemmt. Die Inkorporation von C^{14}-Leuzin in die Eiweißfraktion war in einem zellfreien System aus *E. coli* B im Beisein von endogenem Messenger weniger chloromycetinempfindlich als bei Stimulierung durch Zugabe von *E. coli*-, Virus- oder Phagen-RNS [69]. Markierte künstliche Messenger wurden jedoch unabhängig davon, ob Chloromycetin im Inkubationsgemisch enthalten war oder nicht, von den Ribosomen gebunden, wie sich durch Zentrifugation im Saccharose-Dichtegradienten nachweisen ließ. Trotzdem hält eine Reihe von Autoren nach wie vor an der Meinung fest, daß das Chloromycetin auf die Wechselwirkung zwischen Messenger-RNS und Ribosomen einen Einfluß auszuüben vermag, obwohl in der Regel darauf verwiesen wird, daß das nur für tierische Zellen zutrifft. Zum Beispiel war die Inkorporation von C^{14}-Phenylalanin in die Polypeptid-Fraktion gegenüber Chloromycetin unempfindlich, wenn sie in einem System aus Ribosomen und endogener Messenger-RNS isoliert aus Hirnzellen der Ratte ablief. Die Inkorporation erwies sich dagegen als Chloromycetin-empfindlich, wenn sie durch Polyuridylsäure gesteuert wurde. Es zeigte sich, daß auch das Wachstum des Gewebes, aus dem die Ribosomen-Fraktion isoliert wurde, eine Rolle spielt, da sich mit dem Wachstum ja auch die relativen Mengen an Polyribosomen und Monomeren in der Zelle verändern [93].

In Versuchen mit Ribosomen aus Retikulozyten und aus der Hirnhaut des Kaninchens ließ sich zeigen, daß eine 14stündige Inkubation mit Chloromycetin auch im Beisein von endogener Messenger RNS zu einer Hemmung der Eiweiß-Synthese führt [94]. Das ist damit zu erklären, daß es in dem System während dieser langen Zeit zu einem Zerfall von Polyribosomen in Monomere und Messenger-RNS und zur Ausbildung neuer Polyribosomen kommt. Das Antibiotikum hat auf diese Weise die Möglichkeit, die Bindung zwischen Monomeren und Messenger-RNS zu stören.

In einer weiteren Arbeit mit Ribosomen tierischen Urpsrungs (aus Milzzellen der Ratte) wird ebenfalls die Hemmung der Ribosomen-Messenger-RNS-Bindung durch Chloromycetin bestätigt [95]. Die freien Ribosomen und die am endoplasmatischen Retikulum gebundenen Ribosomen reagierten auf das Antibiotikum unterschiedlich: Auf die von freien Ribosomen, die zu einem hohen Anteil Polyribosomen enthielten, ausgeübte Protein-Sythese hatte das Chlormycetin fast gar keinen Einfluß, während die Protein-Synthese unter Beteiligung der Ribosomen des endoplasmatischen Systems, die hauptsächlich aus Monomeren bestanden, dem Antibiotikum gegenüber empfindlich war. Zu ähnlichen Schlußfolgerungen kamen weitere Autoren, die mit tierischen Zellen und aus diesen isolierten zellfreien Systemen arbeiteten [96, 97, 98].

1967 veröffentlichten Armentrout und Weisgerber einige Ergebnisse über den Einfluß von Magnesium-Ionen auf die Chloromycetin-Wirkung in einem System mit Retikulozyten-Ribosomen und exogener Messenger-RNS [99]. Bei einer Magnesiumazetat-Konzentration von 6 mM hemmte Chloromycetin in einer Konzentration von 0,1 mM die Eiweiß-Synthese — gemessen an der C^{14}-Leuzin-Inkorporation — vollständig, bei 8 mM zu 28%, bei 10 mM zu 15% und bei 12 mM zu 8%. Die Autoren deuten diese Ergebnisse damit, daß Magnesium-Ionen für die Bindung der Messenger-RNS an die Ribosomen benötigt werden. Sie wiesen außerdem darauf hin, daß die Eiweiß-Synthese bei niedrigen Magnesium-Konzentrationen oder bei Fehlen von Magnesium nur auf Kosten der endogenen Messenger-RNS abläuft und dementsprechend wenig empfindlich gegenüber dem Chlormycetin ist.

Das Chloromycetin und die biochemischen Prozesse, die mit der Eiweiß-Synthese nicht direkt im Zusammenhang stehen

Über die Wirkung des Chloromycetins auf diese Prozesse sind nur wenigen Angaben bekannt. Sie können z. T. aus den derzeitigen Vorstellungen über den Wirkungsmechanismus des Chloromycetins abgeleitet werden; einige Gesetzmäßigkeiten treffen jedoch offenbar nur bei besonderen Kultivierungs-Bedingungen der Mikroorganismen zu.

Über die Möglichkeit eines kompetitiven oder nicht-kompetitiven Antagonismus zwischen Chloromycetin und den Metaboliten

1950 berichtete Woolley, daß das Chloromycetin in seiner Aktivität gegenüber *E. coli* durch DL-Phenylalanin, L-Tyrosin und DL-Tryptophan gehemmt wird. Dieser Antagonimus wurde jedoch in einem relativ einfachen Medium, das nur eine Aminosäure enthielt, und bei minimal wachstumshemmenden Chloromycetin-Konzentrationen beobachtet [100]. Bei einer Chloromycetin-Konzentration von 1 µg/ml wurde dessen Wirkung erst durch Phenylalanin in einer Konzentration von 100 µg/ml gehemmt.
In den Jahren 1951—1952 erschienen noch einige weitere Mitteilungen über eine Abschwächung der Chloromycetin-Wirkung auf einige Mikroorganismen durch Tryptophan [101], Tryptophan und Indol [102][1] sowie durch Phenylalanin [104]. Die Versuche wurden jedoch in der Regel an intakten Zellen durchgeführt und darüber hinaus waren sehr hohe Aminosäure-Konzentrationen für die Hemmung erforderlich. Außerdem beeeinflußten gemäß späteren Ergebnissen anderer Autoren [105] weder Phenylalanin noch Tryptophan noch eine Reihe anderer Aminosäuren sowie p-Aminobenzoesäure die Hemmung des Wachstums von *E. coli* und *Leuconostoc citrovorum* in der logarithmischen Wachstumsphase im synthetischen Medium.
1967 wurde über die Fähigkeit des Chloromycetins berichtet, die Entwicklung des experimentellen Leber-Krebses bei der Ratte unter kompetitiver Wechselbeziehung mit einigen Metaboliten zu hemmen [106].

Das Chloromycetin und die Esterasen-Aktivität

Nach den Ergebnissen erster Arbeiten über den antimikrobiellen Wirkungsmechanismus des Chloromycetins kommt es in Gegenwart dieses Antibiotikums zu einer starken Veränderung sowohl der bakteriellen als auch der tierischen Esterasen-Aktivität [107, 108]. Die im Jahre 1949 veröffentlichten Arbeiten wurden nicht fortgesetzt. Alles, was heute über den Einfluß des Chloromycetins auf die Eiweiß-Synthese bekannt ist, ist mit älteren Vorstellungen über die Wirkung des Antibiotikums auf die Esterasen schwer in Einklang zu bringen. Diese Ergebnisse konnten auch durch andere Autoren nicht bestätigt werden [109].

Das Chloromycetin und die mikrobiellen Oxydations-Prozesse

Wie oben erwähnt, beeinflußt das Chloromycetin nach den Ergebnissen von Gale und Mitarbeitern [10, 11] sowie Hahn und Mitarbeitern [16] die Atmung und die anaerobe Kohlenhydrat-Spaltung in Mikrobenzellen nicht. Trotzdem wurde eine

[1] Siehe auch die Wirkung des Chloromycetins und seiner Isomeren auf die Indolsynthese in *E. coli* [103].

Reihe interessanter Untersuchungen publiziert, in denen das Chloromycetin in mehr oder weniger starkem Maße als Inhibitor der energieliefernden Prozesse fungierte. Diese Arbeiten führten jedoch nicht zur Aufstellung einer allgemeingültigen Hypothese, mit der die in den einzelnen Fällen beobachteten Fakten erklärt werden könnten. Die Mikroorganismen-Art, die Zusammensetzung des Nährbodens und die Kultivierungsbedingungen erwiesen sich als Faktoren, die die Wirkung des Chloromycetins auf die Oxydationsprozesse grundlegend modifizieren können [110—117]. Dabei wird manchmal die Möglichkeit außer acht gelassen, die gewonnenen Ergebnisse auch unter dem Gesichtspunkt der Hemmung der Eiweiß-Synthese zu diskutieren. Damit das Antibiotikum ausreichend Zeit fand, in die Zelle einzudringen und im weiteren seine Wirkung gut zur Entfaltung zu bringen, wurde es häufig viel früher als das der Bakteriensuspension zugefügt. Wenn die Versuchsbedingungen dabei eine Eiweiß-Synthese in den Zellen zulassen, was in bestimmten Grenzen auch in der stationären Kultur möglich ist, dann verursacht das Chloromycetin eine Störung der normalen Verhältnisse sowohl bei den hochmolekularen wie auch bei den niedermolekularen Komponenten, was die Geschwindigkeit der Oxydation verschiedener Verbindungen sowohl durch intakte Zellen als auch durch Präparate aus zerstörten Zellen verändern kann.

So kamen z. B. L. A. Ševšenko, V. I. Birjuzovoa und M. N. Mejsel bei der Analyse ihrer Versuchsergebnisse an *Endomyces magnusii* zu der Schlußfolgerung, daß die Hemmung des Energie-Stoffwechsels durch Chloromycetin eine Folge der Erschöpfung des Vorrats an den entsprechenden Enzymen ist, denn die Synthese dieser Enzyme wird in Gegenwart von Chloromycetin unterbrochen [118].

Ein anderer häufig übersehener Umstand ist die Beteiligung adaptativer enzymatischer Systeme. Die Synthese dieser Enzyme — nicht aber ihre Aktivität — wird durch Chloromycetin in seiner Eigenschaft als Inhibitor der Eiweiß-Synthese unterdrückt. Zum Beispiel können die Anfangsstadien der Spaltung bestimmter Verbindungen schon unter der Einwirkung überschüssiger Enzyme ablaufen, die Zwischenprodukte des Stoffwechsels werden jedoch nur nach der induzierten Synthese neuer enzymatischer Systeme verwertet. Das konnte A. I. Korotjaev bei der Untersuchung des Einflusses von Chloromycetin auf den Verbrauch von Pyruvat durch die Darmflora nachweisen [19].

Von großer Bedeutung ist die Tatsache, daß bei den unter anaeroben Bedingungen gezüchteten fakultativen Anaerobiern die Enzyme des Zitronensäure-Zyklus häufig fehlen, die nur unter aeroben Bedingungen wirksam werden. Wie Grünberger, Hess und Šorm zeigen konnten, unterdrückt das Chloromycetin die adaptative Bildung der Enzyme des Zitronensäure-Zyklus, ohne jedoch die Aktivität der schon vorhandenen Enzymapparate zu beeinflussen [119].

Schließlich darf nicht übersehen werden, daß bei der Untersuchung der Chloromycetinwirkung auf energieliefernde Prozesse häufig sehr hohe Antibiotika-Konzentrationen eingesetzt werden, die die minimalen, das Wachstum und die Eiweiß-Synthese hemmenden Dosen um ein bis zwei Größenordnungen übersteigen [120—126]. All das läßt vermuten, daß in der Mehrheit der Fälle die zu beobachtende Unterdrückung der energieliefernden Prozesse durch Chloromycetin nur eine mittelbare Wirkung darstellen. Einzelne Fakten lassen sich jedoch auf diese Weise nicht erklären. So beobachtete A. I. KOROTJAEV, daß unter dem Einfluß kleiner Chloromycetin-Konzentrationen die Pyruvat-Spaltung durch *E. coli*-Zellen in Essig- und Ameisensäure gehemmt wird [19]. Jedoch wurden die Proben in diesen Versuchen nach 4 Stunden entnommen, so daß die Möglichkeit einer Enzym-Neusynthese und damit die Hemmung dieses Prozesses durch das Antibiotikum nicht auszuschließen ist[1].

Biochemische Grundlagen der Resistenz von Mikroorganismen gegenüber Chloromycetin

Zu dieser Problematik gibt es noch keine einheitlichen Vorstellungen. In Einzelfällen könnte die Resistenz gegenüber Chloromycetin durch die Fähigkeit der Mikroben-Zelle bedingt sein, das Antibiotikum abzubauen. Bei längerem Kontakt des Chloromycetins mit Zellsuspensionen von *E. coli*, *Bacillus mycoides*, *Bacillus subtilis* und *Proteus vulgaris* kann das Antibiotikum die verschiedensten Umwandlungen durchmachen, wie z. B. die Hydrolyse der Amidbindung, die Reduktion der Nitrogruppe, eine Spaltung des Moleküls zwischen dem ersten und zweiten C-Atom der Propandiol-Gruppierung usw. [129], wobei die Aufzählung der das Chloromycetin inaktivierenden Mikroorganismen noch fortgesetzt werden könnte (Staphylokokken, Schigellen, Flavobakterien u. a.) [130—133].
Andererseits wurde sogar eine das Wachstum von *Lactobacillus arabinosus* 17–5 stimulierende Wirkung von chloromycetinähnlichen Verbindungen festgestellt [134—136]. Dazu wird ein Schema des Chloromycetin-Abbaus in o-Aminobenzoesäure dargelegt: Chloromycetin → 1-p-Nitrophenyl-2-amino-1,3-propandiol → α-Amino-β-hydroxy-p-nitropropiophenon → p-Nitrobenzoesäure → p-Aminobenzoesäure [136]. Interessanterweise ließ sich bei einigen gegen Chloromycetin resistenten *E. coli*-Stämmen ein das Antibiotikum azetylierender Enzym-Apparat nachweisen. Unter Einsatz dieser isolierten und partiell gereinigten Systems, das Koenzym A zur Entfaltung seiner Wirkung benötigt, ließen sich mono- und diazetylierte Chloromycetin-Derivate erhalten, die keine antimikrobielle Aktivität mehr besaßen [137, 138]. Die nicht mit einer Inaktivierung des Antibiotikums zusammenhängende Resistenz wurde ebenfalls näher untersucht. Dabei fanden GRÜNBERGER und ŠORM, daß die Eiweißsynthese in resistenten *E. coli*-Zellen langsamer ablaufen kann als in sensiblen [49].
Eine andere Arbeitsgruppe fand, daß die adaptative Enzym-Synthese in Zellfraktionen wie auch in intakten Zellen resistenter Staphylokokken-Stämme von Chloromycetin nicht beeinflußt wurde [139]. OKAMOTO und MIZUNO kamen dagegen in Versuchen mit gegen Chloromycetin resistenten *E. coli* B- und *E. coli* K 12-Stämmen zu anderen Ergebnissen [140, 141]. Die aus den Zellen dieser

[1] In den letzten Jahren wurden tierische Zellen zu Untersuchungen über die Wirkung des Chloromycetins auf die oxydativen Prozesse herangezogen [127, 128]. Die neuen Arbeiten führten jedoch nicht zu verallgemeinerbaren Schlußfolgerungen.

Stämme isolierten zellfreien Systeme der Eiweißsynthese waren gegenüber Chloromycetin hochsensibel. In einer Konzentration von 2,5 µg/ml hemmte Chloromycetin die Inkorporation der C^{14}-Aminosäuren in die Eiweißfraktion des zellfreien Systems eines sensiblen (wachstumshemmende Minimal-Dosis 0,3 µg/ml) und eines resistenten (wachstumshemmende Minimal Dosis 300 µg/ml) *E. coli*-Stammes um 50%. Nach Ansicht der Autoren dieser Arbeit läßt sich die zu beobachtende Resistenz intakter Zellen gegenüber Chloromycetin dadurch erklären, daß das Antibiotikum nicht durch die Zellwände penetriert. Zu dieser Frage wird auch in anderen Arbeiten Stellung genommen [142—145]. Offenbar hängt die Resistenz gegenüber Chloromycetin hauptsächlich mit der Struktur der zytoplasmatischen Membran und nicht der gesamten Zellwand zusammen, denn die Sphäroplasten aus Chloromycetin-resistenten *E. coli*-Stämmen absorbierten das markierte Antibiotikum in gleicher Weise wie intakte Zellen [146].
Die Analyse der Aminosäure-Zusammensetzung der Eiweiße und der Eigenschaften der adaptativen Enzyme und Untersuchungen über den Stoffwechsel der Brenztraubensäure bei Chloromycetin-resistenten Bakterien-Varianten [147 bis 151] führten zu keiner einheitlichen Ansicht über die Ursache der Resistenz. Ebenso verhält es sich mit den Versuchen, die den Zusammenhang zwischen der Sensibilität gegenüber Chloromycetin und den Kultivierungsbedingungen aufklären sollten [152—154].

Der Zustand der in Gegenwart von Chloromycetin in der Zelle gebildeten Nukleinsäuren

Seit der Entwicklung neuer Untersuchungsmethoden für Nukleinsäuren haben die Nukleinsäuren in der chloromycetinbehandelten Zelle die besondere Aufmerksamkeit auf sich gezogen. Die erhaltenen Ergebnisse förderten die Herausbildung klarer Vorstellungen über die Reaktionen intakter Zellen auf das Chloromycetin.
In Gegenwart von Chloromycetin wurde sowohl eine Verlangsamung wie auch eine Stimulierung der Nukleinsäuresynthese festgestellt [40, 155]. Die Autoren vermuteten, daß eine Unterbrechung der Eiweißsynthese zu einer Verwertung der überschüssigen Kohlenstoff- und Stickstoffmoleküle für die Nukleinsäuresynthese führt. Mit der Erörterung dieser Problematik befaßten sich weitere Autoren [35, 36, 156]. Zahlreiche Untersuchungen beschäftigten sich mit den Eigenschaften dieser Nukleinsäuren und der entsprechenden Nukleoproteide. Nach den bis heute vorliegenden Untersuchungsergebnissen wurde kein Unterschied zwischen der „Chloromycetin-DNS" und der DNS aus normalen Zellen festgestellt. Die nach Zusatz von Chloromycetin gebildete DNS ist stabil [157, 158], hat das gleiche Basen-Verhältnis wie die Kontroll-DNS [159] und keine veränderten biologischen Eigenschaften [160]. Mehr Aufmerksamkeit wurde der „Chloromycetin-RNS" gewidmet.

Zur Instabilität der in Gegenwart von Chloromycetin synthetisierten RNS

In mehreren Laboratorien wurde nach dem Auswaschen des Antibiotikums aus den Zellen und der Überführung in ein chloromycetin-freies Medium eine Instabilität der „Chloromycetin-RNS" festgestellt. NEIDHARDT und GROS konnten in Versuchen mit *E. coli* M 83—5 und *E. coli* ML_1 = 309 d nachweisen, daß die RNS z. T. bis in die Nukleoside zerfällt [157]. In der kurze Zeit später veröffentlichten Arbeit von HAHN und Mitarbeitern wurde ebenfalls ein Zerfall der „Chloromycetin-RNS" (*E. coli* B/r) nach Entfernen des Antibiotikums beschrieben [161]. Die Zerfallsprodukte wurden, sofort nachdem die Zellen sich zu vermehren begannen, wiederum in RNS eingebaut.
Auch in anderen Arbeiten wurde auf die Instabilität der „Chloromycetin-RNS" hingewiesen [158—163].

Die biologischen Funktionen der „Chloromycetin-RNS"

Nach Ansicht einiger Autoren kann in Gegenwart dieser RNS keine Eiweiß-Synthese in der Zelle stattfinden [163, 164]. Dabei wird auf die wahrscheinliche Polyribonukleotid-Natur einiger Repressoren hingewiesen, die sich bei Kontakt der Zellen mit Chloromycetin anhäufen [165, 166]. Wenn das Antibiotikum aus der „Chloromycetin-RNS" enthaltenden Bakterienzelle herausgewaschen wird, dann vermehrt sich die Zelle in einem Chloromycetin-freien Nährboden nicht sofort, sondern erst 40 Min. oder nach einem längeren Zeitraum. Während dieser Lag-Phase verlieren die Zellen einen großen Teil der RNS, woraus geschlossen wurde, daß die „Chloromycetin-RNS" die Zelle an der Vermehrung hindert [163, 164].
Sowohl in stationären wie auch in den eine Vermehrung zulassenden Nährboden werden nach dem Auswaschen des Antibiotikums niedermolekulare Bruchstücke der „Chloromycetin-RNS" nachgewiesen [157—161]. Bevor die normale Relation zwischen RNS, DNS und Eiweiß nicht wiederhergestellt und die „Chloromycetin-RNS" nicht abgebaut ist, kann offensichtlich keine Zellvermehrung stattfinden [162, 163, 167].
Möglicherweise ist das aber eine allzu vereinfachte Schlußfolgerung. SASYKIN und BORISOVA unternahmen Versuche mit *S. aureus* 209 P-Zellen, die 2 Stunden bei 37 °C in Fleisch-Pepton-Bouillon mit 25 µg/ml Chloromycetin bzw. ohne das Antibiotikum geschüttelt wurden. Danach wurden die Zellen beider Kulturen abzentrifugiert und zweimal mit Phosphat-Puffer (pH 7,3) gewaschen. Die danach in einer Konzentration von 500 Millionen Zellen pro ml in die Bouillon eingebrachte unbehandelte Kultur ging praktisch ohne Lag-Phase in Vermehrung über, während die Lag-Phase der mit Chloromycetin behandelten Kultur unter den gleichen Bedingungen 60—90 Min. dauerte. Ein Teil der Zellen dieser Kultur wurde nicht in die Bouillon eingebracht, sondern in Phosphat-Puffer suspendiert und bei 37 °C geschüttelt. Alle 30 Minuten wurden Proben entnommen, die Zellen abzentrifugiert und in die Bouillon eingetragen. Nach 2,5stündiger Inkubation

im Phosphat-Puffer hatte die RNS-Menge in den Zellen um 40 bis 50%, die DNS-Menge um 20 bis 30% abgenommen. Dennoch begannen die in die Bouillon eingebrachten Zellen unabhängig von der Dauer der Inkubation in Phosphat-Puffer erst nach 60 bis 90 Minuten mit der Vermehrung. Man muß annehmen, daß durch das Waschen mit Phosphat-Puffer und durch die Inkubation darin das von der Zelle absorbierte Antibiotikum nicht vollständig entfernt wird, und daß sich die Zelle erst dann von dem Antibiotikum befreit, wenn sie in das Nährmedium eingebracht wird. Wahrscheinlich ist auch der übermäßig hohe Nukleinsäure-Gehalt nicht das einzige Hindernis für eine Zellvermehrung. So war z. B. bei den Zellen die im Nährboden mit Chloromycetin zusammenkamen und danach in ein stickstofffreies Nährmedium eingebracht wurden, die Atmung stark herabgesetzt. Die Glukose-Oxydation durch Zellen von *S. aureus* 209 P war auf Grund der nach der Methode von Warbrug bestimmten Sauerstoff-Absorption im Vergleich zur Kontrolle auf ein Viertel und in Versuchen mit *E. coli* 776 auf die Hälfte herabgesetzt [168].

Die Basen-Zusammensetzung der in Gegenwart von Chloromycetin gebildeten RNS

Nach zweistündiger Inkubation mit 30 μg/ml Chloromycetin veränderte sich die Basen-Zusammensetzung der Gesamt-RNS von *E. coli* B praktisch nicht. Die Verteilung der Radioaktivität auf die einzelnen Ribonukleotide einer Darmflora-Kultur zeigte mit und ohne Chloromycetin in Gegenwart von C^{14}-Adenosin oder C^{14}-Guanosin ebenfalls keine wesentlichen Unterschiede. Das besagt, daß die Prozesse der Biosynthese und damit die Zusammensetzung der RNS bei der Inkubation der Zellen mit Chloromycetin keinen Veränderungen unterliegen [169]. Ähnliche Ergebnisse wurden auch durch andere Versuche an *E. coli* erhalten [170]. G. N. Zajceva und L. Ju. Frolova [159] untersuchten die Nukleotid-Zusammensetzung der Gesamt-RNS von *Azotobacter vinelandii* und fanden ebenfalls keine Unterschiede zwischen den Kontroll-Zellen und den mit Chloromycetin behandelten Zellen.

Das Chloromycetin und die Transport-RNS

Die Vorstellungen verschiedener Autoren über das Verhältnis von tRNS zu Gesamt-RNS in der mit Chloromycetin behandelten Zelle stimmen nicht überein. Einerseits soll sich die Menge an tRNS nach Antibiotika-Gabe in gleichem Ausmaß erhöhen wie die Menge der Gesamt-RNS der Zelle [160], andererseits wurde in Versuchen mit *Shigella flexneri* unter dem Einfluß von Chloromycetin in den Zellen ein erhöhter Gehalt an RNS-Fraktionen gefunden, die im 100000 g Überstand verblieben [171]. Diese RNS behielt die Fähigkeit, mit Aminosäuren zu reagieren; sie blieb also funktionsfähig [172]. Der Einfluß des Chloromycetins auf die Bildung von tRNS wurde auch von einer weiteren Arbeitsgruppe untersucht. Die Versuche wurden mit dem *E. coli*-Stamm JHM544, für dessen Wachstum Isoleuzin erforderlich ist, unternommen, um die Hypothese zu überprüfen, daß bei einem Fehlen von Aminosäuren die tRNS-Synthese gehemmt wird. Eine solche Hemmung sollte darauf beruhen, daß die Bildung von Aminoacyl-tRNS unterbrochen wird, die freie tRNS aber im Gegensatz zur Aminoacyl-tRNS nach dem Rückkopplungs-Prinzip eine weitere Synthese von tRNS inhibiert. Chloromycetin als Inhibitor der Eiweißsynthese begünstigt die tRNS-Synthese bei Inkubation der Zellen in einem Nährboden ohne Isoleuzin, indem es dafür sorgt, daß der Pool an freien Aminosäuren nicht verringert wird.

Das Chloromycetin und die Messenger-RNS-Menge in der Zelle

Im Jahre 1962 berichteten Hahn und Wolfe [175] über die Akkumulation von Messenger-RNS in *Bacillus cereus*-Zellen, die 1,5 Stunden lang mit Chloromycetin inkubiert wurden. *B. cereus* wurde deshalb verwendet, da sich nach A. N. Belozerskij und A. S. Spirin DNS und Gesamt-RNS in dem Verhältnis ihrer Basen stark unterscheiden. Es konnte erwartet werden, daß die Messenger-RNS in der Basenzusammensetzung mehr Ähnlichkeit mit der DNS hat als die Summe aller RNS-Typen der mit Chloromycetin behandelten Zelle. Wie die Autoren dieser Arbeit zeigen, entsprach die Zusammensetzung der „Chloromycetin-RNS" der der DNS von *B. cereus* eher als die Zusammensetzung der Gesamt-RNS der Kontrollzellen [175]. In einer späteren Arbeit einer anderen Arbeitsgruppe konnte dagegen eine bevorzugte Bildung von Messenger-RNS bei der Inkubation mit Chloromycetin nicht festgestellt werden. Als Testobjekt dienten in diesem Falle Bakterien der Darmflora [176].

Die Beeinflussung der Synthese von Ribonukleoproteid-Partikeln durch Chloromycetin

Eine Inkubation der Zellen mit Chloromycetin führt zu einer Veränderung in der „Garnitur" der synthetisierten Ribonukleoproteid-Partikel. Das läßt sich insbesondere dann beobachten, wenn mit kleinen Antibiotika-Konzentrationen inkubiert wird. In den Versuchen mit Bakterien der Darmflora wurden „neue" Partikel bei 5 μg [177] und bei 10 μg Chloromycetin [178] pro 1 ml Nährboden festgestellt.

In den zahlreich sich anschließenden Untersuchungen wurde das Hauptaugenmerk auf folgende Frage gerichtet:

Treten in der Zelle unter Chloromycetin-Einwirkung tatsächlich neuartige RNS-enthaltende Teilchen auf oder sind solche Teilchen auch in der normalen Zelle zu finden und ist lediglich ihre Menge durch die Chloromycetin-Einwirkung stark erhöht?

Nomura und Watson [179] verwendeten *E. coli* B $^1/_5$-Zellen in der logarithmischen Wachstumsphase, die eine Stunde lang mit 200 μg/ml Chloromycetin inkubiert wurden. Aus den zerstörten Zellen wurden unter Verwendung von Tris-Puffer, der 10^{-3} M Mg^{2+} enthielt, Extrakte bereitet. Die Extrakte aus den unbehandelten

Zellen enthielten unter diesen Ionenbedingungen im wesentlichen ribosomale 30 S- und 50-S-Untereinheiten, während die mit Chloromycetin inkubierten Zellen keine 30 S-Untereinheiten aufwiesen und die Menge der 50 S-Teilchen stark reduziert war. Gleichzeitig traten 15 S-Partikel auf, in denen sich 70% der gesamten Zell-RNS befanden. Die 30 S- und 50 S-Partikel bestehen zu etwa 60% aus RNS und zu 40% aus Eiweiß. Der Proteingehalt der 15 S-Teilchen beträgt hingegen nur 25% und der RNS-Gehalt macht 75% des Gewichts dieser Teilchen aus. Diese Ergebnisse stützen die Vorstellung, daß für die normale Ribosomensynthese in einer mit Chloromycetin behandelten Zelle das vorhandene Protein nicht ausreicht. Eine Erhöhung der Mg^{2+}-Konzentration führte zu einer Aggregation von 15 S-Partikeln zu 24 S- und 31 S-Teilchen, die sich ebenfalls von den Ribosomen durch einen geringeren Proteingehalt unterschieden. Um über die Herkunft dieser 15 S-Partikel Klarheit zu gewinnen, variierten die Autoren die Zeit für die Markierung mit P^{32} und den Zusatz von Chloromycetin. Sie kamen zu der Schlußfolgerung, daß der größte Teil der RNS, der sich in den „Chloromycetin-15 S-Teilchen" befindet, nach dem Zusatz des Antibiotikums in der Zelle synthetisiert wird, und daß nur eine geringe Menge der RNS aus den nach dem Chloromycetin-Zusatz abgebauten, bereits vorhandenen Ribonukleoproteid-Teilchen stammt. In einer späteren Mitteilung [180] konnte diese Arbeitsgruppe zeigen, daß die Puffer-Bestandteile im Nährboden die physikalischen Eigenschaften der Chloromycetin-Teilchen in ähnlicher Weise beeinflussen wie die freie ribosomale RNS, während die Ribosomen sich Veränderungen im Ionenmilieu gegenüber als bei weitem stabiler erwiesen.
Gleichzeitig mit dem niedrigen Eiweißgehalt tritt eine erhöhte Empfindlichkeit der RNS gegenüber RNase auf, besonders wenn man mit normalen Ribosomen vergleicht, bei denen das ribosomale Protein die RNS vor der Einwirkung des Enzyms schützt [160].
Nach den Ergebnissen eines anderen Autoren-Kollektivs [158] ist der Teil der RNS, der unmittelbar nach dem Chloromycetin-Zusatz synthetisiert wurde, stabiler als die RNS, die erst in der späteren Phase der Inkubation mit dem Antibiotikum synthetisiert wird. Das wird damit erklärt, daß für die „erste Charge" der RNS noch genügend Protein zur Verfügung steht, d. h., es werden Ribonukleoproteide gebildet, in denen die RNS hinreichend durch das Protein geschützt wird. Das steht in Übereinstimmung mit der von Dagley und Mitarbeitern [181] entwickelten Vorstellung, wonach die im freien Zustand instabile ribosomale RNS durch Chloromycetin stabilisiert wird, während sie nach dem Entfernen des Chloromycetins dem enzymatischen Abbau unterliegt.
Aus den zahlreichen bisher erwähnten Untersuchungen [182—184] läßt sich der Schluß ziehen, daß das Chloromycetin die Entstehung normaler Ribosomenuntereinheiten verhindert, indem es diesen Prozeß zwischenzeitlich unterbricht und zur Entstehung von „Chloromycetin-Partikeln" führt, die 75% RNS und 25% Eiweiß enthalten. Diese Ergebnisse wurden von verschiedenen Autoren erhalten, wobei mit Antibiotika-Konzentration von einigen μg bis 200 μg/ml gearbeitet wurde.

ARONSON und SPIEGELMAN berichteten, daß in ihren Versuchen Chloromycetin-Konzentrationen von 2 bis 100 µg/ml bei *E. coli* und *Bacillus megaterium* KM keine völlige Hemmung der Eiweiß-Synthese verursachten [185, 186]. Diese Autoren verglichen den Einfluß des Antibiotikums auf die Synthese der ribosomalen Proteine mit der der übrigen Zellproteine. Dabei zeigte sich, daß das Vorhandensein von Proteinen in den „Chloromycetin-Teilchen" durch eine relativ geringe Empfindlichkeit ihrer Synthese gegenüber Chloromycetin zu erklären ist[1]. Eine Anomalie der „Chloromycetin-RNS" wird von ARONSON und SPIEGELMAN abgelehnt [188]. Daß diese RNS funktionelle Eigenschaften besitzt, wird durch mehrere Versuchsserien nachgewiesen, die im folgenden kurz besprochen werden sollen.

B. megaterium-Zellen wurden 1,5 Stunden mit markiertem Uridin und 50 µg/ml Chloromycetin inkubiert. Danach wurde das Antibiotikum aus den Zellen herausgewaschen und die Zellen in verschieden zusammengesetzten Nährböden suspendiert. Wenn der neue Nährboden die Protein-Synthese nicht aufrechterhielt, dann war ein Zerfall der „Chloromycetin-RNS" zu beobachten. Wenn der Nährboden Aminosäuren enthielt und die für die Protein-Synthese erforderlichen übrigen Bedingungen erfüllt waren, wurde die RNS nicht abgebaut. Diese Ergebnisse werden als Beweis dafür herangezogen, daß die Ursache für die Instabilität der „Chloromycetin-RNS" in der Abwesenheit von Protein bzw. in einer für die Bildung stabiler Ribonukleotide zu geringen Proteinmenge liegt. Die Autoren dieser Arbeit vermuten, daß die instabile Form der RNS auch in normalen Zellen vorkommt, aber nach der Entstehung jeweils sehr schnell mit Protein beladen und dabei stabilisiert wird. Das konnte durch die Markierung der schnell markierbaren RNS durch Zugabe von markiertem Uridin, kurz bevor die Zellen in einen die Eiweiß-Synthese nicht unterhaltenden Nährboden eingebracht wurden, gezeigt werden. Dabei ließ sich ein Zerfall der markierten RNS feststellen, weil die Zellen nicht imstande waren, die Protein-Komponente der Ribonukleoproteide zu bilden. Eine kurze vorherige Inkubation in einem Aminosäure-haltigen Nährboden führte zur Aufhebung dieser Erscheinung infolge der Entstehung von stabilisierendem Protein. Es ließ sich zeigen, daß eine Anreicherung von „Chloromycetin-RNS" in der Zelle die vorzugsweise Synthese von ribosomalem Protein induziert, wie sich aus der Geschwindigkeit der ^{14}C-Lysin-Inkorporation in verschiedene Eiweiß-Fraktionen und aus den Eigenschaften des synthetisierten Eiweißes ableiten ließ. Dabei trat in der Zelle keine neue RNS auf. An der Protein-Synthese beteiligte sich hauptsächlich „Chloromycetin-RNS", wenn die mit ihr angereicherten Zellen in einen Nährboden mit Aminosäuren und mit 5-Hydroxyuridin, das die Bildung neuer RNS verhindert, eingebracht wurden. Die Stimulierung der Eiweiß-Synthese im zellfreien System sowohl durch die gesamte „Chloromycetin-RNS" als auch durch bestimmte Fraktionen dieser RNS wurde später von LINDIGKEIT und Mitarbeitern demonstriert [189, 190].

[1] Die Tatsache, daß für die Hemmung der Ribosomen-Eiweiß-Synthese mehr Chloromycetin erforderlich ist als für die Hemmung der Synthese des löslichen Eiweißes, läßt sich auch aus den Ergebnissen von LINDIGKEIT ableiten [184, 187].

Im Jahre 1963 berichteten R. S. Šakulov, A. A. Bogdanov und A. S. Spirin über eine in Gegenwart von Mg^{2+} aus „Chloromycetin-Teilchen" (19 S und 25 S) und ribosomalem Protein vorgenommene in vitro-Rekonstitution von ribosomenartigen Teilchen, die sich von normalen 30 S- und 50 S-Teilchen weder in ihren Sedimentations-Eigenschaften noch in ihrem prozentualen Gehalt an Eiweiß und RNS noch in ihrem elektromikroskopischen Bild unterschieden [191]. Diese Ergebnisse widersprechen der Annahme, daß die „Chloromycetin-RNS" und das an sie gebundene Protein für die Zelle anomal sind und sich am Stoffwechsel nicht beteiligen. In diesem Zusammenhang veröffentlichten M. I. Lerman, R. A. Zimmermann, L. P. Gavrilova und A. S. Spirin im Jahre 1967 Ergebnisse über eine Zusammenlagerung von ribosomenartigen Partikeln aus „Chloromycetin-Teilchen" und Strukturprotein aus Ribosomen, das vorher von den Ribosomen durch Zentrifugation in einer CsCl-Lösung abgetrennt wurde. Die „Chloromycetin-Teilchen" wurden in *E. coli* A 19-Zellen gebildet, die sich in einem die Vermehrung gewährleistenden Nährboden in Gegenwart von bis zu 200 µg/ml Chloromycetin befanden. Die Suspension der „Chloromycetin-Teilchen" in einem 0,01 M Phosphat-Puffer, in dem 0,001 M $MgCl_2$ enthalten waren, wurde mit einer CsCl-haltigen Lösung von ribosomalen Proteinen gemischt. Das Gemisch wurde durch Zentrifugation geklärt und die Lösung gegen 0,01 M Phosphat-Puffer, der 0,001 M $MgCl_2$ enthielt, dialysiert. Danach ließen sich neben 24 S- und 18 S-Teilchen auch 30 S- und 50 S-Teilchen in der Lösung nachweisen. Diese Teilchen assoziierten bei Erhöhung der Mg^{2+}-Konzentration (bis auf 0,01 M) leicht (und reversibel) zu 70 S-Teilchen, wie sich durch analytische Ultrazentrifugation zeigen ließ. Eine Ähnlichkeit der 30 S- und 50 S-Teilchen mit normalen Ribosomenuntereinheiten wurde auch durch die elektronenmikroskopischen Untersuchungen und das für Ribosomen typische RNS/Protein-Verhältnis, das aus der Dichte der Teilchen abgeleitet wurde, bestätigt. Dieser in vitro ablaufende Prozeß wird von den Autoren als „identisch mit der Bildung von Ribosomen aus Ribonukleoproteid-Vorläufern und Strukturprotein" angesehen [192].

Die Bedeutung dieser Forschungsrichtung liegt nach Nomura und Hosokawa darin, daß „die analogen in vitro-Versuche den Grundmechanismus der Biosynthese der normalen Ribosomen aufklären könnten" [193]. Diese Autoren gehören zu den Anhängern der Theorie, nach der die „Chloromycetin-Teilchen" als normale Vorläufer von Ribosomen angesehen werden. Nach ihren Untersuchungen ließ sich ein großer Teil der RNS in Ribonukleoproteide bei *E. coli* B überführen, ohne daß ein merklicher Zerfall der Partikel in RNS und Protein erfolgt. Gleichzeitig wurde nachgewiesen, daß die „Chloromycetin-Teilchen" heterogen sind, und daß es offenbar verschiedene Stufen der Bildung von 30 S- und 50 S-Ribosomenuntereinheiten aus 16 S- und 23 S-Partikeln bzw. aus RNS und Proteinen gibt [193, 194].

Die Heterogenität der „Chloromycetin-Ribonukleoproteide wurde auch in einer weiteren Arbeit gezeigt [195], wie auch der Übergang eines großen Teils der RNS aus „Chloromycetin-Teilchen" in normale 30 S- und 50 S-Untereinheiten ohne vorherigen Zerfall der RNS an anderer Stelle ebenfalls demonstriert wurde [196].

Dabei wurde die Möglichkeit eines Übergangs von ^{14}C-markiertem Uracil aus den „Chloromycetin-Partikeln" in die 30 S- und 50 S-Untereinheiten durch Zerfall der „Chloromycetin-RNS" und anschließend Neusynthese der RNS durch Inkubation der *E. coli* AB 1105-Zellen mit Actinomycin D ausgeschaltet.
Die Suche nach physikochemischen oder anderen Unterschieden zwischen der „Chloromycetin-RNS" und der normalen ribosomalen RNS führten zu keinen hinreichend gesicherten Aussagen [197, 198]. Interessant sind lediglich die Ergebnisse von Hayashi, Osawa und Miura [199], nach denen die in *E. coli*-Zellen in Gegenwart von Chloromycetin synthetisierte ribosomale RNS im Vergleich zur normalen RNS eine geringere Anzahl von Methyl-Gruppen enthält. Wenn in der Kontrolle bei 171 Nukleotiden der 23 S-RNS und bei 125 Nukleotiden der 16 S-RNS eine Base methyliert war, so ließ sich nach Kontakt der Zellen mit Chloromycetin nur eine Methylgruppe bei 304 Nukleotiden der 23 S-RNS und bei 1046 Nukleotiden der 16 S-RNS feststellen. Nach Meinung der Autoren kann das mit einem Einfluß des Antibiotikums auf den Pool der Methylgruppen-Donatoren in der Zelle zusammenhängen, was jedoch Zweifel hervorruft, denn der Pool der freien Aminosäuren (darunter auch Methionin) sollte durch Chloromycetin eher erhöht als erniedrigt werden.
Schließlich ist auf einen im Jahre 1966 erschienenen Bericht hinzuweisen, in dem die Fähigkeit von „Chloromycetin-Partikeln" aus *E. coli* B untersucht wurde, in einem zellfreien System Aminosäuren in ihr Eiweiß einzubauen [200]. Die Arbeit ist auch von einer anderen Seite her interessant:
Das Chloromycetin wurde hier auf seine Fähigkeit, den Aminosäure-Einbau zu hemmen, untersucht, und es erwies sich als inaktiv. Eine Reihe von Unterschieden zwischen diesem System der „Protein-Synthese" und den gewöhnlichen zellfreien Systemen führte den Autor zu der Vorstellung, daß die Bindung der C^{14}-Leuzyl-tRNS normal abläuft, daß aber die letzte Etappe der Inkorporation der markierten Aminosäuren verändert ist. Bei 70% der in die Protein-Fraktion inkorporierten C^{14}-Leuzin-Moleküle ließ sich die Aminogruppe dinitrophenylieren. In diesem Zusammenhang könnte auch eine anormale Bindung des Leuzins an das lysinreiche Eiweiß der „Chloromycetin-Teilchen" diskutiert werden, wobei sich eine Bindung zwischen der Karboxyl-Gruppe des Leuzins und der ε-Amino-Gruppe der Lysin-Reste ausbilden könnte.
Diese Ergebnisse widersprechen der Beobachtung nicht, daß sich „Chloromycetin-Partikel" in normale Ribosomen umwandeln können. Aber es wurde nicht nachgewiesen, daß die Teilchen selbst funktionstüchtige Organzellen zur Synthese zytoplasmatischer Eiweiße sind[1].

[1] Eine „falsche" C^{14}-Glyzin-Inkorporation in Eiweiß durch Substitution der freien Aminogruppen der im Eiweiß vorhandenen Diamino-monokarbonsäuren beobachteten Lin Tung und Wei-Lien in einem zellfreien System aus *E. coli* K 12 [201].
N. B. Gorkina und V. S. Tongur deuteten die Möglichkeit einer nichtribosomalen Inkorporation von Aminosäuren im Eiweiß in einem gewöhnlichen zellfreien System der Protein-Synthese aus *E. coli* an [202]. Diese Autoren beobachteten eine unterschiedliche Dynamik

Das Chloromycetin und der Stoffwechsel tierischer und pflanzlicher Zellen

Über die Besonderheiten der Hemmung der an Ribosomen tierischen Ursprungs und an Ribosomen aus pflanzlichen Chloroplasten ablaufenden Protein-Synthese durch Chloromycetin wurde bereits hingewiesen. Eine spezielle Wirkung des Chloromycetins nur auf die bakteriellen Systeme der Eiweiß-Synthese [203] wurde schon mehrfach diskutiert [204—106]. In Versuchen mit tierischen und pflanzlichen Zellen wird viel häufiger als bei Versuchen an bakteriellen Objekten ein Einfluß des Chloromycetins auf andere Stoffwechsel-Prozesse beobachtet. In einer Reihe von Arbeiten ließ sich eine spezielle Wirkung des Chloromycetins auf die Eiweiß-Synthese im tierischen Gewebe nicht feststellen; es wurde z. B. auch die Nukleinsäuresynthese gehemmt [207—211]. Nach den Ergebnissen einiger Autoren rief die Einwirkung des Chloromycetins auf Kaninchen-Retikulozyten verschiedenartige Stoffwechsel-Störungen hervor. Der Einbau markierter Substanzen wurde nicht nur in Eiweiß, sondern auch in die Lipid-Fraktion und in RNS gehemmt [212, 213]. Das L-Threo-Isomere des Chloromycetins, das in Systemen der bakteriellen Protein-Synthese inaktiv ist, hemmte dagegen die Protein-Synthese in den Retikulozyten [212].
Andererseits unterdrückten 100 µg/ml Chloromycetin schnell und beinahe vollständig die Protein-Synthese in den Mitochondrien der Nebennieren-Rinde von Rindern [214][1]. Auf diese Weise erlauben die Ergebnisse der verschiedenen Untersuchungen noch keine hinreichend gesicherte Schlußfolgerung. Das gleiche betrifft die pflanzlichen Zellen. Bei Versuchen mit den Algen *Chlamydomonas* [215] und *Euglena gracilis* [216] erwies sich die Protein-Synthese gegenüber Chloromycetin als äußerst empfindlich; nach den Ergebnissen von Morris, der mit *Chlorella* arbeitete, hemmte das Antibiotikum in einer Konzentration von 1—3 mg/ml gleichzeitig die Synthese von Eiweiß, von Nukleinsäuren und von Polysacchariden, indem es den Einsatz von ATP unterband [217, 218]. In anderen Arbeiten mit Algen wurde der Einfluß des Chloromycetins auf die Farbstoff-Synthese [219], auf die Synthese einiger enzymatischer Systeme [220] und auf die Absorption von Rubidium-Ionen [221] untersucht. Nicht alle Autoren vertreten dabei die Meinung, daß ihre Ergebnisse mit einem Einfluß des Chloromycetins auf die Eiweiß-Synthese erklärt werden können.
Hinsichtlich der Wirkung des Chloromycetins auf die Zellen höherer Pflanzen ist zunächst auf die Arbeiten einzugehen, in denen das Antibiotikum zur Untersuchung der biochemischen Grundlagen verschiedener physiologischer Prozesse eingesetzt wurde. So gingen B. A. Rubin und L. N. Loginova von der Vorstellung

der inhibierenden Wirkung des Chloromycetins auf die Inkorporation von C^{14}-Leuzin und C^{14}-Phenylalanin und anderer Aminosäuren in das Protein. Nach 30 Minuten ging die Hemmwirkung des Chloromycetins auf die Inkorporation von Leuzin und Phenylalanin zurück. Aus dieser Erscheinung wurde die Möglichkeit eines nicht durch Ribosomen katalysierten Einbaus dieser Aminosäuren in das Protein abgeleitet.

[1] Über die unterschiedliche Hemmbarkeit der mitochondrialen und cytoplasmatischen Proteinsynthese siehe auch H. Küntzel, Nature, **222** (1969) 142.

aus, daß die Luft- und Schwimmblätter von den teilweise im Wasser stehenden Pflanzen *Cyperus angustifolia* und *Nuphar luteum* nichtoxydierte Stoffwechselprodukte der eingetauchten Organe verarbeiten. Sie konnten mit Hilfe von 2,5 mg/ml Chloromycetin zeigen, daß in den Blättern, wenn sie an die Wasseroberfläche kommen, eine adaptative Synthese einiger enzymatischer Systeme abläuft [222]. Hier entwickelte das Chloromycetin also die Fähigkeit zur Hemmung der Proteinsynthese.

G. S. Illin und O. G. Fejer-Kossej untersuchten die Abhängigkeit der Nikotin-Synthese in den verholzten Teilen von *Nicotiana tabacum* von der Proteinsynthese durch die Anwendung von Chloromycetin [223].

O. P. Osipowa und Mitarbeiter beobachteten eine Hemmwirkung des Chloromycetins auf die Bildung von an der Chlorophyll-Synthese beteiligten Enzymen in Bohnen- und Gerstenblättern [224]. In diesen und in einer Reihe anderer Arbeiten [225—231] wurde das Chloromycetin als Mittel zur Untersuchung biochemischer Prozesse verwendet. Gleichzeitig wird aber von zahlreichen Autoren auf die Fähigkeit des Chloromycetins, die Proteinsynthese in der pflanzlichen Zelle spezifisch zu hemmen, hingewiesen.

Eine recht lebhafte Diskussion wurde auch über den Mechanismus der Wirkung des Chloromycetins auf die Absorption anorganischer Salze durch das pflanzliche Gewebe geführt [232—240]. Entsprechende Versuche wurden sowohl an intakten Pflanzen, bei denen die Absorption durch die Wurzel erfolgt, als auch mit Blatt-Schnitten und sogar mit subzellulären Strukturen unternommen. Hauptgegenstand der Diskussion ist die Frage nach dem Zusammenhang zwischen der Ionen-Absorption durch die Pflanzenzellen und der Eiweiß-Synthese. Obwohl die Fähigkeit des Antibiotikums, den erstgenannten Prozeß zu hemmen und seine inhibierende Wirkung auf die Proteinsynthese im Zusammenhang stehen könnten, sprechen doch einige Fakten dagegen. So wurde z. B. festgestellt, daß das L-Threo-Isomere des Chloromycetins ebenfalls die Fähigkeit des Pflanzengewebes Pb^{2+} und andere Ionen zu absorbieren, unterdrückt [237—239] und daß im Gegensatz zum Chloromycetin das in der Laborpraxis als Inhibitor der Eiweiß-Synthese allgemein gebräuchliche Puromycin die Ionen-Absorption nicht beeinflußt [239]. Einige Autoren versuchen die durch Chloromycetin hervorgerufene Unterdrückung der Ca^{2+}-Absorption durch die Mitochondrien der Mais-Wurzel mit einer Hemmung der oxydativen Phosphorylierung zu erklären [236—240].

Die Wasser-Absorption durch die Wurzeln verschiedener Pflanzen wird von Chloromycetin nicht beeinflußt [241].

Die Kompliziertheit der Chloromycetin-Wirkung auf das Pflanzengewebe wird von V. B. Ivanov durch seine Ergebnisse über einen spezifischen oder unspezifischen Einfluß dieses Antibiotikums auf das Gewebe in Abhängigkeit von der Konzentration unterstrichen [242, 243]. In der Mehrzahl der besprochenen Arbeiten wurde Chloromycetin in Konzentrationen von 0,1 bis zu einigen mg pro ml verwendet.

Die Verwendung des Chloromycetins zur Untersuchung biochemischer Prozesse

Eine auch nur annähernd vollständige Aufzählung aller Untersuchungen, in denen Chloromycetin (abgesehen von seiner Wirkung auf die Eiweiß-Synthese) als spezifisch wirksames Agens verwendet wurde, ist nicht nur schwierig wegen des enormen Umfangs des verschiedenartigen Materials, sondern auch kaum zweckmäßig, weil das Chloromycetin schon lange im Labor eingesetzt wird [244] und in den letzten Jahren keine Arbeiten mit prinzipiell neuem Charakter erschienen sind.

Die hochspezifische Wirkung des Chloromycetins auf die Proteinsynthese in der Bakterienzelle gibt die Möglichkeit, es zur Abgrenzung solcher Prozesse einzusetzen, die mit der Synthese von Proteinen und Nukleinsäuren zusammenhängen. Häufig wird Chloromycetin verwendet, um festzustellen, ob die Synthese von Proteinen für eine Steigerung oder Stimulierung der Nukleinsäure-Synthese in den Zellen bei Änderung der Kultivierungs-Bedingungen notwendig ist [245 bis 247]. Im Zusammenhang damit stehen Arbeiten, bei denen Chloromycetin zur Untersuchung der Sporenbildung und der Sporenkeimung verwendet wurde [248–251].

Chloromycetin fand auch bei der Erforschung der Prozesse der Transformation und der Transduktion der Mikroben-Zelle Verwendung [252–254]. J. M. Terešin und I. I. Belousova benutzten z. B. Chloromycetin zur Untersuchung der Konjugation bei *E. coli* [255].

Als ein Beispiel für ein anderes Gebiet der biochemischen Forschung, in dem Chloromycetin Verwendung fand, können die Arbeiten zur Aufklärung des Mechanismus der Strahlenwirkung auf den Bakterien-Stoffwechsel dienen [256 bis 270].

Von Interesse sind auch die Arbeiten, in denen Chloromycetin verwendet wurde, um Ähnlichkeiten oder Unterschiede in den Biosynthese-Wegen von Eiweiß und Antibiotika-Peptiden (Gramicidin C, Tyrocidin, Bacilysin) festzustellen [271 bis 274]. Unter Verwendung von Chloromycetin erhielten V. N. Šapošnikov, A. B. Silaev und Mitarbeiter Hinweise über einen Zusammenhang zwischen der Biosynthese von Aurantin und der von Proteinen und Nukleinsäuren [275] sowie über die Biosynthese des Aminosäure-Teils des Actinomycin-Moleküls [276].

Breite Anwendung fand das Chloromycetin bei der Untersuchung des Verhältnisses von Phagen zu den Wirtszellen. Hier könnte sein weiterer Einsatz zur Aufklärung der durch Phagen hervorgerufenen Hemmung des Nukleinsäurestoffwechsels des Wirtsorganismus, zur Aufklärung des Spaltungsmechanismus und anderer Prozesse, die in der infizierten Zelle ablaufen, führen [277–294]. In letzter Zeit wurde Chloromycetin auch zur Untersuchung der Gesetzmäßigkeiten der Virus-Entwicklung in der pflanzlichen und der tierischen Zelle eingesetzt [295–197].

N. N. Prozorovskaja, I. G. Balandin und V. S. Tongur untersuchten den Einfluß des Chloromycetins auf die RNS-Synthese in den mit Tabakmosaikvirus infizierten Blättern von *Nicotiana glutinosa* [295]. L. M. Tarasevič und Je. F.

Ulanova [296] demonstrierten mit Chloromycetin die autonome Entwicklung des polyedrischen Virus im Organismus der Seidenspinner-Raupe, d. h. die Unabhängigkeit der Eiweiß- und Nukleinsäure-Synthese im Wirtsorganismus.
Chloromycetin wird heute auch zur Untersuchung des Stoffwechsels der tierischen und pflanzlichen Zelle eingesetzt: B. K. Chukivadze und V. S. Tongur verwendeten es zur Aufklärung der Besonderheiten in der Biosynthese von Leukozyten-Eiweiß in den Knochenmark-Zellen [298]. T. K. Nikolov und Mitarbeiter untersuchten mit Hilfe von Chloromycetin die Antikörper-Biosynthese in vitro [299]. Von T. I. Ivanova und A. K. Belousova wurde Chloromycetin zur Untersuchung des Mechanismus der Bindung von Sarkolysin durch das Eiweiß von Geschwulst-Zellen verwendet [300]. Angaben über einen Einsatz des Chloromycetins zur Untersuchung des Zellstoffwechsels höherer Pflanzen wurden schon im vorigen Abschnitt gemacht.
Nach seiner Verbreitung in der biochemischen Forschung ist das Chloromycetin vielleicht mit solchen „klassischen" Inhibitoren enzymatischer Prozesse wie KCN, NaF und Malonsäure vergleichbar.
Die Untersuchung der inhibierenden Wirkung des Chloromycetins auf die Proteinsynthese begann früher als die aller anderen Antibiotika dieses Wirkungstyps. Trotzdem ist, ungeachtet des Gesamtwertes und der völligen Bestätigung der Ergebnisse der meisten früheren Arbeiten, der Wirkungsmechanismus des Chloromycetins weniger klar als z. B. der des Puromycins. Da Chloromycetin die Ausbildung der Peptid-Bindung direkt beeinflußt, wurde vermutet, daß dieses Antibiotikum das für die Ausbildung der Peptidbindung an der 50 S-Untereinheit verantwortliche ribosomale Enzym hemmt. Ende 1967 wurde in einer vorläufigen Mitteilung ein Modell für die Wirkung des Chloromycetins auf die Eiweiß-Synthese in Protoplasten von *B. megaterium* beschrieben. Die Autoren dieser Arbeit vermuten, daß die Aktivität der „Peptidyl-Transferase" gehemmt wird. Es handelt sich dabei um das Enzym, das die Überführung des wachsenden Peptids von der Donor-Stelle an der 50 S-Subeinheit der Ribosomen auf die Akzeptor-Stelle, die mit der Aminoazyl-tRNS besetzt ist, bewerkstelligt [301].
Die Funktion dieses mit Chloromycetin reagierenden Enzyms sind bei weitem noch nicht klar, wie auch selbst der Mechanismus der Translokation und der Reaktionen, an denen die Peptidyl-tRNS und die Aminoazyl-tRNS während der Synthese der Peptid-Kette beteiligt sind, ungeklärt ist.

Literatur

[1] Šemjakin, M. M., Kolosov, M. N., Levitov, M. M., Germanova, K. I., Karapetjan, M. G., Švecov, Ju. B., Bamdas, E. M., Zur Abhängigkeit zwischen Struktur und antimikrobieller Aktivität von Chloromycetin (Lewomycetin) und sein Wirkungsmechanismus. — Ber. Akad. Wiss. UdSSR 1955, 102, Nr. 5, 953—956.

[2] Šemjakin, M. M., Kolosov, M. N., Levitov, M. M., Germanova, K. I., Karapetjan, M. G., Švecov, Ju. B., Bamdas, E. M., Die Abhängigkeit zwischen Struktur und anti-

mikrobieller Aktivität von Chloromycetin (Lewomycetin) und sein Wirkungsmechanismus. — Fragen der medizinischen Chemie 1955, **1**, H. 5, 350—356.

[3] ŠEMJAKIN, M. M., KOLOSOV, M. N., KARAPETJAN, M. G., BAMDAS, E. M., ŠVECOV, JU. B., VINOGRADOVA, JE. I., ŠČUKINA, L. A., Untersuchungen zur Chemie des Chloromycetins (Lewomycetin) IV. Synthese neuer, optisch aktiver Analoga des Chloromycetins (Lewomycetin). — Z. allgem. Chem. 1955, **25**, H. 6, 1199—1206.

[4] ŠEMJAKIN, M. M., KOLOSOV, M. N., LEVITOV, M. M., GERMANOVA, K. I., KARAPETJAN, M. G., ŠVECOV, JU. B., Untersuchungen zur Chemie des Chloromycetins (Lewomycetin) VIII. Die Abhängigkeit der antimikrobiellen Aktivität des Chloromycetins von seiner Struktur und der Wirkungsmechanismus des Chloromycetins. — Z. allgem. Chem. 1956, **26**, H. 3, 773—782.

[5] HAHN, G. E., HAYES, J. E., WISSEMAN, CH. L., HOPPS, H. E., SMADEL, J. E., Mode of action of chloramphenicol. VI. Relation between structure and activity in the chloramphenicol series. — Antibiot. and Chemotherapy, 1956, **6**, N 9, 531—543.

[6] ŠEMJAKIN, M. N., CHOCHLOV, A. S., KOLOSOV, M. N., BERGELSSON, L. D., ANTONOV, V. K., Chemie der Antibiotika, Bd. I, 1961, 397—403.

[7] TELESNINA, G. N., NOVIKOVA, M. A., ZHDANOV, G. L., KOLOSOV M. N., SCHEMYAKIN, M. M., The effect of chloramphenicol analogs on protein biosynthesis in a cell-free *Escherichia coli* B system. — Experientia, 1967, **23**, N 6, 427—428.

[8] NISHIMURA, T., YAMAGUCHI, H., TANAKA, N., Biochemical studies on the activity of thiophenicol. — J. Antibiotics, 1966, **A19**, N 4, 166—171.

[9] GALE, E. F., PAINE, T. F., Effect of inhibitors and antibiotics on glutamic acid accumulation and on protein synthesis in *Staphylococcus aureus*. — Biochem. J., 1950, **47**, N 3, XXVI.

[10] GALE E. F., PAINE, T. F., The assimilation of amino acid by bacteria. 12. The action of inhibitors and antibiotics on the accumulation of free glutamic acid and the formation of combined glutamate in *Staphylococcus aureus*. — Biochem. J., 1951, **48**, N 3, 298—301.

[11] GALE, E. F., FOLKES J. P., The assimilation of amino acids by bacteria. 15. Action of antibiotics nucleic acid and protein synthesis in *Staphylococcus aureus*. — Biochem. J. 1953, **53**, N 3, 493—498.

[12] HAHN, F. E., WISSEMAN, CH., L. JR., Inhibition of adaptive enzyme formation by antimicrobial agents. — Proc. Soc. Exp. Biol. and Med., 1951, **76**, N 3, 533—535.

[13] WISSEMAN, C. L., JR., HAHN, F. E., HOPPS, H., SMADEL, J. E., Chloramphenicol inhibition of protein synthesis. — Federat. Proc. 1953, **12**, N 1, 466.

[14] WISSEMAN, C. L., JR., SMADEL, J. E., HAHN, F. E., HOPPS, H. E., Mode of action of chloramphenicol. I. Action of chloramphenicol on assimilation of ammonia and synthesis of proteins and nucleic acids in *Escherichia coli*. — J. Bacteriol., 1954, **67**, N 6, 662—673.

[15] HAHN, F. E., WISSEMAN, C. L., JR., HOPPS H. E., Mode of action of chloramphenicol. II. Inhibition of bacterial D-polypeptide formation by an L-stereoisomer of chloramphenicol. — J. Bacteriol., 1954, **67**, N 6, 674—679.

[16] HAHN, F. E., WISSEMAN, C. L. JR., HOPPS, H. E., Mode of action of chloramphenicol. III. Action of chloramphenicol on bacterial energy metabolism. — J. Bacteriol., 1955, **69**, N 2, 215—223.

[17] SAZYKIN, JU. O., BORISOVA, G. N., Die Wirkung bakteriostatischer Antibiotika auf die Synthese von Eiweiß und Nukleinsäuren in den Zellen von *Staphylococcus aureus*. — Antibiotika 1962, **7**, Nr. 11, 975—979.

[18] GRÜNBERGER, D., ŠORM, G. O., mechanismu úcinku antibiotik. III. O synthese nakterých enzymatickych systemému v zivych bunkach *Escherichia coli* pod vlivem Dechloramfenicolu. — Chem. listy, 1954, **48**, c. 8, 1241—1245.

[19] Korotjaev, A. I., Der Wirkungsmechanismus des Lewomycetins (Chloramphenicols). V. Der Einfluß von Lewomycetin auf den Verbrauch von Pyruvat durch ruhende Darmstäbchenzellen unter stationären Bedingungen. — Mikrobiologie 1961, **30**, H. 1, 47—53.

[20] Geronimus, L. H., Cohen, S., Induction of staphylococcal penicillinase. — J. Bacteriol. 1957, **73**, N 1, 28—34.

[21] Pradhan, D. S., Rege, D. V., Sreenivasan, A. A., Alcaline phosphatase formation in *Escherichia coli* vitamin B_{12} methionine auxotroph. — Enzymologia, 1962, **24**, fasc. 2, 105—112.

[22] Lascelles, J., Adaptation to form bacteriochlorophyll in *Rhodopseudomonas spheroides*: changes in activity of enzymes concerned in pyrrole synthesis. — Biochem. J., 1959, **72**, N 3, 508—518.

[23] Higuchi, M., Goto, K., Fujimoto, M., Namiki, O., Kikuchi, G., Effect of inhibitors of nucleic acid and protein synthesis on the induced synthesis of bacteriochlorophyll and -aminolevulinic acid synthetase by *Rhodopseudomonas spheroides*. — Biochim. et biophys. acta, 1965, **95**, N 1, 94—110.

[24] Kleber, H.-P., Aurich, H., Hemmung der Induction von Enzymen zur Oxidation quartärer Stoffe durch Chloramphenicol bei *Pseudomonas aeruginosa*. — Naturwissenschaften, 1966, **53**, Heft 9, 234.

[25] Firshein, W., Gargan, B. A., Influence of deoxyribonucleic acid degradation products and orthophosphate on uptake of deoxynucleosides in pneumococcus type III. — J. Bacteriol., 1965, **90**, N 2, 337—342.

[26] Ramsey, H. H., Stimulation of staphylococcal nitrate reductase production by chloramphenicol. — Biochem. and Biophys. Res. Commun., 1966, **23**, N 4, 353—356.

[27] Erdös, T., Tomcsányi, A., The stages of induced benzoic acid oxidase formation. — Acta physiol. Acad. scient. hung., 1957, **12**, N 4, 311—320.

[28] Sazykin, Ju. O., Černuch, A. M., Über den Einfluß der Neomycine auf die Eiweißsynthese in ruhenden *E. coli*-Zellen, bestimmt durch adaptative Bildung von Fermenten und durch Einbau von ^{35}S-Methionin in das Eiweißmolekül. — Antibiotika 1964, **9**, Nr. 4, 318—323.

[29] Sypherd, P. S., Strauss, N., Treffers, H. P., The preferential inhibition by chloramphenicol of induced enzyme synthesis. — Biochem. and Biophys. Res. Commun., 1962, **7**, N 6, 477—481.

[30] Sypherd, P. S., Strauss, N., Chloramphenicol promoted repression of β-galactosidase synthesis in *Escherichia coli*. — Proc. Nat. Acad. Sci. USA, 1963, **49**, N 3, 400—407.

[31] Šorm, F., Grünberger, D., Stokrová, S., O mechanismu úcinku antibiotik. X. Zmeny v bílkovinném slozeni bakterí Escherichia coli B ovlivnených chloramfenikolem. — Chem. listy, 1957, **51**, c. 9, 1733—1737.

[32] Cerna, J., Šorm, F., Cermák, V., O mechanismu úcinku antibiotik. XI. Sledován vlini chloramfenikolu na metabolismus dusíku u *Escherichia coli* za pouzití N^{15}. — Chem. listy, 1957, **51**, c. 10, 1932—1938.

[33] Bruemmer, J. H., Rinfret, A. P., Use of chloramphenicol in the study of nitrogen fixation. — Biochim. and biophys. acta, 1960, **37**, N 1, 154—155.

[34] Mandelstam, J., Turnover of protein in growing and non-growing populations of *Escherichia coli*. — Biochem. J., 1958, **69**, N 1, 110—119.

[35] Harríngton, M. G., The action of chloramphenicol on protein and nucleic acid synthesis by *Escherichia coli* strain B. — J. Gen. Microbiol., 1958, **18**, N 3, 767—773.

[36] YEE, R. B., PAN, S., GEZON, H. M., Effect of chloramphenicol on protein and nucleic acid synthesis by *Shigella flexneri*. — J. Gen. Microbiol., 1962, **27**, N 3, 521—527.

[37] OTA, H., Studies on the nucleic acids metabolism of bacteria. Part. II. P^{32}-incorporation into nucleic acids and proteins. — Okayama igakkai zasshi, 1959, **71**, N 7—1, 3695 bis 3702.

[38] BERNLOHR, R. W., WEBSTER, G. C., Effect of chloramphenicol on protein and nucleic acid metabolism in *Azotobacter agilis*. — J. Bacteriol., 1958, **76**, N 3, 233—238.

[39] YCAS, M., BRAWERMAN, G., Interrelations between nucleic acid and protein biosynthesis in microorganisms. — Arch. Biochem. and Biophys., 1957, **68**, N 1, 118—129.

[40] JEGOROVA, M. N., OLJUNINA, G. K., TEREŠIN, I. M., Nukleinsäure- und Eiweißsynthese bei Stämmen von *Shigella Flexneri* während der logarithmischen Entwicklungsphase der Kultur bei Anwesenheit von Lewomycetin. — Sammlung „Materialien der III. wissenschaftlichen Sitzung des Leningrader Antibiotika-Institutes", Leningrad 1963, 23—24.

[41] TSUKAMURA, M., TSUKAMURA, S., Mode of action of chloramphenicol on *Mycobacterium smegmatis*. — Japan. J. Tuberc., 1964, **12**, N 1—2, 15—26. (CA, 1965, **62**, 1996f).

[42] MAXWELL, R. E., NICKEL, V. S., The antibacterial activity of the isomers of chloramphenicol. — Antibiot. and Chemotherapy, 1954, **4**, N 3, 289—295.

[43] HOPPS, H. E., WISSEMAN, C. L. JR., HAHN, F. E., Mode of action of chloramphenicol. V. Effect of chloramphenicol on polysaccharide synthesis by *Neisseria perflava*. — Antibiot. and Chemotherapy, 1954, **4**, N 8, 857—858.

[44] MANDELSTAM, J., ROGERS, H. J., Chloramphenicol-resistant incorporation of aminoacids into *Staphylococci* and cell-wall synthesis. — Nature, 1958, **181**, N 4614, 956—957.

[45] HANCOCK, R., PARK, J. T., Cell-wall synthesis by *Staphylococcus aureus* in the presence of chloramphenicol. — Nature, 1958, **181**, N 4615, 1050—1052.

[46] CHUNG, K. L., Autoradiographic studies of bacterial cell wall replication. I. Cell wall growth of *Bacillus cereus* in the presence of chloramphenicol. — Canad. J. Microbiol., 1967, **13**, N 4, 341—350.

[47] BROCK, T. D., Permeability and the mode of action of antibiotics. Antimicrob. Agents Annual., 1960, Washington, D. C. Soc. Industr. Microbiol., 1961, 297—303.

[48] SKODA, J., ŠORM, F., O mechanismu úcinku antibiotik. VIII. Zmeny v metabolismu volných aminokyselin u E. coli za rustu v pritomnosti chloramfenikolu. — Chem. listy, 1955, **49**, c. 8, 1224—1227.

[49] GRÜNBERGER, D., ŠORM, F., Mechanism of antibiotic action. XII. A study of the release of aminoacids by *Escherichia coli* in the presence of chloramphenicol with the aid of glucose-C^{14}. — Collect. Czechosl. Chem. Communs, 1959, **24**, N 7, 2335—2339.

[50] SMITH, G. N., WORREL, C. S., Studies on the action of chloramphenicol (chloromycetin) on enzymatic systems. I. Effect of chloramphenicol on the activity of proteolytic enzymes. — Arch. Biochem., 1949, N 3, 341—346.

[51] ŠORM, F., CERNA, J., Mechanism of antibiotic action. VIII. Isolation of free peptides accumulating in *Escherichia coli* in the presence of chloramphenicol. — Collect. Czechosl. Chem. Commun., 1960, **25**, N 2, 565—570.

[52] MOROZ, A. F., Der Gehalt an freien und gebundenen Aminosäuren in Staphylokokken-Kulturen, die bei in vitro-Versuchen gegen verschiedene Antibiotika Resistenz erlangt haben, sowie aus Krankenmaterial während der Behandlung mit Antibiotika gewonnenen Stämmen. — Antibiotika, 1960, **5**, Nr. 2, 76—83.

[53] HALDAR, D., CHATTERJEE, A. N., Action of some antibiotics on Vibrio cholerae. Part II. Action of chloramphenicol on the free amino-acids pool. — Ann. Biochem. and Exp. Med., 1962, **22**, N 8, 191—195.

[54] NIUTTA, R., GIUFFRIDA, G., L'azione del C. A. F. sulla diffusione di aminoacidi liberi dalla cellula batterica di *Salmonella bareilly*. — Riv. Ist. sieroterap. ital., 1959, **34**, N 5, 382—387.

[55] ŠEVČENKO, L. A., NOVICKOVA, A. T., Die Wirkung von Antibiotika, die die Eiweißsynthese hemmen, auf den Pool an freien Aminosäuren in den Zellen von *Endomyces magnusii*. — Mikrobiologie 1965, **34**, H. 5, 757—762.

[56] ALLISON, J. L., HARTMAN, R. E., HARTMAN, R. S., WOLFE, A. D., CIAK, J., HAHN, F., Mode of action of chloramphenicol. VII. Growth and multiplication of *Escherichia coli* in the presence of chloramphenicol. — J. Bacteriol., 1962, **83**, N 3, 609—615.

[57] GALE, E. F., FOLKES, J. P., The assimilation of amino acids by bacteria. 21. The effect of nucleic acids on the development of certain enzymic activities in disruptes staphylococcal cells. — Biochem. J., 1955, **59**, N 4, 675—684.

[58] GALE, E. F., FOLKES, J. P., The assimilation of amino acids by bacteria. 20. The incorporation of labelled amino acids by disrupted staphylococcal cells. — Biochem. J., 1955, **59**, N 4, 661—675.

[59] DEMOSS, J. A., NOVELLI, G. D., An aminoacid dependent exchange between P^{32} labelled inorganic pyrophosphate and ATP in microbial extracts. — Biochim. et biophys. acta, 1956, **22**, N 1, 49—61.

[60] HIEROWSKI, M., STOLZMANN, Z., Wplyw chloramfenicolu na aktywacje aminokwasów u *Escherichia coli* K-12a. — Acta Microbiol. Polon., 1961, **10**, 135—140.

[61] LACKS, S., GROS, F., Metabolic study of the RNA-amino acid complexes in Escherichia coli. — J. Mol. Biol., 1959, **1**, N 4—5, 301—320.

[62] RENDI, R., OCHOA, S., Effect of chloramphenicol on protein synthesis in cell-free preparations of *Escherichia coli*. — J. Biol. Chem., 1962, **237**, N 12, 3711—3713.

[63] LAMBORG, M. R., ZAMECNIK, P. C., Amino acid incorporation into protein by extracts of *E. coli*. — Biochim. et biophys. acta, 1960, **42**, N 2, 206—211.

[64] TISSIÉRES, A., SCHLESSINGER, D., GROS, F., Amino acid incorporation into proteins by *Escherichia coli* ribosomes. — Proc. Nat. Acad. Sci. USA, 1960, **46**, N 11, 1450—1463.

[65] NATHANS, D., LIPMAN, F., Amino acid transfer from aminoacylribonucleic acids to protein on ribosome of *Escherichia coli*. — Proc. Nat. Acad. Sci. USA, 1961, **47**, N 4, 497—504.

[66] NIRENBERG, M. W., MATTHAEI, H., The dependence of cell-free protein synthesis in *E. coli* upon naturally occuring or synthetic polyribonucleotides. — Proc. Nat. Acad. Sci. USA, 1961, **47**, N 10, 1588—1602.

[67] WOOD, W. B., BERG, P., The effekt of enzymatically synthesized ribonucleic acid on amino acid incorporation by a soluble protein-ribosome system from *Escherichia coli*. — Proc. Nat. Acad. Sci. USA, 1962, **48**, N 1, 94—104.

[68] NOVELLI, G. D., KAMEYAMA, T., EISENSTADT, J. M., The nature of the system catalyzing the synthesis of induced β-galactosidase. — Cold Spring Harbor Sympos. Quantit. Biol., 1961, **26**, 133—143.

[69] KUĆAN, Z., LIPMANN, F., Differences in chloramphenicol sensitivity of cell-free amino acid polymerization systems. — J. Biol. Chem., 1964, **239**, N 2, 516—520.

[70] VAZQUEZ, D., Antibiotics affecting chloramphenicol uptake by bacteria. Their effect on amino acid incorporation in a cell-free system. — Biochim. et biophys. acta, 1966, **114**, N 2, 289—295.

[71] VAZQUEZ, D., The binding of chloramphenicol by ribosomes from *Bacillus megaterium*. — Biochem. and Biophys. Res. Commun., 1964, **15**, N 5, 464—468.

[72] Venker, P., Aufnahme von C^{14}-markiertem D-threo-Chloramphenicol durch *E. coli.* — Acta biol. et med. german., 1964, **13**, H. 5, 801—804.

[73] Vazquez, D., Antibiotics which affect protein synthesis: the uptake of C^{14}-chloramphenicol by bacteria. — Biochem. and Biophys. Res. Commun., 1963, **12**, N 5, 409—413.

[74] Vazquez, D., Binding of chloramphenicol to ribosomes. The effect of number of antibiotics. — Biochim. et biophys. acta, 1966, **114**, N 2, 277—288.

[75] Hurwitz, Ch., Braun, C. B., Measurement of binding of chloramphenicol by intact cells. — J. Bacteriol., 1967, **93**, N 5, 1671—1676.

[76] Wolfe, A. D., Hahn, F. E., Mode of action of chloramphenicol. IX. Effects of chloramphenicol upon a ribosomal aminoacid polymerization system and its binding to bacterial ribosome. — Biochim. et biophys. acta, 1965, **95**, N 1, 146—155.

[77] Biswas, S., Biswas, B. B., Effect of polyribonucleotides on amino acid incorporation by chloroplast ribosomes. — Experientia, 1965, **21**, Fasc. 5, 251—253.

[78] Parthier, B., Malaviya, B., Mothes, K., Effects of chloramphenicol and kinetin on uptake and incorporation of amino acids by tobacco-leaf disks. — Plant Cell. Physiol., 1964, **5**, N 4, 401—411.

[79] Aoki, Sh., Matsubara, T. K., Hase, E., De- and regeneration of chloroplasts in the cells of Chlorella protothecoides. IV. Effects of 5-fluorouracil, dihydrostreptomycin, chloramphenicol, and acridine orange on the processes of greening and division of glucosebleached algal cells. — Plant Cell. Physiol., 1965, **6**, N 3, 475—485.

[80] Anderson, L. A., Smillie, R. M., Binding of chloramphenicol by ribosomes from chloroplasts. — Biochem. and Biophys. Res. Commun., 1966, **23**, N 4, 536—539.

[81] Huang, M., Biggs, D. R., Clark-Walker, G. D., Linnane, A. W., Chloramphenicol inhibition of the formation of particulate mitochondrial enzymes of Saccharomyces cerevisiae. — Biochim. et biophys. acta, 1966, **114**, N 2, 434—436.

[82] Clark-Walker, G. D., Linnane, A. W., In vivo differentiation of yeast cytoplasmic and mitochondrial protein synthesis with antibiotics. — Biochem. and Biophys. Res. Commun., 1966, **25**, N 1, 8—13.

[83] Weber, M. J., DeMose, T. A., The inhibition by chloramphenicol of nascent protein formation in *E. coli.* — Proc. Nat. Acad. Sci. USA, 1965, **55**, N 5, 1224—1230.

[84] Das, H. K., Goldstein, A., Kanner, L. C., Inhibition by chloramphenicol of the growth of nascent protein chains in *Escherichia coli.* — Mol. Pharmacology, 1966, **2**, N 2, 158—170.

[85] Julian, G. R., C^{14}-Lysine peptides synthesized in an in vitro *Escherichia coli* system in the presence of chloramphenicol. — J. Mol. Biol., 1965, **12**, N 1, 9—16.

[86] Jardetzky, O., Julian, G. R., Chloramphenicol inhibition of polyuridylic acid binding to *Escherichia coli* ribosomes. — Nature, 1964, **201**, N 4917, 397—398.

[87] Coutsogeorgopoulos, C., On the mechanism of action of chloramphenicol in protein synthesis. — Biochem. et biophys. acta, 1966, **129**, N 1, 214—217.

[88] Weisberger, A. S., Wolfe, S., Armentrout, S., Inhibition of protein synthesis in mammalian cell-free systems by chloramphenicol. — J. Exp. Med., 1964, **120**, N 2, 161—181.

[89] Weissberger, A. S., Wolfe, S., Effect of chloramphenicol on protein synthesis. — Federat. Proc., 1964, Part 1, **23**, N 5, 976—983.

[90] Wolfe, S. M., Weissberger, A. S., Protein synthesis by reticulocyte ribosomes. II. The effects of magnesium ion and chloramphenicol on induced protein synthesis. — Proc. Nat. Acad. Sci. USA, 1965, **53**, N 5, 991—998.

[91] Hultin, T., Factors influencing polyribosomes formation in vivo. — Exp. Cell. Res., 1964, **34**, N e3, 608—611.

[92] Clark, J. M., jr., YenChang, A., Inhibitors of the transfer of amino acid from aminoacyl soluble ribonucleic acid to proteins. — J. Biol. Chem., 1965, **240**, N 12, 4734—4739.

[93] Murthy, M. R. V., Protein synthesis in growing rat tissues. I. Effect of various metabolites and inhibitors on phenylalanine incorporation by brain and liver ribosomes. — Biochim. et biophys. acta, 1966, **119**, N 3, 586—598.

[94] Fischer, D. S., Inhibition of reticulocyte ribosomal protein synthesis by chloramphenicol in a cell-free system. — Biochem. Pharmacol., 1965, **14**, N 6, 971—978.

[95] Talal, N., Dubois Exum, E., Two classes of spleen ribosomes with different sensitivities to chloramphenicol. — Proc. Nat. Acad. USA, 1966, **55**, N 5, 1288—1295.

[96] Ward, H. P., The effect of chloramphenicol on RNA and heme synthesis in bone marrow cultures. — J. Lab. Clin. Med., 1966, **68**, N 3, 400—410.

[97] Kroon, A. M., Protein synthesis in mitochondria. III. On the effects of inhibitors on the incorporation of amino acids into protein by intact mitochondria and digitonin fractions. — Biochim. et biophys. acta, 1965, **108**, N 2, 275—284.

[98] Kruh, J., Action de quelques antibiotiques sur la stimulation de la biosynthése de l'hémoglobine par les acides ribonucléiques de réticulocytes et de foie. — Compt. Rend, 1965, **261**, N 20, 4262—4264.

[99] Armentrout, S. A., Weisberger, A. S., Inhibition of directed protein synthesis by chloramphenicol: effect of magnesium concentration, — Biochem. and Biophys. Res. Commun., 1967, **26**, N 6, 712—716.

[100] Woolley, D. W., A study of non-competitive antagonism with chloromycetin and related analogues of phenylalanine, — J. Biol. Chem., 1950, **185**, N 1, 293—305.

[101] Truhaut, R., Lambin, S., Boyer, M., Contribution a l'étude du mécanisme d'action de la chloromycétine vis-a-vis d'Eberthella typhi. Role du tryptophane. Bull. Soc. chim. biol., 1951, **33**, N 3—4, 387—393.

[102] Bergmann, E. D., Sicher, S., Mode of action of chloramphenicol. — Nature, 1952, **170**, N 4335, 931—932.

[103] McDougall, B., Gibson, F., The effect of the isomers of chloramphenicol on growth and indole synthesis by *Escherichia coli* 7—4. — Austral. J. Exp. Biol. and Med. Sci., 1958, **36**, N 3, 245—249.

[104] Molho, D., Molho-Lacroix, L., Étude comparée de l-antagonisme entre quelques dérivés de la phénylalanine et la chloromycétine la β_2 thiényl-alanine et la β-phénylsérine. — Bull. Soc. chim. biol., 1952, **34**, N 1—2, 99—107.

[105] Hopps, H. E., Wisseman, C. L. jr., Hahn, F. E., Smadel, J. E., Ho, R., Mode of action of chloramphenicol. IV. Failure of selected natural metabolites to reverse antibiotic action. — J. Bacteriol., 1956, **72**, N 4, 561—567.

[106] Weisburger, J. H., Shirasu, Y., Grantham, P. H., Weisburger, E. K., Chloramphenicol, protein synthesis, and the metabolism of the carcinogen N-2-fluorenyldiacetamide in rats. Inhibition by chloramphenicol of carcinogen binding. — J. Biol. Chem., 1967, **242**, N 3, 372—378.

[107] Smith, G. N., Woorrel, C. S., Swanson, A. L., Inhibition on bacterial esterases by chloramphenicol (chloromycetin). — J. Bacteriol., 1949, **58**, N 6, 803—809.

[108] Smith, G. N., Symposium on the mode of antibiotics. Part I. The possible modes of action of chloromycetin. — Bacteriol. Revs., 1953, **17**, N 1, 19—23.

[109] Gejl, E., Strategie der Chemotherapie. — Moskau, Verlag für ausländische Literatur 1960, 246—283.

[110] Katagiri, H., Suzuki, Y., Tochikura, T., Studies on the action of antibiotics on bacterial metabolism. V. — J. Antibiotics, 1960, A **13**, N 5, 309—320.

[111] Korotjaev, A. I., Wirkungsmechanismus des Chloramphenicols. III. Einfluß von Chloramphenicol auf die Metabolisierung von Brenztraubensäure durch verschiedene Bakterienarten. — Mikrobiologie 1959, **28**, H. 5, 697—702.

[112] Korotjaev, A. I., Der Einfluß von Antibiotika auf den Verbrauch von Pyruvat durch ruhende *E. coli*-Zellen. — Mikrobiologie 1962, **31**, H. 1, 24—28.

[113] Korotjaev, A. I., Der Einfluß von Lewomycetin (Chloramphenicol) auf die den Brenztraubensäure-Stoffwechsel katalysierenden Fermentsysteme von *E. coli*. — Biochemie 1962, **27**, H. 1, 120—130.

[114] Moljuk, Je. D., Untersuchung der Oxidations-Reduktions-Prozesse von Dysenterie-Bakterien unter Antibiotika-Einwirkung. 1. Einfluß von Lewomycetin auf die Oxidation von Glukose und Bernsteinsäure. — Arbeiten der Ukrainischen Wissenschaftlichen Konferenz zum Problem „Darminfektionen“, Kiew 1961, 87—91.

[115] Moljuk, Je. D., Einfluß von Lewomycetin auf die Atmung und die Brenztraubensäure- und der Milchsäure-Dehydrogenasen von Dysenterie-Bakterien. — Antibiotika 1961, **6**, Nr. 12, 1117—1120.

[116] Thijsse, G. J. E., Linden, A. C. van der., Pathways of hydrocarbon dissimilation by a Pseudomonas as revealed by chloramphenicol. — Antonie van Leeuwenhoek J. Microbiol. and Serol., 1963, **29**, N 1, 89—100.

[117] Korotjaev, A. I., Regulationsmechanismen der Bakterienzelle und ihre Beeinflussung durch Antibiotika. — Sammelband „Strategie und Taktik der Antibiotika-Therapie“, Krasnodar 1966, 7—9.

[118] Ševčenko, L. A., Birjuzova, V. I., Mejsel', M. N., Einfluß von die Eiweißsynthese inkubierenden Antibiotika auf die strukturelle Organisation der Hefezellen. — Mikrobiologie 1966, **35**, H. 1, 85—91.

[119] Grunberger, D., Hess, V. F., Sorm, F., O mechanismu úcinku antibiotik. IX. O vlivu chloramfenikolu na tvorbu enzymatických systému, oxydujích kyselinu octovou, pyrohroznovou a oxaloctovou u Escherichia coli. — Chem. listy, 1955, **49**, c. 11, 1710 bis 1716.

[120] Arora, K. L., Krishna Murti, C. R., Enzyme inhibition studies in relation to drug action. Part VIII. Action of certain antibacterial agents on the tricarboxylic acid cycle of Vibrio cholerae. — J. Sci. and Industr. Res., 1955, **14**, N 3, 66—69.

[121] Ferencik, M., Krcmery, Vl., Niznánsky, Fr., Duchon, T., Vplyv antibakteriálnych látok na metabolismus brucelových kmenov. — V. Úcinok chloramfenikolu. — Veterin. casop., 1958, **7**, N 4, 354—361.

[122] Saito, Y., The effects of chloromycetin on metabolism of resting cells. Part I. The effects on O_2 uptake. — Okayama igakkai zasshi, 1959, **71**, N 7—1, 3703—3710.

[123] Saito, Y., The effect of chloromycetin on metabolism of resting cells. Part II. The effects on interaction between substrates. — Okayama igakkai zasshi, 1959, **71**, N 7, 3711—3728.

[124] Kushner, D. J., The action of chloramphenicol on the oxidation of succinate and related compounds by Pseudomonas fluorescens. — Arch. Biochem. and Biophys., 1955, **58**, N 2, 332—346.

[125] Bernheim, F., DeTurk, W. E., The effect of chloramphenicol and certain other drugs on the oxidation of aromatic aminoacids by a strain of Pseudomonas aeruginosa. — J. Pharmacol. and Exptl. Therap., 1952, **2**, 246—251.

[126] ALLEN, S. H. G., POWELSON, D. M., Effect of chloramphenicol on glucose oxidation in *Escherichia coli.* — Science, 1958, **127**, N 3310, 1341—1342.
[127] BALBONI, E. R., Influence of chloramphenicol on some aspects of the metabolism of the parasitoid *Encarsia formosa.* — Gahan. J. Insect. Physiol., 1964, **10**, N 6, 887—896.
[128] FREEMAN, K. B., HALDAR, D., The inhibition of NADH oxidation in mammalian mitochondria by chloramphenicol. — Biochem. and Biophys. Res. Commun., 1967, **28**, N 1, 8—12.
[129] SMITH, G. N., WORREL, C. S., The decomposition of chloromycetin (chloramphenicol) by microorganisms. — Arch. Biochem., 1950, **28**, N 2, 232—241.
[130] DUNSMOOR, C. L., PIM, K. L., SHERRIS, J. C., Inactivation of chloramphenicol by chloramphenicol-resistant staphylococci. — Antimicrobial Agents Chemotherapy, 1963, 500—506.
[131] MIYAMURA, S., Inactivation of chloramphenicol by chloramphenicol-resistant bacteria. — J. Pharm. Sci., 1964, **53**, N 6, 604—607.
[132] LINGENS, F., OLTMANNS, O., Isolierung und Charakterisierung eines chloramphenicol-abbauenden Bakteriums. — Biochim. et biophys. acta, 1966, **130**, N 2, 336—344.
[133] LINGENS, F., EBERHARDT, H., OLTMANNS, O., Mikrobieller Abbau des Chloramphenicols. — Biochim. et biophys. acta, 1966, **130**, N 2, 345—354.
[134] MIYAZAWA, S., Effect of antibiotics on the nutrient metabolism of lactic acid bacteria. VI. The growth of *Lactobacillus arabinosus* 17—5 in the medium containing isomers of chloramphenicol. — Vitamins, 1960, **19**, N 1, 105—109.
[135] MIYAZAWA, S., Effect of antibiotics on the nutrient metabolism of lactic acid bacteria. VII. Growth of *Lactobacillus arabinosus* 17—5 in the medium containing allied compounds of chloramphenicol. — Vitamins, 1960, **19**, N 1, 110—112.
[136] MIYAZAWA, S., Effect of antibiotics on the nutrient metabolism of lactic acid bacteria. VIII. Decomposition of chloramphenicol into PABA by *Lactobacillus arabinosus* 17—5. — Vitamins, 1960, **19**, N 1, 113—117.
[137] OKAMOTO, S., SUZUKI, Y., Chloramphenicol-, dihydrostreptomycin- and kanamycin-inactivating enzymes from multiple drug-resistant *Escherichia coli* carrying episome „R". — Nature, 1965, **208**, N 5017, 1301—1303.
[138] SHAW, W. V., The enzymatic acetylation of chloramphenicol by extracts of R factor-resistant *Escherichia coli.* — J. Biol. Chem., 1967, **242**, N 4, 687—693.
[139] RAMSEY, H. H., Protein synthesis as a basis for chlorampenicol resistance in *Staphylococcus aureus.* — Nature, 1958, **182**, N 4635, 602—603.
[140] OKAMOTO, S., MIZUNO, D., Inhibition by chloramphenicol of protein synthesis in the cell-free system of a chloramphenicol-resistant strain of *Escherichia coli.* — Nature, 1962, **195**, N 4845, 1022—1023.
[141] OKAMOTO, S., MIZUNO, D., Mechanism of chloramphenicol and tetracycline resistance in *Escherichia coli.* — J. Gen. Microbiol., 1964, **35**, N 1, 125—133.
[142] KUSHNER, D. J., The basis of chloramphenicol resistance in *Pseudomonas fluorescens.* — Arch. Biochem. and Biophys., 1955, **58**, N 2, 347—355.
[143] VÁCZI, L., SZITA, J., CIELESZKY, V., The role of lipids in induced chloramphenicol resistance of bacteria. — Acta microbiol. Acad. scient. hung., 1957, **4**, fasc., 4, 437 bis 445.
[144] OKAMOTO, S., Mechanism of chloramphenicol resistance in *E. coli.* I. The drug sensitivity of chloramphenicol-resistant strains of *Escherichia coli* as determined by the assement of 50% end points. — Japan. J. Med. Sci. and Biol., 1959, **12**, N 3, 109—117.

[145] HIROKAWA, H., ABE, M., MIZUNO, D., Mechanism of chloramphenicol resistance in *E. coli*. II. Sensitivity alteration to various drugs of chloramphenicol resistant *E. coli* converted to protoplast. — Japan. J. Med. Sci. and Biol., 1959, **12**, N 3, 119—124.

[146] VAZQUEZ, D., Uptake and binding of chloramphenicol by sensitive and resistant organisms. — Nature, 1964, **203**, N 4942, 257—258.

[147] OKAMOTO, S., OHTAKI, K., MIZUNO, D., Mechanism of chloramphenicol resistance in *E. coli*. III. The total amino acid composition of chloramphenicol resistant *E. coli* and electrophoretical pattern of its β-galactosidase. — Japan. J. Med. Sci. and Biol., 1959, **12**, N 3, 125—131.

[148] HORIUCHI, T., MIZUNO, D., Michaelis-Menten constant of β-galactosidase in chloramphenicol-sensitive and chloramphenicol-resistant *Escherichia coli* as determined with intact cells and cell-free extract. — Japan. J. Med. Sci. and Biol., 1959, **12**, N 3, 163—165.

[149] MCBRIDE, M. E., Flagellar production and amino acid composition in chloramphenicol-resistant and -sensitive bacteria. — Canad. J. Microbiol., 1963, **9**, N 5, 731—734.

[150] PADRON, J. L., Effect of chloramphenicol on C^{14}-labeled glutamic acid in sensitive and resistant strains of *Staphylococcus aureus* — J. Antibiotics, 1965, **18 A**, N 2, 99 bis 100.

[151] KOROTJAEV, A. I., Ein möglicher Mechanismus der Resistenzausbildung gegenüber Chloramphenicol bei *Escherichia coli*. — Mikrobiologie 1963, **32**, H. 5, 785—791.

[152] RAMSEY, H. H., PADRON, J. L., Altered growth requirements accompanying chloramphenicol resistance in *Micrococcus pyogenes* var. *aureus*. — Antibiot. and Chemotherapy, 1954, **4**, N 5, 537—545.

[153] WILSON, T. E., RAMSEY, H. H., Chloramphenicol resistance in *Micrococcus pyogenes*. III. Antagonism of drug action and stimulation of growth by complex substances. — J. Bacteriol., 1955, **69**, N 6, 672—676.

[154] WILSON, T. E., RAMSEY, H. H., Chloramphenicol resistance in *Micrococcus pyogenes* IV. The effect of preincubation on resistance. — J. Bacteriol., 1955, **70**, N 6, 709 bis 710.

[155] SKAVRONSKAJA, A. G., BORISOVA, N. B., GOL'DINA, L. R., Der Einfluß von Lewomycetin auf die Intensität der Eiweiß- und Nukleinsäuresynthese bei *E. coli* B. — Z. Mikrobiol., Epidemiol., Immunobiol. 1963, Nr. **5**, 138—143.

[156] YUNIS, A. A., HARRINGTON, W. J., Patterns of inhibition by chloramphenicol of nucleic acid synthesis in human bone marrow and leukemic cells. — J. Lab. and Clin. Med., 1960, **56**, N 6, 831—838.

[157] NEIDHARDT, F. C., GROS, F., Metabolic instability of the ribonucleic acid synthesized by *Escherichia coli* in the presence of chloromycetin. — Biochim. et biophys. acta, 1957, **25**, N 3, 513—520.

[158] HOROWITZ, J., LOMBARD, A., CHARGAFF, E., Aspects of the stability of a bacterial ribonucleic acid. — J. Biol. Chem., 1958, **233**, N 6, 1517—1522.

[159] ZAJCEVA, G. N., FROLOVA, L. JU., Die Wirkung von Chloramphenicol auf den Phosphor- und Nucleinsäurestoffwechsel von *Azotobacter vinelandii*. — Biochemie 1961, **26**, H. 1, 200—208.

[160] GROS, F., Eiweiß-Biosynthese in intakten Bakterienzellen. — Sammelband „Nukleinsäuren", Moskau, Verlag für ausländische Literatur 1962, 338—371.

[161] HAHN, F. E., SCHAECHTER, M., CEGLOWSKI, W. S., HOPPS, H. E., CIAK, J., Interrelations between nucleic acid and protein biosynthesis. I. Synthesis and fate of bacterial nucleic acids during exposure to and recovery from the action of chloramphenicol. — Biochim. et biophys. acta, 1957, **26**, N 3, 469—476.

[162] Horiuchi, T., Sunakawa, S., Mizuno, D., Stability of nucleic acid synthesized in the presence of chloramphenicol in *E. coli* B under growing and resting conditions. — J. Biochem., 1958, **45**, 11, 875—883.

[163] Brock, T. D., Brock, M. L., RNA synthesis and degradation during antibiotic treatment and its relation to antibiotic-induced lag. — J. Gen. Microbiol., 1961, **26**, N 3, 393—404.

[164] Habermann, V., Untersuchung von Struktur und Stoffwechsel einer atypischen RNS, die sich in Bakterienzellen unter Einfluß von Chloramphenicol bildet. — (V. Internationaler Biochemischer Kongreß). Referate der Sektions-Vorträge Bd. **1**, 1961, 152.

[165] Sypherd, P. S., DeMoss, J. A., The stimulation by chloramphenicol of „repressor" formation in *Escherichia coli*. — Biochim. et biophys. acta, 1963, **76**, N 4, 589—599.

[166] Bowne, S. W., Rogers, P., Accumulation for ornithine transcarbamylase synthesis in *Escherichia coli* mediated by chloramphenicol. — Biochim. et biophys. acta, 1963, **76**, N 4, 600—613.

[167] Horiuchi, T., Horiuchi, S., Mizuno, D., Non-participation in protein synthesis of the RNA synthesized in the presence of chloramphenicol in *Escherichia coli*. — Japan. J. Med. Sci. and Biol., 1959, **12**, N 3, 99—107.

[168] Sazykin, Ju. O., Borisova, G. N., Die Wirkung spezifischer Inhibitoren auf die RNS-Synthese in der Bakterienzelle unter Isolierung von der Eiweißsynthese mittels bakteriostatischer Antibiotika. — Antibiotika 1963, **8**, Nr. 4, 304—309.

[169] Lombard, A., Chargaff, E., Aspects of the invariability of a bacterial ribonucleic acid. — Biochim. et biophys. acta, 1957, **25**, N 3, 549—554.

[170] Pardee, A. B., Prestidge, L. S., The dependence of nucleic acid synthesis on the presence amino acids in *Escherichia coli*. — J. Bacteriol. 1956, **71**, N 6, 677—683.

[171] Yee, R. B., Gezon, H. M., McEllijott, J., Ribonucleic acid synthesis in chloramphenicol-treated Shigella. — Nature, 1962, **196**, N 4849, 66—67.

[172] Yee, R. B., Gezon, H. M., Ribonucleic acid of chloramphenicol-treated *Shigella flexneri*. — J. Gen. Microbiol., 1963, **32**, N 2, 299—306.

[173] Ezekiel, D. H., Intracellular charging of soluble ribonucleic acid in *Escherichia coli* subjected to isoleucine starvation and chloramphenicol treatment. — Biochem. and Biophys. Res. Commun., 1964, **14**, N 1, 64—68.

[174] Ezekiel, D. H., Valulis, D., Increase in functional tranfer ribonucleic acid during prolonged incubation in chloramphenicol. — Biochim. et biophys. acta, 1965, **108**, N 1, 135—136.

[175] Hahn, F. E., Wolfe, A. D., Mode of action of chloramphenicol. VIII. Resemblance between labile chloramphenicol-RNA and DNA of *Bacillus cereus*. — Biochem. and Biophys. Res. Commun., 1962, **6**, N 6, 464—468.

[176] Armstrong, R. L., Boezi, J. A., Studies of *Escherichia coli* ribonucleic acid-deoxyribonucleic acid complex. — Biochim. et biophys. acta, 1965, **108**, N 1, 60—69.

[177] Dagley, S., Sykes, J., Effect of drugs upon components of bacterial cytoplasm. — Nature, 1959, **183**, N 4675, 1608—1609.

[178] Pardee, A. B., Paigen, K., Prestidge, L. S., A study of the ribonucleic acid of normal and chloromycetin-inhibited bacteria by zone electrophoresis. — Biochim. et biophys. acta, 1957, **23**, N 1, 162—173.

[179] Nomura, M., Watson, J. D., Ribonucleoprotein particles within chloromycetin-inhibited *Escherichia coli*. — J. Mol. Biol., 1959, **1**, N 3, 204—217.

[180] Kurland, C. G., Nomura, M., Watson, J. D., The physical properties of the chloromycetin particles. — J. Mol. Biol., 1962, **4**, N 5, 388—394.

[181] Dagley, S., White, A. E., Wild, D. G., Sykes, J., Synthesis of protein and ribosomes by bacteria. — Nature, 1962, **194**, N 4823, 25—27.

[182] Roberts, R. B., McQuillen, K., Biosynthetic aspects of metabolism. — Ann. Rev. Microbol., 1959, **13**, 1—48.

[183] Otaka, E., Osawa, S., Oota, Y., Ishihama, A., Mitsui, H., Synthesis of ribonucleic acids in microbial cells. I. Ribosomal ribonucleic acid synthesis in growing bacterial cells. — Biochim. et biophys. acta, 1962, **55**, N 3, 310—325.

[184] Lindigkeit, R., Coutelle, R., Raabe, G., Venker, P., Die Störung der Ribosomen-RNS-Synthese unter Einwirkung von Chloramphenicol bei *E. coli*. — Acta biol. et med. german., 1963, **10**, H. 5—6, 501—512.

[185] Aronson, A. I., Spiegelman, S., On the use of chloramphenicolinhibited systems for investigating RNA and protein synthesis. — Biochim. et biophys. acta, 1958, **29**, N 1, 214—215.

[186] Aronson, A. I., Spiegelman, S., Protein and ribonucleic acid synthesis in a chloramphenicolinhibited system. — Biochim. et biophys. acta, 1961, **53**, N 1, 70—83.

[187] Lindigkeit, R., Thesen der Referate des Internationalen Symposiums über Struktur und Funktion des genetischen Materials. — Gatersleben, DDR 25.—29. Aug. 1963.

[188] Aronson, A. I., Spiegelman, S., On the nature of the ribonucleic acid synthesized in the presence of chloramphenicol. — Biochim. et biophys. acta, 1961, **53**, N 1, 84—95.

[189] Lindigkeit, R., Handschack, W., Coutelle, R., Ribosomale Vorstufen in normalen und durch Chloramphenicol gehemmten *E. coli*. — Acta biol. et med. german., 1964, **18**, H. 3, 438—442.

[190] Venker, P., Eckel, R., Lindigkeit, R., Stimulation of amino acid incorporation by RNA obtained from different ribosomal fractions of *E. coli*. — Biochem. and Biophys. Res. Commun., 1965, 20, N 6, 674—679.

[191] Sakulov, R. S., Bogdanov, A. A., Spirin, A. S., Rekonstitution ribosomenartiger Partikel aus „Chloromycetin"-RNP-Partikeln und Eiweiß in vitro. — Ber. Akad. Wiss. UdSSR 1963, **153**, Nr. 1, 223—224.

[192] Lerman, M. I., Zimmermann, R. A., Gavrilova, L. P., Spirin, A. S., Selbständige Bildung ribosomartiger Partikel aus „Chlormycetin"-Partikeln und bestimmten Fraktionen ribosomalen Eiweißes in vitro. — Molekularbiologie 1967, **12**, Nr. 1, 12—16.

[193] Nomura, M., Hosokawa, K., Biosynthesis of ribosomes: fate of chloramphenicol particles and of pulse-labelled RNA in *Escherichia coli*. — J. Mol. Biol., 1965, **12**, N 1, 242—245.

[194] Hosokawa, K., Nomura, M., Incomplete ribosomes produced in chloramphenicol- and puromycin-inbibited *Escherichia coli*. — J. Mol. Biol., 1965, **12**, N 1, 242—245.

[195] Handschack, W., Lindigkeit, R., Degradation of accumulated different chloramphenicol-RNA of *Bacillus megaterium* during treatment with actinomycin D. — Biochem. and Biophys. Res. Commun., 1966, **23**, N 6, 793—798.

[196] Horowitz, J., Hills, D. C., Evidence for the direct conversion of chloramphenicol particles into ribosomes in *Escherichia coli*. — Biochim. et biophys. acta, 1966, **123**, N 2, 416—419.

[197] Dubin, D. T., Elkort, A. T., Some abnormal properties of chloramphenicol RNA. — J. Mol. Biol., 1964, **10**, N 3, 508—518.

[198] Dubin, D. T., Elkort, A. T., A direct demonstration of the metabolic turnover of chloramphenicol RNA. — Biochim. et biophys. acta, 1965, **103**, N 2, 355—358.

[199] Hayashi, Y., Osawa, S., Miura, K., The methyl groups in ribosomal RNA from *Escherichia coli*. — Biochim. et biophys. acta, 1966, **129**, N 3, 519—531.

[200] Otaka, E., Osawa, S., The incorporation of amino acids into proteins of chloramphenicol particles in *Escherichia coli.* — Biochim. et biophys. acta, 1966, **119**, N 1, 146—159.
[201] Lin Tung, Wei-Lien, Meng. Incorporation of glycine-C^{14} into the protein fraction of a cell-free system of *Escherichia soli* in the absence of protein. synthesis. Sheng Wu Hua Hsueh Yu Sheng Wu Wu Li Hsuch Pao, 1965, **5**, N 1, 125—128 (CA, 1965, **63**, 3348g).
[202] Gorkina, N. B., Tongur, V. S., Die Wirkung von Chloramphenicol auf den Einbau markierter Aminosäuren in einem aus *E. coli* gewonnenen zellfreien System. — Antibiotika 1967 (im Druck).
[203] Rendi, R., Ochoa, S., Enzyme specificity in activation and transfer of amino acids to ribonucleoprotein particles. — Science, 1961, **133**, N 3461, 1367.
[204] Weisberger, A. S., Armentrout, S., Wolfe, S., Protein synthesis by reticulocyte ribosomes. I. Inhibition of polyuridylic acid-induced ribosomal protein synthesis by chloramphenicol. — Proc. Nat. Acad. Sci. USA, 1963, **50**, N 1, 86—93.
[205] Rendi, R., The effect of chloramphenicol on the incorporation of labeled amino acids into proteins by isolated subcellular fractions from rat liver. — Exp. Cell. Res., 1959, **18**, N 1, 187—189.
[206] Mager, J., Chloramphenicol and chlortetracycline inhibition of amino acid incorporation into proteins in a cell-free system from *Tetrahymena pyriformis.* — Biochim. et biophys. acta, 1960, **38**, N 1, 150—152.
[207] Breitman, T. R., Webster, G. C., Effect of chloramphenicol on protein and nucleic acid synthesis in isolated thymus nuclei. — Biochim. et biophys. acta, 1958, **27**, N 2, 408—409.
[208] Chakraborty, A., Biswas, B. B., Enzymatic synthesis of RNA and its role in protein synthesis: Part I. The effect of chloramphenicol and actinomycin D on nuclear RNA and protein synthesis. — Indian J. Biochem., 1964, **1**, N 1, 13—15.
[209] Ulanova, Je. F., Histochemische Untersuchung des Fettgewebes von mit Chloramphenicol behandelten Seidenspinner-Raupen. — Zytologie 1964, **6**, Nr. 3, 376 bis 379.
[210] Newburgh, R. W., Clark, A., Wilson, A., Scholz, M., Effect of various inhibitors on several enzymes and other biochemical substances in chick embryo explants. — J. Embryol. Exp. Morphology, 1964, **12**, Part 2, 219—227.
[211] Jacob, S. T., Bhargava, P. M., Effect of chloramphenicol on ribonucleic acid synthesis in liver cells in suspension. — Biochem. J., 1965, **97**, N 1, 67—73.
[212] Godchaux, W., Herbert, E., The effect of chloramphenicol in intact erythroid cells. — J. Mol. Biol., 1966, **21**, N 3, 537—553.
[213] Mainzer, K., Kohlhage, H., Schaumlöffel, E., Über den Einbau von C^{14}-Leucin in Kaninchen-Reticulocyten. I. Die Inkorporierung von Leucin in Protein und Lipidfraktion aus ganzen Reticulocyten und subcellulären Fraktionen. II. Die Wirkung von Pharmaca auf den Einbau von Leucin in ganze Zellen. — Klinische Wochenschrift, 1965, **43**, H. 6, 323—329.
[214] Garren, L. D., Crocco, M., Amino acid incorporation by mitochondria of the adrenal cortex: the effect of chloramphenicol. — Biochem. and Biophys. Res. Commun., 1967, **26**, N 6, 722—729.
[215] Jacobson, B. S., Salmon, R. J., Lansky, L. L., Antinitotic effects of chloramphenicol and other inhibitory agents in *Chlamydomonas.* — Exp. Cell. Res., 1964, **36**, N 1, 1—13.
[216] Pogo, B. G. T., Pogo, A. O., Inhibition by chloramphenicol of chlorophyll and protein synthesis and growth in *Euglena gracilis.* — J. Protozool., 1965, **12**, N 1, 96—100.

[217] Morris, I., Some effect of chloramphenicol on the metabolism of *Chlorella*. I. The effect on protein, polysaccharide, and nucleic acid synthesis. — Arch. Mikrobiol., 1966, **54**, H. 2, 160—168.
[218] Morris, I., Some effects of chloramphenicol on the metabolism of Chlorella. II. The effect on permeability and on the internal concentration of ATP. — Arch. Mikrobiol., 1966, **54**, H. 2, 169—176.
[219] Czygan, F. Ch., Untersuchungen über die Wirkung von Chloramphenicol auf den Auf- und Abbau der Pigmente einiger Grünalgen. — Arch. Mikrobiol., 1964, **47**, H. 3, 251 bis 259.
[220] Czygan, F. Ch., Über die Wirkung von Chloramphenicol auf Wachstum und das Nitrat reduzierende Enzymsystem von Grünalgen. — Naturwissenschaften, 1964, **51**, Heft 10, 244.
[221] Brenner, M. L., Maynard, D. N., A study of rubidium accumulation in *Euglena gracilis*. — Plant Physiol., 1966, **41**, N 8, 1285—1288.
[222] Rubin, B. A., Loginova, L. N., Zur induzierten Fermentsynthese in den Blättern halbeingetauchter Pflanzen. — Physiologie der Pflanzen 1965, **12**, H. 3, 386—389.
[223] Ilin, G. S., Fejer-Kossej, O. G., Einfluß von Chloramphenicol auf die Biosynthese von Nicotin. — Ber. Akad. Wiss. UdSSR 1963, **153**, Nr. 2, 470—472.
[224] Osipova, O. P., Nikolaeva, M. K., Chejn, Ch., Ja., Zur Wirkung von Chloramphenicol auf den Photosynthese-Apparat der Pflanzen. — Physiologie der Pflanzen 1967, **14**, H. 2, 210—218.
[225] Black, M., Richardson, M., Promotion of germination in light-requiring seed by chloramphenicol. — Nature, 1965, **208**, N 5015, 1114—1115.
[226] DeHertogh, A. A., McCune, D. C., Brown, J., Antoine, D., The effect of antagonists of RNA and frotein synthesis on IAA and 2,4-D-induced growth of green pea stem sections. — Contrib. Boyce Thompson Inst., 1965, **23**, 23—31 (CA, 1965, **63**, 12242h).
[227] Mitra, R., Sen, S. P., The dependence of flowering on nucleic acid and protein synthesis. — Plant Cell. Physiol., 1966, **7**, N 1, 167—170.
[228] Baily, P. C., Wolff, Sh., A comparison of X-ray and ultraviolet-induced aberrations in pollen tube chromosomes of Tradescantia. II. Influence of protein synthesis inhibitors. — Rad. Bot., 1964, **4**, N 2, 121—125.
[229] Bergmann, L., Enzyme induction in tissue cultures of *Nicotiana tabacum*. — Ber. Deut. Botan. Ges., 1968, **78**, 11, 30—37 (CA, 1966, 65, 2918h).
[230] Noodén, L. D., Thimann, K. V., Inhibition of protein synthesis and of auxin-induced growth by chloramphenicol. — Plant Physiol., 1965, **40**, N 1, 193—201.
[231] Margulies, M. M., Relationship between red light mediated glyceraldehyde-3-phosphate dehydrogenase formation and light-dependent development of photosynthesis. — Plant Physiol., 1965, **40**, N 1, 57—61.
[232] Bowling, D. J. F., Effect of chloramphenicol on the uptake of salts and water by intact castor oil plants. — Nature, 1963, **200**, N 4903, 284—285.
[233] Uhler, R. L., Russell, R. S., Chloramphenicol inhibition of salt absorption by intact plants. — J. Exp. Bot., 1963, **14**, N 42, 431—437.
[234] Poskuta, J., Effect of chloramphenicol on root pressure, and uptake and excretion of the potassium ion by cut maize (Zea mays L.) roots. — Bull. Acad. Polon. sci., 1964, **12**, N 2, 95—99.
[235] Hanson, J. B., Hodges, T. K., Uncoupling action of chloramphenicol as a basis for the ion accumulation. — Nature, 1963, **200**, N 4910, 1009.

[236] Stoner, C. D., Hodges, T. K., Hanson, J. B., Chloramphenicol as an inhibitor of energy — linked processes in maize mitochondria. — Nature, 1964, **203**, N 4942, 258 bis 261.

[237] Ellis, R. J., Chloramphenicol and uptake of salt in plants. — Nature, 1963, **200**, N 4906, 596—597.

[238] Jyung, W. H., Wittwer, S. H., Bukovac, M. J., Ion uptake and protein synthesis in enzymatically isolated plant cells. — Nature, 1965, **205**, N 4974, 921—922.

[239] MacDonald, I. R., Bacon, J. S. D., Vaughan, D., Ellis, R. T., The relation between ion absorption and protein synthesis in beet disks. — J. Exptl. Bot., 1966, **17**, N 53, 822—837.

[240] Hanson, J. B., Krueger, W. A., Impairment of oxidative phosphorylation by D-threo-and L-threo-chloramphenicol. — Nature, 1966, **211**, N 5055, 1322.

[241] Grineva, G. M., Die Wasserresorption durch die Wurzeln Chloramphenicol-behandelter Pflanzen. — Physiologie der Pflanzen 1964, **11**, H. 3, 442—446.

[242] Ivanov, V. B., Der Einfluß von Chloramphenicol auf die Ausbildung von durch 2-Naphthylessigsäure [NES], 6-Benzylaminopurin und Kolchicin ausgebildete Wurzelverdickungen. — Dokl. Acad. CCCP, 1966, **167**, No 5, 1184—1186.

[243] Ivanov, V. B., Über die spezifische und unspezifische Wirkung von Chloramphenicol auf das Wachstum der Pflanzen. — Zeitschrift für allgemeine Biologie 1966, **27**, Nr. 3, 299—312.

[244] Sazykin, Ju. O., Biochemische Grundlagen der Antibiotikawirtung auf die Bakterienzelle. — Verlag „Nauka" 1965, 104—106.

[245] Fraenkel, D. G., Neidhardt, F. C., Use of chloramphenicol to study control of RNA synthesis in bacteria. — Biochim. et biophys. acta, 1961, **53**, N 1, 96—110.

[246] Neidhardt, F. C., Fraenkel, D. G., Metabolic regulation of RNA synthesis in bacteria. — Cold Spring Harbor Sympos. Quantit. Biol., **26**, 1961, 63—73.

[247] Doudney, C. O., Inhibition of nucleic acid synthesis by chloramphenicol in synchronized cultures of Escherichia coli. — J. Bacteriol., 1960, **79**, N 1, 122—124.

[248] Contesse, G., Balassa, G., Déclenchement de la synthese du DNA au cours la germination des spores. — Bull. Soc. chim. biol., 1965, **47**, N 8—9, 1731—1732.

[249] Ryter, A., Szulmajster, J., Action du chloramphénicol sur la sporogenése de *B. subtilis*. — Ann. Inst. Pasteur, 1965, **108**, N 5, 640—650.

[250] Balassa, G., Renouvellement des arn et des protéins au cours de la sporulation de *Bacillus subtilis*. — Ann. Inst. Pasteur, 1966, **110**, N 3, 316—346.

[251] Weinberg, E. D., Tonnis, S. M., Action of chloramphenicol and its isomers on secondary biosynthetic processes of Bacillus. — Appl. Microbiol., 1966, **14**, N 6, 850—856.

[252] Ephrussi-Taylor, H., The mechanisms of desoxyribonucleic acid-induced transformation. Recent Progress in Microbiology. Springfield, Illinois, 1959.

[253] Hubáček, J., Málek, I., The initial chloramphenicol-sensitive phase in the transduction of *Salmonella typhimurium*. — Folia microbiol., 1962, **7**, N 1, 26—32.

[254] Klimov, A. N., Terešin, I. M., Maljuga, O. A., Die Wirkung von Chloramphenicol auf die Transformation der Empfindlichkeit gegenüber Streptomycin bei Streptokokken. — Antibiotika 1966, **11**, Nr. 3, 222—227.

[255] Terešin, I. M., Belousova, I. I., Die Wirkung einiger Antimetaboliten und des Chloramphenicols auf die Konjugation bei *Escherichia coli* K 12. — Materialien der 2. Konferenz junger Wissenschaftler des Leningrader Antibiotika-Instituts, Leningrad 1964, 10—12.

[256] Doudney, C. O., Haas, F. L., Chloramphenicol, nucleic acid synthesis and mutation induced by ultraviolet light. — Biochim. et biophys. acta, 1960, **40**, N 2, 375—377.

[257] Doudney, C. O., Macromolecular synthesis in bacterial recovery from ultra-violet light. — Nature, 1959, **184**, N 4681, 189—190.

[258] Draculić, M., Errera, M., Chloramphenicolsensitive DNA synthesis in normal and irradiated bacteria. — Biochim. et biophys. acta, 1959, **41**, N 2, 459—463.

[259] Suzuki, K., Iwama, Y., Recovery in the presence of chloramphenicol of *Escherichia coli* B (H) irradiated with ultraviolet light. — Nature, 1960, **187**, N 4734, 347—348.

[260] Alper, T., Gillies, N. E., The relationship between growth and survival after irradiation of *Escherichia coli* strain B and two resistant mutants. — J. Gen. Microbiol., 1960, **22**, N 1, 113—128.

[261] Tomizawa, J., Sunakawa, S., The effect of chloramphenicol on desoxyribonucleic acid synthesis and the development of resistance to ultraviolet irradiation in *E. coli* infected with bacteriophage T2. — J. Gen. Physiol., 1956, **39**, N 4, 553—565.

[262] Okagaki, H., Effect of chloramphenicol on the survival of *Escherichia coli* irradiated with ultraviolet light. — J. Bacteriol., 1960, **79**, 277—291.

[263] Drakulić, M., Stavrić, S., Biosynthesis of acidsoluble nucleic acid precursors in ultra violet-irradiated and chloramphenicol-treated *Escherichia coli* B. — Biochim. et biophys. acta, 1960, **45**, N 1, 77—81.

[264] Suzuki, K., Ono, J., Sawada, F., Iwama, Y., Kameyama, T., Watanabe, I., The studies on ribonucleic acid synthesis by *Escherichia coli* B (H) irradiated with ultraviolet light. — Japan. J. Genetics, 1961, **36**, Suppl., 1—12.

[265] Smit, S., Muletić, B., Djelovanje kloramfenikola na proces fotorestauracije. — Farmac. glasnik, 1963, **19**, N 2, 61—66.

[266] Suzuki, K., Sawada, F., Iwama, Y., Effect of chloramphenicol on RNA synthesis in *Escherichia coli* irradiated with ultraviolet light. — Biochim. et biophys. acta, 1960, **37**, N 2, 369—370.

[267] Billen, D., Alterations in the radiosensitivity of *Escherichia coli* through modification of cellular macromolecular components. — Biochim. et biophys. acta, 1959, **34**, N 1, 110—116.

[268] Forage, A. J., Gillies, N. E., Restoration in *Escherichia coli* strain B after γ-irradiation. — J. Gen. Microbiol., 1964, **37**, N 1, 33—39.

[269] Dobrzański, W. T., Effect of chloramphenicol on UV-induced streptomycin-, novobiocin- and penicillinresistance in *Staphylococcus aureus* strain 209P. — Bull. Acad. Polon. Sci., 1964, **12**, 12, 561—567.

[270] Billen, D., Hewitt, R., Physiological aspects of modifiaction and restoration of chromosomal synthesis in bacteria after X-irradiation. — J. Bacteriol., 1965, **90**, N 5, 1218—1225.

[271] Eikhom, T. S., Jonsen, J., Laland, S., Refsvik, T., On the biosynthesis of gramicidin S. — Biochim. et biophys. acta, 1963, **76**, N 2, 465—468.

[272] Berg, T. L., Frøholm, L. O., Laland, S. G., The biosynthesis of gramicidin S in a cell free system. — Biochem. J., 1965, **96**, N 1, 43—52.

[273] Uemura, I., Bodley, J. W., Adiga, P. R., Winnick, Th., Effect of antibiotics and ribonuclease on polypeptide and protein biosynthesis in different strains of *Bacillus brevis*. — Biochim. et biophys. acta, 1965, **95**, N 1, 86—93.

[274] Roscoe, J., Abraham, E. P., Experiments relating to the biosynthesis of bacilysin. — Biochem. J., 1966, **99**, N 3, 793—800.

[275] ŠAPOŠNIKOV, V. N., NEFELOVA, M. V., ORLOVA, T. I., SILAEV, A. B., Der Einfluß von Lewomycetin auf die Entwicklung und Antibiotikumbildung beim Aurantinproduzenten. — Antibiotika 1965, **10**, Nr. 1, 13—18.
[276] KATZ, E., WISE, M., WEISSBACH, H., On the nature of the chloramphenicol stimulation of actinomycin synthesis. — Antibiot., Advan. Res., Proc. Congr., Prague, 1964, 545—551 (CA, 1967, **66**, 44384v).
[277] ROSENTHAL, H. A., Chloramphenicol-Einwirkung auf die Phagen-Adsorption. — Acta virol., 1962, **6**, H. 5, 471—473.
[278] BOZEMAN, F. M., WISSEMAN, C. L. JR., HOPPS, H. E., DANAUSKAS, J. X., Action of chloramphenicol on T-1 bacteriophage. I. Inhibition of intracellular multiplication. — J. Bacteriol., 1954, **67**, N 5, 530—536.
[279] TING, R. C., — Y. A curing effect of chloramphenicol on bacteria infected with bacteriophage. — Virology, 1960, **12**, N 1, 68—80.
[280] BERTANI, L. E., The effect of the inhibition of protein synthesis on the establishment of lysogeny. — Virology, 1957, **4**, N 1, 53—71.
[281] CHRISTENSEN, J. R., Effect of chloramphenicol on lysogenization by template phage Pl. — Virology, 1957, **4**, N 1, 184—185.
[282] ASTRACHAN, L., VOLKIN, E., Effects of chloramphenicol on ribonucleic acid metabolism in T_2-infected *Escherichia coli*. — Biochim. et biophys. acta, 1959, **32**, N 2, 449—456.
[283] NOMURA, M., OKAMOTO, K., ASANO, K., RNA metabolism in *Escherichia coli* infected with bacteriophage T4. Inhibition of host ribosomal and soluble RNA synthesis by phage and effect of chloromycetin. — J. Mol. Biol., 1962, **4**, N 5, 376—387.
[284] OKAMOTO, K., SUGINO, Y., NOMURA, M., Synthesis and turnover of phage messenger RNA in *E. coli* infected with bacteriophage T4 in the presence of chloromycetin. — J. Mol. Biol., 1962, **5**, N 5, 527—534.
[285] CHESIN, R. B., GORLENKO, Z. M., SEMJAKIN, M. F., BASS, I. A., PROZOROV, A. A., Der Zusammenhang zwischen der Eiweißsynthese und der Regulation der Bildung von Informations-RNS in *E. coli* B Zellen bei der Entwicklung der Phage T 2. — Biochemie 1963, **28**, H. 6, 1070—1086.
[286] KOZINSKI, A. W., KOZINSKI, P. B., SHANNON, P., Replicative fragmentation in T4 phage: Inhibition by chloramphenicol. — Proc. Nat. Acad. Sci. USA, 1963, **50**, N 4, 746—753.
[287] PARANCHYCH, W., ELLIS, D. B., In vivo synthesis of phage R17 RNA in the presence of chloramphenicol. — Virology, 1964, **14**, 635—644.
[288] HORIUCHI, T., INOKUCHI, H., Inhibition of the formation of superinfecting bacteriophage Lambda repressor with chloramphenicol. — J. Mol. Biol., 1966, **15**, N 2, 674—675.
[289] TESSMAN, E. S., Mutants of bacteriophage S 13 blocked in infectious DNA synthesis. — J. Mol. Biol., 1966, **17**, N 1, 218—236.
[290] NOMURA, M., WITTEN, C., MANTEI, N., ECHOLS, H., Inhibition of host nucleic acid synthesis by bacteriophage T4: effect of chloramphenicol at various multiplicities of infection. — J. Mol. Biol., 1966, **17**, N 1, 273—278.
[291] SELLIN, H. G., SRINIVASAN, P. R., BOREK, E., Studies on a phage-induced DNA methylase. — J. Mol. Biol., 1966, **19**, N 1, 219—222.
[292] POUWELS, P. H., JANSZ, H. S., ROTTERDAM, J. VAN, COHEN, J. A., Structure of the replicative form of bacteriophage, X174: physicochemical studies. — Biochim. et biophys. acta, 1966, **119**, N 2, 289—300.
[293] SMITH, M. G., BURTON, K., Fractionation of deoxyribonucleic acid from phage — infected bacteria. — Biochem. J., 1966, **98**, N 1, 229—241.

[294] Golub, Je. I., Nazarenko, V. G., Smoljaninov, V. V., Der Einfluß von Chloramphenicol auf die RNS-Synthese in Bakterien, die Phagenhüllen adsorbiert haben. — Mikrobiologie 1967, **36**, H. 2, 294—297.

[295] Prozorovskaja, N. N., Balindin, I. G., Tongur, V. S., Der Einfluß von Antitiotika auf die Virus-RNS-Synthese in *Nicotiana glutinosa*-Blättern, die in vivo und in vitro durch *Tabakmosaikvirus* infiziert wurden. — Fragen der Virologie 1966, **11**, Nr. 3, 336—340.

[296] Tarasevič, L. M., Ulanova, Je. F., Der Einfluß von Chloramphenicol auf den Stoffwechsel von Polyedrose, Nukleinsäuren und Eiweiße beim Seidenspinner. — Ber. Akad. Wiss. UdSSR 1966, **166**, Nr. 4, 970—973.

[297] Sabin, A. B., Different effects of chloramphenicol, dactinomycin and streptovitacin A on synthesis of tumor and virion antigens in SV 40 virus — infected cells. — Proc. Nat. Acad. Sci. USA, 1966, **55**, N 5, 1141—1148.

[298] Chuskivaze, B. K., Tongur, V. S., Der Einfluß von Antibiotika auf die RNS- und Eiweiß-Synthese in den Knochenmarkzellen von Kaninchen. — Fragen der Medizinischen Chemie 1966, **12**, Nr. 1, 37—41.

[299] Nikolov, T. K., Stanchev, B. D., Boyadzhiev, S., Influence of some antibiotics upon the biosynthesis of antibodies in vitro. II. The inhibitory action of tetracyclines and chloramphenicol. — Eksperim. Med. Morfol., 1965, **4**, N 2, 95—98. (CA, 1965, 64, 5644d).

[300] Ivanova, T. I., Belousova, A. K., Mechanism of sarcolysin fixation by proteins of tumor cells. — Acta Unio Intern. Contra Cancrum., 1964, **20**, N 4—5, 1048—1050 (CA, 1965, 62, 11007c).

[301] McQuillen, K., Cundliffe, E., Peptidebond formation: the modes of action of chloramphenicol, sparsomycin and erythromycin. Society for General Microbiology, Abstracts for Meeting at Churchill College, Cambridge, 1967, September, 10—11.

3.2. Erythromycin und die Eiweißsynthese bei Mikroorganismen

Während der letzten Jahre kamen die Antibiotika-Makrolide, zu denen das Erythromycin gehört in immer stärkerem Maße in der medizinischen Praxis zur Anwendung. Dennoch ist die Zahl der Arbeiten, die sich mit dem Mechanismus der Wirkung dieses Antibiotikums auf die Mikroben-Zelle befaßt haben, relativ klein. Noch vor 5 Jahren konnte das Erythromycin nur auf Grund einzelner indirekter Merkmale zu den Inhibitoren der Eiweiß-Synthese gerechnet werden. Inzwischen wurde das Antibiotikum mehrfach auch in zellfreien Systemen der Eiweiß-Synthese erprobt, und seine spezifische Aktivität als Inhibitor der Eiweiß-Synthese ist heute unumstritten[1].
Das Molekül des Erythromycins A besteht aus einem makrozyklischen Lacton und den zwei Zuckern Desosamin und Kladinose.

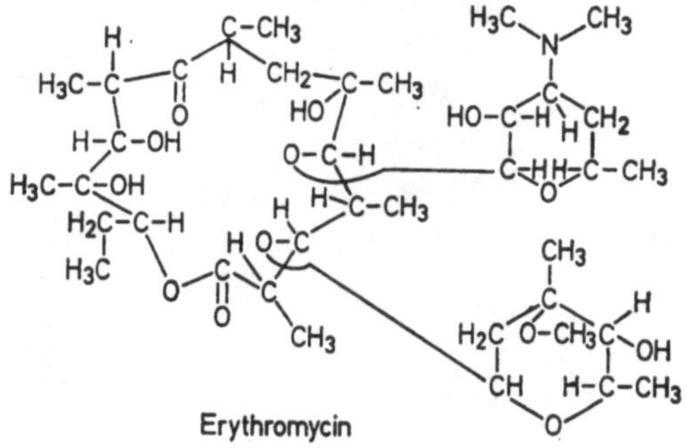

Erythromycin

Der zweite Vertreter der Makrolide, das Oleandomycin, über das in diesem Abschnitt auch zu sprechen sein wird, enthält einen Ring, der sich in der Struktur etwas von dem des Erythromycins unterscheidet, und die Zucker Desosamin und Oleandrose [1].

[1] Das synthetisierte einfachste Analoge des Erythromycins

$$\underbrace{HC{=}CH-(CH_2)_8-CO-O-(CH_2)_2-CH{=}CH}$$

unterscheidet sich in der Wirkung gegenüber *Staphylococcus aureus* von den Makroliden [2].

Das Erythromycin und der Stoffwechsel intakter Zellen von Mikroorganismen

Wie die übrigen Makrolide ist auch das Erythromycin vor allem gegenüber grampositiven Mikroorganismen aktiv. Bei gram-negativen Mikroorganismen kommt es nur bei hohen Konzentrationen zu einer Wachstumshemmung. Offenbar ist das durch eine unterschiedliche Permeabilität der Mikroben-Zellen für das Antibiotikum zu erklären. So waren die L-Formen von *Proteus mirabilis*, bei denen die Zellwand fehlt, z. B. gegenüber Erythromycin und anderen Makroliden 1000fach empfindlicher als die normalen Zellen dieser gram-negativen Stäbchen [2a]. Aus *E. coli* isolierte zellfreie Systeme der Eiweiß-Synthese waren hochempfindlich gegen Erythromycin trotz der geringen Empfindlichkeit der intakten Zellen.
Wie bereits erwähnt, waren die Anzeichen für eine Hemmung der Eiweiß-Synthese durch Erythromycin nur von indirekter Natur. Erythromycin gehört zu den bakteriostatischen Stoffen, was der Vorstellung über ein die Proteinsynthese inhibierendes Antibiotikum entspricht. Wie das bakteriostatische Antibiotikum Chloromycetin kann auch Erythromycin ein durch Penicillin verursachtes Absterben der Bakterien verhindern. Derartige Ergebnisse wurden erhalten, als mit Hilfe der Methode von Warburg die kombinierte Wirkung von Erythromycin (100 μg/ml) und Penicillin (100 Einheiten/ml) auf eine in Vermehrung begriffene *E. coli* K 12-Kultur verfolgt wurde. Erythromycin brachte die Vermehrung zum Stillstand und verhinderte die lytische Wirkung des Penicillins. Das Erythromycin selbst verursachte kein Absterben der Zellen. Die Sauerstoff-Absorptions-Kurve entsprach in Gegenwart von Erythromycin einer unveränderten Anzahl von Zellen, was der Atmungskurve einer Bakterien-Suspension in einem stickstofffreien Nährboden entspricht. Damit ließ sich nicht nur die bakteriostatische Wirkung des Erythromycins nachweisen, sondern auch das Fehlen eines Erythromycin-Einflusses auf die Atmung von *E. coli*, denn die O_2-Absorption wird nur bei Unterbrechung der Zellvermehrung auf dem gleichen Niveau gehalten [3]. Eine bakteriostatische Wirkung des Erythromycins wurde auch bei Versuchen mit *S. aureus* gefunden [4].
Nach den Ergebnissen von Ju. O. Sazykin und G. N. Borisova [5] oxydieren *S. aureus* 209 P-Zellen nach Inkubation in Fleisch-Pepton-Bouillon mit 25 μg/ml Erythromycin und Überführung in einen Phosphat-Puffer (M/15, pH 7,3) Glukose in viel schwächerem Maße, als die Zellen der Kontroll-Kultur; die nach der Warburg-Methode bestimmte Sauerstoff-Absorption verringerte sich auf den vierten Teil. Diese Ergebnisse beweisen jedoch nur eine Störung des normalen Gleichgewichts zwischen den Nukleinsäuren und dem Zelleiweiß sowie zwischen deren niedermolekularen Vorstufen durch das Erythromycin. Eine direkte Wirkung des Erythromycins auf die Atmung von *S. aureus* ließ sich nicht feststellen.
Von Interesse ist ferner die Mitteilung, daß von der Vielzahl der untersuchten Antibiotika nur Chloromycetin und Erythromycin hochaktive Inhibitoren der Biosynthese des Pyocyanin-Farbstoffes bei 4 Stämmen von *Pseudomonas aeruginosa* waren [5a]. Bei zweien dieser vier Stämme wurde die Pyocyanin-Bildung

auch durch Oleandomycin gehemmt. Die Hemmung der Farbstoff-Bildung allein kann nicht als Ursache für die antimikrobielle Wirkung dieser Antibiotika angesehen werden; das gilt um so mehr, als das Pyocyanin bei der Mehrzahl der antibiotikum-empfindlichen Bakterien-Arten völlig fehlt. Man muß dagegen annehmen, daß in dem angeführten konkreten Falle die Biosynthese des Pyocyanins auf dem Wege über die Inhibierung der Biosynthese irgendeines Enzyms durch Erythromycin oder Chloromacetin gehemmt wird. Die Ergebnisse sind ein indirekter Hinweis auf eine ähnliche Wirkung der genannten Antibiotika.

Die spezifische Hemmung der Eiweiß-Synthese durch Erythromycin wird auch durch eine Reihe weiterer Untersuchungsergebnisse bestätigt. Die Zellvermehrung von *E. coli* K 12 in einem synthetischen glukose-haltigen Nährboden und die Eiweiß-Synthese wurden durch 1000 µg/ml Erythromycin in ähnlicher Weise langsam zum Stillstand gebracht, wie das bei Zusatz von 50 µg/ml Chloromycetin erfolgt. Die durch Absorptionsmessung bei 260 nm kontrollierte Nukleinsäure-Synthese lief 2 Stunden in Gegenwart von Erythromycin weiter und blieb dabei nur wenig hinter der Kontrolle zurück [6].

Nach Ju. O. Sazykin und G. N. Borisova wird durch Zusatz von 25 µg/ml Erythromycin zu einer in Vermehrung begriffenen *S. aureus* 209 P-Kultur in Fleisch-Pepton-Bouillon ein schneller und vollständiger Abbruch der Proteinsynthese in den Zellen erreicht (Bestimmung nach Lowry). Die RNS-Menge nahm dagegen in eineinhalb Stunden um 66%, die DNS-Menge um 19% zu. RNS und DNS wurden mit Orzin bzw. Diphenylamin bestimmt [7].

Die vergleichende Untersuchung der Erythromycin-Wirkung auf die Synthese makromolekularer Verbindungen in der intakten Mikrobenzelle führte zu der Schlußfolgerung, daß die Eiweiß-Synthese gegen das Antibiotikum am empfindlichsten ist. Ein Zusammenhang zwischen dem bakteriostatischen Effekt des Erythromycins und seiner Fähigkeit, die Murein-Synthese zu hemmen, möglicherweise infolge Lyse der Zellen, scheint wenig wahrscheinlich zu sein. Außerdem sind die völlig oder teilweise mureinfreien Protoplasten und L-Formen grampositiver und gramnegativer Bakterien gegen Erythromycin ebenfalls empfindlich [2a, 8, 9].

Die hohe Sensibilität der Eiweiß-Synthese gegen Erythromycin konnte bei Streptokokken für einen speziellen Modellfall demonstriert werden. *Streptococcus pyogenes*-Zellen der Gruppe A, Typ 14, wurden zur Entfernung des M-Eiweißes, einer Antigen-Komponente der Zellwand, die nach einer immunologischen Methode von Lansfield quantitativ bestimmt wird, mit Trypsin behandelt und nach dem Auswaschen unter bestimmten Bedingungen bei erniedrigter Temperatur gehalten. Die Mikroorganismen blieben lebensfähig und synthetisierten das untersuchte Eiweiß nach dem Suspendieren in einem Nährboden, der Puffersalze, Glukose, Kaseinhydrolysat und Phenolsulfophthalein enthielt.

Erythromycin zeigte sich als aktivster Inhibitor der M-Eiweiß-Synthese unter einigen hundert Antibiotika und synthetischen antimikrobiellen Substanzen. Das Wachstum der Kokken und die Synthese von M-Eiweiß wurden bereits bei einer Erythromycin-Konzentration von etwa 0,1 µg/ml unterbrochen. Das

Oleandomycin hemmte das Wachstum und die Synthese von M-Eiweiß ebenfalls, und zwar bei einer Konzentration von 10 μg/ml [10].
Über die Eigenschaften der in den Zellen nach Unterbrechung der Eiweiß-Synthese durch Erythromycin gebildeten Nukleinsäuren gibt es nur wenige Angaben. *E. coli*-Zellen die sich in einem Nährboden mit 1000 μg/ml Erythromycin befunden hatten, begannen ebenso wie nach Kontakt mit Chloromycetin nicht sofort nach ihrer Übertragung in einen Antibiotika-freien Nährboden mit der Vermehrung. Die Lag-Phase von 45–60 Min. blieb dagegen aus, wenn die Zellen während der vorhergegangenen Inkubation mit dem Antibiotikum aus Mangel an notwendigen Metaboliten keine RNS synthetisieren konnten. Das ließ sich in Versuchen mit einer *E. coli* T^-U^--Mutante zeigen, die zum Wachstum Thymin und Uracil benötigt und beim Fehlen von Uracil keine RNS-Synthese und auch keine Lag-Phase zeigt. Ein Thyminmangel war ohne Einfluß auf die Erythromycin-Wirkung, da die Lag-Phase nicht durch die Besonderheiten der DNS-Synthese hervorgerufen wird. Während dieser Phase hemmten die in Gegenwart von Erythromycin gebildete RNS, deren Abbauprodukte nach dem Übertragen der Zellen in einen die Vermehrung nicht unterhaltenden Nährboden nachgewiesen werden konnten, die Zellvermehrung. Wenn der neue Nährboden die Vermehrung zuließ, wurden die Abbauprodukte der RNS nach Ansicht der Autoren wieder in die neusynthetisierte RNS inkorporiert [11].
In Untersuchungen mit *S. aureus* 209 P [5a] ließ sich zeigen, daß die nach Unterbrechung der Eiweiß-Synthese durch 25 μg/ml Erythromycin weiterlaufende RNS-Synthese ihre Empfindlichkeit gegen die in normalen Zellen spezifischen Inhibitoren der RNS-Synthese, wie Albomycin und Aurantin, beibehält.

Das Erythromycin als Inhibitor der Eiweiß-Synthese in zellfreien Systemen

Im Jahre 1963 wurden zwei Mitteilungen einer Arbeitsgruppe über die Hemmung der Inkorporation einer Reihe von Aminosäuren (Leuzin, Valin u. a.) durch Erythromycin bei einem zellfreien System aus *Bacillus subtilis* publiziert [12, 13]. Die Ergebnisse weisen auf eine Hemmung „der Übertragung der Aminosäuren von der Aminoazyl-tRNS auf die Ribosomen" hin [13].
Im Jahre 1964 wurde eine Hemmung der Polyphenylalanin-Synthese durch Erythromycin in einem zellfreien System demonstriert [14]. Als Quelle für Ribosomen, tRNS und Überstandsenzyme diente ein gramnegatives Bakterium: der *E. coli*-Stamm Gratia. In einer Menge von 1 μMol/0,27 ml hemmte das Erythromycin die Polypeptid-Synthese zu 60%, während 1,5 μMol des Antibiotikums die Radioaktivität der Polypeptid-Fraktion schon um 82% verminderten.
In den folgenden Untersuchungen konzentrierte sich die Aufmerksamkeit auf die Identifizierung der Komponente des zellfreien Systems, die das Erythromycin bindet. Sehr bald ließ sich eine Bindung durch die Ribosomen nachweisen, wobei die Bindungsstelle offenbar entweder mit der des Chloromycetins identisch oder dieser benachbart ist. Das Erythromycin verhinderte eine Bindung von ^{14}C-

Chloromycetin durch Ribosomen des *S. aureus*-Stammes Duncan und des *B. megaterium*-Stammes KM [15]. Diese Ergebnisse wurden bei Vorinkubation von Präparaten aus zerstörten Zellen mit 100 μg/ml Erythromycin für 1 Minute und nachfolgender 5 Minuten langer Inkubation mit 10 μg/ml C^{14}-markiertem Chloromycetin erhalten. Unter diesen Versuchsbedingungen verminderte das Erythromycin die Radioaktivität in den durch Sedimentation bei 105000 g isolierten Ribosomen auf ein Fünftel. Tetracyclin und Puromycin hemmten die Chloromycetin-Bindung durch die Ribosomen praktisch überhaupt nicht. Weiterhin wurde von diesen Autoren nachgewiesen, daß auch andere von ihnen untersuchte Antibiotika-Makrolide wie Oleandomycin und Carbomycin die Absorption von C^{14}-markierten Chloromycetin aus einer 3 μmolaren Lösung durch Ribosomen aus *B. megaterium* KM stark hemmen: Carbomycin vermindert die Chloromycetin-Bindung bei einer Konzentration von 90 μM um 97%, und Oleandomycin um 80%. Das Erythromycin ergab bei gleicher Konzentration einen Wert von 93%.
Parallel-Versuche mit intakten Zellen zeigten, daß die Makrolide auch in diesem Falle die ^{14}C-Chloromycetin-Adsorption hemmen. Einige andere Antibiotika, wie z. B. Streptogramin B und Staphylomycin S, hemmten die Bindung des Chloromycetins durch intakte Zellen, beeinflußten die Bindung dieses Antibiotikums durch die Ribosomen jedoch nicht. Dieser eigenartige „Antagonismus“ wird also nur bei Verwendung von Makroliden beobachtet. Da das Chloromycetin durch die 50 S-Untereinheit des Ribosoms (siehe das vorige Kapitel) gebunden wird, wurde vermutet, daß auch das Erythromycin mit dieser Untereinheit reagiert [16]. Zu dergleichen Schlußfolgerung kamen Wolfe und Hahn [17], die im zellfreien System eine Hemmung der Chloromycetin-Adsorption am *E. coli*-Ribosomen durch Erythromycin beobachten konnten. Oxytetracyclin, Puromycin und Streptomycin zeigten keine derartige Wirkung [17].
Taubman u. a. [18] wiesen nach, daß das Chloromycetin sogar in sehr hohen Konzentrationen im Vergleich zum Erythromycin die Absorption des Erythromycins durch die 50 S-Subeinheiten von *Bac. subtilis*-Ribosomen nicht beeinflußte. Außerdem läßt sich das in zellfreien Systemen an 50 S-Untereinheiten gebundene Chloromycetin im Gegensatz zum Erythromycin bei der Ultrazentrifugation abtrennen. Die Bindung des Erythromycins an die 50 S-Untereinheiten ist also stabiler als die des Chloromycetins.
Im Jahre 1966 berichteten Tanaka, Teraoka u. a. über die Isolierung eines aus Erythromycin und Ribosomen von *E. coli* K 12 bestehenden Komplexes [19]. Dazu wurde C^{14}-markiertes Erythromycin 15 Minuten bei 37° mit Ribosomen, Überstand, 18 Aminosäuren, ATP, Phosphoenol-pyruvat und anderen essentiellen Komponenten des zellfreien Protein-Synthese-Systems inkubiert und die Trennung des Erythromycin-Ribosomen-Komplexes von dem Antibiotika-Überschuß über Sephadex G 50 vorgenommen. Es ließ sich dabei nachweisen, daß das Fehlen von ATP oder ATP-bildenden Komponenten auf die Komplexbildung ohne Einfluß ist, wie auch zwischen Erythromycin und tRNS keinerlei Reaktion beobachtet wurde. Beim Zusatz des nicht-markierten Antibiotikums zu dem System fand ein Austausch statt und die Radioaktivität ging in die ribosomenfreien Fraktionen

über. In einer anderen Veröffentlichung dieser Arbeitsgruppe wird über einen C^{14}-Erythromycin-Ribosomen-Komplex berichtet, bei dem Ribosomen aus *E. coli* und aus *B. subtilis* verwendet wurden [20].

Der Antibiotikum-Ribosomen-Komplex wurde von den übrigen Komponenten des Inkubations-Gemisches durch Filtration über ein Millipore-Filter abgetrennt. Es konnte gezeigt werden, daß Tetracyclin und Chloromycetin die Bildung des Komplexes nicht beeinflußten.

Weitere Arbeiten befaßten sich mit der Hemmung der Polypeptid-Synthese im zellfreien System durch Erythromycin. Der Erythromycin-Ribosomen-Komplex (*E. coli* K 12) synthetisierte in Gegenwart von Polyadenylat an Stelle von Polylysin lediglich Di-, Tri- und Tetrapeptide in größerer Menge [19, 21]. In einer anderen Arbeit wurden in einem zellfreien System aus *E. coli* B Polycytidyl-, Polyadenyl- oder Polyuridylsäure getestet und das Ausmaß der Hemmwirkung von Erythromycin, Oleandomycin und Chloromycetin auf die Bildung von Polyprolin, Polylysin bzw. Polyphenylalanin bestimmt. Die Polypeptid-Bildung wurde bei Prolin auf 90—75%, bei Lysin auf 70—56% und bei Phenylalanin auf 35—12% herabgesetzt [22]. Die Aktivität der Makrolide und des Chloromycetins war in Abhängigkeit von der zu polymerisierenden Aminosäure in gleicher Weise verändert. Damit ließ sich ein weiterer indirekter Beweis dafür erbringen, daß die Makrolide und das Chloromycetin die Eiweiß-Synthese auf analogem Wege hemmen.

Die nicht-enzymatische Adsorption von ^{14}C-Lysyl-tRNS und ^{14}C-Phenylalanyl-tRNS durch den Ribosomen-Polyadenylsäure-Komplex lief unabhängig vom Erythromycin-Einbau ab [20].

Weiterhin wurde über eine Hemmung der Eiweiß-Synthese in einem zellfreien System tierischen Ursprungs durch Erythromycin berichtet. In einem Retikulozyten-System stimulierte eine aus Leber oder aus Retikulozyten isolierte RNS die Globin-Synthese. Offenbar erfolgte die Stimulierung durch einen in dem Präparat enthaltenen globin-spezifischen Messenger. Aus der Hemmung dieses Prozesses durch Erythromycin schlossen die Autoren, daß die Wechselwirkung zwischen Messenger-RNS und Ribosomen durch das Antibiotikum gestört wird [23][1].

Die biochemischen Grundlagen der Resistenz gegen Erythromycin

Die gegen gramnegative Bakterien schwache antibiotische Aktivität des Erythromycins wird damit erklärt, daß das Antibiotikum die Zellwand dieser Organismen nur schwer durchdringen kann. Derartig große Unterschiede in den Hemm-

[1] Die Kenntnisse über eine in vitro-Wechselwirkung zwischen Erythromycin und den Enzymsystemen der tierischen Zelle sind äußerst gering. Nach G. G. Jegorenko beeinflußt Erythromycin die Aktivität von alkalischer Phosphatase, Lipase und Enterokinase des Dünndarms nach 4stündiger Inkubation nicht [24]. Außerdem gibt es eine Mitteilung, nach der bei der Inkubation des Antibiotikums mit mikrosomalen Leberenzymen des Kaninchens Desosamin demethyliert und N-Methyl-erythromycin gebildet wird [25].

konzentrationen, wie man sie bei intakten grampositiven und gramnegativen Zellen beobachten kann (0,1—1 μg/ml bzw. 100—1000 μg/ml), werden in der Empfindlichkeit der zellfreien Systeme der Eiweiß-Synthese gegen die Makrolide nicht festgestellt.

Die künstlich ausgebildete Resistenz von Mutanten grampositiver Bakterien gegen Makrolide, insbesondere gegen Erythromycin, hat möglicherweise andere Ursachen. Zu interessanten Ergebnissen kamen TAUBMAN u. a. bei der Untersuchung eines zellfreien Proteinsynthesesystems aus dem grampositiven *B. subtilis* 168. Bei dem gegen Erythromycin empfindlichen Stamm wurde schon nach 2—3 Minuten Inkubation der größte Teil des H^3-Erythromycins in der Fraktion der 50 S-Untereinheiten der Ribosomen gefunden, wie durch Zentrifugation im Saccharose-Dichtegradienten nachgewiesen wurde. Eine derartig spezifische Ansammlung des Antibiotikums ließ sich bei einer resistenten Mutante nicht feststellen. Hierbei wurde eine bedeutend geringere Antibiotikamenge in der Fraktion der 70 S-Ribosomen und eine noch niedrigere in der Fraktion der 50 S-Untereinheiten nachgewiesen. Diese Ergebnisse wurden durch eine im Jahre 1967 veröffentlichte Arbeit anderer Autoren bestätigt. Dabei war das zellfreie System der Polypeptid-Synthese gegen Erythromycin fast unempfindlich, wenn die 50 S-Untereinheiten der Ribosomen aus einer gegen Erythromycin resistenten *B. subtilis*-Mutante stammten [26]. Daß für die Resistenz grampositiver Organismen ebenfalls gewisse Besonderheiten der Ribosomenstruktur oder des Enzymapparates in Frage kommen könnten, läßt sich auch aus Versuchen an *Staphylococcus aureus* ableiten [27].

Schließlich wurde bei Versuchen mit *B. subtilis* unter Anwendung genetischer und biochemischer Methoden eine ähnliche Anordnung der Gene, die für die Kodierung der ribosomalen RNS verantwortlich sind, und der Gene, die für die Ausbildung der Resistenz gegen Erythromycin und Streptomycin verantwortlich sind, gefunden [28]. JU. O. SAZYKIN und A. M. ČERNUCH erhielten einen neomycin- und streptomycinabhängigen *E. coli*-Stamm, dessen Wachstum auch von Erythromycin und Oleandomycin, nicht aber von Chloromycetin und Tetracyclin unterhalten werden konnte [29]. Wenn das Wachstum des ursprünglichen *E. coli*-Stammes durch Erythromycin und Oleandomycin in Konzentrationen von 62 bzw. 100 μg/ml gehemmt wurde, dann wuchs die neomycin-abhängige Variante, deren Eigenschaften in dem Kapitel über desoxystreptaminhaltige Antibiotika näher beschrieben sind, bei Anwesenheit von 8—62 μg/ml Erythromycin bzw. 8—100 μg/ml Oleandomycin im Nährboden (Fleisch-Pepton-Agar). Neomycin (Colimycin) und Streptomycin unterhielten das Wachstum dieses Stammes in weiten Konzentrationsbereichen (16—500 μg/ml). Versuche, die Antibiotika-Abhängigkeit dieses Stammes mit dem Aminozucker-Bedarf zu erklären, brachten keine sicheren Ergebnisse, da Glukosamin und N-Azetyl-neuraminsäure in dieser Hinsicht inaktiv waren.

Die besprochenen Arbeiten zeigen, daß das Interesse am Wirkungsmechanismus des Erythromycins und anderer Makrolide in den letzten Jahren erheblich zugenommen hat. Es wurde eine Reihe vergleichender Untersuchungen mit Erythromycin und Chloromycetin durchgeführt. Danach haben sie entweder beide die gleiche Bindungsstelle an den Ribosomen oder diese sind unmittelbar benachbart. Trotzdem ist das Wissen über den Mechanismus der Hemmung der Protein-Synthese durch die Makrolide im Vergleich mit dem, was über Chloromycetin bekannt ist, noch gering.

Literatur

[1] Šemjakin, M. M., Chochlov, A. S., Kolosov, M. N., Bergel'son, L. D., Antonov, V. K., Chemie der Antibiotika, Bd. 1, Verl. AN CCCP, 1960, S. 644.

[2] Bergel'son, L. D., Levitov, M. M., Molotkovskij, Ju. I., Semjakin, M. M., Sazykin, Ju. O., Synthese und Studium der antimikrobiellen Wirkung einfachster Analoga makrolider Antibiotika. — Antibiotika 1961, **6**, Nr. 7, 581—585.

[2a] Taubeneck, U., Susceptibility of *Proteus mirabilis* and its stable L-forms to erythromycin and other macrolides. — Nature, 1962, **196**, N 4850, 195—196.

[3] Shimohira, M., Modes d'action de l'antagonisme et de l'addition causés par l'association de l'érythromycine et d'autres substances antibactériennes. I. Sur l'association in vitro de la pénicilline et de l'érythromycine, spécialement au sujet du phénomène antagoniste. — Japan, J. Microbiol., 1959, **3**, N 3, 313—317.

[4] Liang Yen-Kai, Yü Yung-chuan, Chang Kuang-hon., Studies on the mode of action of erythromycin. I. The antibacterial property of erythromycin and the influence of some other antibiotics and drugs on the inhibitory action of erythromycin. — Acta microbiol. sinica, 1960, 8, N 2, 180—188.

[5] Sazykin, Ju. O., Borisova, G. N., Die Wirkung spezifischer Inhibitoren auf die RNS-Synthese in der Bakterienzelle unter Isolierung von der Eiweiß-Synthese mittel bakteriostatischer Antibiotika. — Antibiotika 1963, **8**, Nr. 4, 304—309.

[5a] Schneierson, S. S., Amsterdam, D., Perlman, E., Inhibition of Pseudomonas aeruginosa pigment formation by chloramphenicol and erythromycin. — Antibiot. and Chemotherapy, 1960, **10**, N 1, 30—33.

[6] Brock, T. D., Brock, M. L., Similarity in mode of action of chloramphenicol and erythromycin. — Biochim. et biophys. acta, 1959, **33**, N 1, 174—175.

[7] Sazykin, Ju. O., Borisova, G. N., Die Wirkung bakteriostatischer Antibiotika auf die Eiweiß- und Nukleinsäuresynthese in *Staphylococcus aureus*-Zellen. — Antibiotika 1962, **7**, Nr. 11, 975—979.

[8] Williams, R. E. O., L forms of *Staphylococcus aureus*. — J. Gen. Microbiol., 1963, 325—334.

[9] Guze, L. B., Kalmanson, G. M., Action of erythromycin on protoplasts in vivo. — Science, 1964, N 3649, 1299—1300.

[10] Brock, T. D., Effect of antibiotics and inhibitors on M protein synthesis. — J. Bacteriol., 1963, **85**, N 3, 527—531.

[11] Brock, T. D., Brock, M. L., RNA synthesis and degradation during antibiotic treatment and its relation to antibiotic-induced lag. — J. Gen. Microbiol., 1961, **26**, N 3, 393 bis 404.

[12] Taubman, Sh. B., Young, F. E., Corcoran, J. W., Antibiotic glycosides. IV. Studies on the mechanism of erythromycin resistance in *Bacillus subtilis*. — Proc. Nat. Acad. Sci. USA, 1963, **50**, N 5, 955—962.

[13] TAUBMAN, SH. B., So, A. G., YOUNG, F. E., DAVIE, E. W., CORCOCAN, J. W., Effect of erythromycin on protein biosynthesis in *Bacillus subtilis*. — Antimicrobial Agents Chemotherapy, 1963, 395—401.

[14] WOLFE, A. D., HAHN, F. E., Erythromycin: mode of action. — Science, 1964, **143**, N 3613, 1445—1446.

[15] VAZQUEZ, D., Antibiotics which affect protein synthesis: the uptake of C^{14}-chloramphenicol by bacteria. — Biochem. and Biophys. Res. Commun., 1963, **12**, N 5, 409—413.

[16] VAZQUEZ, D., Binding of chloramphenicol to ribosomes. The effect of a number of antibiotics. — Biochem. et biophys. acta, 1966, **114**, N 2, 277—288.

[17] WOLFE, A. D., HAHN, F. E., Mode of action of chloramphenicol. IX. Effects of chloramphenicol upon a ribosome. — Biochim et biophys. acta, 1965, **95**, N 1, 146—155.

[18] TAUBMAN, SH. B., JONES, N. R., YOUNG, F. E., CORCORAN, J. W., Sensitivity and resistance to erythromycin in *Bacillus subtilis* 168: the ribosomal binding of erythromycin and chloramphenicol. — Biochim. et biophys. acta, 1966, **123**, N 2, 438—440.

[19] TANAKA, K., TERAOKA, H., NAGIRA, T., TAMAKI, M., Formation of C^{14}-erythromycin-ribosome complex. — J. Biochem., 1966, **59**, N 6, 632—634.

[20] TANAKA, K., TERAOKA, H., NAGIRA, T., TAMAKI, M., (C^{14})-Erythromycin-ribosome complex formation and nonenzymatic binding of aminoacyltransfer RNA to ribosome-messenger RNA complex. — Biochim. et biophys. acta, 1966, **123**, N 2, 435—437.

[21] TANAKA, K., TERAOKA, H., Binding of erythromycin to *Escherichia coli* ribosomes. — Biochim. et biophys. acta, 1966, **114**, N 1, 204—206.

[22] VAZQUEZ, D., Antibiotics affecting chloramphenicol uptake by bacteria. Their effect on amino acid incorporation in a cell-free system. — Biochim. et biophys. acta, 1966, **114**, N 2, 289—295.

[23] KRUH, J., Effect of certain antibiotics on the stimulation of acellular biosynthesis of hemoglobin by reticulocytic and hepatic ribonucleic acids. — Compt. Rend., 1965, **261**, N 20, (Groupe 13), 4262—4264. (CA, 1966, 64, 4110g).

[24] JEGORENKO, G. G., Der Einfluß des Erythromycins auf die sekretorisch-fermentative Funktion des Darms. — Antibiotika 1965, **10**, Nr. 1, 72—76.

[25] MAO, J. C. H., TARDREW, PH. L., Demethylation of erythromycins by rabbit tissues in vitro. — Biochem. Pharmacol., 1965, **14**, N 7, 1049—1058.

[26] WILHELM, J. M., CORCORAN, J. M., Antibiotic glycosides. VI. Definition of the 50S ribosomal subunit of *Bacillus subtilis* 168 as a major determinant of sensitivity of erythromycin A. — Biochemistry, 1967, **6**, N 8, 2578—2585.

[27] WEAVER, J. R., PATTEE, P. A., Inducible resistance to erythromycin in *Staphylococcus aureus*. — J. Bacteriol., 1964, **88**, N 3, 574—580.

[28] DUBNAU, D., SMITH, I., MORELL, P., MARMUR, J., Gene conservation in *Bacillus species*. I. Conserved genetic and nucleic acid base sequence homologies. — Proc. Nat. Acad. Sci. USA, 1965, **54**, N 2, 491—498.

[29] SAZYKIN, JU. O., ČERNUCH, A. M., Isolierung und Eigenschaften eines *E. coli*-Stammes, für dessen Wachstum streptomycinartige Antibiotika oder Makrolide benötigt werden. — Mikrobiologie 1964, **33**, H. 4, 672—678.

3.3. **Puromycin und die Eiweißsynthese bei Mikroorganismen und im tierischen Gewebe**

Das Puromycin gehört zu den Antibiotika mit Nukleosid-Struktur, die sich durch ein außerordentlich breites Spektrum in ihrer antibiotischen Wirkung hervorheben. So sind nicht nur Bakterien gegen Puromycin empfindlich, sondern auch pflanzliche Zellen und Zellen aus tierischem Gewebe, einschließlich verschiedener Geschwulstformen. Außer dem Purin-Teil enthält das Puromycin-Molekül noch einen Aminosäurerest, deren funktionelle Bedeutung im Unterschied zu den meisten Antibiotika heute weitgehend klar sind [1, 2].
In der Abbildung ist die Strukturformel des Puromycins dargestellt. Danach ist Puromycin ein 6-Dimethylamino-9-3′-p-methoxy-L-phenylalanyl-amino-3′-desoxy-β-D-ribofuranosyl)-purin. Wegen der großen Strukturähnlichkeit mit dem 3′-terminalen Ende der tRNS (B), das für die Aminosäure-Übertragung verantwortlich ist, wurde seinerzeit vermutet, daß bei Anwesenheit von Puromycin die Eiweiß-Synthese unterbrochen werden muß.

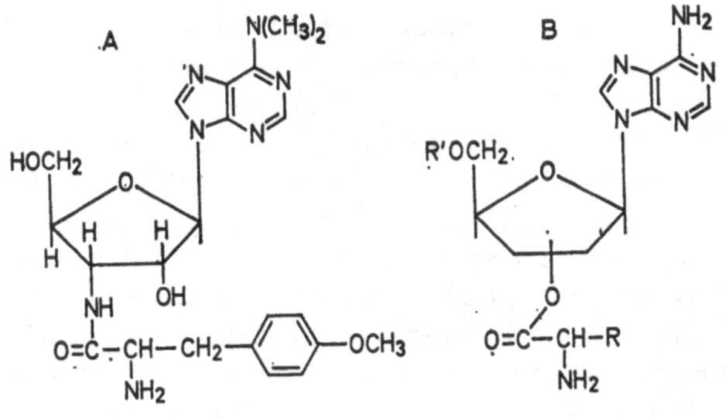

Das Hydrolyseprodukt des Puromycins, das Aminonukleosid, besitzt ebenfalls antibiotische Aktivität, unterscheidet sich aber im Wirkungsmechanismus von Puromycin. Am Schluß dieses Kapitels werden kurze Angaben über den Einfluß, den dieses Aminonukleosid auf biochemische Prozesse ausübt, gemacht.
Auf Grund der strukturellen Verwandtschaft des Puromycins mit Stoffwechselprodukten wurde seine Spaltung durch Mikroorganismen untersucht. Ein aus dem Erdboden gewonnener *Arthrobacter flavescens* JG-9-Stamm konnte an das

Aminonukleosid des Puromycins adaptiert werden. Die Spaltprodukte wurden bei intakten Zellen als Hypoxanthin, Dimethylamin, NH_4^+ und CO_2 identifiziert, während in Gegenwart zellfreier Extrakte Hypoxantin, Dimethylamin, Ammoniak und offenbar auch Ribose und das Aminonukleoid des Hypoxanthins gebildet werden [3, 4]. Der erste Schritt des enzymatischen Abbaus besteht in der Abspaltung der Dimethylaminogruppe, die sich in der 6-Stellung am Purin befindet. Diese Abspaltung ließ sich jedoch nur mit einem einzelnen *Arthrobacter flavescens*-Stamm beobachten. Außerdem erwies sich das Nukleosid gegenüber Enzymen, wie z. B. die β-D-Ribosidase von *Lactobacillus delbrueckii*, als stabil.
Im Jahre 1966 wurde mitgeteilt, daß das Puromycin durch die Mikrosomenfraktion von Rattenleber und in geringerem Maße auch durch die von Mäuse- und Meerschweinchenleber demethyliert wird. Dabei wurden nicht nur das Puromycin, sondern auch das Aminonukleosid des Puromycins sowie 6-Dimethylamino-purin und 6-Methylamino-purin demethyliert. Einige pharmakologisch aktive Substanzen stimulieren bei der Ratte das Eindringen des Puromycins in das Gewebe [5]. Nach neueren Ergebnissen ist der Mechanismus der antibiotischen Wirkung des Puromycins nicht mit einer vorherigen Umbildung dieser Substanz im Gewebe verbunden und die Eiweiß-Synthese wird durch das unveränderte Molekül gehemmt.

Die spezifische Wirkung des Puromycins auf die Eiweiß-Synthese

Im Jahre 1955 wurde über die Fähigkeit des Puromycins, die adaptive β-Galaktosidase-Synthese in den Zellen von *S. aureus* Duncan zu hemmen, berichtet. In Gegenwart von 10 μg/ml Puromycin — der Minimalkonzentration—, die eine vollständige Wachstumshemmung hervorruft — wurde die β-Galaktosidase-Synthese zu 98% gehemmt [6].
Die direkte Wirkung des Puromycins auf die Eiweiß-Synthese wurde an Enzym-Systemen aus tierischen Zellen nachgewiesen. Im Jahre 1959 konnten Yarmolinsky und de la Haba zeigen, daß das Puromycin die Inkorporation von Aminosäuren in Rattenleberproteine spezifisch hemmt [7]. In dieser Arbeit wurde auf die Ähnlichkeit zwischen der Struktur des Antibiotikums und dem 3'terminalen Ende der tRNS, an das die zu übertragende Aminosäure gekoppelt ist, hingewiesen. Die Bindung zwischen der Aminosäure und der Ribose in der tRNS unterscheidet sich von der Bindung zwischen dem Methoxy-Phenylalanin und der Aminodesoxyribose im Puromycin-Molekül (siehe Formel); das ist jedoch der einzige prinzipielle Unterschied. Auch unter Berücksichtigung des breiten Wirkspektrums des Puromycins, das sich auf bakterielle, pflanzliche und tierische Zellen erstreckt, kamen die genannten Autoren zu der Schlußfolgerung, daß die Funktion der tRNS durch das Antibiotikum aufgehoben wird und dadurch eine Hemmung der Eiweiß-Synthese zustande kommt.
Tatsächlich ließ sich nachweisen, daß das Antibiotikum schon bei einer Konzentration von 5 mμM die Inkorporation von [1-^{14}C]-L-Leuzin in das Eiweiß eines

Rattenleber-Extraktes, der Mikrosomen, entsprechende lösliche Fermente, ATP usw. enthielt, zu fast 50% hemmte. Bei einer höheren Puromycin-Konzentration wurde eine fast vollständige (99%) Hemmung des Leuzin-Einbaus in das Eiweiß erreicht. Das antibiotisch inaktive Hydrolysat des Puromycins beeinflußte auch den untersuchten biochemischen Prozeß nicht. Die vorgeschalteten Reaktionen wie die Aktivierung des markierten Leuzins und die Bindung an die tRNS, waren durch das Antibiotikum nicht beeinflußbar, wie auch die Wirkung des Puromycins unabhängig von dem energieliefernden System ist, das den Verbrauch an ATP und GTP während der Leuzin-Inkorporation kompensiert.

Da die genannten Prozesse gegenüber Puromycin resistent waren, konnte nur noch angenommen werden, daß das Antibiotikum die Übertragung der Leuzins von der Leuzyl-tRNS auf das Peptid hemmt. Als Bestätigung dafür dienten Versuche, bei denen als markierte Verbindung nicht freies Leuzin, sondern markierte Leucyl-tRNS verwendet wurde. Das Puromycin hemmte den Einbau des freien Leuzins in das Eiweiß in gleichem Maße wie den des an die tRNS gebundenen Leuzins.

Die Hemmung der Übertragung von Leuzin durch Puromycin wurde von einem anderen Autorenkollektiv, das ebenfalls mit einem zellfreien System aus Rattenleber-Gewebe arbeitete, bestätigt [8]. Außerdem zeigten diese Autoren durch Verwendung von P^{32}-markierter tRNS, die keinen Aminoazyl-Rest enthielt, daß die in der Kontrolle zu beobachtende Inkorporation löslicher Polynukleotide in die ribosomale RNS durch Puromycin nicht gehemmt wird.

Die erste 1960 veröffentlichte Arbeit über den Einfluß von Puromycin auf die Eiweiß-Synthese in der Mikrobenzelle wurde an *Pseudomonas fluorescens* durchgeführt [9].

50 µg/ml Puromycin stoppten die Vermehrung einer *P. fluorescens* A_{3-12}-Kultur in einem synthetischen Nährboden. Dabei wurde die Eiweiß-Synthese in den Zellen vollständig gehemmt; die Eiweißmenge blieb über einen Versuchszeitraum von 5 Stunden praktisch unverändert. Der RNS-Gehalt der Zellen stieg weiter an und hatte sich nach 5 Stunden verdreifacht. Auch die DNS-Menge verdoppelte sich. Im Gegensatz zu der starken Hemmung der Eiweiß-Synthese durch Puromycin wurden die Nukleinsäuren unter diesen Bedingungen also längere Zeit weiter synthetisiert. Das ließ sich durch die Verfolgung des Einbaues von ^{32}P-Orthophosphat bestätigen. Wie zu erwarten, wurde ^{35}S-Methionin in Gegenwart von Puromycin nicht in Protein inkorporiert.

Eingehende Untersuchungen über den Einfluß des Puromycins auf die Enzym-Systeme der Mikroorganismen ergaben, daß die entsprechenden zellfreien Präparate, in denen Aminoazyl-tRNS, Ribosomen und die übrigen für den Aufbau der Peptidkette notwendigen Komponenten enthalten waren, durch Puromycin ebenso inaktiviert wurden, wie die zellfreien Präparate aus tierischem Gewebe. In einem aus *E. coli* (Stamm W 3100) gewonnenen zellfreien System zeigte Puromycin eine stärkere Hemmwirkung auf die ^{14}C-Valin-Inkorporation als Chloromycetin [10]. Auch ein aus Hefe isoliertes Ribosomen-System war gegenüber Puromycin, nicht jedoch gegenüber Chloromycetin, empfindlich [11]. Mit einem aus *E. coli* B isolierten zellfreien Proteinsynthesesystem stellten NATHANS, LIPMANN u. a. [12] eine wichtige Besonderheit der Puromycin-Wirkung fest. Die durch dieses Antibiotikum verursachte Unterbrechung der Eiweiß-Synthese führte zur Anhäufung eines Gemisches von säure- oder alkalilöslichen Verbindungen, die die vorher an die tRNS gebundenen Aminosäuren enthielten. Bei gleichartigen Versuchen mit Chloromycetin trat eine solche Fraktion nicht auf. Die Entstehung dieser nicht-identifizierten Verbindungen ist nach den Vorstellungen der Autoren damit in Zusammenhang zu bringen, daß das Puromycin das tRNS-Molekül ersetzt, indem es die Peptidkette, die am Ribosom gebildet wird, übernimmt. Die Abtrennung des Puromycins gemeinsam mit der unvollendeten Peptidkette vom Ribosom führte zum Auftreten einer neuen Fraktion, in der die markierten, zuvor an tRNS gebundenen Aminosäuren nachzuweisen waren.

Die dargelegten Vorstellungen stimmen im wesentlichen mit den Ergebnissen einer Reihe von Untersuchungen überein, die 1961—1962 veröffentlicht wurden [13—22]. In Versuchen mit *E. coli* K 12-Ribosomen wurde die Hemmwirkung des Puromycins auf die ^{14}C-Aminosäure-Inkorporation zu der Abtrennung des markierten Polypeptids vom Ribosom in Beziehung gebracht. In diesem Falle wurden die Ribosomen vorher mit ^{14}C-Aminosäuren markiert, d. h., sie trugen markierte Peptidketten.

Die übrigen Komponenten des zellfreien Systems — Überstand und ATP-bildendes System — waren in beiden Versuchsvarianten identisch. Einerseits hemmte das Puromycin bei einer Konzentration von 150 µg/ml die Aminosäure-Inkorporation in Eiweiß zu 95%, zum anderen erhöhte es die Menge des von den Ribosomen abgetrennten, mit heißer Trichloressigsäure fällbaren markierten Proteins um 20% [13]. Analoge Ergebnisse wurden mit dem aus Ehrlich-Ascites-Tumor-Zellen isolierten zellfreien System erzielt [14, 15].

Durch Inkubation der Zellen mit ^{14}C-Valin wurden die Peptidylreste an den Ribosomen markiert. Antibiotikumzusatz führte zu einer Erhöhung der Radioaktivität in der löslichen Eiweiß-Fraktion, während die Markierung der Ribosomen-Fraktion gesenkt wurde. Das Auftreten markierter Peptide wird in der Anfangsperiode der Inkubation des zellfreien Systems mit Puromycin beobachtet, während im Kontrollsystem erst im Laufe von 10 Minuten die Fraktion des löslichen Eiweißes allmählich markiert wird. Diese Lag-Phase ließ sich durch Puromycin-Einwirkung beseitigen.

Ähnliche Ergebnisse wurden in einer Reihe von Versuchen mit Retikulozyten gewonnen. Diese Untersuchungen waren so angelegt, daß die Ribosomen vorzugsweise das Globin des Hämoglobins synthetisierten. Dadurch wurde die Durchführung der Analyse und auch die Deutung der Ergebnisse erleichtert. Die an den Ribosomen gebildeten Polypeptidketten sind unterschiedlich lang, jede Kette besitzt jedoch als N-terminale Aminosäure Valin. Puromycin hemmt die Inkorporation markierter Aminosäuren in intakten Kaninchen-Retikulocyten ebenso wie in den entsprechenden zellfreien Systemen (16—19). Die Inkorporation von ^{14}C-Leuzin, ^{14}C-Valin und ^{14}C-Lysin wird in gleichem Maße gehemmt.

Die Biosynthese des Seidenfibroins durch Bombyx mori-Raupen und das System der Globin-Synthese in Retikulozyten ist durch die Normierung des gebildeten Produktes charakterisiert. Puromycin hemmte nach den Ergebnissen von V. N. SMIRNOW, P. KULLYEV, JA. M. VARSCHAVSKA und A. S. SPIRIN die Fibroin-Synthese, ohne daß die Polypeptid-Ketten von den Ribosomen abgetrennt wurden. Daraus wurde die Vorstellung entwickelt, daß es verschiedene Arten der Bindung zwischen den Peptiden und den Ribosomen gibt und daß die Besonderheit der Fibroin-Biosynthese darin liegt, daß der Aufbau der Polypeptidketten außerhalb der Ribosomen abläuft [23].

Die Unterbrechung der Peptidsynthese an den Ribosomen in Gegenwart von Puromycin und die durch Puromycin hervorgerufene vorzeitige Ablösung der noch unvollständigen Peptidketten von den Ribosomen wurden bereits in früheren Versuchen geschildert. In weiteren Arbeiten richtete sich die Aufmerksamkeit auf folgende Fragen:

Wie läuft die Reaktion des Puromycins mit der wachsenden Peptidkette ab? Inwieweit hängt die Puromycin-Reaktion, von der 30 S- und 50 S-Untereinheit der Ribosomen, der Messenger-RNS und den Fraktionen des Überstands, d. h. von den verschiedenen Enzymen und Kofaktoren ab? Was ist die Ursache für die Ablösung der mit Puromycin reagierenden Peptidketten von den Ribosomen?

In letzter Zeit konnte auf Grund ausgedehnter Untersuchungen mehr Klarheit über die räumliche Anordnung des Puromycins im Ribosomen-Matrizen-Komplex gewonnen werden. Es wurden Modell-Systeme erarbeitet, mit denen der Mechanismus der Bildung der Peptidbindung untersucht wurde.

Einige Ergebnisse zur „Puromycin-Reaktion"

Der Mechanismus der „Puromycin-Reaktion" wurde von ALLEN und ZAMECNIK an Kaninchen-Retikulozyten untersucht [24, 25]. Durch Verwendung von ^{14}C-Puromycin (Markierung im p-Methoxyphenylalanin-Teil des Moleküls) ließ sich der markierte Teil in der Fraktion der unvollständigen, von den Ribosomen abgelösten Polypeptide nachweisen. Auf eine freigesetzte einzelne Polypeptid-Kette entfällt ein Molekül Puromycin. Das Antibiotikum ließ sich weder mit heißer Trichloressigsäure, noch mit organischen Lösungsmitteln, noch durch Lösen in 1 N NaOH und nachfolgender Eiweißfällung entfernen.

Da die Aminogruppe des p-Methoxyphenylalanin-Restes im gebundenen Puromycin sich nicht dinitrophenylieren ließ, wurde angenommen, daß die Verknüpfung des Puromycins mit dem Peptid über eine Peptidbindung unter Einbeziehung der Karboxylgruppe erfolgt, die zuvor die Esterbindung zum Adenosin-Rest der tRNS realisiert hatte.

Durch Untersuchung von Puromycin-Derivaten konnten die konfigurativen Bedingungen ermittelt werden, denen das Antibiotikum-Molekül entsprechen muß. Die in das Molekül eingebaute Aminosäure mußte in der L-Form vorliegen. Am aktivsten waren die Derivate, die aromatische Aminosäuren Phenylalanin und Tyrosin enthielten. Weiterhin war es erforderlich, daß das Aminonukleosid in

3'-Stellung substituiert war, so daß die Hemmung der Eiweiß-Synthese durch Puromycin sowohl von der Struktur des Aminosäure- wie des Aminonukleosid-Teils des Moleküls abhängt [26].

Im Jahre 1964 isolierte NATHANS [27] unter Verwendung von H^3-Puromycin aus *E. coli* B-Zellen eine radioaktiv markierte Polypeptid-Fraktion. Er konnte durch Papierchromatographie der nach Trypsin- oder Chymotrypsin-Behandlung gewonnenen Hydrolyse-Produkte Bruchstücke isolieren, die Puromycin enthielten. Auf Grund dieser Arbeit wurde folgendes Reaktionsschema für Puromycin und den Peptidteil der Peptidyl-tRNS vorgeschlagen (*a* ist der Angriffspunkt von Trypsin und Chymotrypsin; Pronase und HCl wirken bei *a* und *b*):

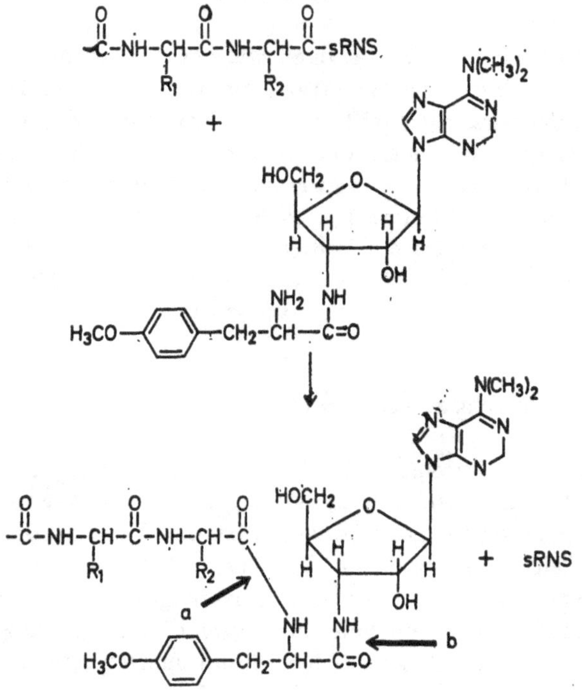

An diesem Schema wird deutlich, daß das Puromycin das weitere Wachstum der Peptidkette dadurch unterbricht, daß seine Aminogruppe an die Karboxylgruppe des Polypeptids gebunden wird.

Von ALLEN und ZAMECNIK [24] sowie von NATHANS [27] wurden einige Eigenschaften der durch Puromycin von den Ribosomen abgelösten Peptide untersucht. Schon in früheren Arbeiten war festgestellt worden, daß von den Ribosomen abgelöste Peptidketten in Abhängigkeit von den übrigen Komponenten des zellfreien Systems verschiedene Umwandlungen durchmachen [13, 16, 19].

Mit der quantitativen Erfassung der Aminosäure-Reste in den durch Puromycin vorzeitig von den Ribosomen abgelösten Peptiden befaßte sich eine Arbeit, in der die H^3-Polylysinsynthese in Gegenwart von Polyadenylsäure in einem zellfreien System aus *E. coli* B untersucht wurde. Zur quantitativen Bestimmung des Puromycins in den ^{3}H-Lysin-Oligopeptiden wurde dessen ^{32}P-markierte 5'-β-Zyanoäthylphosphat[1] verwendet. An Hand des Verhältnisses P^{32}/H^3 konnte nachgewiesen werden, daß die hauptsächlichsten Produkte der „Puromycin-Reaktion" Di- und Trilysyl-Puromycin waren. Homologe mit einer größeren Anzahl an Lysinresten ließen sich kaum feststellen. Allerdings wird die durch Polyadenylsäure gelenkte Polylysin-Synthese im Durchschnitt unter Bildung eines aus höchstens 12—15 Lysinresten bestehenden Polypeptids abgeschlossen. Dagegen kann das in zellfreien Systemen mit Polyuridylsäure synthetisierte Polyphenylalanin bis zu 100 Aminosäurereste enthalten. Interessanterweise fehlt Mono-lysyl-puromycin bei den Produkten der „Puromycin-Reaktion". Nach Ansicht der Autoren deutet das darauf hin, daß das Puromycin nicht die zweite, wohl aber alle folgenden an der Peptid-Synthese beteiligten Aminoazyl-tRNS-Moleküle zu substituieren vermag [28]. Unter der Voraussetzung, daß die Initiierung der Peptidsynthese bei *E. coli* unter Mitwirkung der N-Formylmethionyl-tRNS erfolgt, bereitet die Deutung der Ergebnisse über die Einwirkung des Puromycins auf das System der Polylysin-Synthese infolge der Unklarheit über das Initialstadium gewisse Schwierigkeiten. In weiter unten zu besprechenden Arbeiten wird die Bildung von N-Formylmethionyl-puromycin demonstriert, d. h., das Antibiotikum substituierte die zweite Aminoazyl-tRNS.

Hinsichtlich der Eigenschaften der von den Ribosomen abgelösten unvollständigen Polypeptid-Ketten kann auch auf Untersuchungen verwiesen werden, die allerdings etwas abseits von den Hauptrichtungen der Untersuchung über den Wirkungsmechanismus des Puromycins liegen.

So veröffentlichten Redman und Sabatini [29] im Jahre 1966 eine Arbeit, in der sie unter Verwendung von Meerschweinchenleber-Mikrosomen die Lokalisierung der unvollständigen Peptide nach ihrer Abtrennung von den in den Mikrosomen befindlichen Ribosomen durch Puromycin zu bestimmen versuchten (die Formulierung der Autoren hieß wörtlich: „Vektorielle Entlastung der der Membran des endoplasmatischen Systems zugeordneten Ribosomen von den Peptiden"). Zur Demonstration der in vitro-Eiweiß-Synthese wurde 1-C^{14}-Leuzin verwendet. Durch Bestimmung der Radioaktivität in einer Reihe von Fraktionen, die durch Behandlung der Mikrosomen mit Natrium-desoxycholat, mit Äthylendiamintetraessigsäure sowie mit Ultraschall gewonnen wurden, ließ sich feststellen, daß die unvollständigen Peptide nach der Loslösung von den Ribosomen in der mikrosomalen Membran anzutreffen sind, d. h. in den von der Membran gebildeten Zisternen, die auch in der intakten Zelle einen Teil des Eiweißes enthalten.

[1] Die doppelt veresterte Phosphatgruppe befindet sich in dieser Verbindung in der gleichen (5') Position, wie in dem mit der Aminosäure reagierenden Adenosin der tRNS. Offenbar wird dadurch auch die Aktivität bei den angeführten Puromycin-Derivaten aufrechterhalten.

Wie bereits erwähnt, wurde der Untersuchung des enzymatischen Systems und der Kofaktoren, die für die „Puromycin-Reaktion" benötigt werden, in den zuletzt besprochenen Arbeiten große Aufmerksamkeit gewidmet. Teilweise wurde das Interesse hieran durch Versuche ausgelöst, die die Ausbildung der Peptidbindung unter Beteiligung von Puromycin als Modell für die Polymerisation der Aminosäuren unter den normalen Bedingungen der Eiweiß-Biosynthese am Ribosom zugrunde legen. Die besondere Beachtung, die in den letzten Jahren der Frage der zumindest bei Bakterien unter Beteiligung der N-Formyl-methionyl-tRNS [30] ablaufenden Initiierung der Proteinsynthese geschenkt wurde, führte zur Untersuchung der Bedingungen für die Synthese des Formyl-methionyl-puromycins[1].

Bei einer Versuchsführung, bei der den Ribosomen Puromycin und Aminoazyl-tRNS zugesetzt wurden, war für das Anlaufen der „Puromycin-Reaktion" eine vorherige Bindung der Aminoazyl-tRNS an das Ribosom notwendig. Wenn das Antibiotikum dagegen in ein System gebracht wird, in dem die Ribosomen bereits mit Peptidyl-tRNS beladen sind und die Aminoazyl-tRNS schon an die Ribosomen gebunden ist, werden für die „Puromycin-Reaktion" weniger Faktoren erforderlich sein. So kann die für die „Puromycin-Reaktion" erforderliche „Garnitur" von Faktoren von der Versuchsanordnung abhängen. Die von verschiedenen Arbeitsgruppen erhaltenen widersprüchlichen Ergebnisse lassen sich im wesentlichen dadurch erklären, daß in einzelnen Fällen die Ribosomen — soweit das möglich ist — von den naszierenden Peptidketten befreit wurden, in anderen Fällen vorher mit Aminosäuren „markierte" Ribosomen verwendet wurden oder drittens dieser Frage keine besondere Aufmerksamkeit geschenkt wurde.

Die Mehrheit der Autoren geht heute von der Voraussetzung aus, daß das Enzym, welches die Ausbildung der Peptidbindung und auch die Bindung an das Puromycin katalysiert, in der 50 S-Untereinheit des Ribosoms lokalisiert ist [31]. Auf Grund dessen kamen Traut und Monro, die die „Puromycin-Reaktion" in einem zellfreien System aus *E. coli* untersuchten, zu der Vorstellung, daß die Messenger-RNS und die 30 S-Untereinheit des Ribosoms für die „Puromycin-Reaktion" nicht unmittelbar erforderlich sind. Werden Ribosomen in Gegenwart von Poly-uridylsäure mit ^{14}C-Polyphenylalanin beladen, die 50 S-Untereinheiten von den übrigen Komponenten des Ribosom-Matrizen-Komplexes abgetrennt und mit Puromycin zur Reaktion gebracht, dann lief die „Puromycin-Reaktion" trotz des Fehlens des Messengers und der 30 S-Untereinheit innerhalb von 10 Minuten ab. Etwa 60% des an die 50 S-Untereinheiten gebundenen Polyphenylalanins wurden auf diese Weise abgelöst [32].

In den Jahren 1966 und 1967 wurden Arbeiten publiziert, deren Ziel darin bestand, das GTP-abhängige Stadium der Eiweiß-Synthese aufzuklären. In Versuchen mit einem zellfreien System aus *E. coli* stellten Vishizuka und Lipmann

[1] Der in der Literatur häufig anzutreffende Begriff „Puromycin-Reaktion" sollte nur auf die Ausbildung der Peptidbindung zwischen dem Puromycin und der naszierenden Peptidkette oder dem N-Formyl-methionin angewendet werden.

[33] fest, daß für die Ausbildung einer Peptidbindung ein Molekül GTP zu GDP hydrolysiert werden muß. Die Zugabe der 105000 g Überstands-Fraktion ist für die Eiweiß-Synthese notwendig, da sie u. a. eine GTPase enthält. Die „Puromycin-Reaktion“ wird nach dieser Arbeit ebenfalls von einer GTP-Hydrolyse begleitet. In später publizierten Untersuchungen einer anderen Arbeitsgruppe [34] wurde dargelegt, daß für die zwischen Formyl-methionyl-tRNS und Puromycin bei dem *E. coli*-Stamm A 19 ablaufende Reaktion neben Ribosomen, „Initiatorfaktoren“ und dem AUG-Kodon GTP erforderlich ist. Die Bindung zwischen Formyl-methionyl-tRNS und dem Ribosom ist unabhängig von GTP, der Formyl-methionyl-tRNS-Ribosom-Komplex jedoch wurde in Gegenwart von GTP aktiviert, und bei anschließender Antibiotikum-Zugabe lief die „Puromycin-Reaktion“ im vorliegendem Fall, also die Bildung von Formyl-methionyl-puromycin, intensiver ab als bei Abwesenheit von GTP. So entstand die Vorstellung, daß GTP für die „Übertragung“ der Formyl-methionyl-tRNS von einem Bindungsort an der 50 S-Subeinheit der Ribosomen an einen anderen gebraucht wird. Nur an dem zweiten Bindungsort kann die tRNS mit Puromycin oder unter normalen Bedingungen mit der folgenden Aminoazyl-tRNS bei der Synthese der Peptidkette reagieren. Unabhängig von dieser noch in der Diskussion befindlichen Frage gilt heute als bewiesen, daß das GTP, wenn auch nicht unmittelbar für die „Puromycin-Reaktion“, so doch für die Schaffung der dafür notwendigen Voraussetzungen benötigt wird.
Ausreichend gesicherte Ergebnisse liegen über die Abhängigkeit der „Puromycin-Reaktion“ von Kalium- und Ammonium-Ionen vor. Nach Hultin [35], der mit einem zellfreien Proteinsynthesesystem aus Rattenleber arbeitete, verstärken K^+ und NH_4^+ die Puromycin-Wirkung, indem sie die „Konformations-Plastizität“ der Ribosomen erhöhen. Dadurch wird ein hoher Anteil der Ribosomen für das Antibiotikum zugänglich. Auf die Notwendigkeit für das Vorliegen von einwertigen Ionen, insbesondere NH_4^+ für die „Puromycin-Reaktion“ wurde auch in einer Arbeit, in der mit Polylysyl-tRNS beladene *E. coli*-Ribosomen verwendet wurden, verwiesen [36].
Wenn heute auch feststeht, welche Faktoren für die „Puromycin-Reaktion“ erforderlich sind und welche hemmend wirken können und wenn auch eine mehr oder weniger konkrete Erklärung für diese Reaktion vorliegt, bleiben doch noch manche Fragen unbeantwortet. Auch stimmen die Ergebnisse der einzelnen Untersuchungen mitunter nicht überein. Das kommt offenbar daher, daß es schwierig ist, die einzelnen Komponenten des Proteinsynthesesystems wie gerade die Inhaltstoffe der Überstands-Fraktion zu der Reaktion in Beziehung zu setzen. Ebenso ist es schwierig, das eine oder andere Enzym, Nukleotid oder anorganische Ion vollständig aus dem zellfreien System zu entfernen.
Oft ist es auch schwierig, aus den Untersuchungen über die Empfindlichkeit der „Puromycin-Reaktion“ gegenüber den verschiedenen Inhibitoren der Eiweiß-Synthese die richtigen Schlußfolgerungen zu ziehen. Normalerweise wurde die Wirksamkeit derartiger Inhibitoren an ihrem Einfluß auf das leicht erfaßbare Endergebnis der Puromycin-Wirkung, d. h., auf die Ablösung der markierten

Peptidketten von den Ribosomen gemessen. Chloromycetin [12, 13], Chlortetracyclin [32], Erythromycin [37] und ein neues Antibiotikum, Sparsomycin [37a] unterdrückten die „Puromycin-Reaktion". Dagegen war Streptomycin, das bekanntlich nicht mit den 50 S-, sondern mit den 30 S-Untereinheiten der Ribosomen reagiert, inaktiv [37a], Lithium-Ionen, die die Initiierung hemmen, wirken nicht auf die „Puromycin-Reaktion" ein [32]. Ein weiterer Inhibitor der Eiweiß-Synthese, das p-Chlormercyuribenzoat, ein SH-Gruppen-Reagenz, hemmt die „Puromycin-Reaktion" ebenfalls nicht, obwohl diese Reaktion nach den Ergebnissen anderer Untersuchungen [35] auch durch Glutathion stimuliert wird [32].

Weitere Untersuchungsergebnisse über den Wirkungsmechanismus des Puromycins wurden 1966 von ZAMIR, LEDER und ELSON [31], LEDER und BURSZTYN [38] und auch von BRETSCHER und MARCKER [39] mitgeteilt. Untersuchungen über die „Puromycin-Reaktion", bei denen einmal N-Formyl-methionyl-tRNS, also die die Initiierung der Peptidkette verursachende tRNS und zum anderen Methionyl-tRNS, also eine nur an der Verlängerung der Peptidkette beteiligte tRNS, mit Puromycin reagierte, erbrachten folgende Ergebnisse: Im vollständigen System mit Ribosomen, Überstand, AUG-Kodon, ATP, Phosphoenolpyruvat usw. entstanden N-Formyl-methionyl-puromycin und auch Methionyl-puromycin. Die „Puromycin-Reaktion" lief also in beiden Versuchsvarianten ab. Wurde dagegen der Überstand aus dem System entfernt, so vermochte das Puromycin lediglich mit der N-Formyl-methionyl-tRNS zu reagieren [31]. Insgesamt deuten auch diese Ergebnisse darauf hin, daß die Aminoazyl-tRNS im Ribosomen-System erst dann mit Puromycin reagiert, wenn sie in eine Peptidyl-tRNS umgewandelt ist, wozu der Überstand erforderlich ist.

Sehr interessant sind auch die von BRETSCHER und MARCKER [39] veröffentlichten Ergebnisse, die sich auf die Lokalisierung des Wirkortes des Puromycins am Ribosom beziehen. Nach den Vorstellungen dieser Autoren existieren an der 50 S-Subeinheit des Ribosoms zwei Bezirke, von denen der eine bei der Initiierung der Peptidkette die N-Formyl-methionyl-tRNS bindet, während der andere die Aminoazyl-tRNS bindet, durch deren Beteiligung die Peptidkette sich verlängert[1].

Die anschließende Translocation der Aminoazyl-tRNS vom zweiten Bezirk auf den ersten nach einem bis jetzt noch nicht vollständig aufgeklärten Mechanismus führt dazu, daß der zweite Bezirk frei wird, der erste („Initial-Bezirk") jedoch die entstandene Peptidyl-tRNS bindet. Der zweite Bezirk dient weiterhin als Bindungsort für die jeweils folgenden Aminoazyl-tRNS-Moleküle. Die Autoren konnten herausfinden, daß das Puromycin sich nur am zweiten Bezirk, an dem sonst die Aminoazyl-tRNS gebunden ist, anordnet, so daß die nachfolgende Reaktion des Antibiotikums mit der N-Formyl-methionyl-tRNS möglich wird. Das ließ sich dadurch beweisen, daß [^{35}S]-Formyl-methionyl-puromycin als Reaktionsprodukt bei *E. coli* B-Ribosomen identifiziert werden konnte. Mit der

[1] Diese Arbeit enthält ein Schema, auf dem die Wechselwirkung der tRNS mit dem Kodon der Messenger-RNS an der 30 S-Untereinheit und zugleich mit dem entsprechenden Bezirk an der 50 S-Untereinheit des Ribosoms dargestellt ist.

Methionyl-tRNS, die die Initiierung nicht stimulierte und nicht vom zweiten auf den ersten Bezirk überwechselte, reagierte das Puromycin nicht.
In der weiteren modellmäßigen Untersuchung der Synthese der Peptidkette im Ribosomen-System wurde nicht nur die Aminoazyl-tRNS variiert, sondern auch die N-Formyl-methionyl-tRNS durch ein einfacheres Molekül substituiert. Aus N-Formylmethionyl-tRNS konnte nach Einwirkung von T_1-RNase ein N-Formylmethioninhaltiges Aminonukleotid gewonnen und als N-Formyl-methionyl-ACCAAC identifiziert werden. Die „Puromycin-Reaktion", im vorliegenden Falle also die Bildung von N-Formyl-methionyl-puromycin, lief in einem System ab, das das erwähnte Oligonukleotid, Ribosomen aus *E. coli* MRE 600 und die übrigen für die Polypeptidketten-Synthese erforderlichen Faktoren enthielt. Eine Besonderheit des Systems besteht in dem Bedarf an Äthanol, das nach Ansicht der Autoren die Reaktion des Oligonukleotids mit dem Ribosom bzw. dessen 50 S-Untereinheit ermöglicht[1].
Die Messenger-RNS erweist sich demzufolge erneut als nicht unbedingt erforderliche Komponente für die „Puromycin-Reaktion", weil das 6gliedrige Oligonukleotid nicht von ihr gebunden werden kann [40].
Andererseits vermochte das neue Antibiotikum Gougerotin, das in seiner Struktur an Puromycin und an das Endfragment der Aminoazyl-tRNS erinnert, die naszierenden Peptide nicht vom Ribosom abzulösen, obwohl es auch die Eiweiß-Synthese in zellfreien Systemen aus *E. coli* oder Mäuseleber hemmt [42]. Das Gougerotin erwies sich als wirksamer Inhibitor der Puromycin-Wirkung. Es reagiert nach Ansicht der Autoren mit dem Enzym, das die Ausbildung der Peptidbindung zwischen der Karboxylgruppe des sich vergrößernden Peptids und der Aminogruppe des Puromycins oder der Aminogruppe der Aminoazyl-tRNS katalysiert. Im Gegensatz zum Puromycin, das mit Hilfe des Enzyms mit dem wachsenden Peptid verbunden wird, bleibt das Gougerotin offenbar an das Enzym gebunden, das dadurch inaktiviert wird.

Das Puromycin und die Polyribosomen

In älteren Arbeiten war bereits festgestellt worden, daß die Puromycin-Wirkung auf die Eiweiß-Synthese reversibel ist. In HeLa-Zellen, die gewaschen und danach wieder in dem Nährboden suspendiert wurden, ließ sich die Fähigkeit zur Ei-

[1] Die Teilstücke der Aminoazyl-RNS-Moleküle waren auch in anderer Beziehung von Interesse. Nach TAKANAMI [41] wirken durch T_1-RNase gewonnene 3'-terminale Aminoazyl-tRNS-Teilstücke mit 4 bis 9 Nukleotiden — einschließlich dem Endnukleotid und der zu übertragenen Aminosäure — in einem zellfreien System der Eiweiß-Synthese aus E. coli B analog dem Puromycin. Sie werden über eine Peptidbindung mit dem wachsenden Peptid verknüpft und bewirken daraufhin die Abtrennung des unvollständigen Peptids von dem Ribosomen-Matrizen-Komplex. Die Ähnlichkeit zu den Hemmeigenschaften des Puromycins wird also durch das Fehlen des Anticodons und die damit verbundene Unfähigkeit, mit Messenger-RNS zu reagieren, bedingt.

weiß-Synthese regenerieren [43]. *Pseudomonas fluorescens*-Zellen synthetisierten nach Herauswaschen des Antibiotikums adaptativ den Enzym-Apparat, mit dessen Hilfe die Mandelsäure oxydiert wird [9]. Das bedeutet, daß Ribosomen in zellfreien Systemen, nachdem sie sich mit Puromycin in Kontakt befanden, eine Reihe ihrer physiko-chemischen Eigenschaften und Funktionen in unveränderter Form behalten [16, 24, 43, 44]. Zu den unmittelbaren Folgen der tRNS-Substitution durch Puromycin gehört die Veränderung des „Polyribosomen-Profils" der Zelle, insbesondere das Auftreten von solchen Polyribosomen, die eine geringere Anzahl von Monomeren enthalten.

Im Jahre 1964 berichteten Williamson und Schweet [45] über Kaninchen-Retikulozyten, die nach Puromycin-Behandlung eine verringerte Anzahl an Polyribosomen enthielten. In den Kontrollzellen waren 65% der 80 S-Ribosomen in den Polyribosomen organisiert, während nach 10 Minuten langer Einwirkung von Puromycin nur noch 35% in den Polyribosomen nachzuweisen waren.

Bekanntlich verursachen einige Substanzen, die die Synthese der instabilen Messenger-RNS hemmen, auf diesem Wege einen Abbau der Polyribosomen zu Monomeren. Das Puromycin gehört jedoch nicht zu den Antibiotika, die die RNS-Synthese hemmen, und außerdem hat die Puromycin-Wirkung auf die Polyribosomen einige Besonderheiten. So war bei Versuchen mit Rattenleber-Polyribosomen im Unterschied zum Äthionin, das eine Aufspaltung der Hexa- bis Dekameren in einzelne Monomere verursachte, für das Puromycin neben einer Zunahme der Anzahl von Monomeren das Auftreten von Trimeren und Tetrameren charakteristisch [46]. Die Eiweiß-Synthese wurde durch das Antibiotikum schon innerhalb von 5 Minuten zu 99% unterdrückt. Eine Erklärung für die Umwandlung der normalen Polyribosomen in kleinere Aggregate sehen die Autoren darin, daß das Puromycin die Bewegung der Ribosomen an der Messenger-RNS entlang beschleunigt. Aminoazyl-tRNS wird von dem wachsenden Peptid, der Messenger-RNS und von den 50 S-Untereinheiten der Ribosomen gebunden, während Puromycin nicht mit der Messenger-RNS reagiert. Dadurch kann es zu einem schnelleren „Abgleiten" der Ribosomen von der Messenger-RN Skommen[1].

Wenn die Geschwindigkeit der Angliederung der Monomeren an die Messenger-RNS unverändert bleibt, dann muß eine erhöhte Geschwindigkeit dazu führen, daß in jedem Moment eine geringere Anzahl von Ribosomen mit ihr in Beziehung kommen. Das Polyribosom wird also eine geringere Anzahl Monomerer enthalten. Zur Unterstützung ihrer Hypothese führen die Autoren eine Reihe indirekter Beweise an. So wird darauf verwiesen, daß die „kleinen Polyribosomen" funktionstüchtig sind, d. h., sie sind in der Lage, nach dem Auswaschen des Puromycins Eiweiß zu synthetisieren; ihre Messenger-RNS besitzt also keine erhöhte Stabilität, d. h., Trimere und Tetramere sind keine besondere Klasse von Polyribosomen. Ähnliche Ergebnisse erzielten auch andere Forschergruppen [47]. Dabei wurden

[1] Es wird darauf hingewiesen, daß die Geschwindigkeit der Ribosomen-Bewegung an der Messenger-RNS in Leberzellen etwa 800 Nukleotide in der Minute beträgt.

HeLa-S_3-Zellen 15 Minuten mit 50 µg/ml Puromycin inkubiert. Es kam zu einem fast vollständigen Verschwinden der „schweren" Polyribosomen, und die Anzahl der „leichten" Polyribosomen (<176 S) mit weniger als 4 Monomeren erhöhte sich deutlich. Auch die Anzahl der freien Monomeren (74 S) nahm zu. Nach Entfernung des Puromycins regenerierte die Zelle schnell wieder das ursprüngliche Polyribosomen-Profil. Die Anzahl der 60 S- und 40 S-Subeinheiten der Ribosomen veränderte sich in Gegenwart von Puromycin nicht. Eine Dissoziation der Monomeren oder umgekehrt ihre Reassoziation aus den Subeinheiten vermochte das Puromycin nicht zu beeinflussen.
Über die Einwirkung des Puromycins auf das Polyribosomen-Profil der Zelle liegen weitere Ergebnisse vor [48]. Dabei wurden in Rattenleber-Zellen in Abwesenheit von Puromycin 340 S-, 275 S- und 225 S-Polyribosomen, 120 S-Dimere und 80 S-Monomere gefunden. Nach Inkubation der Zellen oder der zellfreien Präparate mit 10—50 µg/ml Puromycin war die Anzahl der 340 S-, 275 S- und 225 S-Aggregate verringert und der Gehalt an Dimeren und Monomeren entsprechend erhöht. Außerdem entstanden zusätzlich 150—170 S-Ribonukleoprotein-Teilchen. Die Autoren kamen zu der Ansicht, daß die Stabilität der Polyribosomen durch die Ablösung der Polypeptid-Ketten verringert wird.

Die Eigenschaften der „Puromycin-RNS" und der Ribonukleoproteide, die nach Unterdrückung der Eiweiß-Synthese durch Puromycin in der intakten Zelle gebildet werden

Die Arbeiten der im folgenden zu besprechenden Forschungsrichtung sind in ihren Zielsetzungen und in der Methodik den im Kapitel „Chloromycetin" behandelten analogen Untersuchungen sehr ähnlich.
In einer früheren Mitteilung (1960) wurde postuliert, daß die in Gegenwart von Puromycin in *P. fluorescens*-Zellen entstehende RNS sich in einigen Eigenschaften von der „Chloromycetin-RNS" unterscheidet. Insbesondere war sie unter solchen Bedingungen stabil, unter denen die „Chloromycetin-RNS" instabil war [9]. Etwas später wurde bei Versuchen mit *E. coli* und Puromycin eine neue Nukleoprotein-Fraktion gefunden, die analoge Eigenschaften besaß wie die durch Behandlung mit Chloromycetin gewonnene [49]. Später wurde dann in der Regel ebenfalls die Gleichartigkeit zwischen der „Puromycin-RNS" und „Chloromycetin-RNS" sowie „Puromycin-Ribonukleoproteid-Teilchen" und „Chloromycetin-Teilchen" hervorgehoben. Das bezieht sich u. a. auf Sedimentationseigenschaften, auf die Stabilität und auf die Umwandlung in normale Ribosomen nach Antibiotika-Entfernung.
Nach Hosokawa und Nomura [50] wurden bei Anwesenheit von 50 µg/ml Puromycin in *E. coli*-Zellen 23 S und 16 S-ribosomale-RNS sowie auch 4 S-RNS (sRNS) synthetisiert. Die ribosomale RNS wurde in 20 S- und 25 S-Ribonukleoproteiden nachgewiesen, die in ihren Eigenschaften den Chloromycetin-Teilchen

ähneln. Die Puromycin- und Chloromycetin-Teilchen unterscheiden sich von normalen Ribosomen durch eine hohe Empfindlichkeit gegen RNase, durch die Teilchengröße, durch die elektrophoretische Beweglichkeit und den vergleichsweise höheren RNS- und geringen Proteingehalt. Nach Puromycin-Entfernung ließ sich ein großer Teil der RNS aus den Puromycin-Teilchen in den 50 S- und 30 S-Untereinheiten der Ribosomen nachweisen. Die Spaltung der RNS nach dem Herauswaschen des Puromycins aus den Zellen ist von den Bedingungen der nachfolgenden Inkubation abhängig, wie Untersuchungen zur Stabilität der RNS zeigen. Nach Überführung der Zellen in einen die Vermehrung unterhaltenden Nährboden wurde die mit ^{14}C-Uracil markierte Puromycin-RNS nicht metabolisiert, sondern in normale Ribosomen eingebaut. Wurden die Zellen jedoch in einen Phosphat-Puffer übertragen, so erfolgte eine Spaltung der Puromycin-RNS in säurelösliche Bruchstücke. Daraus zogen die Autoren den Schluß, daß das Auftreten anomaler Ribonukleoproteid-Teilchen unter Einwirkung von Puromycin oder Chloromycetin eine unspezifische Folge der Unterbrechung der Eiweiß-Synthese in der Zelle ist.
Im Jahre 1966 wurde darüber berichtet, daß es nach Puromycin-Entfernung während der Wiederherstellung des normalen Zellstoffwechsels bei *E. coli* zu einem Einbau der akkumulierten Puromycin-RNS mit Hilfe von neusynthetisierten ribosomalen Proteinen in neue Ribosomen kommt, während die Bildung neuer 23 S-RNS ausbleibt [51]. Das heißt, die Puromycin-RNS dient nach diesen Untersuchungen als Ribosomen-Vorstufe. Der Beweis wurde durch Zugabe von 5-Fluor-uracil erbracht, das die Bildung neuer 23 S-RNS, nicht aber die von 16 S-RNS verhindert. Dadurch konnte nur die in Puromycin-Anwesenheit akkumulierte ribosomale RNS für die Ribosomen-Synthese herangezogen werden. Die Behandlung der Zellen mit Puromycin beeinflußte die Anhäufung von zur Bildung normaler Ribosomen befähigter RNS also nicht. Puromycin-RNS wurde auch im Rahmen einer weiteren Arbeit dieser Gruppe in neusynthetisierten Ribosomen bei *E. coli* nachgewiesen [52].
Ähnliche Ergebnisse ließen sich auch mit *B. subtilis* W 23 erzielen. Dabei wurde nach Puromycin-Zugabe (bis 200 μg/ml) zu sich vermehrenden Kulturen die Bildung anomaler 23 S- und 16 S-RNS-haltiger 18 S- und 25 S-Ribonukleoproteinpartikel registriert [53]. Wie bei den analogen Untersuchungen mit *E. coli* war die Puromycin-RNS zwar auch hier unter bestimmten Bedingungen instabil, nach Puromycin-Entfernung ließ sich jedoch ein großer Teil dieser RNS in den Ribosomen nachweisen. Nach dem Auswaschen des Puromycins aus den Zellen wurde auch dann Ribosomen-Eiweiß synthetisiert, wenn ein Inhibitor der RNS-Synthese, z. B. Actinomycin D, in den Nährboden eingebracht wurde. Es ließ sich also kein Bedarf an der entsprechenden Messenger-RNS für die Bildung von Ribosomen-Eiweiß feststellen.
Die Ergebnisse aus den Forschungsarbeiten der letzten Jahre zeigen demnach, daß die „besonderen" Eigenschaften der Puromycin-RNS, genauer gesagt der Puromycin-Ribonukleoproteide, durch das Fehlen einer ausreichenden Menge an ribosomalen Proteinen zu erklären sind.

Untersuchungen über die Wirkung des Puromycins auf Ribosomen- und RNS-Synthese in HeLa-Zellen erbrachten den Beweis, daß auch in diesem Falle die durch das Antibiotikum verursachten Störungen durch die Hemmung der Proteinsynthese zu deuten sind [54—58].

Der Einsatz von Puromycin zur Untersuchung biochemischer Prozesse

In diesem Abschnitt müssen zunächst die Forschungsarbeiten Erwähnung finden, in denen das Puromycin zur Untersuchung des Mechanismus der Proteinsynthese verwendet wurde[1]. Hierzu gehört der Versuch, die Termination der Peptidsynthese mit Hilfe des N, N-Dimethyl-Derivats des Puromycins auszulösen. In dem Derivat wird die Aminogruppe des Antibiotikums, die mit der Karboxylgruppe der Peptidkette reagiert, durch zwei Methylgruppen substituiert.
Nach Ansicht der Autoren kann die Synthese der Eiweißkette unter normalen Bedingungen mit Hilfe einer spezifischen tRNS, die eine Aminosäure mit einer in entsprechender Weise substituierten Aminogruppe überträgt, beendet werden. Dadurch entsteht dann eine in wäßrigen Lösungen instabile Bindung mit der Karboxylgruppe einer wachsenden Peptidkette [59]. Des weiteren ist über Arbeiten zu berichten, in denen mittels Puromycin die Fragen nach der Möglichkeit einer Bindung von tRNS an Ribosomen und nach dem Ort ihrer Bindung an der 50 S-Untereinheit und den Bedingungen, die eine gleichzeitige Synthese der Peptidkette ausschließen, beantwortet wurden [60, 61]. Dann gibt es zahlreiche Forschungsarbeiten, bei denen Puromycin zur Aufdeckung einer Beziehung zur Eiweiß-Synthese verwendet wurde:

1. Die Umwandlung verschiedener Substanzen in der Zelle;
2. Die Funktion des einen oder anderen Organs;
3. Die Prozesse der Gewebs-Differenzierung bei der Ontogenese;
4. Der Wirkungsmechanismus physiologisch aktiver Substanzen;
5. Die Stadien der Virus-Infektionen;
6. Die Abwehrreaktion der Zelle gegenüber einer Virus-Infektion usw.

Obwohl das Puromycin in vielen dieser Arbeiten als Inhibitor der verschiedensten biochemischen Prozesse fungierte, war die Wirkung des Puromycins doch in allen Fällen indirekt und beruhte letzten Endes auf einer Unterdrückung der Eiweiß-Synthese.
Mittels Puromycin läßt sich die Enzymsynthese oder die Umwandlung der inaktiven Vorstufe des Enzyms in die aktive Form untersuchen. Derartige Untersuchungen unter Benutzung von Puromycin wurden an den verschiedensten enzymatischen Systemen von Mikroorganismen und tierischen Geweben durchgeführt [62—72].

[1] In gewissem Maße müssen auch zahlreiche bereits besprochene Forschungsarbeiten zu diesen Arbeiten gerechnet werden, weil Untersuchungen über den Mechanismus der Puromycin-Wirkung die Aufklärung des Mechanismus der Bildung der Peptidbindung gefördert haben.

Der Einsatz von Puromycin für Untersuchungen über die Umwandlung der Nukleinsäuren in der Zelle basiert auf der Fähigkeit, auf die Synthese bestimmter Enzymproteine oder solcher Proteine, die die Nukleinsäuren stabilisieren, einzuwirken. Das Puromycin beeinflußte die RNS-Polymerase in vitro nicht [73, 74], zeigte jedoch unter speziellen Versuchsbedingungen entsprechend den Auffassungen über die die DNS stabilisierende Wirkung der Histone einen indirekten Einfluß auf den DNS-Gehalt in intakten Zellen [73].
Weiterhin wurde das Puromycin zur Bestimmung des Ortes der RNS-Synthese in der tierischen Zelle [75], zur Erklärung der Stabilität der Messenger-RNS bei Bakterien unter anaeroben Bedingungen [76] und zur Untersuchung der ribosomalen RNS-Synthese in Algen-Zellen [77] herangezogen.
In den Jahren 1964 bis 1966 wurden Ergebnisse über Polysaccharide und Glykoproteide veröffentlicht, die unter Benutzung von Puromycin erhalten worden waren [78, 79, 80]. Durch Hemmung der Eiweiß-Synthese inhibiert dieses Antibiotikum indirekt auch die Chondroitinsulfat-Synthese in den Chondrozyten des Rückgrats von Hühner-Embryonen. Daraus wurde geschlossen, daß infolge Abwesenheit des unter normalen Bedingungen mit Chondroitinsulfat kovalent verbundenen Eiweißes freie Polysaccharide nach dem Rückkoppelungsprinzip ihre Biosynthese unterdrücken [80].
Sehr breite Verwendung fand das Puromycin bei der Untersuchung des Wirkungsmechanismus der Hormone als wirksamer Inhibitor der Eiweiß-Synthese in der tierischen Zelle. Man kann sagen, daß das Puromycin auf diesem Gebiet in letzter Zeit eines der gebräuchlichsten Reagenzien zur Erfassung der verschiedensten hormonalen Wirkungen auf die de novo-Eiweiß-Synthese wurde [81—100]. Auch wurde das Puromycin zur Untersuchung des Mechanismus der Hormonwirkung z. B. bei Prednisolon herangezogen oder für die Bestimmung des Gehaltes der Zellen an einzelnen Enzymen, z. B. an alkalischer Phosphatase, verwendet [101, 102].
In den letzten Jahren wurden einige Arbeiten veröffentlicht, nach denen das Puromycin in einem neuen Bereich der Physiologie, und zwar zur Erforschung der Gedächtnisprozesse, eingesetzt wurde. Dabei wurde das Puromycin in das Gehirn von Goldfischen oder in verschiedene Regionen des Mäusegehirns eingebracht [103—109]. Danach wurde die Fähigkeit dieser Tiere zum „Erlernen" und zum „Merken" von Vorgängen, die das Umgehen eines Elektroschocks oder das Auffinden des Ausgangs aus einem Labyrinth ermöglichen, untersucht. Manchmal wurde das Antibiotikum auch erst nach der Lernperiode appliziert. Nach den von einer Reihe von Autoren erzielten Ergebnissen entstand die Vorstellung über eine anfängliche, schnell einsetzende „labile" Gedächtnis-Phase, die durch eine „Veränderung in der Eiweiß-Konformation", durch eine „Ionen-Translokalisation' oder durch „Bioelektrische Erscheinungen" ausgelöst wird (diese Gedächtnis-Phase ist gegen Puromycin resistent) und eine sogenannte „stabile" Gedächtnis-Phase, die sich einige Tage nach dem Erlernen herausgebildet und mit der de novo-Synthese spezifischer Eiweiße einhergeht. Die „stabile" Gedächtnis-Phase wird durch Puromycin gehemmt [104]. Außerdem wurde mit Hilfe einer Puro-

mycin-Injektion in verschiedene Gehirn-Regionen versucht, die für die einzelnen Gedächtnisformen notwendige biochemische Umgestaltung in der Gehirnrinde zu lokalisieren [109]. Dabei ist von Interesse, daß das Aminonukleosid des Puromycins ebenso wie das Actinomycin B unterschiedlich lange nach dem „Erlernen" ohne Einfluß auf das Gedächtnis bleibt. Das kann als Beweis für die Stabilität der für die Synthese der spezifischen „Gedächtnis-Eiweiße" verantwortlichen RNS-Matrizen dienen.

Mit der Eigenschaft des Puromycins, die Eiweiß-Synthese unabhängig von den arteigenen Besonderheiten des Organismus zu hemmen, hängt auch seine Fähigkeit, in die Pflanzenzelle einzudringen, zusammen. Deshalb wird das Puromycin auch zur Untersuchung des Wirkungsmechanismus der Keimstoffe verwendet [110—113].

Mit Hilfe von Puromycin (und Actinomycin D) wurde der Charakter der Umwandlung des Enzymapparates von Kartoffeln bei der Ausbildung einer sogenannten „Frühatmung" untersucht, die mit der de novo-Synthese von Messenger-RNS und von Enzym-Eiweiß zusammenhängt [114]. Schließlich wurde das Puromycin zur Aufklärung des Mechanismus der adaptativen Phytochrom-Bildung bei *Sinapsis alba* eingesetzt [115]. Das Puromycin spielte auch bei der Lösung der Frage eine Rolle, ob es unterschiedliche Wege der Eiweiß-Synthese in spezifischen subzellulären Strukturen der Pflanzenzelle gibt. N. M. Sisakjan, E. N. Bezinger und M. I. Molčanov verwendeten das Puromycin zum Nachweis verschiedener Wege der Eiweiß-Biosynthese in den Chloroplasten aus Bohnenblättern. Die durch das Ribosomen-System mit exakter Aminosäuresequenz realisierte Eiweiß-Synthese war gegen Puromycin sensibel. Die Eiweiß-Synthese ohne exakte Aminosäuresequenz zur Bildung von Stütz- oder Reserveeiweiß war erheblich weniger sensibel gegen das Antibiotikum, denn in diesem Falle lief die Synthese nach den Vorstellungen der Autoren an den Lipoproteid-Membranen der Chloroplasten ab [116].

Weiterhin wurde das Puromycin zur Untersuchung der Morphogenese in verschiedenen Entwicklungsstadien des tierischen und pflanzlichen Organismus eingesetzt. Dabei wurde insbesondere die Beziehung zwischen der Eiweiß-Synthese und den Prozessen der Gewebe-Differenzierung daneben auch die Änderung des Gehaltes an verschiedenen Stoffwechselprodukten und Enzymen im Gewebe erforscht [117—126].

Sehr wertvoll war das Puromycin für die Untersuchung der Gesetzmäßigkeiten in der Entwicklung der Virus-Infektion und der Mechanismen der in der Zelle ablaufenden Abwehrreaktionen. V. M. Žganov und F. J. Jeršov benutzten das Puromycin, um nachzuweisen, daß die Eiweiß-Synthese für die einzelnen Entwicklungsstadien einer durch den Virus der Pferde-Encephalomyelitis in den Fibroplasten des Hühnerembryos verursachten Infektion notwendig ist [127]. In einer Reihe weiterer Arbeiten wurden die Ursachen für die Hemmung der DNS-Synthese in der Wirtszelle nach dem Eindringen verschiedener Viren [128, 129, 130] und weitere Probleme [131—139] mit Hilfe von Puromycin untersucht.

Im Jahre 1965 veröffentlichten White und Cheyne eine interessante Arbeit über die Stimulierung der RNS-Virus-Vermehrung bei vorheriger Einwirkung von Puromycin auf die Wirtszelle [140]. Puromycin erhöht, nachdem es die naszierende Peptidkette von den Ribosomen abgelöst hatte, und nachdem auch die Messenger-RNS von den Ribosomen abgelöst ist, entsprechend den bereits weiter oben besprochenen Besonderheiten seiner Wirkung den Anteil der freien Ribosomen, die die Virus-RNS als neue Messenger-RNS binden können. Dadurch wird die Synthese des Virus-Proteins verstärkt. Dieser Puromycin-Effekt ist natürlich nur dann zu beobachten, wenn das Antibiotikum vor dem Virus-Zerfall aus den Zellen herausgewaschen wurde.

In weiteren Arbeiten wurde Puromycin neben anderen Inhibitoren biochemischer Prozesse für die Untersuchung der Dynamik der Interferon-Synthese nach Befall des Gewebes mit verschiedenen Viren [141—147] sowie auch zum Nachweis der Existenz verschiedener Eiweiße mit Interferon-Aktivität verwendet. Eines dieser Eiweiße wird bei entsprechender Reaktion der Zelle de novo synthetisiert; andere werden aus bereits vorher existierenden Vorstufen auf einem gegen Inhibitoren der Eiweiß-Synthese resistenten Weg gebildet [147].

Schließlich wurde mit Puromycin der biochemische Mechanismus der Leber-Regenerierung untersucht [148, 149], die Möglichkeit einer Antikörper-Synthese in den aus der Milz isolierten Zellen aufgeklärt [150], die Fähigkeit verschiedener Organe, in vivo bzw. isoliert — einzelne Eiweiße zu synthetisieren, erforscht [151, 152, 153], die Möglichkeit des Übergehens von Hämoglobin von der Mutter auf die Frucht nachgewiesen [154], das Stadium, in dem während der Kollagen-Biosynthese Prolin in Oxyprolin umgebildet wird, erklärt [155], der Wirkungsmechanismus des Vitamins K untersucht [156] sowie die biochemische Grundlage für die Prozesse der Temperatur-Akklimatisierung bei Fischen erforscht [157].

Zum Schluß soll erwähnt werden, daß das Puromycin als originelles Kontrollreagenz zur Beantwortung der Frage, ob die Biosynthese bestimmter spezifischer Eiweiße [158] oder zyklischer Polypeptide [159] den allgemeinen Gesetzmäßigkeiten der Eiweiß-Synthese unterliegt, verwendet werden kann. Durch die Erfassung der Sensibilität gegenüber Puromycin und anderen Tests läßt sich feststellen, ob die allgemeinen Gesetzmäßigkeiten der Eiweiß-Synthese auch für die Organe, die bei diesem Prozeß selten als Untersuchungsobjekt dienen (z. B. die Augenlinse) [160] oder für Zellen, die für sie ungewöhnlichen Kultivierungsbedingungen unterliegen [161] oder schließlich für spezielle subzelluläre Gebilde, z. B. Melanosome [162] usw. [163, 164] ihre Bedeutung beibehalten.

Das Aminonukleosid des Puromycins und andere Antibiotika mit Nukleosidstruktur

Schon in einer der ersten Arbeiten über Puromycin wurde nachgewiesen, daß das Adenin ein Antagonist dieses Antibiotikums ist. Das war in Versuchen mit *Trypanosoma equiperdum* festgestellt worden [165]. Ähnliche Ergebnisse wurden in Versuchen an von *T. equiperdum* befallenen Mäusen erzielt, Puromycin blieb ohne Heilwirkung, wenn den Tieren gleichzeitig Adenin, 2,6-Diaminopurin und einige andere Verbindungen mit ähnlicher Struktur verabreicht wurden [166].

Die Autoren schlossen daraus, daß die antibiotische Aktivität des Puromycins mit einer Störung des Adenin-Stoffwechsels einhergeht. Schlußfolgerungen über den Wirkungsmechanismus des Inhibitors, die nur auf Grund einer durch verschiedene Metaboliten[1] verursachten Minderung seiner Aktivität gezogen wurden, unterlagen häufiger Kritik [167], besonders dann, wenn die Versuche an intakten Zellen durchgeführt wurden. Der Umstand, daß das Puromycin nicht unmittelbar auf die Nukleinsäure-Synthese in bakteriellen und tierischen Zellen einwirkt, dient als indirekter Beweis für einen unspezifischen Einfluß der Purine und deren Derivate auf die antibiotische Aktivität des Stoffes. Wenn man andererseits die Möglichkeit einer enzymatischen Einwirkung auf das Puromycin sowie eine relative Uneinheitlichkeit der Puromycin-Präparate [169] berücksichtigt, kann das Vorhandensein oder die Bildung (bei Kontakt mit den Enzym-Systemen) einer geringen Menge des Puromycin-Aminonukleosids nicht ausgeschlossen werden. Das Puromycin-Aminonukleosid hat keinen „Aminosäure-Teil" in seinem Molekül, trotzdem ist es antibiotisch wirksam. Schon bald war gefunden worden, daß das Nukleosid sich in seiner Wirkung auf biochemische Prozesse vom Puromycin unterscheidet [170, 171].

Im Laufe der letzten Jahre befaßten sich mehrere Arbeiten mit Untersuchungen über den Wirkungsmechanismus des Puromycin-Aminonukleosids. Darin wurde seine Hemmwirkung auf die RNS-Synthese in der tierischen Zelle und in bakteriellen Sphäroplasten, in die es leicht einzudringen vermag, demonstriert [172, 173, 174]. Aus den Versuchen mit *E. coli*-Sphäroplasten wurde geschlußfolgert, daß das Puromycin-Aminonukleosid wegen seiner Strukturanalogie zum Adenin die de novo-Purin-Synthese nach dem Rückkopplungsprinzip hemmt [172]. Damit wird auch die anschließende Unterdrückung der RNS- und im geringeren Maße der DNS-Synthese erklärt. Nach den Ergebnissen einer anderen Arbeitsgruppe beeinflußte das Puromycin-Aminonukleosid durch die Hemmung der RNS-Synthese in Mäuse-Fibroblasten (L-929) weder die de novo-Purin-Biosynthese noch die RNS-Polymerase [174]. Ein großer Teil des Puromycin-Aminonukleosids wird demethyliert und anschließend enzymatisch phosphoryliert. Möglicherweise wird die Störung der RNS-Synthese durch dieses neue Produkt beeinflußt. Es gibt also über die Ursache der Wirksamkeit des Puromycin-Aminonukleosids als Inhibitor der Nukleinsäurensynthese noch keine einheitliche Meinung.

Wie das Puromycin-Aminonukleosid so enthält auch das Psicofuranin oder das Angustmycin C (6-Amino-9-D-psicofuranisylpurin) keine Aminosäure-Komponente. Es wurde vermutet, daß das Psicofuranin den Purin-Stoffwechsel in der Mikrobenzelle stört, und es wurde der Einfluß einiger Purine, Pyrimidine und deren Derivate auf die Psicofuranin-Wirkung gegenüber *S. aureus* 209 P untersucht [175]. Die wirkungsvollsten Inhibitoren waren Guanin, Guanosin und Guanosinmonophosphat. Daraus zog der Autor den Schluß, daß das Psicofuranin die Bildung des Guanosin-monophosphats durch Störung der Guanylsäure-Synthese aus Xanthylsäure hemmt.

[1] Die Puromycin-Aktivität kann auch durch einige Dipeptide herabgesetzt werden [168].

In Versuchen mit *B. subtilis*, *Myc.* 607 und *S. aureus* wurde eine antagonistische Wirkung von Guanin und Guanosin gegenüber dem Psicofuranin und dem Angustmycin A oder 6-Amino-9 (L-1,2-fucopyranosyl)-purin festgestellt [176, 177]. Ähnliche Ergebnisse wurden auch in Versuchen mit *E. coli* erzielt: Guanosin, Guanin, Guanylsäure und in geringerem Maße Desoxyguanosin und Desoxyguanylsäure unterdrückten bei bestimmten Konzentrationsverhältnissen die Psicofuranin-Wirkung vollständig [178, 179]. Bei Anwesenheit von Psicofuranin im Nährboden schieden die Zellen Xanthosin aus. Diese Fakten sowie auch die Ergebnisse eines Vergleichs der ^{14}C-Inkorporation bei markiertem Glycin und Guanin, Hypoxanthin und Xanthin in einem Psicofuranin enthaltenden Nährboden bestätigen die Vorstellung, daß das Antibiotikum die Bildung von Guanylsäure aus Xanthylsäure verhindert. In Versuchen mit zellfreien Präparaten aus *E. coli* B ließ sich zeigen, daß das Psicofuranin die Wirksamkeit der im Extrakt befindlichen Xanthosin-5'-phosphat-aminase herabsetzt. Ähnliche Ergebnisse wurden mit dem analogen Enzym aus *Aerobacter aerogenes* erzielt [180]. Über den Mechanismus der Inaktivierung dieses Enzyms wurden verschiedene Hypothesen aufgestellt [181].

Bei der Unterdrückung der Guanin-Bildung verringert das Psicofuranin auch die Repressor-Menge der Xanthosin-5'-phosphataminase. Das Guanin beeinflußt nach dem Rückkopplungs-Prinzip die Enzym-Synthese. Demzufolge ist die Hemmung der Xanthylsäure-Umwandlung in Guanylsäure durch das Antibiotikum zeitlich begrenzt [182]. Damit läßt sich auch der Umstand, daß die durch Psicofuranin verursachte Bakteriostase nicht lange anhält, in Einklang bringen.

Mit den aus der Störung des Purin-Stoffwechsels durch Psicofuranin gezogenen Schlußfolgerungen stimmen zahlreiche weitere Ergebnisse gut überein. In Versuchen mit *B. subtilis* ließ sich zeigen, daß die Angustmycine A und C die P^{32}-Inkorporation in die Nukleinsäure-Fraktion unmittelbar nach dem Einbringen dieser Antibiotika in den Nährboden hemmen. Sie unterdrücken dagegen die C^{14}-Aminosäure-Inkorporation in das Eiweiß nur dann, wenn die Antibiotika 60 Minuten früher als die markierten Verbindungen eingebracht wurden. Die Hemmung der Eiweiß-Synthese war also die Folge der bereits vorher eingetretenen Störung des Nukleinsäure-Stoffwechsels [183].

In diesem Zusammenhang muß schließlich auch auf Untersuchungen hingewiesen werden, die mit synthetischen Analogen von natürlichen Nukleosiden durchgeführt wurden. In einer dieser Arbeiten wurde im wesentlichen gezeigt, daß das 9-β-D-Arabinofuranosyl-adenin die DNS-Synthese bei einem *E. coli*-Stamm, der für das Wachstum Purine benötigt, hemmt und in die RNS von *E. coli* inkorporiert werden kann. Die Existenz einer RNS mit unnatürlicher Zusammensetzung muß eine Störung der Eiweiß-Synthese zur Folge haben [184]. Auch bei einigen natürlichen Stoffen mit Nukleosid-Struktur kann die Möglichkeit eines derartigen Wirkungsmechanismus nicht ausgeschlossen werden.

Über den Mechanismus der antibiotischen Wirkung des Puromycins war vor drei Jahren nicht mehr bekannt, als daß dieses Antibiotikum „mit den Ribosomen eine Wechselwirkung eingeht", daß es die tRNS von den an den Ribosomen formierten

Peptidketten entfernt und daß es die letzteren vorzeitig von den Ribosomen ablöst [185]. Heute muß eine derartig kurze Schlußfolgerung über den Wirkungsmechanismus anders formuliert werden, und es müssen neue bedeutende Leistungen hinsichtlich der Entschlüsselung der Wechselbeziehungen zwischen allen Komponenten des Ribosomen-Systems der Eiweiß-Synthese zum Ausdruck gebracht werden: Das Puromycin übernimmt an der 50 S-Untereinheit des Riboboms unter Beteiligung eines peptidsynthetisierenden Enzyms von der Peptidyl-tRNS den Peptidrest. Auf Grund dessen wird die Bindung zwischen den Komponenten des Ribosomen-Matrizen-Systems und der Peptidyl-tRNS gelöst und es kommt zu den behandelten Folgeerscheinungen.

Sicher wird es in den nächsten Jahren zu einer weiteren Präzisierung kommen, ebenso wie auch bei der Untersuchung der Eiweiß-Biosynthese insbesondere durch die zunehmende Verwendung des Puromycins bei der Untersuchung der Bildung der Peptidbindung neue Erfolge zu erwarten sind.

Wie schon früher erwähnt [185], bleibt nach wie vor die Aufgabe, die Vorgänge beim Puromycin-Eintritt in die intakte Mikrobenzelle zu untersuchen. Sehr wenig Ergebnisse liegen auch mit gegen Puromycin resistenten Mikroorganismen vor; lediglich über den Kohlenhydrat-Stoffwechsel und deren Redox-Enzymapparat ist einiges bekannt [186, 187].

Schließlich sei darauf verwiesen, daß es nur wenige Veröffentlichungen gibt, in denen die Autoren zum Ausdruck bringen, daß die von ihnen bei der Verfolgung der Puromycin-Wirkung auf das eine oder andere Enzym-System beobachteten Effekte nicht mit der Fähigkeit des Antibiotikums, die Eiweiß-Synthese zu hemmen, in Zusammensetzung stehen. So wurden Angaben über eine Hemmung der Aktivität der auf die β-Naphthylamide und die p-Nitroanilide der Aminosäuren einwirkenden Aminopeptidase durch Puromycin veröffentlicht. Nur dieser Aminopeptidase-Typ war gegen Puromycin empfindlich [188, 189].

Die von den einzelnen Arbeitsgruppen bei der Untersuchung der Puromycin-Einwirkung auf die Glykogen-Synthese in verschiedenen Organen erzielten Ergebnisse widersprechen sich. Inwieweit dieser Prozeß antibiotikumsensibel ist, ist noch ungeklärt [190—194]. Es gibt Arbeiten über eine Stimulierung der Glykogenphosphorylase-Aktivität durch Puromycin [193] sowie über die Fähigkeit des Puromycins, einen Glykogenabbau ohne Hemmung der Eiweiß-Synthese zu verursachen [192]. Weiterhin wurden Angaben über eine Hemmung der Aktivität der Phosphodiesterase aus tierischem Gewebe durch Puromycin gemacht [194]. Für irgendwelche Verallgemeinerungen auf Grund dieser vereinzelten Arbeiten scheint es jedoch noch zu früh zu sein.

Literatur

[1, 2] Chan, F. Je., Eine Substanz mikrobiellen Ursprungs als Inhibitor der Eiweißsynthese. — IX. Internationaler Mikrobiologischer Kongreß. Symposium Moskau, 1966, 30—42.

[3] Greenberg, J., Barker, H. A., A ferrichromerequiring Arthrobacter which decomposes puromycin aminonucleoside. — J. Bacteriol., 1962, 83, N 5, 1163—1164.

[4] Greenberg, J., Barker, H. A., Decomposition of puromycin aminonucleoside by Arthrobacter flavescens. — Biochim. et biophys. acta, 1962, **61**, N 1, 71—74.

[5] Mazel, P., Kerza-Kwiatecki, A., Simanis, J., Studies on the demethylation of puromycin and related compounds by liver microsomal enzymes. — Biochim. et biophys. acta, 1966, **114**, N 1, 72—82.

[6] Creaser, E. H., The induced (adaptive) biosynthesis of β-galactosidase in *Staphylococcus aureus*. — J. Gen. Microbiol., 1955, **12**, N 2, 288—297.

[7] Yarmolinsky, M. B., de la Haba, G. L., Inhibition by puromycin of amino acid incorporation into protein. — Proc. Nat. Acad. Sci. USA, 1959, **45**, N 12, 1721—1729.

[8] Bosch, L., Bloemendal, H., The effect of puromycin on nucleotide and amino acid transfer from soluble ribonucleic acid to the microsomes. — Biochim. et biophys. acta, 1961, **51**, N 3, 613—615.

[9] Takeda, Y., Hayashi, Sh., Nakagawa, H., Suzuki, F., The effect of puromycin on ribonucleic acid and protein synthesis. — J. Biochem., 1960, **48**, N 2, 169—177.

[10] Matthaei, J. H., Nirenberg, M. W., Characteristics and stabilization of DNA-ase-sensitive protein synthesis in *E. coli* extracts. — Proc. Nat. Acad. Sci. USA, 1961, **47**, N 10, 1580—1588.

[11] Lucas, J. M., Schuurs, A. H. W. M., Simpson, M. V., Amino acid incorporation in a ribosomal system derived from *Saccharomyces cerevisiae*. — Federat. Proc., 1963, **22**, N 2, 302.

[12] Nathans, D., Ehrenstein, G. von, Monro, R., Lipmann, F., Protein synthesis from aminoacylsoluble ribonucleic acid. — Federat. Proc., 1962, **21**, N 1, 127—133.

[13] Lamborg, M. R., The in vitro release of protein from *Escherichia coli* ribosomes. — Biochim. et biophys. acta, 1962, **55**, N 5, 719—727.

[14] Rabinovitz, M., Fischer, J. M., Puromycin inhibition of protein synthesis by Ehrlich ascites tumor cells. — Federat. Proc., 1961, **20**, N 1, 388.

[15] Rabinovitz, M., Fischer, J. M., A dissociative effect of puromycin on the pathway of protein synthesis by Ehrlich ascites tumor cells. — J. Biol. Chem., 1962, **237**, N 2, 477—481.

[16] Schweet, R., Bishop, J., Morris, A., Protein synthesis with particular reference to hemoglobin synthesis. A. Review. — Lab. Investig., 1961, **10**, N 6, 992—1011.

[17] Morris, A. J., Schweet, R. S., Release of soluble protein from reticulocyte ribosomes. — Biochim. et biophys. acta, 1961, **47**, N 2, 415—416.

[18] Morris, A., Favelukes, S., Arlinghaus, R., Schweet, R., Mechanism of puromycin inhibition of hemoglobin synthesis. — Biochem. and Biophys. Res. Commun., 1962, **7**, N 4, 326—330.

[19] Allen, E. H., Schweet, R. S., Synthesis of hemoglobin in a cell-free system. — J. Biol. Chem., 1962, **237**, N 3, 760—767.

[20] Nirenberg, M. W., Matthaei, J. H., The dependence of cell-free protein synthesis in *E. coli* upon naturally occuring or synthetic polyribonucleotides. — Proc. Nat. Acad. Sci. USA, 1961, **47**, N 10, 1588—1602.

[21] Maxwell, E. S., Stimulation of amino acid incorporation into protein by natural and synthetic polyribonucleotides in a mammalian cell-free system. — Proc. Nat. Acad. Sci. USA, 1962, **48**, N 9, 1639—1643.

[22] Weinstein, I. B., Schechter, A. N., Polyuridylic acid stimulation of phenylalanine incorporation in animal cell extracts. — Proc. Nat. Acad. Sci. USA, 1962, **48**, N 9, 1686—1691.

[23] Smirnov, V. N., Kullyev, P., Varšavskij, Ja. M., Spirin, A. S., Über die Teilnahme von Ribosomen an der Biosynthese des Seidenfibroins. — Ber. Akad. Wiss. UdSSR 1964, **156**, Nr. 5, 1221—1224.

[24] Allen, D. W., Zamecnick, P. C., The effect of puromycin on rabbit reticulocyte ribosomes. — Biochim. et biophys. acta, 1962, **55**, N 6, 865—874.

[25] Zamecnick, P. C., Unsettled questions in the field of protein synthesis. — Biochem. J., 1962, **85**, N 2, 257—264.

[26] Nathans, D., Neidle, A., Structural requirements for puromycin inhibition of protein synthesis. — Nature, 1963, **197**, N 4872, 1076—1077.

[27] Nathans, D., Puromycin inhibition of protein synthesis: incorporation of puromycin into peptide chains. — Proc. Nat. Acad. Sci. USA, 1964, **51**, N 4, 585—592.

[28] Smith, J. D., Traut, R. R., Blackburn, J. M., Monro, R. E., Action of puromycin in polyadenylic aciddirected polylysine synthesis. — J. Mol. Biol., 1965, **13**, N 3, 617—618.

[29] Redman, C. M., Sabatini, D. D., Vectorial discharge of peptides released by puromycin from attached ribosomes. — Proc. Nat. Acad. Sci. USA., 1966, **56**, N 2, 608—615.

[30] Spirin, A. S., Die Biosynthese von Eiweiß und der genetische Code. Wintertagung der Britischen Biophysikalischen Gesellschaft. — Mitt. Akad. Wiss. UdSSR 1967, Nr. 5, 84—87.

[31] Zamir, A., Leder, P., Elson, D., A ribosomecatalyzed reaction between N-formylmethionyl-tRNA and puromycin. — Proc. Nat. Acad. Sci. USA, 1966, **56**, N 6, 1794 bis 1801.

[32] Traut, R. R., Monro, R. E., The puromycin reaction and its relation to protein synthesis. — J. Mol. Biol., 1964, **10**, N 1, 63—72.

[33] Nishizuka Y., Lipmann, F., Comparison of guanosine triphosphate split and polypeptide synthesis with a purified *E. coli* system. — Proc. Nat. Acad. Sci. USA, 1966, **55**, N 1, 212—219.

[34] Hershey, J. W. B., Thach, R. E., Role of guanoisne 5-triphosphate in the initiation of peptide synthesis, I. Synthesis of formylmethionyl-puromycin. — Proc. Nat. Acad. Sci. USA, 1967, **57**, N 3, 759—766.

[35] Hultin, T., Factors influencing the puromycin-induced release of protein from liver ribosomes. — Biochim, et biophys. acta, 1966, **123**, N 3, 561—573.

[36] Rychlík, I., Release of lysine peptides by puromycin from polylysyl-transfer ribonucleic acid in the presence of ribosomes. — Biochim. et biophys. acta, 1966, **114**, N 2, 425—427.

[37] Rychlik, I., Abspaltung von Lysin-Peptiden von der Polylysin-Transfer-RNS durch Puromycin in Gegenwart von Ribosomen. — IX. Internationaler Mikrobiologischer Kongreß. Vortragsreferate Moskau, 1966, 12—13.

[37a] Goldberg, I. H., Mitsugi, Sparsomycin, an inhibitor of aminoacyl transfer to polypeptide. — Biochem. and Biophys. Res. Commun., 1966, **23**, N 4, 453—459.

[38] Leder, P., Bursztyn, H., Initiation of protein synthesis. II. A convenient assay for the ribosome-dependent synthesis of N-formyl-C^{14}-methionylpuromycin. — Biochem. and Biophys. Res. Commun., 1966, **25**, N 2, 233—238.

[39] Bretscher, M. S., Marcker, K. A., Polypeptidyl-ribonucleic acid and amino-acyl-s-ribonucleic acid binding sites on ribosomes. — Nature, 1966, **211**, N 5047, 380—384.

[40] Monro, R. E., Marcker, K. A., Ribosome-catalysed reaction of puromycin with a formylmethionine-containing oligonucleotide. — J. Mol. Biol., 1967, **25**, N 2, 347—350.

[41] Takanami, M., The effect of ribonuclease digests of aminoacyl-s-RNA on a protein synthesis system. — Proc. Nat. Acad. Sci. USA, 1964, **52**, N 5, 1271—1276.

[42] Casjens, Sh. R., Morris, A. J., The selective inhibition of protein assembly by gougerotin. — Biochim. et biophys. acta, 1965, **108**, N 4, 677—686.
[43] Mueller, G. C., Kajiwara, K., Stubblefield, E., Rueckert, R. R., Molecular events in the reproduction of animal cells. I. The effect of puromycin on the duplication of DNA. — Cancer Res., 1962, **22**, N 9, 1084—1090.
[44] Nathans, D., Lipmann, F., Amino acid transfer from aminoacyl-ribonucleic acids to protein on ribosomes of *Escherichia coli*. — Proc. Nat. Acad. Sci. USA, 1961, **47**, N 4, 497—504.
[45] Williamson, A. R., Schweet, R., Role of the genetic message in initiation and release of the polypeptide chain. — Nature, 1964, **202**, N 4931, 435—437.
[46] Villa-Trevino, S., Farber, E., Staehelin, Th., Wettstein, F. O., Noll, H., Breakdown and reassembly of rat liver ergosomes after administration of ethionine or puromycin. — J. Biol. Chem., 1964, **239**, N 11, 3826—3833.
[47] Joklik, W. K., Becker, Y., Studies on the genesis of polyribosomes. I. Origin and significance of the subribosomal particles. — J. Mol. Biol., 1965, **13**, N 2, 496—510.
[48] Franklin, T. J., Godfrey, A., Polyribosomes in rat-liver preparations. — Biochem. J., 1966, **98**, N 2, 513—521.
[49] Dagley, S., White, A. E., Wild, D. G., Sykes, J., The effect of various drugs and inorganic ions on bacterial ribonucleoprotein. — J. Gen. Microbiol., 1962, **29**, N 1, 59—63.
[50] Hosokawa, K., Nomura, M., Incomplete ribosomes produced in chloramphenicol — and puromycin-inhibited *Escherichia coli*. — J. Mol. Biol., 1965, **12**, N 1, 225—241.
[51] Sells, B. H., Crudup, K., Ribosome production during recovery from puromycin treatment: influence of 5-fluorouracil. — Biochim. et biophys. acta, 1966, **123**, N 2, 253—264.
[52] Sells, B. H., RNA synthesis and ribosome production in puromycin-treated cells. — Biochim. et biophys. acta, 1964, **80**, N 2, 230—241.
[53] Nakada, D., Ribosome formation by puromycin-treated *Bacillus subtilis*. — Biochim. et biophys. acta, 1965, **102**, N 3, 455—465.
[54] Tamaoki, T., Mueller, G. C., The effects of actinomycin D and puromycin on the formation of ribosomes in HeLa cells. — Biochim. et biophys. acta, 1965, **108**, N 1, 73—80.
[55] Holland, J. J., Effects of puromycin on RNA synthesis in mammalian cells. — Proc. Nat. Acad. Sci. USA, 1963, **50**, N 3, 436—443.
[56] Studzinski, G. P., Nucleolus-like inclusions in the cytoplasm of HeLa cells treated with puromycin. — Nature 1964, **203**, N 4947, 883—884.
[57] Studzinski, G. P., Jackson, L. G., Inhibition by puromycin of incorporation of tritiated uridine into nucleolar and cytoplasmic ribonucleic acids. — Nature, 1966, **212**, N 5058, 194—196.
[58] Studzinski, G. P., Love, R., Effects of puromycin on the nucleoproteins of the HeLa cell. — J. Cell. Biol., 1964, **22**, N 3, 493—503.
[59] Hawtrey, A. O., Biedron, S. I., Release of peptide chains from rat-liver polysomes by the N,N-dimethyl-p-methoxy-L-phenylalanyl analogue of puromycin. — Nature 1966, **211**, N 5045, 187—189.
[60] Bont, W. S., Huizinga, F., Bloemendal, H., Weenen, M. F., von, Bosch, L., Studies on cytoplasmic ribonucleic acid from rat liver. VII. The association between ribosomes and transfer ribonucleic acid. — Arch. Biochem. and Biophys., 1965, **109**, N 2, 207 bis 215.

[61] Cannon, M., Puromycin-initiated release of soluble ribonucleic acid from ribosomes of *Escherichia coli*. — Biochem. J., 1966, **98**, N 1, 5P.

[62] Nemeth, A. M., de la Haba, G., The effect of puromycin on the developmental and adaptive formation of tryptophan pyrrolase. — J. Biol. Chem., 1962, **237**, N 4, 1190 bis 1193.

[63] Pitot, H. C., Cho Yoon Sang., Studies on the mechanism of enzyme induction in rat liver. — Cold Spring Harbor Sympos. Quant. Biol., vol. **26**, 1961, 371—376.

[64] Conney, A. H., Gilman, A. G., Puromycin inhibition of enzyme induction by 3-methylcholantrene and phenobarbital. — J. Biol. Chem., 1963, **238**, N 11, 3682—3685.

[65] Hicks, S. E., Almann, D. W., Gibson, D. M., Inhibition of hyperlipogenesis with puromycin or actinomycin D. — Biochim. et biophys. acta, 1965, **106**, N 2, 441—444.

[66] Sells, B. H., Puromycin: effect on messenger RNA synthesis and β-galactosidase formation in *Escherichia coli* 15 T. — Science, 1965, **148**, N 3668, 371—373.

[67] Moog, F., Intestinal phosphatase activity: acceleration of increase by puromycin and actinomycin. — Science, 1964, **144**, N 3617, 414—416.

[68] Kit, S., Dubbs, D. R., Frearson, P. M., Decline of thymidine kinase activity in stationary phase mouse fibroblast cells. — J. Biol. Chem., 1965, **240**, N 6, 2565—2573.

[69] Slater, T. F., Sawyer, B. C., Nicotinamide adenine dinucleotides in acute liver injury. Effects of azaserine and puromycin in the rat. — Biochem. Pharmacol., 1966, **15**, N 9, 1267—1271.

[70] Nemeth, A. M., Biochemical events underlying the developmental and adaptive increases in tryptophan pyrrolase activity. — Advan. Enzyme Regulation, 1963, **1**, 57—60.

[71] Yunis, A. A., Arimura, G. K., Amino acid transport in blood cells. II. Patterns of transport of some amino acids in mammalian reticulocytes and mature red blood cells. — J. Lab. Clin. Med., 1965, **66**, N 2, 177—186.

[72] Adamson, L. F., Langeluttig, S. G., Anast, C. S., Inhibition by puromycin of amino acid transport by embryonic chick bone. — Biochim. et biophys. acta, 1966, **115**, N 2, 355—360.

[73] Littlefield, J. W., Jacobs, P. S., The relation between DNA and protein synthesis in mouse fibroblasts. — Biochim. et biophys. acta, 1965, **108**, N 4, 652—658.

[74] Baserga, R., Estensen, R. D., Petersen, R. O., Layde, J. P., Inhibition of DNA synthesis in Ehrlich ascites cells by actinomycin D. I. Delayed inhibition by low doses. — Proc. Nat. Acad. Sci. USA, 1965, **54**, N 3, 745—751.

[75] Sirlin, J. L., Jacob, J., Tandler, C. J., Transfer of [C^{14}-methyl]methionine to nucleolar ribonucleic acid. — Biochem. J., 1963, **87**, N 3, 37P.

[76] Nakada, D., Fan, D. P., Protection of β-galactosidase messenger RNA from decay during anaerobiosis in *Escherichia coli*. — J. Mol. Biol., 1964, **8**, N 2, 223—230.

[77] Vitry de F., Étude du métabolisme des acides nucléiques chez *Acetabularia mediterranea*. III. Étude autoradiographique des effets de l'actinomycine D et de la puromycine. Mise en évidence et role du DNA des chloroplastes. — Bulletin de la Société de chimie biologique, 1965, **47**, N 7, 1375—1397.

[78] Molnar, J., Robinson, G. B., Winzler, R. J., The biosyntheses of glycoproteins. III. Glucosamine intermediates in plasma glycoprotein synthesis in livers of puromycin-treated rats. — J. Biol. Chem., 1964, **239**, N 10, 3157—3162.

[79] O'Brien, P. J., Canady, M. R., Hall, C. W., Neufeld, E. F., Transfer of N-acetylneuraminic acid to incomplete glycoproteins associated with microsomes. — Biochim. et biophys. acta, 1966, **117**, N 2, 331—341.

[80] HABA DE LA G., HOLTZER, H., Chondroitin sulfate: inhibition of synthesis by puromycin. — Science, 1965, **149**, N 3689, 1263—1265.

[81] GORSKI, J., AIZAWA, Y., MUELLER, G. C., Effect of puromycin in vivo on the synthesis of protein, RNA and phospholipids in rat tissues. — Arch. Biochem. and Biophys., 1961, **95**, N 3, 508—511.

[82] MUELLER, G. C., GORSKI, J., AIZAWA, Y., The role of protein synthesis in early estrogen action. — Proc. Nat. Acad. Sci. USA, 1961, **47**, N 2, 164—169.

[83] BEGG, D. J., MUNRO, H. N., Action of thyroid-stimulating hormone on ribonucleic acid synthesis in thyroid slices and in isolated thyroid nucleic. — Nature, 1965, **207**, N 4996, 483—485.

[84] FERGUSON, J. J., jr. Puromycin and adrenal responsiveness to adrenocorticotropic hormone. — Biochim. et Biophys. acta, 1962, **57**, N 3, 616—617.

[85] KITTINGER, G. W., Puromycin inhibition of in vitro cortical hormone production by the rat adrenal gland. — Steroids 1964, **4**, 539—545.

[86] GARREN, L. D., DAVIS, W. W., CROCCO, R. M., NEY, R. L., Puromycin analogs: action of adrenocorticotropic hormone and the role of glycogen. — Science, 1966, **152**, N 3727, 1386—1388.

[87] STAEHELIN, M., Action of puromycin and 5-fluorouracil on the adrenal responsiveness to corticotropin. — Experienta, 1965, **21**, N 4, 229—230.

[88] KORNER, A., RABEN, M. S., Effect of aminonucleoside and puromycin on insulin and epinephrine control of fatty acid release from adipose tissue. — Nature, 1964, **203**, N 4951, 1287—1289.

[89] FAIN, J. N., Effect of puromycin on incubated adipose tissue and its response to dexamethasone, insulin and epinephrine. — Biochim. et biophys. acta, 1964, **84**, N 6, 636 bis 642.

[90] DAWSON, K. G., BECK, J. C., The effect of puromycin on insulin and growth-hormone actions in the rat epididymal fat pad. — Biochim. et biophys. acta, 1965, **107**, N 1, 163—165.

[91] WEBER, G., SINGHAL, R. L., Role of enzymes in homeostasis. V. Actinomycin and puromycin inhibition of cortisone-induced synthesis of hepatic glucose, 6-phosphatase and fructose-1,6-diphosphatase. — J. Biol. Chem., 1964, **239**, N 2, 521—526.

[92] TATA, J. R., Inhibition of the biological action of thyroid hormones by actinomycin D and puromycin. — Nature, 1963, **197**, N 4873, 1167—1168.

[93] KUNIN, A. S., KRANE, S. M., Inhibition by puromycin of the calcium-mobilizing activity of parathyroid extract. — Endocrinology, 1965, **76**, N 2, 343—344.

[94] CLEVER, U., Actinomycin and puromycin: Effects on sequential gene activation by ecdysone. — Science, 1964, **146**, N 3645, 794—795.

[95] BURROW, G. N., MULROW, P. J., BONDY, P. K., Protein synthesis and aldosterone production. — Endocrinology, 1966, **79**, N 5, 955—963.

[96] BURROW, G. N., BONDY, PH. K., Effect of puromycin on the action of insulin on sugar and amino acid transport in muscle. — Endocrinology, 1964, **75**, N 3, 455—457.

[97] TISHLER, P. V., INGBAR, S. H., Correlative effects of puromycin on J^{131} metabolism and amino acid incorporation by calf thyroid slices. — Endocrinology, 1965, **76**, N 2, 295 bis 300.

[98] WOOL, I. G., CASTLES, J. J., MOYER, A. N., Regulation of amino acid accumulation in isolated rat diaphragm: effect of puromycin and insulin. — Biochim. et biophys. acta, 1965, **107**, N 2, 333—345.

[99] SCHARFF, R., WOOL, I. G., Accumulation of amino acids in muscle of perfused rat heart. Effect of insulin in the presence of puromycin. — Biochem. J., 1965, **97**, N 1, 272—276.

[100] SØVIK, O., Effect of insulin on the isolated rat diaphragm in the presence and in the absence of puromycin and actinomycin D. — Acta Physiol. Scand., 1965, **63**, N 3, 325—335.

[101] NITOWSKY, H. M., HERZ, F., Hormonal regulation of alkaline phosphotase in dispersed cell cultures. — Biochem. and Biophys. Res. Commun., 1963, **11**, N 4, 261—266.

[102] GRIFFIN, M. J., COX, R. P., Studies on the mechanism of hormonal induction of alkaline phosphatase in human cell cultures. I. Effects of puromycin and actinomycin D. — J. Cell. Biol., 1966, **29**, N 1, 1—9.

[103] FLEXNER, J. B., FLEXNER, L. B., STELLER, E., HABA DE LA G., ROBERTS, R. B., Inhibition of protein synthesis in brain and learning and memory following puromycin. — J. Neurochem., 1962, **9**, Nov.-Dec., 595—605.

[104] BARONDES, S. H., COHEN, H. D., Puromycin effect of successive phases of memory storage. — J. Science. 1966, **151**, N 3710, 594—595.

[105] AGRANOFF, B. W., DAVIS, R. E., BRINK, J. J., Memory fixation in the goldfish. — Proc. Nat. Acad. Sci. USA, 1965, **54**, N 3, 788—793.

[106] AGRANOFF, B. W., KLINGER, P. D., Puromycin effect on memory fixation in the goldfish. — Science 1964, **146**, N 3646, 952—953.

[107] DAVIS, R. E., BRIGHT, P. J., AGRANOFF, B. W., Effect of ecs and puromycin on memory in fish. — J. Comp. Physiol. and Psychol., 1965, **60**, N 2, 162—166.

[108] FLEXNER, L. B., FLEXNER, J. B., STELLAR, E., Memory and cerebral protein synthesis in mice as affected by graded amounts of puromycin. — Exp. Neurol., 1965, **13**, N 3, 264—272.

[109] FLEXNER, L. B., FLEXNER, J. B., HABA DE LA G., ROBERTS, R. B., Loss of memory as related to inhibition of cerebral protein synthesis. — J. Neurochem., 1965, **12**, N 7, 535—541.

[110] NOODÉN, L. D., THIMANN, K. V., Evidence for a requirement for protein synthesis for auxin-induced cell enlargement. — Proc. Nat. Acad. Sci. USA, 1963, **50**, N 2, 194—200.

[111] NOODÉN, L. D., THIMANN, K. V., Action of inhibitors of RNA and protein synthesis on cell enlargement. — Plant Physiol., 1966, **41**, N 1, 157—164.

[112] PENNY, P., GALSTON, A. W., The kinetics of inhibition of auxin-induced growth in green pea stem segments by actinomycin D and other substances. — Am. J. Botany, 1966, **53**, N 1, 1—7.

[113] VENIS, M. A., Induction of enzyme activity in pea tissues by animal hormones and by puromycin. — Nature, 1966, **210**, N 5035, 534—535.

[114] CLICK, R. E., HACKETT, D. P., The role of protein and nucleic acid synthesis in the development of respiration in potato tuber slices. — Proc. Nat. Acad. Sci, USA, 1963, **50**, N 2, 243—250.

[115] LANGE, H., MOHR, H., Inhibitory effect of actinomycin D and puromycin on the phytochrome induced synthesis of anthocyanin. — Planta, 1965, **67**, 107—121. (CA, 1966, **64**, 5463g).

[116] SISAKJAN, N. M., BEZINGER, E. N., MOLČANOV, M. I., Die Wirkung des Puromycins auf den Einbau von Aminosäuren in Lipoide und Proteine von Chloroplasten. — Ber. Akad. Wiss. UdSSR 1963, **151**, Nr. 2, 449—451.

[117] ZOTIN, A. I., MIL'MAN, L. S., CHAUSTOV, V. S., Veränderung des ATP-Gehalts in Seeigeleiern unter Einwirkung von Inhibitoren der Zellteilung. — Zeitschrift für allgemeine Biologie 1965, **26**, Nr. 5, 546—554.

[118] ZOTIN, A. I., MILMAN, L. S., FAUSTOV, V. S., ATP level and cleavage of sea urchin eggs *Strongylocentrotus droebachiensis*. — Exp. Cell Res., 1965, **39**, N 2—3, 567—576.

[119] BILLIAR, R. B., ZELEWSKI, L., VILLEE, C. A., L-Malate dehydrogenase activity and protein synthesis in sea urchin embryos. — Develop. Biol., 1966, **13**, N 2, 282—295.

[120] BRACHET, J., Effects of puromycin on morphogenesis in amphibian eggs and *Acetabularia mediterranea*. — Nature, 1963, **199**, N 4894, 714—715.

[121] BRACHET, J., DENIS, H., VITRY, F., de. The effects of actinomycin D and puromycin on morphogenesis in amphibian eggs and *Acetabularia mediterranea*. — Develop. Biol., 1964, **9**, N 3, 398—434.

[122] FICO, A., Effects de l'actinomycine D et de la puromycine sur le métabolisme de l'oocyte en croissance. Étude autoradiographique. — Exp. Cell. Res., 1964, **34**, N 3, 581—594.

[123] THOMSON, J. L., BIGGERS, J. D., Effect of inhibitors of protein synthesis on the development of preimplantation mouse embryos. — Exp. Cell. Res., 1966, **41**, N 2, 411 bis **427**.

[124] DETTLAFF, T. A., Action of actinomycin and puromycin upon frog oocyte maturation. — J. Embryol. exp. Morphol., 1966, **16**, N 1, 183—195.

[125] BURKHALTER, A., Effect of puromycin on cholinesterase activity of embryonic chick intestine in organ culture. — Nature, 1963, **199**, N 4893, 598—599.

[126] BRACHET, J., DENIS, H., VITRA DE F., The effects of actinomycin D and puromycin on morphogenesis in amphibian eggs and *Acetabularia mediterranea*. — Developmental Biology, 1964, **9**, N 3, 398—434.

[127] ŽDANOV, V. M., JERŠOV, F. I., Unterdrückung der Reproduktion des Virus der venezuelanischen Pferde-Encephalomyelitis durch Puromycin. — Antibiotika 1965, **10**, Nr. 3, 255—259.

[128] NEWTON, A. A., Some effects of puromycin on L cells infected by herpes virus. — Biochem. J., 1965, **94**, N 1, 9P.

[129] ACKERMANN, W. W., COX, D. C., DINKA, S., Control of histone and DNA synthesis with canacanine, puromycin, and ponovirus. — Biochem. and Biophys. Res. Commun., 1965, **19**, N 6, 745—750.

[130] BEN-PORAT, T., KAPLAN, A. S., Mechanism of inhibition of cellular DNA synthesis by pseudorabies virus. — Virology, 1965, **25**, N 1, 22—29.

[131] KIT, S., DUBBS, D. R., PIEKARSKI, L. J., Inhibitory effects of puromycin and fluorophenylalanine on induction of thymidine kinase by vaccinia infected L-cells. — Biochem. and Biophys. Res. Commun., 1963, **11**, N 3, 176—181.

[132] BABLANIAN, R., EGGERS, H. J., TAMM, I., Studies on the mechanism of poliovirus-induced cell damage. I. The relation between poliovirus growth and virus-induced morphological changes in cells. — Virology, 1965, **26**, N 1, 114—121.

[133] SCHARFF, M. D., SUMMERS, D. F,. LEVINTOW, L., Further studies on the effect of p-fluorophenylalanine and puromycin on poliovirus replication. — Ann. N. Y. Acad. Sci., 1965, **130**, N 1, 282—290.

[134] WHEELOCK, E. F., The role of protein synthesis in the eclipse period of newcastle disease virus multiplication in HeLa cells as studies with puromycin. — Proc. Nat. Acad. Sci. USA, 1962, **48**, N 8, 1358—1366.

[135] GERSHON, D., SACHS, L., The temporal relationships of protein and DNA synthesis in *polyoma virus* development. — Virology, 1964, **24**, N 4, 604—609.

[136] ROIZMAN, B., The programming of herpes virus multiplication in doublyinfected and in puromycin-treated cells. — Proc. Nat. Acad. Sci. USA, 1963, **49**, N 2, 165—171.

[137] Penman, Sh., Stimulation of the incorporation of choline in poliovirus-infected cells. — Virology, 1965, **25**, N 1, 148—152.

[138] Wilson, D. E., LoGerfo, P., Inhibition of ribonucleic acid synthesis in newcastle disease virus-infected cells by puromycin and 6-azauridine. — J. Bacteriol., 1964, **88**, N 6, 1550—1555.

[139] Sheinin, R., Studies on the thymidine kinase activity of mouse embryo cells infected with polyoma virus. — Virology, 1966, **28**, N 1, 47—55.

[140] White, D. O., Cheyne, I. M., Stimulation of Sendai virus multiplication by puromycin and actinomycin D. — Nature, 1965, **208**, N 5012, 813—814.

[141] Buchan, A., Burke, D. C., Interferon production in chick-embryo cells. The effect of puromycin and p-fluorophenylalanine. — Biochem. J., 1966, **98**, N 2, 530—536.

[142] Wagner, R. R., Huang, A. S. Reversible inhibition of interferon synthesis by puromycin: evidence for an interferon-specific messenger RNA. — Proc. Nat. Acad. Sci. USA, 1965, **54**, N 4, 1112—1118.

[143] Ho, M., Breinig, M. K., Metabolic determinants of interferon formation. — Virology, 1965, **25**, N 3, 331—339.

[144] Levine, S., Effect of actinomycin D and puromycin dihydrochloride on action of interferon. — Virology, 1964, **24**, N 4, 586—588.

[145] Friedman, R. M., Sonnapend, J. A., Inhibition of interferon action by puromycin. — J. Immunol., 1965, **95**, N 4, 696—703.

[146] Buchan, A., Burke, D. C., The effect of puromycin and p-fluorophenylalanine on interferon production. — Biochem. J., 1965, **94**, N 1, 9p—10p.

[147] Youngner, J. S., Stinebring, W. R., Taube, Sh. E., Influence of inhibitors of protein synthesis on interferon formation in mice. — Virology, 1965, **27**, N 4, 541—550.

[148] Giudice, G., Kenney, F. T., Novelli, G. D., Effect of puromycin on deoxyribonucleic acid synthesis by regenerating rat liver. — Biochim. et biophys. acta, 1964, **87**, N 1, 171—173.

[149] Gottlieb, L. I., Fausto, N., Lancker, J. L. van., Molecular mechanism of liver regeneration. The effect of puromycin on deoxyribonucleic acid synthesis. — J. Biol. Chem., 1964, N 2, 555—559.

[150] Werchau, H., Kröger, H., Synthese von Antikörpern gegen Alkoholdehydrogenase in isolierten Milzzellen (in vitro). — Biochem. Zeitschrift, 1965, **341**, Heft 2, 184—189.

[151] McGeachin, R. L., Jonson, W. D., jr., The in vivo effects of puromycin on amylase levels in the serum, liver, salivary glands, and pancreas of the rat. — Arch. Biochem. and Biophys., 1964, **107**, N 3, 534—536.

[152] McGeachin, R. L., Potter, B. A., Lindsey, A. C., Puromycin inhibition of amylase synthesis in the perfused rat liver. — Arch. Biochem. and Biophys., 1964, **104**, N 2, 314—317.

[153] John, D. W., Miller, L. L., Influence of actinomycin D and puromycin on net synthesis of plasma albumin and fibrinogen by the isolated perfused rat liver. — J. Biol. Chem., 1966, **241**, N 21, 4817—4824.

[154] Fridhandler, L., Zipper, J., Studies in vitro of rat yolk sac: biosynthetic activities, respiration, and permeability to hemoglobin. — Biochim. et biophys. acta, 1964, **93**, N 3, 526—532.

[155] Juva, K., Prockop, D. J., Puromycin inhibition of collagen synthesis as evidence for a ribosomal or post-ribosomal site for the hydroxylation of proline. — Biochim. et biophys. acta, 1964, **91**, N 1, 174—176.

[156] Babior, B. M., The role of vitamin K in clotting factor synthesis. 1. Evidence for the participation of vitamin K in the conversion of a polypeptide precurser to factor VII. — Biochim. et biophys. acta, 1966, **123**, N 3, 606—610.
[157] Smith, M. W., Puromycin inhibition of changes in glucose-evoked potential recorded in goldfish intestine after periods of temperature acclimatization. — Experienta, 1966, **22**, N 4, 252—253.
[158] Kalf, G. F., Greck, M. A., The in vitro incorporation of ^{14}C-amino acids into the contractile protein of intact lamb heart mitochondria. — Biochem. Biophys. Res. Commun. 1964, **17**, 674—679.
[159] Eikhom, T., Jonsen, J., Laland, S., Refsvik, T., On the biosynthesis of gramicidin S. — Biochim. et Biophys. acta, 1963, **76**, 465—468.
[160] Waley, S. G., Metabolism of amino acids in the lens. Biochem. J. 1964, **91**, N3, 576 bis 583.
[161] Inoue, H., Hosokawa, K., Takeda, Y., Protein and ribonucleic acid synthesis in the dispersed rat liver cells. — Biochim. et Biophys. acta 1965, **108**, N1, 127—135.
[162] Seiji, M., Ogata, K., In vivo and in vitro incorporation of C^{14}-leucine by various cell particles of mouse melanoma. — J. Biochem., 1965, **57**, N 3, 407—416.
[163] Singh, V., Raghupathy, E., Chaikoff, I. L., Incorporation of amino acid carbon into proteins by sheep thyroid gland mitochondria. — Biochem. and Biophys. Res. Commun. 1964, **16**, N 1, 12—18.
[164] Matsuda, G., Ogata, K., Hemoglobin biosynthesis in the chicken red blood cells and inhibitory effect of actinomycin D. — J. Biochemistry, 1966, **59**, N 6, 561—569.
[165] Agosin, M., von Brand, T., The influence of puromycin on the carbohydrate metabolism of *Trypanosoma equiperdum*. — Antibiot. and Chemotherapy, 1954, **4**, N 6, 624—632.
[166] Hewitt, R. I., Gumble, A. R., Wallace, W. S., Williams, J. H., Experimental chemotherapy of trypanosomiasis. IV. Reversal by purines of the in vivo activity of puromycin and an amino nucleoside analog against *Trypanosoma equiperdum*. — Antibiot. and Chemotherapy, 1954, **4**, N 12, 1222—1227.
[167] Yarmolinsky, M. B., Haba de la G., Inhibition by puromycin of amino acid incorporation into protein. — Antimicrobial agents annual, **1960**, 320—325.
[168] Dewey, V. C., Kidder, G. W., Inhibition by puromycin and its reversal by peptides. — Biochem. Pharmacol., 1964, **13**, N 3, 353—360.
[169] Studzinski, G. P., Baserga, R., Instability of puromycin. — Nature, 1966, **212**, N 5058, 196—197.
[170] Franz, H. E., Franz, M., Decker, K., Zur Frage des Wirkungsorts von Aminonucleosid. — Hoppe-Seylers Z. physiol. Chem., 1962, **327**, H. 2—6, 243—248.
[171] Boxer, G. E., Shigeura, H. T., Gordon, Ch. N., Incorporation of amino acids into liver microsome of rats treated with puromycin aminonucleoside. — Federat. Proc., 1963, **22**, N 2, 581.
[172] Dickie, N., Alexander, C. S., Nagasawa, H. T., Inhibition of nucleic acid synthesis in *Escherichia coli* B by puromycin aminonucleoside. — Biochim. et biophys. acta, 1965, **95**, N 1, 156—169.
[173] Studzinski, G. P., Ellem, K. A. O., Relationship between RNA synthesis, cell division, and morphology of mammalian cells. I. Puromycin aminonucleoside as an inhibitor of RNA synthesis and division in HeLa cells. — J. Cell. Biol., 1966, **29**, N 3, 411—421.
[174] Farnham, A. E., Dubin, D. T., Studies on the mechanism of action of puromycin aminonucleoside in L cells. — Biochim. et biophys. acta, 1967, **138**, N 1, 35—40.

[175] HANKA, L. J., Mechanism of action of psicofuranine. — J. Bacteriol., 1960, **80**, N 1, 30—36.
[176] TANAKA, N., MIYAIRI, N., UMEZAWA, H., Studies on antagonists to angustmycins. — J. Antibiotics, A, 1960, **13**, N 4, 265—269.
[177] TANAKA, N., Mechanism of action of angustmycins, nucleoside antibiotics. — J. Antibiotics, A, 1963, **16**, N 4, 163—166.
[178] SLECHTA, L., Mechanism of bacteriostatic action of psicofuranine on *E. coli*. — Federat. Proc., 1960, **19**, N 1, 308.
[179] SLECHTA, L., Studies on the mode of action of psicofuranine. — Biochem. — Pharmacology, 1960, **5**, N 1—2, 96—102.
[180] SLECHTA, L., Inhibition of xanthosine-5′-phosphate aminase by psicofuranine. — Biochem. and Biophys. Res. Commun., 1960, **3**, N 6, 596—598.
[181] UDAKA, SH., MOYED, H. S., Inhibition of parental and mutant xanthosine-5′-phosphate aminases by psicofuranine. — J. Biol. Chem., 1963, **238**, N 8, 2797—2803.
[182] MOYED, H. S., Interference with feed-back control of enzyme acitvity. — Cold Spring Harbor Sympos. Quant. Biol., **26**, 1961, 323—329.
[183] MIYAIRI, N., TANAKA, N., UMEZAWA, H., Effect of angustmycin A on incorporation of P^{32} and C^{14}-amino acids. — J. Antibiotics, A, 1961, **14**, N 3, 119—122.
[184] HUBERT-HABART, M., COHEN, S. S., The toxicity of 9-β-D-arabinofuranosyladenine to purine-requiring *Escherichia coli*. — Biochim. et biophys. acta, 1962, **59**, N 2, 468 bis 471.
[185] SAZYKIN, JU., O., Biochemische Grundlagen der Antibiotika-Wirkung auf die Mikrobenzelle. — Verlag „Nauka“ 1965, 116—134.
[186] NIGAM, R. K., SHUKLA, J. P., Resistance of *Escherichia coli* to stylomycin. — J. Sci. and Industr. Res. C., 1962, **21**, N 4, 105—106.
[187] NIGAM, R. K., SHUKLA, J. P., The dehydrogenase activity of resistant strains of *Escherichia coli* to stylomycin and viomycin. — Proc. Indian Acad. Sci., 1962, B **56**, N 4, 237—242.
[188] ELLIS, S., PERRY, M., Inhibition of thiol-activated aminopeptidase by puromycin. — — Biochem. and Biophys. Res. Commun., 1964, **15**, N 6, 502—505.
[189] BEHAL, F. J., ASSERSON, B., DAWSON, F., HARDMAN, J., Human tissue aminopeptidase components. — Arch. Biochem. and Biophys., 1965, **111**, N 2, 335—344.
[190] SØVIK, O., WALAAS, O., Insulin stimulation of glycogen synthesis in the isolated rat diaphragm in the absence and in the presence of puromycin and actinomycin D. — Nature, 1964, **202**, N 4930, 396—397.
[191] SØVIK, O., Effect of puromycin and puromycin analogues on glycogen synthesis in the isolated rat diaphragm. — Acta Physiol. Scand., 1966, **66**, N 3, 307—315.
[192] HOFERT, J. F., BOUTWELL, R. K., Puromycininduced glycogenolysis as an event independent from inhibited protein synthesis in mouse liver; effects of puromycin analogs. — Arch. Biochem. and Biophys., 1963, **103**, N 3, 338—344.
[193] HOFERT, J. F., BOUTWELL, R. K., Effect of puromycin on hepatic glycogen phosphorilase activity. — Proc. Soc. Exp. Biol. Med., 1966, **121**, N 2, 532—536.
[194] APPLEMAN, M. M., KEMP, R. G., PERRY, J., SORENSON, R., Puromycin: a potent metabolic effect independent of protein synthesis. — Biochem. and Biophys. Res. Commun., 1966, **24**, N 4, 564—568.

3.4. Die Tetracycline und ihr Einfluß auf die Eiweiß-Synthese und auf andere biochemische Prozesse bei Mikroorganismen und in tierischen Zellen

Aus dieser Gruppe werden drei Antibiotika bereits seit langem erfolgreich in der Medizin, in der Lebensmittelindustrie und in der Tierzucht angewendet.

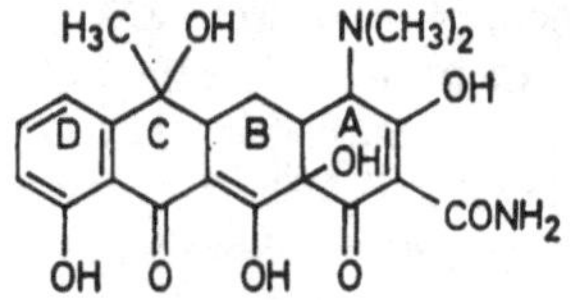

Tetracyclin (Achromycin)

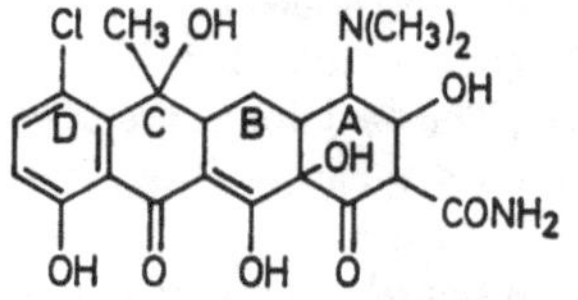

Chlortetracyclin
(Aureomycin, Biomycin)

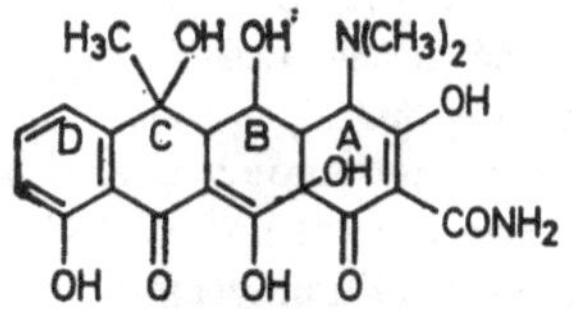

Oxytetracyclin (Terramycin)

Bis heute sind zahlreiche Arbeiten erschienen, in denen durch Tetracycline verursachte Hemmeffekte auf die verschiedensten biochemischen Reaktionen beschrieben wurden. Das widerspricht jedoch ihrer allgemein bekannten Heilkraft, und zwar deshalb, weil Antibiotika, die gleichzeitig z. B. die Eiweiß-Synthese, die Atmung und die Ausbildung der Zellwände hemmen, nicht die Grundeigenschaften klinisch verwendeter atoxischer Präparate besitzen können, nämlich die selektive Wirkung gegenüber bestimmten Stoffwechselprozessen.

So offenbart sich ein Widerspruch zwischen der erfolgreichen klinischen Verwendung der schwach toxischen Tetracycline und der durch sie verursachten Hemmung eines sehr weiten Kreises von biochemischen Reaktionen.
Seit langem ist bekannt, daß die Antibiotika dieser Gruppe die Fähigkeit besitzen, Komplexe mit Metallen zu bilden. Die nachfolgend besprochenen Angaben zeigen jedoch, daß zwischen dieser Besonderheit der Tetracycline und ihrer antimikrobiellen Aktivität nur eine scheinbare Beziehung besteht. Die zahlreichen durch Tetracycline verursachten Hemmeffekte sind letzten Endes eine Bestätigung dafür, daß die Eiweiß-Synthese am empfindlichsten gegen die Tetracycline ist, wenn das Ausmaß der Hemmung in Abhängigkeit von der Antibiotika-Konzentration sowie die Reihenfolge, in der die Störungen der verschiedenen biochemischen Prozesse in der Mikrobenzelle auftreten, berücksichtigt werden. In zellfreien Systemen erwiesen sich die Tetracycline ebenfalls als wirksame Inhibitoren der Eiweiß-Synthese.

Die Reaktion der Tetracycline mit Metallionen

Die Komplexbildung zwischen Tetracyclinen und Metallionen wurde in in vitro-Versuchen eingehend untersucht [1—6]. Es zeigte sich, daß nur zwei- und mehrwertige Metalle Komplexe bilden [7]. Das Verhältnis von Antibiotikum zu Metall ist in den Komplexen in Abhängigkeit von der Art des Metalls bzw. vom pH-Wert des Reaktionsgemisches abhängig. Normalerweise beträgt es 1:1 oder 2:1 [1, 8]. Nachfolgend wird die Reaktion zwischen Tetracyclinen und Metallen schematisch dargestellt [8]:

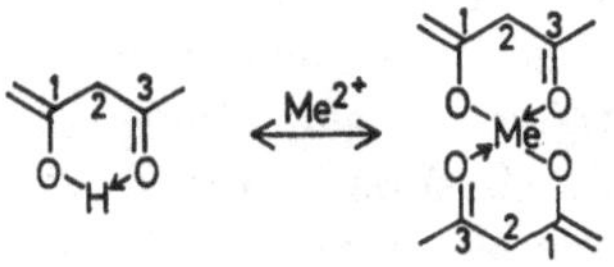

Es ist zwar anzunehmen, daß das Eindringen der Tetracycline in die Zelle zu einer Störung der biochemischen Prozesse, die unter Beteiligung von Metallionen ablaufen, führen kann. Es ließ sich jedoch nachweisen, daß auch viele Metaboliten, die nicht zu den antimikrobiellen Stoffen gehören, mit Metallen Komplexverbindungen eingehen: z. B. Aminosäuren und Vitamine der B-Gruppe [8, 9]. Die 1,10-Phenanthroline z. B. zeigen keinen wachstumshemmenden Effekt, sind aber hochaktive Komplexbildner. Schließlich können auch solche antibakteriellen Stoffe wie Streptomycin, 8-Oxychinolin, p-Aminosalizylsäure oder Zykloserin mit Metallen innerkomplexe Verbindungen bilden, in ihrer Wirkung auf den mikrobiellen Zellstoffwechsel unterscheiden sie sich jedoch im starken Maße. Außerdem wird die hohe antibiotische Aktivität der Tetracycline nicht durch einzelne funktionelle Gruppen, sondern durch die Gesamtheit aller Eigenschaften seines Moleküls bedingt.

Große Beachtung schenkte man dem Einfluß, den die Metallionen auf die antimikrobielle Aktivität der Tetracycline und auf die Inhibierung der einzelnen Enzymreaktionen in den mikrobiellen und tierischen Zellen ausüben. Die Ansichten der meisten Autoren sind hier recht übereinstimmend: Die Ionen einer Anzahl zweiwertiger und einwertiger Metalle mindern die durch die Tetracycline verursachte Wachstumshemmung bei den Mikroorganismen oder sie heben sie sogar vollständig auf [10—14]. Es wurde vorgeschlagen, Metallionen zur Inaktivierung der Tetracycline bei der Isolierung von Bakterien aus klinischem Material zu verwenden [15]. Diese Eigenschaften der Metalle ließen sich auch bei der Untersuchung physiologischer Prozesse im Säugetier-Organismus [16, 17] und bei Versuchen mit Pflanzen [18] in Anwendung bringen. Äußerst wichtig scheint jedoch der in einigen Fällen festgestellte Widerspruch zwischen der Aktivität der Metalle als Komplexkomponenten einerseits und als Inhibitoren der antimikrobiellen Wirksamkeit der Tetracycline andererseits zu sein.

In gewissem Maße wird die Aktivität der Metalle auch durch die Art der Mikroorganismen, an denen die Tetracyclin-Wirkung erprobt wird, sowie durch die Zusammensetzung des Nährbodens beeinflußt [8, 19].

Zu einer Hemmung der antimikrobiellen Aktivität der Tetracycline durch Metalle kommt es nur bei einer vergleichsweise hohen Konzentration der Metallionen im Nährboden, die die des Antibiotikums um das Zehn- bis Tausendfache übersteigt [8, 13].

Mit den bisherigen Darlegungen sind die Varianten der möglichen Wechselwirkungen zwischen Metallen und Tetracyclinen bei ihrer Einwirkung auf die Zelle jedoch nicht erschöpft. So wurde auch über eine Verstärkung der antimikrobiellen Aktivität der Tetracycline durch Metalle berichtet [8, 20]. Es wurden Angaben über eine Stimulierung des Eindringens von Oxytetracyclin in *E. coli*-Zellen durch Magnesium-Ionen und Glukose gemacht [21, 22]. Ein ähnlicher Dualismus, d. h. einerseits eine Abschwächung, andererseits eine Verstärkung der Antibiotika-Aktivität durch Metalle, wurde auch bei Untersuchungen über die Wirkung der Tetracycline auf Enzymreaktionen beschrieben. So gibt es genügend Beispiele für eine Abschwächung der Aktivität, z. B. unterdrückten Mg^{2+}-Ionen die Hemmwirkung des Chlortetracyclins auf die Mannit-Oxydation durch *Azotobacter vinelandii* [23] bzw. auf die Atmung von Rattenleber-Mitochondrien [24] und auf die oxydative Phosphorylierung [25]. Mg^{2+}-, Fe^{2+}- und Fe^{3+}-Ionen schwächten die Wirkung des Chlortetracyclins auf die Glutamat-Aufnahme durch *Shigella flexneri*-Zellen ab [26]. Fe^{2+}- und Fe^{3+}-Ionen verringerten die durch Chlortetracyclin verursachte Hemmung der Glukose-, Laktose- und Pyruvat-Oxydation durch *S. aureus*- und *S. flexneri*-Zellen [27]. In Gegenwart von Fe^{3+}-Ionen wurde die Hemmwirkung des Oxytetracyclins auf die Synthese der Arginin-Dekarboxylase bei *E. coli* aufgehoben [28]. Mn^{2+}-Ionen schwächten die Hemmwirkung des Chlortetracyclins auf den Nitroverbindungen reduzierenden Enzymapparat in *E. coli*-Zellextrakten [29].

Daneben gibt es auch anders geartete Ergebnisse: Rokos, Burger, Procházka und weitere Mitarbeiter dieses Kollektivs konnten zeigen, daß die Aktivität der

pankreatischen Amalyse und der Amylase aus *Aspergillus oryzae* sowie der pankreatischen Lipasen nur in Gegenwart zweiwertiger Metallionen durch Chlortetracyclin gehemmt wird [30—35].
Im Zusammenhang damit wurde die Vorstellung entwickelt, daß die Schwächung der erwähnten Enzymaktivitäten auf der Bildung inaktiver Komplexe aus Enzym, Metall und Antibiotikum beruht. Auf diese Weise können die Ergebnisse in Abhängigkeit von dem Gehalt an zufällig mit dem Antibiotikum- oder Enzympräparat in das System eingebrachten Metallen unterschiedlich ausfallen. Die die Chlortetracyclin-Hemmung der Pankreas-Lipase bedingenden Metalle lassen sich nach ihrem Wirkungsgrad in folgender Reihenfolge anordnen:

Co^{2+}, Zn^{2+}, Mn^{2+}, Ca^{2+}, Mg^{2+}, Ba^{2+} [35].

Die Hemmwirkung des Oxytetracyclins auf die Xanthin-Dehydrogenase in Kückennieren-Homogenaten wird durch Ca^{2+}, Mg^{2+}, Mo^{2+} und Mn^{2+} verstärkt [36].
Aus dem bisher besprochenen Untersuchungsmaterial ergibt sich, daß trotz der großen Beachtung, die die Reaktion zwischen Metallen und Tetracyclinen gefunden hat, die Beziehung dieser Erscheinung zu der antibiotischen Aktivität der Tetracycline unklar bleibt. Durch die systematischen Untersuchungen von Ferenčík und Krčméry wird die Kompliziertheit dieses Problems verdeutlicht [37, 38]. In Versuchen mit verschiedenen Brucella-Stämmen verglichen die Autoren die Wirkung des Chlortetracyclins mit der der bekannten Komplexbildner: 8-Oxychinolin, Diäthyldithiokarbamat und Britannia-Antilewisit. Zunächst konnte nachgewiesen werden, daß 8-Oxychinolin, Diäthyldithiokarbamat und Britannia-Antilewisit hinsichtlich einer Störung des Brucella-Stoffwechsels schwächer wirksam waren als Chlortetracyclin; in der Fähigkeit Metallkomplexe zu bilden übertrafen sie das Antibiotikum jedoch. Die für das 8-Oxychinolin charakteristische Erscheinung der „Konzentrationslöschung“ [9] ließ sich in den Versuchen mit Chlortetracyclin nicht feststellen. Im Gegensatz zum 8-Oxychinolin war das Chlortetracyclin jedoch in einem metallionen-freien Nährboden aktiv. Die Ergebnisse zeigen also an Brucella einen prinzipiell unterschiedlichen Wirkungsmechanismus dieser Substanzen [38].

Die Tetracycline und die Eiweiß-Synthese in intakten Mikroorganismen-Zellen

In vielen Fällen wurden die Arbeiten auf diesem Gebiet gleichzeitig mit Tetracyclinen und Chloromycetin durchgeführt. Daher wurde ein Teil der hier zu besprechenden Untersuchungen bereits früher erwähnt. Im Jahre 1951 berichteten Gale und Paine [39] erstmalig über eine Hemmung der Eiweiß-Synthese bei Mikroorganismen durch Tetracycline. In Versuchen an *S. aureus* Duncan wurde die Wirkung des Chlortetracyclins auf die Glukose-Fermentation, auf die Akkumulation freier Glutaminsäure in den Zellen und schließlich auf die Bildung von gebundenem Glutamat untersucht. Im letzteren Falle wurden in den Nährboden, der außer Glutaminsäure auch Glukose und Puffersalze enthielt, 18 Aminosäuren eingebracht, wodurch die Eiweiß-Synthese gewährleistet war. Die Angaben der von GALE und PAINE stammenden Tabelle 6 beweisen in aller Deutlichkeit die besonders hohe Empfindlichkeit der Eiweiß-Synthese (gemessen an der Bildung von gebundenem Glutamat) gegenüber Chlortetracyclin.

Tabelle 6

Vergleich der Empfindlichkeit einer Reihe biochemischer Reaktionen gegenüber Chlortetracyclin (*Staphylococcus aureus* Duncan)

Chlortetracyclin-Konzentration mM	Wachstum	Hemmung der Glukose-Vergärung %	Hemmung der Glutamat-Akkumulation %	Hemmung der Bildung von gebundenem Glutamat %
0	+ +	0	0	0
0,014	–	0	3	50
0,07	–	2	29	100
0,2	–	19	100	100

In weiteren Untersuchungen konnte GALE [40] feststellen, daß, obwohl die Tetracycline auf die Eiweiß-Synthese nicht so spezifisch einwirken können wie das Chloromycetin, dieser Prozeß dennoch am empfindlichsten ist. Das wird dadurch veranschaulicht, daß die minimalen wachstumshemmenden Chlortetracyclin- und Oxytetracyclin-Konzentrationen 0,5—1 µg/ml betragen und daß für eine 50%ige Hemmung der Eiweiß-Synthese bereits 0,2 bzw. 0,4 µg/ml ausreichen. Währenddessen sind für eine 50%ige Hemmung der Nukleinsäure-Synthese 50 bzw. 300 µg/ml, für die der Glutamat-Akkumulation 50 bzw. 500 µg/ml und für die der Glukose-Vergärung 200 bzw. 600 µg/ml erforderlich. Dadurch wird die spezifische Hemmung der Eiweiß-Synthese durch die Tetracycline und ihre Fähigkeit, bei erhöhten Konzentrationen auf einen breiten Kreis biochemischer Reaktionen in der Mikrobenzelle unspezifisch einzuwirken, unterstrichen. Eine solche Sonderstellung der Tetracycline ließ sich auch bei der Verwendung eines Präparates aus zerstörten *Staphylokokken*-Zellen feststellen. Während Penicillin, Chloromycetin und Puromycin die C^{14}-Glycin-Inkorporation in bestimmtem Maße hemmten und eine nachfolgende Erhöhung der Antibiotika-Konzentrationen im Nährboden zu keiner Verstärkung dieses Effektes führte, ließ sich bei Erhöhung der Oxytetracyclin-Konzentration eine 100%ige Hemmung der Glycin-Inkorporation erzielen [41]. Dafür gibt es folgende Erklärung: Das Penicillin hemmt den Glycin-Einbau deshalb unvollständig, weil nur der Prozeß der Inkorporation in das Murein gegen Penicillin sensibel ist. Das Chloromycin hemmt zwar die Eiweiß-Synthese, es beeinflußt aber die Glycin-Inkorporation in das Murein nicht. Andererseits wird der Kreis der gehemmten Reaktionen bei der Erhöhung der Chlortetracyclin- und Oxytetracyclin-Konzentrationen erweitert, und deshalb wird auch ein vollständiger Abbruch der Glycin-Inkorporation möglich.

In Versuchen mit *E. coli* B und *B. cereus* ließ sich eindeutig nachweisen, daß die Chlortetracyclin-Konzentrationen bakteriostatisch wirken, die auch die Eiweiß-Synthese hemmen.

Das sind 1 µg/ml für *E. coli* und 0,1 µg/ml für *B. cereus* [42]. Um die Nukleinsäuren-Synthese zu 40—60% zu hemmen, muß der Antibiotikum-Gehalt im Nährboden etwa um das Zehnfache erhöht werden.

Sazykin und Borisova setzten 25 µg/ml Oxytetracyclin einer sich vermehrenden Kultur von *S. aureus* 209 P 30 Min. nach Inkubationsbeginn zu. Die Anfangskonzentration der Zellen betrug 500 Mio/ml und die Temperatur 37 °C.

Die Eiweißmenge in den Zellen (pro 1 ml Kultur) erhöhte sich innerhalb der ersten 30 Min. der Inkubation mit dem Antibiotikum z. B. um 15% und nahm anschließend weiter zu. Die RNS-Menge stieg innerhalb von 90 Min., d. h. bis zum Ende des Versuchs, auf das 2,5fache, die DNS-Menge stieg im gleichen Zeitraum auf das 1,5fache an [43]. So wurde auch in dieser Arbeit eine stärkere Hemmung der Eiweiß-Synthese durch Oxytetracyclin im Vergleich zur Nukleinsäuren-Synthese nachgewiesen. Die 30 Min. nach dem Oxytetracyclin in den Nährboden eingebrachten Inhibitoren der RNS-Synthese Aurantin (3 µg/ml) und Albomycin (25 µg/ml) verursachten einen schnellen Abbruch der in Gegenwart von Oxytetracyclin ablaufenden RNS-Synthese [43a].

Das ließ sich bei *S. aureus* (Versuche mit Aurantin) und bei *E. coli* (Versuche mit Albomycin) beobachten.

W. Mann und Lung-sen Chen [43b] konnten bei *E. coli* eine hohe Empfindlichkeit der Eiweiß-Synthese gegenüber Chlortetracyclin nachweisen. Die Ammoniak-Resorption wurde in diesen Versuchen in Gegenwart von 2,5 µg/ml Antibiotikum um 50% gesenkt, während die Eiweiß-Synthese bei einer Chlortetracyclin-Konzentration von 2 µg/ml zu 90% gehemmt wurde. Die hohe Empfindlichkeit der Eiweiß-Synthese gegenüber Chlortetracyclin konnte auch in einer weiteren Untersuchung an *E. coli* nachgewiesen werden [44].

Eine ähnliche Hemmwirkung auf die Eiweiß-Synthese bei *E. coli* wurde auch mit Oxytetracyclin beobachtet [45].

Chlortetracyclin und Oxytetracyclin zählen zu den stärksten Inhibitoren der Synthese des M-Eiweißes bei *Streptococcus faecalis* [46].

Schließlich tritt die Eigenschaft der Tetracycline, als Inhibitoren der Eiweiß-Synthese zu fungieren, auch bei Untersuchungen über ihre Einwirkung auf die adaptative Enzymbildung zutage. Schon 1951 wurde darüber berichtet, daß Chlortetracyclin und Oxytetracyclin die Ausbildung des an der Lactose-Oxydation beteiligten Enzymapparates in *E. coli*-Zellen verhinderten [47]. Die beiden Antibiotika hemmen gleichfalls die Bildung des Benzoesäure oxydierenden Enzymapparates bei *Pseudomonas aeruginosa* [48] und die der Arginin-, der Lysin- und der Glutaminsäure-Dekarboxylase in *E. coli*-Zellen [28, 49—52]. Weiterhin hemmte Oxytetracyclin die adaptive Penicillase-Synthese in

S. aureus-Zellen in Konzentrationen, die das Wachstum relativ wenig beeinflussen [53].
Die Verschiedenartigkeit der Enzymsysteme, deren Synthese durch die Tetracycline gehemmt wird [47, 51, 53—58], spricht für ein Eingreifen der Antibiotika in den Proteinsynthese-Mechanismus selbst[1].
Abschließend muß noch hinzugefügt werden, daß nicht nur die drei Tetracyclin-Antibiotika, sondern auch das Demethylchlortetracyclin und das 6-Methylen-5-oxytetracyclin bei Kontakt mit der Mirobenzelle in erster Linie die Eiweiß-Synthese hemmen [62].

Die Tetracycline und die Nukleinsäure-Synthese

Es wurde bereits erwähnt, daß die Tetracycline im Gegensatz zum Chloromycetin in hohen Konzentrationen die Nukleinsäuren-Synthese hemmen. Schon in den 50er Jahren wurden einzelne Angaben zu dieser Fragestellung publiziert [45, 63, 64]. Später ließ sich zeigen, daß bei einer durch Tetracycline verursachten Hemmung der Eiweiß-Synthese in *E. coli*-Zellen aus diesen Ribonukleoproteid-Teilchen isoliert werden können, die sich von den Ribosomen analog den „Chloromycetin-Teilchen" durch eine höhere Empfindlichkeit gegenüber Ribonuklease unterscheiden und ein ähnliches hydrodynamisches Verhalten zeigen wie die zuletzt genannten Partikel [62, 65].
Daraus wurde geschlossen, daß bei Kontakt mit Inhibitoren der Eiweiß-Synthese eine allgemeine Gesetzmäßigkeit gilt: Da das Eiweiß für die Ausbildung von Ribosomen nicht ausreicht, häufen sich die Vorstufen der Ribosomen in der Zelle an.

Die Tetracycline und die Murein-Synthese

Zunächst sollte auf eine Besonderheit der Versuchsanordnungen zum Nachweis einer Hemmwirkung der Tetracycline gegenüber der Murein-Synthese hingewiesen werden. Die wirksamen Antibiotika-Konzentrationen waren mindestens um das Zehnfache höher als die für eine Hemmung der Eiweiß-Synthese erforderlichen Konzentrationen. Park [66] wies nach, daß die Lysin-Inkorporation in die Zellwand-Fraktion von *S. aureus* durch Chlortetracyclin in einer Konzentration von 50 µg/ml zu 85% gehemmt wurde. Nach anderen Autoren [67] hemmen 100 µg/ml Chlortetracyclin die Murein-Synthese in *S. aureus* vollständig, wenn dieser Mikroorganismus in einem die Murein-Synthese, nicht aber die Vermehrung gewährleistenden Nährboden inkubiert wurde. Snell und Mitarbeiter [68—71] unternahmen Versuche mit Tetracyclin-Konzentrationen in der Größenordnung von

[1] Über eine Hemmung der Eiweiß-Synthese in intakten tierischen Zellen (Gewebeschnitte [59, 60]) durch Tetracyclin gibt es nur wenige Hinweise. Im Jahre 1967 wurde über eine Hemmung der Eiweiß-Synthese in Euglena-Zellen durch dieses Antibiotikum berichtet [61].

50 µg/ml. Nach SNELL besteht zwischen dem Ring A der Tetracycline und der Glutaminsäure eine strukturelle Ähnlichkeit, die Ursache für eine Reihe von in der Zelle hervorgerufenen biochemischen Veränderungen sein kann. In Gegenwart von Oxytetracyclin in der angegebenen höheren Konzentration wird die in *E. coli* 21-Zellen synthetisierte D-Glutaminsäure in geringerem Maße in das Polymere der Zellwand eingebaut als im Kontrollversuch. Es konnte auch gezeigt werden, daß die Fähigkeit des Oxytetracyclins, die Ausbreitung der Glutaminsäure innerhalb der Zellfraktionen zu beeinflussen, bei einer Veränderung an den funktionellen Gruppen im Ring A des Antibiotikums in stärkerem Maße vermindert wird als bei einer Veränderung an anderen Teilen des Moleküls [71]. Dabei wird jedoch nicht in Betracht gezogen, inwieweit Veränderungen des Moleküls an den funktionellen Gruppen auch andere mögliche Wirkungsmechanismen, z. B. durch Beseitigung des Komplexbildungsvermögens, ausschalten können. In einigen Derivaten wurden z. B. die Hydroxygruppen an den Ringen A und B durch Methoxygruppen ersetzt, d. h., ohne die „biochemische Aktivität" dieser Substanz auf Kosten eines „Verlustes der Analogie des A-Ringes zur Glutaminsäure" zu beeinträchtigen. Das gleiche gilt für die Substitution der an der Komplexbildung beteiligten Hydroxygruppe des Ringes B.

Möglicherweise steht die von M. F. CHANINA [72] beobachtete Anhäufung von Uridinphosphat-Peptiden in mit hohen Tetracyclin-Dosen (40 Einheiten/ml) behandelten *E. coli*-Zellen mit der Hemmung der Murein-Synthese im Zusammenhang. Ohne Zweifel ist jedoch die Eiweiß-Synthese wesentlich empfindlicher gegen Tetracycline als die Zellwandbildung. Dieser Umstand bewirkt den bakteriostatischen Effekt der Tetracycline. Er führt aber auch dazu, daß selbst bei so hohen Tetracyclin-Konzentrationen in den Zellen, bei denen die Synthese der Hauptkomponenten des Zytoplasmas bereits abgebrochen wurde, die Hemmung der Zellwand-Bildung nicht in dem Maße zur Lysis führen muß, wie das bei Penicillin-Einwirkung der Fall ist. Darüber hinaus ist seit langem bekannt, daß Tetracycline, wenn sie gemeinsam mit Penicillin auf in Vermehrung begriffenen *S. aureus*-Zellen einwirken, die lytische Wirkung des letzteren beeinträchtigen [73, 74].

Elektronenmikroskopische Untersuchungen an *S. aureus* H-Zellen ergaben, daß die Vermehrung dieser Zellen schon durch geringe Tetracyclinmengen (1 µg/ml) zum Stillstand kommt [75]. Nach längerer Inkubation der Kultur mit dem Antibiotikum konnte an Zellschnitten ein Anschwellen der Zellwände sichtbar gemacht werden. Trotz des Ausbleibens der Vermehrung läuft die Synthese hochmolekularer Verbindungen, z. B. die von Murein weiter. Auch mit biochemischen Methoden ließ sich die Fortsetzung der Murein-Synthese in Staphylococcen-Zellen bei Kontakt mit Tetracyclinen nachweisen [76].

Schließlich darf man nicht außer acht lassen, daß die Tetracycline auch gegen solche Mikroorganismen-Arten, die keine Zellwand haben, wirksam sind [77]. Das ist ebenfalls ein indirekter Beweis für einen antimikrobiellen, nicht auf die Zellwand gerichteten, Wirkungsmechanismus der zur Tetracyclin-Reihe gehörenden Antibiotika.

Die Tetracycline und die Eiweiß-Synthese im zellfreien System

In den Jahren 1963 bis 1964 wurden zuerst Arbeiten über die Tetracyclinwirkung auf die Eiweiß-Synthese in aus gereinigten Komponenten bestehenden zellfreien Präparaten veröffentlicht [78, 79].

Ribosomen, sRNS und pH-5-Fraktionen wurden aus *E. coli*-Zellen isoliert. Als Vergleich diente ein zellfreies System aus Rattenleber. Die Tetracyclinwirkung wurde nach der Menge des in das Eiweiß inkorporierten C^{14}-Leuzins beurteilt. Bereits in kleinen Dosen (4 μM) hemmten Chlortetracyclin, Oxytetracyclin und Tetracyclin die Eiweiß-Synthese merklich. Eine Untersuchung des Einflusses von Chlortetracyclin auf die Bindung von Leuzin an die tRNS erbrachte, daß dieser Prozeß gegen das Antibiotikum wie auch gegen andere Inhibitoren der Eiweiß-Synthese, wie Chloromycetin und Puromycin, unempfindlich ist[1]. Analog dem Puromycin hemmte auch das Chlortetracyclin die „Übertragung der Aminosäuren von der tRNS auf das Ribosom". Es beeinträchtigte also eines der Endstadien der Eiweiß-Synthese. Ein zellfreies System aus tierischem Gewebe war gegen die Tetracycline weniger empfindlich als das entsprechende Präparat aus Bakterien. Dieser Unterschied war beim Oxytetracyclin und beim Tetracyclin besonders deutlich. So wurde die Aktivität eines Rattenleber-Präparates bei einer Chlortetracyclin-Konzentration, die eine 89%ige Hemmung der Aktivität eines *E. coli*-Systems verursachte, nur zu 72% gehemmt. In der gleichen Konzentration hemmte Oxytetracyclin die Eiweiß-Synthese zu 86 bzw. 27%.

Unter Versuchsbedingungen, die eine starke Hemmung der Eiweiß-Synthese ermöglichen, vermochte das Chlortetracyclin höchstens 5% der in dem zellfreien System enthaltenen Mg-Ionen binden, so daß sich die antibiotische Wirkung nicht durch den Entzug von Mg-Ionen aus dem Reaktionsgemisch erklären ließ.

Bindung der Tetracycline durch verschiedene Komponenten des zellfreien Systems der Eiweiß-Synthese

Im Jahre 1965 erschien eine Arbeit, in der behauptet wurde, daß ^{3}H-Tetracyclin weder durch intakte Ribosomen noch durch deren 30 S- und 50 S-Untereinheiten gebunden wird [81]. Im gleichen Jahr wurde von einer anderen Arbeitsgruppe eine gegenteilige Meinung vertreten [82].

Dabei wurde ebenfalls H^3-Tetracyclin verwendet. Die Lokalisation der markierten Produkte wurde mittels Zentrifugation im Saccharose-Dichtegradienten vorgenommen. Man fand, daß Tetracyclin von den 70 S-Ribosomen und ihren 30 S-Subeinheiten gebunden wird.

1966 wurden jedoch Arbeiten eines weiteren Kollektivs veröffentlicht, in denen nachgewiesen wurde, daß die Tetracycline im Gegensatz zu anderen Antibiotika

[1] A. A. Nikiforova, M. N. Jegorova und I. M. Matveeva wiesen die Unfähigkeit der Tetracycline nach, die Aktivierung der Aminosäuren, d. h. die „erste Etappe der Eiweiß-Biosynthese" zu hemmen [80].

nicht an einer bestimmten Ribosomen-Untereinheit lokalisiert werden 7-^{3}H-Tetracyclin wird sowohl durch die 30 S- und wie auch durch die 50 S-Untereinheit gebunden [83, 84]. Eine 70 S-Ribosomen-Suspension aus *E. coli* wurde nach Inkubation mit markiertem Tetracyclin gegen eine $5 \cdot 10^{-4}$ molare $MgCl_2$-Lösung dialysiert. Die 30 S- und 50 S-Subeinheiten wurden durch Zentrifugation im Saccharose-Dichtegradienten getrennt und in beiden Untereinheiten Radioaktivität gemessen. Auch bei Kontakt vorher isolierter 30 S- oder 50 S-Subeinheiten mit Tetracyclin kam es zu einer Bindung. Hohe Mg^{2+}-Konzentrationen [10^{-2} M] beeinträchtigten die Bindung dagegen etwas [83]. Weiterhin fanden dieselben Autoren, daß während der Assoziation der beiden Untereinheiten zum 70 S-Ribosom eine Neuverteilung des an eine Untereinheit gebundenen Tetracyclins auf beide Partikel stattfindet [84]. Dadurch werden auch die in der nachfolgenden Tabelle angegebenen Werte verständlich. Das zuvor an eine beliebige Untereinheit gebundene Tetracyclin hemmte die Eiweiß-Synthese des vollständigen Systems in gleichem Maße. Wenn das Tetracyclin durch beide Subeinheiten gebunden wurde, erhöhte sich der prozentuale Grad der Hemmung der Polypeptid-Synthese nur geringfügig.

In der nachfolgenden Aufstellung sind Untersuchungsergebnisse über den Einfluß des an die 30 S- oder 50 S-Untereinheiten von *E. coli* 70 S-Ribosomen gebundenem Tetracyclins auf die ^{14}C-Phenylalanin-Inkorporation in Gegenwart von Polyuridylsäure zusammengestellt:

Ribosomen	inkorporiert. Phenylalanin m µM	Hemmung %
50 S – 30 S –	2,9	0
50 S – 30 S + 10 γ Tetracyclin	0,6	79
50 S (Tetracyclin) – 30 S (Tetracyclin)	0,9	69
50 S (Tetracylin) – 30 S	1,2	59
50 S – 30 S (Tetracyclin)	1,4	52

Die Berechnung der Anzahl an Tetracyclin-Molekülen, die auf ein 70 S-Ribosom bzw. auf jede Untereinheit entfallen, ergab keinen genauen Wert. Die Menge des gebundenen Antibiotikums hängt von der Mg^{2+}-Konzentration ab. Offenbar bindet jede Untereinheit ein Tetracyclin-Molekül [84] bei einer Mg^{2+}-Konzentration von $5 \cdot 10^{-4}$ M, während bei 10^{-2} M nur ein Antibiotikum-Molekül pro Ribosom fixiert wird [83].

In einem zellfreien System der Eiweiß-Synthese können die Tetracycline nicht nur durch Ribosomen gebunden werden. So ließ sich nachweisen, daß H^3-Tetracyclin auch durch Polynukleotide wie Polyuridylsäure oder Polyadenylsäure sowie durch sRNS gebunden wird. Magnesium-Ionen beeinträchtigen dabei die Bindung merklich. Die Polyphenylalanin-Synthese wird durch Tetracyclin nicht gehemmt, wenn es an Polyuridylsäure oder tRNS gebunden ist und kann aus diesem Komplex weder durch Dialyse noch durch Zentrifugation in 10%iger Saccharose-Lösung abgetrennt werden.

Die Tetracycline und die Bildung des Ribosomen-Matrizen-Komplexes

In mehreren Forschungsarbeiten wurde fast gleichzeitig gefunden, daß Chlortetracyclin und Tetracyclin auf die Bindung von C^{14}-Polyuridylsäure an die Ribosomen keinen Einfluß haben [85—87]. Das Unvermögen dieser Antibiotika, die Ausbildung einer Bindung zwischen Matrize und Ribosomen zu stören, ließ sich auch in Versuchen mit natürlicher Messenger-RNS nachweisen. *Bacillus megaterium* KM-Zellen wurden 30 Sekunden lang mit H^3-Uridin inkubiert, danach wurden sie schnell eingefroren und zerstört. Die anschließende Messung der Radioaktivität in den verschiedenen durch Zentrifugation im Saccharose-Dichtegradienten gewonnenen Fraktionen ergab, daß die Anwesenheit von Tetracyclin (10 μg/ml) während des Kontaktes der Zellen mit H^3-Uridin das Ausmaß und die Verteilung der Radioaktivität in den Polyribosomen-Fraktionen nicht beeinflußte[1] [88].

Die Hemmung der Polyphenylalanin-Synthese durch Tetracyclin soll auch bei Variation der Polyuridylsäure-Konzentration nicht verändert werden [86]. Die Basen-Zusammensetzung der Matrize beeinflußt jedoch in bekanntem Maße die Aktivität der Tetracycline. So wurde die Lysin-Inkorporation in Gegenwart von Polyadenylsäure durch Chlortetracyclin zu 56%, die Prolin-Inkorporation (Polycytidylsäure) zu 75% und die Phenylalanin-Inkorporation (Polyuridylsäure) zu 70% gehemmt. Bei Poly-AU (5:1) betrug die Hemmung 50% und bei Poly-CU (1:1) 25% [87].

Die Tetracycline und die Bindung von Aminoacyl-tRNS durch Ribosomen

Suarez und Nathans [85] kamen zu wichtigen Aussagen über die Wirkung des Tetracyclins auf die Eiweiß-Synthese. Im Jahre 1965 berichteten sie, daß dieses Antibiotikum im Gegensatz zum Chloromycetin und Puromycin die Bindung der Aminoacyl-tRNS durch den Ribosomen-Matrizen-Komplex hemmt. Um den Bindungsprozeß von der anschließenden Synthese der Peptidkette zu isolieren, brachten sie in das Inkubationsgemisch, das Ribosomen, den 105000-g-Überstand von *E. coli* B-Zellen sowie Polyuridylsäure enthielt, ^{14}C-N-Acetyl-phenylalanyl-tRNS ein. Dadurch wurde die Polyphenylalanin-Synthese unterbunden. Tetracyclin hemmte in einer Konzentration von 10^{-4} M die Bindung der Aminoacyl-tRNS zu 44%. Puromycin und Chloromycetin waren dagegen inaktiv.

[1] Interessanterweise ließen sich bei der Einwirkung von Tetracyclinen auf zellfreie Systeme tierischer Herkunft genauso wie beim Chloromycetin etwas andere Ergebnisse beobachten. Dabei hemmte Tetracyclin die Bindung der Messenger-RNS an Retikulozyten-Ribosomen [89].

In das Inkubationsgemisch wurde kein ATP und auch kein ATP-bildendes System eingebracht. Die Tetracyclinwirkung ließ sich also nicht durch eine Beeinträchtigung des normalen Ablaufs der energieliefernden Reaktionen erklären. Die Autoren begründen die im Vergleich zur Proteinsynthese geringere prozentuale Hemmung der C^{14}-Aminoacyl-tRNS-Bindung damit, daß das Antibiotikum nur mit einem der beiden Lokalisationspunkte der tRNS am Ribosom reagiert, was bereits eine fast vollständige Hemmung der Polypeptid-Synthese ermöglicht. Eine Erhöhung der Aminoacyl-tRNS-Konzentration auf das Achtfache beeinträchtigt die Tetracyclinwirkung auf die Bindung durch den Ribosomen-Matrizen-Komplex nicht.

Im gleichen Jahre berichteten andere Autoren [86, 87] über eine Hemmung der Aminoacyl-tRNS-Bindung an den Ribosomen-Matrizen-Komplex bei *E. coli* B durch Chlortetracyclin. Dabei wurde wiederum dargelegt, daß andere die Eiweiß-Synthese hemmenden Antibiotika wie Puromycin[1], Gaugerotin und Neomycin diesen Prozeß nicht beeinflussen [86].

Im Jahre 1967 wurde der Einfluß des Tetracyclins auf die tRNS-Bindung an den Ribosomen-Matrizen-Komplex unter Verwendung von P^{32}-tRNS untersucht [90]. Das System enthielt Polyribosomen aus *B. megaterium* KM und den *E. coli* B-Überstand und zeigte eine hohe Proteinsynthese-Aktivität. Dabei ließ sich auch eine Hemmung der tRNS-Bindung an die Polyribosomen durch Tetracyclin nachweisen. Der Autor versuchte die bereits 1964 [79] veröffentlichten gegensätzlichen Ergebnisse dadurch zu erklären, daß damals möglicherweise eine unspezifische Bindung der tRNS an die Ribosomen vorlag.

Das Stadium, in dem die Tetracycline in den Prozeß der Eiweiß-Synthese eingreifen, kann heute als weitgehend präzisiert angesehen werden. Die molekulare Wirkungsweise der Tetracycline ist dagegen noch unklar, da selbst der Mechanismus der Reaktion zwischen der Aminoacyl-tRNS und dem Ribosom noch nicht völlig geklärt ist.

Es sei noch einmal erwähnt, daß für die Bindung der Aminoacyl-tRNS an den Ribosomen-Matrizen-Komplex weder ATP noch ein ATP-bildendes System im Inkubationsgemisch erforderlich ist[2]. Damit wird die Möglichkeit einer Einwirkung der Tetracycline auf die Eiweiß-Synthese auf dem Wege über eine Hemmung energieliefernder Reaktionen ausgeschlossen.

Am Schluß dieses Abschnitts sei auf die ähnliche Wirkung der verschiedenen Vertreter der Tetracyclin-Gruppe in zellfreien Systemen der Polypeptid-Synthese bei *E. coli* verwiesen. Bei gleicher Konzentration hemmte Chlortetracyclin die Polyphenylalanin-Synthese zu 45%, Tetracyclin zu 40% und Oxytetracyclin zu 36% [87].

[1] Im Gegensatz zum Puromycin bewirkt das Tetracyclin keine Loslösung der Polypeptide vom Ribosomen-Matrizen-Komplex [90].

[2] Über die Notwendigkeit für die Anwesenheit von Proteinfaktoren und GTP bei der enzymatischen Bindung von Aminoacyl-tRNS siehe Ravel, J. M., Thoray, R. L. und Froehner, St., (Arch. Biochem. Biophys. **125**, (1968) 514).

Die Tetracycline und die energieliefernden Reaktionen

Die Wirkung von Tetracyclinen auf energieliefernde Reaktionen wurde bis jetzt unter drei Aspekten untersucht: Beeinflussung der Atmung und des anaeroben Kohlenhydrat-Abbaues, Beeinflussung der oxydativen Phosphorylierung, Beeinflussung der Systeme der Elektronenübertragung unter Beteiligung von Flavinen oder von Vitamin K. Das nachfolgend besprochene Untersuchungsmaterial gibt jedoch keine Veranlassung, die Vorstellung, daß die Tetracycline in erster Linie Inhibitoren der Eiweiß-Synthese sind, zu überprüfen oder anzunehmen, daß sie einer Antibiotikagruppe mit anderem Wirkungsmechanismus angehören könnten.

Die Wirkung der Tetracycline auf Atmung und Gärung

Auf die im Vergleich zur Eiweiß-Synthese verringerte Empfindlichkeit der energieliefernden Reaktionen bei *S. aureus* gegenüber Chlortetracyclin wurde schon von GALE hingewiesen [39]. Nach SAZYKIN [91] und LOMMEL [92] wird bei der Einwirkung von Tetracyclinen auf in Vermehrung befindliche *S. aureus*-Kulturen die Unterbrechung der Vermehrung nicht von einer verminderten Sauerstoff-Absorption durch die Zellen begleitet. Die den Verlauf der Atmung über einen längeren Zeitraum wiedergebende Kurve ist mit der Atmungskurve für eine ruhende Kultur in einem stickstofffreien Nährboden zu vergleichen, d. h., je Zeiteinheit wird die gleiche Sauerstoffmenge resorbiert. Bei den Untersuchungen von SAZYKIN [91] übte Chlortetracyclin über die Dauer von vier Stunden praktisch keinen Einfluß auf die Resorption des nach Warburg bestimmten Sauerstoffs durch *S. aureus*-Zellen aus. Bei einer Antibiotikum-Konzentration zwischen 1 und 20 μg/ml ließ sich keine Beeinträchtigung der Atmung beobachten. Dies alles widerspricht der Vorstellung, daß die antimikrobielle Wirkung der Tetracycline in erster Linie auf die aeroben oder anaeroben, energieliefernden Prozesse gerichtet sein könnte.

Trotzdem wurde seit 1953 mehrfach eine Hemmung einzelner Atmungs- und Gärungsreaktionen durch Tetracycline beschrieben [93, 94]. Bei der Fähigkeit der Tetracycline, innerkomplexe Verbindungen mit Metallen (Enzymaktivatoren) einzugehen und so Enzyme zu inaktivieren, können diese Beobachtungen nicht überraschen.

Zum Teil können diese Arbeiten unter einem weiteren für sie gemeinsamen Aspekt, nämlich der Verwendung sehr hoher Antibiotika-Konzentrationen, gesehen werden. In einem Falle hemmte Oxytetracyclin in einer Konzentration von 1000 μg/ml die Umwandlung von Glukonat in 2-Ketoglukonat durch Zellen eines *E. coli*-Stammes, der bereits durch 1 μg Antibiotikum pro 1 ml Nährboden in seinem Wachstum beeinträchtigt wurde [95]. Bei Konzentrationen dieser Größenordnung katalysiert Oxytetracyclin nach anderen Autoren [96, 97] die nichtenzymatische Oxydation der Askorbinsäure zur Dehydroaskorbinsäure unter Bildung von

Wasserstoffperoxyd, das seinerseits auf die Zelle einwirken und das Bild der Stoffwechselstörung noch unübersichtlicher machen kann[1].
Bei zwei Untersuchungen mit hohen Chlortetracyclin-Konzentrationen (200 μg/ml) ließ sich zeigen, daß die Atmung bei Leptospiren [99] sowie die Oxydation von Glukose, Pyruvat, Glutamat und Aspartat durch *S. flexneri*- und *E. coli* communis-Zellen [100] dem Antibiotikum gegenüber empfindlich waren. Hierbei darf wiederum nicht unerwähnt bleiben, daß nach der Applikation der Tetracyclingehalt im Blut, der normalerweise den Heileffekt ermöglicht, nur einige μg/ml beträgt und die minimale wachstumshemmende Konzentration für viele Mikroorganismen-Arten noch niedriger liegt.
In einer weiteren Arbeit wurden erheblich geringere Chlortetracyclin-Konzentrationen verwendet [101]. In diesem Falle hemmten 45 μg/ml die Oxydation von Glukose, Glukonat, Ribose, Laktat, Pyruvat und Succinat durch *S. flexneri* und *S. aureus* zu annähernd 50%. In einer Versuchsserie mit einem gegenüber 2 μg/ml Antibiotikum empfindlichen *Proteus mirabilis*-Stamm ließ sich zeigen, daß 25 μg/ml Chlortetracyclin die Glukose-Oxydation zu 24%, die Pyruvat-Oxydation zu 39% und die Azetat-Oxydation zu 58% hemmten. Die Oxydation von Bernsteinsäure, Fumarsäure, Äpfelsäure, Oxalessigsäure und Zitronensäure wurde durch das Antibiotikum nicht beeinträchtigt. Aus der Zusammensetzung der Endprodukte der Glukose- und Pyruvat-Dissimilation in Gegenwart von Chlortetracyclin und anderen Faktoren wurde geschlossen, daß das Antibiotikum die Oxydationsprozesse vor allem im Stadium des Azetateinbaus in den Zitronensäure-Zyklus negativ beeinflußt [102—104]. Bei zwei gegen 100 μg/ml Chlortetracyclin resistenten *P. mirabilis*-Mutanten unterschieden sich die Wege der Glukose-Dissimilation von denen des Ausgangsstammes [104].
Es lassen sich noch zahlreiche Arbeiten angeben, die sich mit der Wirkung der Tetracycline auf die energieliefernden Reaktionen in Brucella- [105], *Aerobacter aerogenes*- [106], *Azotobacter vinelandii*- [21], *Proteus vulgaris* OX_{19}- [107, 108] und *Streptomyces rimosus*-Zellen [109] befaßt haben. Entsprechende Untersuchungen wurden auch an Einzellern und Homogenaten von tierischen Geweben vorgenommen [24, 110, 111]. Die vielfältigen Dissimilationswege bei vielen Verbindungen und der Umstand, daß der Ablauf einzelner energieliefernder Reaktionen vom Ausmaß der Nährboden-Aeration beeinflußt wird (die Tetracycline sind allerdings unter aeroben und anaeroben Bedingungen aktiv), verursachen zusätzliche Schwierigkeiten bei dem Versuch, die in voneinander unabhängigen Untersuchungen erzielten Ergebnisse zur Übereinstimmung zu bringen. So gibt es noch keine allgemeingültigen Vorstellungen über die in erster Linie von den Tetracyclinen beeinflußten energieliefernden Reaktionen.
Zu beachten ist, daß bei Verwendung eines Metaboliten dessen Durchtritt durch die zytoplasmatische Membran beeinträchtigt werden kann. Mit dieser Tatsache

[1] Es liegen Ergebnisse vor, nach denen Tetracycline die Oxydation von SH-Gruppen durch Luftsauerstoff katalysieren und in Konzentrationen von 3000 μg/ml den Zystein- und Glutathiongehalt in Hefezellen erniedrigen können [98].

läßt sich z. B. die durch Chlortetracyclin verursachte Verringerung der Sauerstoff-Absorption bei Glutamat oxydierenden *S. flexneri*-Zellen erklären [26]. Das Antibiotikum verringerte die Sauerstoff-Absorption und verzögerte den Glutamat-Abbau in einem Konzentrationsbereich von 20 bis 100 μg/ml. In zellfreien Präparaten war Chlortetracyclin inaktiv.

Die Tetracycline und die oxydative Phosphorylierung

In dieser Richtung wurde vorwiegend an tierischem Gewebe und mit — gemessen an den minimalen, das Mikrobenwachstum hemmenden Konzentrationen — hohen Antibiotika-Dosen gearbeitet. Schon im Jahre 1950 wurde über erste Ergebnisse bezüglich des Chlortetracyclin-Einflusses auf die Phosphorylierung berichtet [113]. Dabei wurde allerdings zwischen der in vivo-Wirkung von Chlortetracyclin und von 2,4-Dinitrophenol keine Analogie festgestellt [112]. 200 μg/ml Chlortetracyclin, die die Sauerstoff-Absorption durch Kaninchen-Mitochondrien praktisch nicht beeinflußten, hemmten die Verwertung von anorganischem Phosphat zu 80%. Eine andere Antibiotikum-Konzentration — 100 μg/ml — verringerte die Phosphat-Absorption schon zu 10%. In einer späteren Arbeit mit Rattenleber-Mitochondrien wurde eine etwas höhere Empfindlichkeit der oxydativen Phosphorylierung gegen Chlortetracyclin beobachtet [25]. In dieser und einer weiteren Untersuchung [114] wurde eine Beziehung zwischen der Chlortetracyclin-Aktivität und der Magnesiumionen-Konzentration im Reaktionsgemisch gefunden. Auch in Versuchen mit Staphylokokken ließ sich eine Hemmung der Phosphorylierung durch Chlortetracyclin und Oxytetracyclin nachweisen [115].

O. A. Gomazkov [116] untersuchte in Versuchen mit Herzmuskel-Homogenaten von Ratten sehr eingehend die Wirkung der Tetracycline auf die oxydative Phosphorylierung. Chlortetracyclin erwies sich als wirksamer Inhibitor der Phosphorylierung. Bei einer Konzentration von etwa 60 μg/ml hemmte es diesen Prozeß zu 50%. Die gleiche Hemmwirkung verursachte eine doppelt so hohe Tetracyclin-Konzentration. Oxytetracyclin war völlig inaktiv. Unter Einfluß von Chlortetracyclin — nicht aber von Tetracyclin — kam es zu einer deutlich ausgeprägten Abgrenzung der Phosphorylierung von der Atmung. Der letztere Prozeß wurde zwar auch gehemmt, aber in sehr viel geringerem Maße als die Phosphorylierung. Weiterhin konnte Gomazkov nachweisen, daß Magnesiumionen im Inkubationsgemisch die durch Chlortetracyclin und Tetracyclin verursachte Hemmung von Phosphorylierung und Atmung abschwächen. Dabei wirkten die Mg-Ionen auf die Phosphorylierung in stärkerem Maße als auf die Atmung. Es gelang jedoch nicht, durch Wahl einer geeigneten Mg^{2+}-Konzentration solche Bedingungen zu schaffen, bei denen die Phosphorylierung weniger als die Atmung durch die Tetracycline gehemmt wurde. Mit den von Gomazkov und anderen Autoren erzielten Ergebnissen lassen sich zweifelsohne einige pharmakologische Eigenschaften der Tetracycline erklären [116, 117]. Für die Aufklärung des antimikrobiellen

Wirkungsmechanismus dieser Antibiotika haben diese Ergebnisse jedoch nur geringe Bedeutung. Sowohl die erhöhte Konzentration an Antibiotikum wie auch die in den Untersuchungen an Mikroorganismen nicht zu beachtenden qualitativen Unterschiede in der Wirkung der einzelnen Tetracycline berechtigen bisher nicht zu der Aussage, daß die oxydative Phosphorylierung das gegenüber den Tetracyclinen empfindlichste Glied des Stoffwechsels der Mikrobenzelle ist.

Das Chlortetracyclin und das unter Mitwirkung von Flavinen ablaufende System des Elektronen-Transports

In über einen längeren Zeitraum durchgeführten Untersuchungen entwickelten Saz und Mitarbeiter Modelle für die charakteristische Wirkung des Chlortetracyclins auf die Systeme des Elektronen-Transports und streiften dabei die Frage nach der Ursache für die Resistenz gegenüber diesem Antibiotikum. In den ersten Mitteilungen dieses Arbeitskreises [29, 118—120] wurde darüber berichtet, daß wäßrige Extrakte zerstörter *E. coli* E 26-Zellen unter bestimmten Versuchsbedingungen die Nitrogruppe des Chloromycetins reduzieren und das entsprechende Arylamin bilden. In einer Konzentration von 10 μg/ml hemmte Chlortetracyclin diese Reaktion zu 43%, in einer Konzentration von 100 μg/ml zu 63%. Weiter ließ sich zeigen, das an der Reduktion der Nitrogruppe von Chloromycetin oder p-Nitrobenzoesäure ein Enzym, das ein Flavinmononukleotid enthält, beteiligt ist, und daß in die Reaktion auch Mn^{2+}-Ionen eingehen.
Die Nitroreduktase eines gegen Chlortetracyclin resistenten *E. coli*-Stammes zeigte keine Aktivitätsverminderung bei Anwesenheit des Antibiotikums. Dabei kam es zu einer im Vergleich mit dem Enzym des empfindlichen Ausgangsstammes weit schwächeren Dissoziation zwischen Flavin-mononukleotid, Metall und Eiweiß. Von daher war zu vermuten, daß die Abschwächung der Enzymsensibilität gegen Chlortetracyclin die Folge einer erhöhten Festigkeit der Bindung zwischen den drei Komponenten ist. Auf Grund von Untersuchungen mit gereinigten Enzympräparaten aus *E. coli* E 26 kam Saz zu der Auffassung, daß das Chlortetracyclin den Elektronen-Transport in einem System mit Elektronenpaar-Akzeptoren in dem Stadium hemmt, in dem die reduzierten konjugierten Flavine wieder oxydiert werden [121, 122]. In diesem Falle war Chlortetracyclin aktiver als in den oben besprochenen Untersuchungen: 0,5 μg/ml verursachten schon eine Hemmung von 36%, 10 μg/ml von 88%.
Bei allem Wert dieser Arbeiten können die aus den Ergebnissen gezogenen Schlußfolgerungen nicht verallgemeinert werden. Von einer anderen Arbeitsgruppe wurden Versuche mit Nocardia V durchgeführt, einer bereits gegen 1 μg/ml Chlortetracyclin empfindlichen Mikroorganismenart. Es zeigte sich, daß das zellfreie Nitroreduktase-System in diesem Falle nicht durch das Antibiotikum gehemmt wurde [123]. Es ließen sich auch keine Unterschiede in den Eigenschaften der Enzymsysteme aus gegen Chlortetracyclin sensiblen und resistenten Zellen finden. Schließlich konnte Saz in eigenen Untersuchungen feststellen, daß Oxytetra-

cyclin und Tetracyclin im Gegensatz zum Chlortetracyclin praktisch inaktiv waren: Um einen deutlichen Effekt zu erzielen, mußte die Dosis um das 100 bis 200fache erhöht werden. Abgesehen davon stehen jedoch die Kreuzungs-Stabilität der Bakterien gegen Chlortetracyclin, Oxytetracyclin und Tetracyclin, die Ähnlichkeit dieser Antibiotika in ihren antibakteriellen Wirkungsspektren sowie ihre ähnliche antibiotische Aktivität pro Gewichtseinheit außer Frage.
Hinzuzufügen ist, daß die antibiotisch inaktiven Substanzen Aureonamid und Isoaureomycin [124, 125] bei der Einwirkung auf das Nitroreduktase-System von *E. coli* E 26 die gleiche Aktivität wie Chlortetracyclin (Aureomycin) aufwiesen. Es gibt also genügend Gründe dafür, die Möglichkeit einer Beziehung zwischen den Beobachtungen von SAZ und dem antibiotischen Wirkungsmechanismus des Chlortetracyclins zurückhaltend zu beurteilen. Unabhängig davon besitzt der Fall einer Beeinflussung dieses bestimmten Enzyms durch Chlortetracyclin großes Interesse.
Die oben besprochene Nitroreduktase aus *E. coli* E 26 ist nicht das einzige Beispiel für ein gegen Chlortetracyclin empfindliches Flavoproteid-Enzym. Einige Arbeiten befaßten sich mit Untersuchungen über die Hemmwirkung der Tetracycline auf die Aktivität eines aus tierischem Gewebe isolierten D-Aminosäure-Oxydase-Präparates, das als Koenzym Flavin-adenin-dinukleotid benötigt [126—128]. Neben den Tetracyclinen beeinflußten auch viele andere Substanzen die Aktivität dieses Enzyms. Es liegt also keine spezifische Tetracyclin-Wirkung vor.
Auch in Versuchen an intakten Zellen wurden Wechselbeziehungen zwischen den Tetracyclinen und den Flavinen gefunden. Bei *Streptococcus faecalis* wurde die Riboflavinbildung durch Chlortetracyclin gehemmt und die wachstumshemmende Wirkung des Antibiotikums durch das Vitamin abgeschwächt [129].
In einer weiteren Arbeit wurde eine Verminderung der Aktivität von Oxytetracyclinen und Chlortetracyclin gegen *E. coli* B in Gegenwart von Riboflavin festgestellt [130]. Diese Ergebnisse haben jedoch keine große Bedeutung, denn unter bestimmten Bedingungen war auch eine Abschwächung der Chlortetracyclin-Wirkung durch Aminosäuren [131, 132], durch Nikotinamid, Kalzium-panthotenat, Adenin, Uracil und einige andere Verbindungen [133, 134] zu bemerken. Die verschiedenartigen Strukturen der antagonistisch wirkenden Substanzen deuten eher auf eine durch sie verursachte Wachstumsstimulierung und kaum auf eine Beteiligung an speziell durch Chlortetracyclin beeinflußten biochemischen Reaktionen hin.

Die Tetracycline und das unter Mitwirkung von Vitamin K ablaufende System des Elektronen-Transports

V. N. ŠAPOŠNIKOV und V. K. PLAKUNOV fanden eine Beziehung zwischen der antibiotischen Wirkung des Tetracyclins und einer Beeinträchtigung des durch Vitamin K bewerkstelligten Elektronen-Transports [135—138]. Nach PLAKUNOV besteht eine Strukturanalogie zwischen dem A-Ring der Tetracycline und dem heterocyclischen Ring des Vitamin K-Antagonisten Dikumarin. Die Zellen einer gegenüber den Tetracyclinen resistenten *S. aureus* 209 P-Mutante enthielten erheblich weniger Vitamin K (offenbar aus der K_2-Gruppe) und waren dem Vitamin K-Antagonisten gegenüber etwas widerstandsfähiger als die Zellen des Ausgangsstammes. Die stabile Mutante oxydierte eine ganze Reihe organischer Säuren, die vom Ausgangsstamm metabolisiert wurden, nicht und unterschieden sich von letzterem durch eine verlangsamte Vermehrungsgeschwindigkeit. Obwohl die Vorstellung über Vitamin K-antagonistische Eigenschaften der Tetracycline von großem Interesse ist, läßt sie sich bis jetzt nur indirekt begründen. Offenbar ist eine endgültige Beweisführung nur in Versuchen an zellfreien Enzymsystemen zu erreichen. Das umso mehr, als bei Mikroorganismen in einem einzelnen Elektronentransport-System Chinone (darunter auch Vitamin K) neben Flavinen, mit denen die Tetracycline nach den Ergebnissen der oben besprochenen Untersuchungen ebenfalls zu reagieren vermögen, vorkommen können.[1]

Der antimikrobielle Wirkungsmechanismus der Tetracycline ist also offenbar sehr kompliziert. Es gibt zahlreiche Hinweise auf einen Hemmeffekt dieser Antibiotika gegenüber der Aktivität der verschiedensten Oxydations-Reduktions-Enzyme [140—153], aber auch gegen eine Vielzahl anderer Enzyme [154—172]. In zahlreichen Fällen zeigten Tetracycline nur eine schwache Aktivität [154, 162, 162] und die Reaktionsfähigkeit der Enzyme wurde häufiger erst bei hohen Antibiotika-Dosen beeinträchtigt.

Biochemische Grundlagen der mikrobiellen Resistenz gegen Tetracycline

In Versuchen mit *E. coli* und C^{14}- oder H^3-markiertem Chlortetracyclin, Oxytetracyclin und Tetracyclin ließ sich zeigen, daß die Zellen resistenter Bakterienstämme Tetracyclin-Antibiotika nur wenig oder überhaupt nicht absorbieren [173—175]. Dieser Befund wird durch die Beobachtung bestätigt, daß die aus resistenten Zellen isolierten zellfreien Systeme der Eiweiß-Synthese weiterhin gegenüber Tetracyclinen empfindlich sind [173, 176]. Außerdem wurde von mehreren Arbeitsgruppen der Einfluß der Tetracycline auf die energieliefernden Reaktionen untersucht. Es zeigte sich, daß einige Enzymsysteme in Zellen tetracyclinresistenter Stämme inaktiv oder nur schwach wirksam waren. Nach Kellen und Krčmery war bei oxytetracyclin-resistenten *S. aureus*- und *E. coli*-Stämmen die Nitroreduktase wenig wirksam, und die Telluroreduktase sowie die Äpfelsäure-Dehydrogenase waren inaktiv [177, 178]. Nach Plakunov sind für die Resistenz gegenüber Tetracyclinen bei *E. coli* und *S. aureus* Veränderungen im System des Elektronen-Transports verantwortlich [179]. Zu der gleichen Gruppe von Untersuchungen können die weiter oben besprochenen Arbeiten von Saz gezählt werden [120—122]. Tetracyclin-resistente Bakterienzellen wurden außerdem mit den ursprünglichen Zellen in Bezug auf den Gehalt an einzelnen Amino-

[1] Vitamin K soll die Biosynthese flavinhaltiger Koenzyme stimulieren [139].

säuren, verschiedenen Phosphorfraktionen und Spurenelementen sowie nach anderen Kriterien verglichen [180—186].
Es liegen auch Ergebnisse über oxydative Umwandlungen von Tetracyclinen unter Einwirkung von Hefelaccase und -tyrosinase vor [187]. Das ist ein Hinweis auf eine mögliche Inaktivierung der Tetracycline durch einige Mikroorganismen. Ausgehend von der starken Inhibitorwirkung der Tetracycline auf die Eiweiß-Synthese muß jedoch eine Veränderung der Zellmembran-Permeabilität als häufigste Ursache der Resistenz angesehen werden.

Biochemische Verwendung von Tetracyclinen als Inhibitoren der Eiweiß-Synthese

Die Vielfalt der von erhöhten Tetracyclin-Dosen gehemmten Reaktionen steht der Anwendung dieser Antibiotika als spezifisch wirksame Reagenzien entgegen. Trotzdem kann auf eine 1967 veröffentlichte Arbeit verwiesen werden, in der unter Verwendung von Chlortetracyclin als Inhibitor der Bindung von tRNS an Ribosomen nachgewiesen werden konnte, daß die Hemmung der Bindung von Messenger-RNS an die Ribosomen durch überschüssige tRNS durch eine Reaktion der tRNS mit der Messenger-RNS ohne Beteiligung von Ribosomen erklärt werden kann. Der gebildete Komplex bindet sich dann nicht an die Ribosomen.
L. F. Gause und Mitarbeiter isolierten eine *B. subtilis*-Mutante mit einer erhöhten Empfindlichkeit gegen Antibiotika, die die Wechselwirkung zwischen tRNS und Ribosomen hemmen [189]. Zur Ausbildung dieser Eigenschaft wurde Tetracyclin verwendet.
Die kurze Übersicht über die Forschungsarbeiten auf dem Gebiet der Tetracycline zeigt, daß in den vergangenen Jahren eine Reihe von Ergebnissen erzielt wurden, die in bedeutendem Maße zur Konkretisierung der Vorstellungen über den Wirkungsmechanismus dieser Antibiotika gegenüber der Eiweiß-Synthese beigetragen haben.
Obwohl die These von der Existenz mehrere Möglichkeiten der Tetracyclin-Einwirkung auf den mikrobiellen Zellstoffwechsel nach wie vor ihre Gültigkeit hat [190], ist die Fähigkeit zur Unterbrechung der Eiweiß-Synthese als allgemeine Eigenschaft aller Tetracycline anzusehen, besonders da sie unabhängig von der Zusammensetzung des Nährbodens oder von den Kultivierungsbedingungen der Mikroorganismen auftritt [191].
Im zweiten Halbjahr 1967 wurde über Untersuchungsergebnisse berichtet, nach denen Oxytetracyclin die Inkorporation von Tryptophan, Zystin und Zystein unter gleichzeitiger Hemmung der Inkorporation der 17 restlichen Aminosäuren in einem zellfreien System aus *E. coli* stimuliert [192]. Im Kapitel über das Streptomycin werden analoge Ergebnisse über die Fähigkeit dieses Antibiotikums, die Ablesung des genetischen Kodes im Translations-Stadium zu beeinträchtigen, zu besprechen sein. Eine Reihe von Fakten spricht dafür, daß es sich hier um eine unspezifische Erscheinung handelt, wie in dem entsprechenden Abschnitt über das Streptomycin erläutert wird.

Literatur

[1] ALBERT, A., Avidity of terramycin and aureomycin for metallic cations. — Nature, 1953, **172**, N 4370, 201.

[2] ALBERT, A., REES, C. W., Avidity of the tetracyclines for the cations of metals. — Nature, 1956, **177**, N 4505, 433—434.

[3] SAKAGUCHI, T., TAGUCHI, K., FUKUSHIMA, S., OBI, N., Metal chelate compounds with tetracycline derivatives. VI. Studies on the behavior of separated metal chelate compounds of chlortetracycline and oxytetracycline. — J. Pharmac. Soc. Japen, 1958, **78**, N 2, 171—182.

[4] SAKAGUCHI, T., TOMA, M., YOSHIDA, T., OMURA, H., TAKASU, H., Metal chelate compounds with tetracycline derivates. VII. The structure of tetracycline chelates. — Chem. and Pharmac. Bull., 1958, **6**, N 1, 1—9.

[5] DOLUISIO, J. T., MARTIN, A. N., Metal complexation of the tetracycline hydrochloride. — J. Med. Chem., 1963, 6, N 1, 16—20.

[6] IBSEN, K. H., URIST, M. B., Complexes of calcium and magnesium with oxytetracycline. — Proc. Soc. Exp. Biol. and Med., 1962, **109**, N 4, 797—801.

[7] PRICE, K. E., ZOLLI, Z. J., ATKINSON, J. C., LUTHER, H. C., Antibiotic inhibitors. II. Studies on the inhibitory action of selected divalent cations for oxytetracycline. — Antibiot. and Chemotherapy, 1957, **7**, N 12, 689—701.

[8] WEINBERG, E. D., The mutual effects of antimicrobial compounds and metallic cations. — Bacteriol. Rev., 1957, **21**, N 1, 46—68.

[9] ALÍBERT, E., Metallbindende Agentien in der Chemotherapie: Metallaktivierung unter Bildung innerkomplexer Verbindungen. — Strategie der Chemotherapie. — Verlag für ausländische Literatur 1960, 135—165.

[10] WEINBERG, E. D., The influence of inorganic salts on the activity in vitro of oxytetracycline. — Antibiot. and Chemotherapy, 1954, **4**, N 1, 35—42.

[11] WEINBERG, E. D., Further studies on metallic ion reversal of oxytetracycline, reversal of drug-inactivated cells by Mg^{2+}. — Antibiotics Annual., 1954, 1955, 169—173.

[12] FUSILLO, M. H., WEISS, D. L., PASSEHL, C. D., Mg^{2+} inactivation of antibiotics. I. Clinical laboratory applications and theoretical interpretations regarding antibiotic synergism. — Amer. J. Clin. Pathol., 1957, **27**, N 5, 534—538.

[13] HAMBURGER, M., CARLETON, J., HARCOURT, M., Reversal of the antistaphylococcal action of tetracycline by magnesium. — Antibiot. and Chemotherapy, 1957, **7**, N 6, 274—278.

[14] MNAACAKANOV, S. T., Der Einfluß von Kobaltchlorid auf die Antibiotika-Sensibilität von Staphylococcen. — Antibiotika 1967, **12**, Nr. 2, 161—162.

[15] WEINBERG, E. D., The inclusion of tetracycline-reversing substances in mediums for primary isolation. — Amer. J. Clin. Pathol., 1956, **26**, N 10, 1234.

[16] ZOLLI, Z., PRICE, K. E., CHICHESTER, D. F., Antibiotic inhibitors. The effect of multivalent metallic cations in intestinal absorption and in vitro antibacterial activity of oxytetracycline. — Antimicrobial Agents Annual, 1960, 292—296.

[17] FINERMAN, G. A. M., MILCH, R. A., In vitro binding of tetracyclines to calcium. — Nature, 1963, **198**, N 4879, 486—487.

[18] NICKEL, L. G., GORDON, P. N., Effect of the tetracycline antibiotics, their degradation products, derivates, and some synthetic analogues on the growth of certain plant systems. — Antimicrobial Agents Annual, 1960, 588—593.

[19] EIDUS, L., BENNS, G., Inhibition of tetracycline activity in biological material. Intern. Congr. Chemotherapy, Proc. 3rd, Stuttgart, 1963, (1), 432—438. (CA, 1966, 64, 20253b).
[20] KAWAKAMI, Y., The interaction between antibiotics and other chemical compounds. VI. — J. Antibiotics, A., 1953, 6, N 1, 39—41.
[21] IZAKI, K., ARIMA, K., Accumulation of oxytetracycline relevant to its bactericidal action in the cells of *Escherichia coli*. — Nature, 1963, 20, N 4902, 192—193.
[22] IZAKI, K., ARIMA, K., Effect of various conditions on accumulation of oxytetracycline in *Escherichia coli*. — J. Bact., 1965, 89, N 5, 1335—1339.
[23] JOHNSON, E. J., COLMER, A. R., The relation of magnesium ion to the inhibition of the respiration of Azotobacter vinelandii by chlortetracycline, tetracycline and 2,4-dichlorophenoxyacetic acid. — Antibiot. and Chemotherapy, 1957, 7, N 10, 521—526.
[24] HATTORI, H., Studies on the influence of antibiotics on thiamine metabolism and α-ketoglutarate oxidation in liver and brain. I. Influence of large dose of aureomycin upon thiamine metabolism and α-ketoglutarate oxidation. — Vitamins, 1960, 20, N 4, 547—554.
[25] VAN METER, J. C., SPECTOR, A., OLESON, J. J., WILLIAMS, J. H., In vitro action of aureomycin on oxidative phosphorylation in animal tissues. — Proc. Soc. Exp. Biol. and Med., 1952, 81, N 1, 215—217.
[26] YEE, R. B., PAN, S. F., GEZON, H. M., Studies on the metabolism of Shigella. III. The inhibition of the oxidation of glutamate by aureomycin. — J. Bacteriol., 1958, 75, N 1, 56—62.
[27] IZUMIHARA, M., The utilisation of aureomycin as the inhibitor in the study bacterial glucose oxidation. Part II. — Okayama igakkai zasshi, 1959, 71, N 2, 805—813.
[28] MELNYKOVYCH, G., SNELL, E. E., Nutritional requirements for the formation of arginine decarboxylase in *Escherichia coli*. — J. Bacteriol., 1958, 76, N 5, 518—523.
[29] SAZ, A. K., SLIE, R. B., Manganese reversal of aureomycin inhibition of bacterial cell-free nitro-reductase. — J. Amer. Chem. Soc., 1953, 75, N 18, 4626—4627.
[30] ROKOS, J., BURGER, M., PROCHÁZKA, P., The influence of chlortetracycline on the activity of amylase of the production strain of Actinomyces aureofaciens. — Folia biol. (Ceskosl.), 1957, 3, fasc. 2, 83—88.
[31] ROKOS, J., BURGER, M., PROCHÁZKA, P., The effect of chlortetracycline on pancreatic lipase. — Folia biol. (Ceskosl.), 1958, fasc. 6, 334—336.
[32] ROKOS, J., BURGER, M., PROCHÁZKA, P., Effect of calcium ions on the inhibition of hydrolases by chlortetracycline. — Nature, 1958, 181, N 4617, 1201.
[33] ROKOS, J., BURGER, M., PROCHÁZKA, P., Der Einfluß von Chlortetracyclin auf die α-Amylase-Aktivität. — Antibiotika 1959, 4, Nr. 4, 3—11.
[34] MÁLEK, P., ROKOS, J., BURGER, M., KOLĆ, J., KRATKOVA, E., PROCHÁZKA, P., Ucinek CTC na enzymy a jeho praktický vyz nam. — Casop. lékaru ceskych, 1959, 98, N 9, 262—266.
[35] ROKOS, J., MÁLEK, P., BURGER, M., PROCHÁZKA, P., KOLĆ, J., The effect of divalent metals on the inhibition of pancreatic lipase by chlortetracycline. — Antibiot. and Chemotherapy, 1959, 9, N 10, 600—608.
[36] CARDONA, N. A., HARTSOOK, E. W., BOUCHER, R. V., Influence of kinetic factors on renal xanthine dehydrogenase activity in chicken tissue. — Poultry Sci., 1965, 44, N 5, 1164—1173.
[37] FERENČIK, M., KRČMERY, V., Vplyv chelatických látok (oxychinolinu, citratu) na antibrucelovú aktivitu tetracyklinov. — Biologia (ČSSR), 1960, 15, N 8, 594—600.

[38] KRČMERY, VL., FERENČIK, M., O mechanizme účinku teracyklínovych antibiotik porovnanie chelatického a antibakteriálneho účinku tetracyklínov s inými chelatickými látkami pôsobiacimi antibakteriálne. — Biologia (ČSSR), 1961, 16, N 12, 905—917.
[39] GALE, E. F., PAINE, T. F., The assimilation of aminoacid by bacteria. 12. The action of inhibitors and antibiotics on the accumulation of free glutamic acid and the formation of combined glutamate in *Staphylococcus aureus*. — Biochem. J., 1951, 48, N 3, 298 bis 301.
[40] GALE, E. F., FOLKES, J. P., The assimilation of amino-acids by bacteria. 15. Actions of antibiotics on nucleic acid and protein synthesis in *Staphylococcus aureus*. — Biochem. J., 1953, 53, N 3, 493—498.
[41] GALE, E. F., FOLKES, J. P., The assimilation of amino acids by bacteria. 24. Inhibitors of incorporation of glycine in disrupted staphylococcal cells. — Biochem. J., 1957, 67, N 3, 507—517.
[42] CASCIO, G., Mode of action of aureomycin. — Giorn. microbiol., 1959, 7, N 2, 85—93.
[43] SAZYKIN, JU. O., BORISOVA, G. N., Die Wirkung bakteriostatischer Antibiotika auf die Eiweiß- und Nukleinsäure-Synthese in *Staphyloccus aureus*-Zellen. — Antibiotika 1962, 7, Nr. 11, 975—979.
[43a] SAZYKIN, JU. O., BORISOVA, G. N., Die Wirkung spezifischer Inhibitoren auf die RNS-Synthese in der Bakterienzelle unter Isolierung von der Eiweiß-Synthese mittels bakteriostatischer Antibiotika. — Antibiotika 1963, 8, Nr. 4, 304—309.
[43b] MANN, W., CHEN LUNG-SEN., Der antibiotische Wirkungsmechanismus des Aureomycins. II. Der Einfluß auf die Ammoniak-Assimilierung durch die Darmflora. — Acta biochim. sinica, 1958, 1, Nr. 4, 278—286.
[44] BEN-ISHAI, R., Dependence of protein synthesis on ribonucleic acid synthesis. II. Nonparticipation of preformed ribonucleic acid in protein synthesis. — Biochim. et biophys. acta, 1957, 26, N 3, 477—483.
[45] BENIGNO, P., VISENTINI, P., FRANCESCHINI, V., Influenza dell ossitetraciclina sul metabolismo proteico dell „*E. coli*" in stasi riproduttiva e in sviluppo. — Atti Accad. naz. Lincel. Mem. Cl. sci. fis., mat. e natur., Sec. 3, 1955, 5, N 1, 63—81.
[46] BROCK, T. D., Effect of antibiotics and inhibitors on M protein synthesis. — J. Bacteriol., 1963, 85, N 3, 527—531.
[47] HAHN, F. E., WISSEMAN, C. L., jr., Inhibition of adaptive enzyme formation by antimicrobial agents. — Proc. Soc. Exptl. Biol. and Med., 1951, 76, N 3, 533—535.
[48] BERNHEIM, F., The effect of certain antibiotics on the formation of an adaptive enzyme in a strain of *Pseudomonas aeruginosa*. — J. Pharmacol. and Exp. Therap., 1954, 110, N 1, 115—119.
[49] MELNYKOVIYCH, G., JOHANSSON, K. R., Effects of antibiotics on synthesis of lysine decarboxylase in *Escherichia coli*. — Proc. Soc. Exp. Biol. and Med., 1958, 98, N 2, 323—327.
[50] MELNYKOVYCH, G., JOHANSSON, K. R., Effects of chlortetracycline on the stability of arginine decarboxylase in *Escherichia coli*. — J. Bacteriol., 1959, 77, N 5, 638—641.
[51] ALEXANDER, B., Effect of chlortetracycline on vitamin B_6 and amino acid decarboxylase in bacteria from the alimentary tract of the chick. — Appl. Microbiol., 1960, 8, N 2, 69—72.
[52] GRÜNBERGER, D., ŠKODA, J., ŠORM, F., O mechanismu účinku antibiotik. V. Vliv chloramfenikolu, chlortetracyklinu a oxytetracyklinu na synthesu decarboxylásy kyseling glutamové u *Escherichia coli* a dekarboxylásy tyrosinu u *Streptococcus faecalis*. — Chem. listy, 1954, 48, c. 11, 1711—1712.

[53] MICHAEL, TH. M., MICHAEL, J. G., MASSELL, B. F., Preferential inhibition of penicillinase induction by oxytetracycline and its effect on the penicillin susceptibility of staphylococci. — J. Bacteriol., 1967, **93**, N 6, 1749—1752.

[54] BACHRACH, U., SEGAL, M., ROZANSKY, R., Effect of tetracyclines on formation of amines by bacteria. — Proc. Soc. Exp. Biol. and Med., 1958, **97**, N 4, 874—876.

[55] LARSON, N. L., HILL, E. G., Amino formation and metabolic activity of microorganism in the ileum of young swine fed chlortetracycline. — J. Bacteriol., 1960, **80**, N 2, 188 bis 192.

[56] BERTI, T., FASSINA, G., VECCHIA, P., Influenza di antibiotici sulla desossiribonucleasi dello *Staphylococcus aureus*. — Giorn. Microbiol., 1959, **7**, N 3, 173—186.

[57] BERGMANN, E. D., SICHER, S., VOLCANI, B. E., The action of chloromycetin, aureomycin and terramycin on the biosynthesis of indole in *Escherichia coli*. — Bull. Res. Council Israel., 1954, **4**, N 1, 19—30.

[58] GIBSON, F., JONES, M. J., TELTSCHER, H., Effect of antibiotics on indole synthesis by *Escherichia coli* 7—4. — Nature, 1955, **176**, N 4473, 164.

[59] NIKOLOV, T., TEPČEVA, C., PANEVA, R., Der Einfluß von Chlortetracyclin auf die ^{35}S-Methionin-Incorporation in Mundschleimhaut-Schnitte der Katze. — Wissensch. Arb. Medizin. Hochsch. Sofia 1961, **40**, Nr. 5, 53—57.

[60] GREENBERGER, N. J., Inhibition of protein synthesis in rat intestinal slices by tetracycline. — Nature, 1967, **214**, N 5089, 702—703.

[61] LINNANE, A. W., STEWART, P. R., The inhibition of chlorophyll formation in Euglena by antibiotics which inhibit bacterial and mitochondrial protein synthesis. — Biochem. and Biophys. Res. Communs, 1967, **27**, N 5, 511—516.

[62] HOLMES, I. A., WILD, D. G., Consequences of inhibition of *Escherichia coli* by tetracycline antibiotics. — Nature, 1966, **210**, N 5040, 1047—1048.

[63] BENIGNO, P., PORRO, A., CIMA, L., Azione dell'ossitetraciclina e dell eitromicina sul metabolismo fosforato dello „*Staphylococcus aureus*“. — Atti Accad. naz. Lincei. Rend. Cl. sci. fis., mat. e natur., 1954, **16**, N 6, 773—778.

[64] REGE, D. V., SREENIVASAN, A., Influence of folic acid and vitamin B_{12} on the impairment of nucleic acid synthesis in *Lactobacillus casei* by aureomycin. — Nature, 1954, **173**, N 4407, 728—729.

[65] HOLMES, I. A., WILD, D. G., Synthesis of ribonucleic acid during inhibition of *Escherichia coli* by chlortetracycline. — Biochem. J., 1965, **94**, N 1, 8P.

[66] PARK, J. T., Inhibition of cell-wall synthesis in *Staphylococcus aureus* by chemicals which cause accumulation of wall precursors. — Biochem. J., 1958, **70**, N 1, 2P.

[67] MANDELSTAM, J., ROGERS, H. J., The incorporation of amino acids into the cell-wall mucopeptide of Staphylococci and the effect of antibiotics on the process. — Biochem. J., 1959, **72**, N 4, 654—662.

[68] SNELL, J. F., THANASSI, F. Z., SYPOWICZ, D. A., Studies in metabolic spectra. I. Mode of action of tetracycline antibiotics. — Antibiot. and Chemotherapy, 1958, **8**, N 2, 57—75.

[69] SNELL, J. F., CHENG, L., Studies in metabolic spectra. II. Application of metabolic spectra to the investigations of the mode of action of oxytetracycline. — Antibiotics Annual., 1957—1958, 538—545.

[70] SNELL, J. F., CHENG, L., Studies in metabolic spectra. III. The accumulation of D-glutamic acid in oxytetracyclinetreated *Escherichia coli*. — Antibiot. and Chemotherapy, 1959, **9**, N 3, 156—159.

[71] Cheng, L., Snell, J. F., Studies in metabolic spectra. IV. Effects of tetracyclines, some of their derivatives, and chloramphenicol on accumulation of glutamic acid in *Escherichia coli*. — J. Bacteriol., 1962, **83**, N 4, 711—719.
[72] Chanina, M. F., Über Veränderungen in der Zusammensetzung der freien Nucleotide nach Tetracyclin-Einwirkung auf Bakterien mit nachfolgender Resistanz-Ausbildung. IX. Internationaler Mikrobiologischer Kongreß. Vortragsreferate Moskau, Verlag „Medizina" 1966, 28—28.
[73] Kirby, W. M. M., Burnell, J. M., Effect of combinations of antibiotics on lysis of *Staphylococcus aureus* by penicillin. — J. Bacteriol., 1954, **67**, N 1, 50—52.
[74] Lamensans, A., Contribution à l'étude des associations d'antibiotiques. Etude en continu de l'association pénicilline. — auréomycine. — C. r. Acad. sci., 1954, **238**, N 1, 172—174.
[75] Hash, J. H., Davies, M. C., Electron microscopy of Staphylococcus aureus treated with tetracycline. — Science, 1962, **138**, N 3542, 828—829.
[76] Hash, J. H., Wishnick, M., Miller, Ph. A., On the mode of action of the tetracycline antibiotics in *Staphylococcus aureus*. — J. Biol. Chem., 1964, **239**, N 6, 2070—2078.
[77] Gauze, G. F., Vorlesungen über Antibiotika. — Moskau, Verlag „Medizina" 1959, 155.
[78] Franklin, T. J., The inhibition of incorporation of leucine into protein of cell-free systems from rat liver and *Escherichia coli* by chlortetracycline. — Biochem. J., 1963, **87**, N 3, 449—453.
[79] Franklin, T. J., The effect of chlortetracycline on the transfer to leucine and „transfer" ribonucleic acid to rat-liver ribosomes in vitro. — Biochem. J., 1964, **90**, N 3, 624—628.
[80] Nikiforova, A. A., Jegorova, M. N., Matveeva, J. M., Der Einfluß einiger Antibiotika auf die erste Stufe der Eiweiß-Biosynthese im zellfreien System. — Antibiotika 1966, **11**, Nr. 10, 936—939.
[81] Last, J. A., Izaki, K., Snell, J. F., The failure of tetracycline to bind to *Escherichia coli* ribosomes. — Biochim. et biophys. acta, 1965, **103**, N 3, 532—534.
[82] Connamacher, R. H., Mandel, H. G., Binding of tetracycline to the 30S ribosomes and to polyuridylic acid. — Biochem. and Biophys. Res. Commun., 1965, **20**, N 1, 98—103.
[83] Day, L. E., Tetracycline inhibition of cell-free protein synthesis. I. Binding of tetracycline to components of the system. — J. Bacteriol., 1966, **91**, N 5, 1917—1923.
[84] Day, L. E., Tetracycline inhibition of cell-free protein synthesis. II. Effect of the binding of tetracycline to the components of the system. — J. Bacteriol., 1966, **92**, N 1, 197—203.
[85] Suarez, G., Nathans, D., Inhibition of amino-acyl-sRNA binding to ribosomes by tetracycline. — Biochem. and Biophys. Res. Commun., 1965, **18**, N 5—6, 743—750.
[86] Clark, J. M., jr., YenChang, A., Inhibitors of the transfer of amino acid from amino-acyl soluble ribonucleic acid to proteins. — J. Biol. Chem., 1965, **240**, N 12, 4734 bis 4739.
[87] Hierowski, M., Inhibition of protein synthesis by chlortetracycline in the *E. coli* in vitro system. — Proc. Nat. Acad. Sci. USA, 1965, **53**, N 3, 594—599.
[88] Maxwell, I. H., Effect of tetracycline on pulselabelling of polysomes with (H^3) uridine in intact cells of Bacillus megaterium KM. — Biochim. et biophys. acta, 1967, **138**, N 2, 329—336.
[89] Kruh, J., Effect of certain antibiotics on the stimulation of acellular biosynthesis of hemoglobin by reticulocytic and hepatic ribonucleic acids. — Compt. Rend., 1965, **261**, N 20, (Groupe 13), 4262—4264. (CA, 1966, **64**, 4110).

[90] MAXWELL, I. H., Partial removal of bound transfer RNA from polysomes engaged in protein synthesis in vitro after addition of tetracycline. — Biochim. et biophys. acta, 1967, **138**, N 2, 337—346.

[91] SAZYKIN, JU. O., Zur Wirkung des Albomycins und einiger anderer Antibiotika auf die bakterielle Vermehrungsphase. — Mikrobiologie 1955, **24**, H. 1, 75—78.

[92] LOMMEL, H., Zur Beurteilung der Wirkungsweise von Antibiotika. — Arzneimittel-Forsch., 1955, **5**, H. 4, 176—183.

[93] AJL, S. J., A common action of aureomycin and terramycin (no Hobby G. L.). — Bacteriol. Rev., 1953, **17**, N 1, 29—37.

[94] WONG, D. T. O., BARBAN, S., AJL, S., Inhibition of respiration by aureomycin and terramycin. — Antibiot. and Chemotherapy, 1953, **3**, N 6, 607—612.

[95] KRASKIN, K. S., STERN, A. M., Terramycin inhibition of gluconate oxidation by *Escherichia coli*. — J. Bacteriol., 1957, **73**, N 5, 608—611.

[96] DUDANI, A. T., KRISHNA MURTI, C. R., Action of antibiotics on the oxidation of ascorbic acid. — Indian. J. Pharmacy, 1953, **15**, N 12, 314—315.

[97] DUDANI, A. T., KRISHNA MURTI, C. R., Oxidation of ascorbic acid by terramycin. — Biochim. et biophys. acta, 1954, **13**, N 4, 505—509.

[98] BRÜGGEMANN, J., SCHOLE, J., Beiträge zur Frage der Wirkungsweise der Antibiotika. III. Mitteilung. Untersuchungen über die Reaktion der Tetracycline, des Penicillins und anderer anabol bzw. synthesefördernd wirkender Verbindungen mit Nicht-Protein und Protein-SH-Gruppen. — Vitamine und Hormone, 1959, **8**, H. 3, 362—378.

[99] STALHEIM, O. H. V., Effects of antimicrobial agents on leptospiral growth, respiration, motility, and viability. — Am. J. Vet. Res., 1966, **27**, N 118, 797—802.

[100] KAWAI, K., MATSUMOTO, T., HONMATSU, K., AKIYUMA, K. A., Comparative study on the effect of aureomycin and streptomycin on the bacterial respiration. — Okayama igakkai zasshi, 1960, **72**, N 3, 927—931.

[101] IZUMIHARA, M., The utilization of aureomycin as the inhibitor in the study of bacterial glucose oxidation. Part I. Action of aureomycin on the oxidation of glucose and gluconate. — Okayama igakkai zasshi, 1959, **71**, N 2—2, 799—804.

[102] GUILLAUME, J., OSTEUX, R., Sur le mode d'action de l'aureomycine chez Proteus mirabilis. Existence d'un cycle tricarboxylique et son inhibition. — Compt. rend. Soc. biol., 1959, **153**, N 11, 1785—1790.

[103] GUILLAUME, J., OSTEUX, R., Mode d'action de l'aureomycine. Inhibition du métabolisme du glucose et des acides du cycle citrique chez Proteus mirabilis. — C. r. Acad. sci., 1959, **249**, N 23, 2643—2645.

[104] GUILLAUME, J., OSTEUX, R., WATTEL, F. Etude de l'action de l'auréomycine sur l'oxydation du glucose par des souches de Proteus mirabilis sensibles et resistantes a l'auréomycine. — Ann. Inst. Pasteur Lille 1961, **12**, 91—121.

[105] NIŽNANSKÝ, F., FERENČIK, M., KRČMÉRY, V., Vplyv antibakteriálnych látok na metabolizmus brucelových kmeňov. III. Účinok chlôrtetracyklinu (aureomycinu). — Veterin. časop., 1958, **7**, N 3, 237—252.

[106] JONES, J. G., MORRISON, G. A., Inhibitions by tetracycline and oxytetracycline of the consumption of pyruvate by *Aerobacter aerogenes*. — J. Pharmacy and Pharmacol., 1963, **15**, N 1, 34—44.

[107] JAKOVLEV, B. V., Besonderheiten im Stoffwechsel von Brenztraubensäure bei *Proteus vulgaris* und seine Sensibilität gegenüber verschiedenen Antibiotika. IX. Internationaler Mikrobiologischer Kongreß. Vortragsreferate Moskau, Verlag „Medizina" 1966, 138.

[108] JAKOVLEV, B. V., Der Stoffwechsel der Brenztraubensäure bei *Proteus vulgaris* OX_{19} und seine Sensibilität gegenüber einigen Antibiotika. — Mikrobiologie 1966, **35**, H. 6, 987—993.
[109] NYIRI, L., LENGYEL, Z. L., ERDÉLYI, A., The effect of oxytetracycline on the carbohydrate metabolism of Streptomyces rimosus variants. — J. Antibiotics., 1963, A. 16, N 2, 80—85.
[110] SAWADA, T., YAMAMOTO, T., KOBAYASHI, T., KINOSHITTA, T., YONEYAMA, K., NAGAIWA, T., On the effect of various antibiotics upon respiratory system of *Trichomonas vaginalis*. — Japan. J. Hyg., 1959, **14**, N 6, 796—801.
[111] ZIMMERMAN, H. J., HUMOLLER, F. L., Effect of aureomycin on choline oxidase and other enzyme systems of rat liver. — Amer. J. Physiol. 1953, **175**, N 3, 468—472.
[112] HARNED, B. K., CUNNINGHAM, R. W., CLARK, M. C., COSGROVE, R., HINE, C. H., MCCAULEY, W. J., STOKEY, E., VESSEY, R. E., YUDA, N. N., SUBBAROW, Y., The pharmacology of duomycin. — Ann. N. Y. Acad. Sci., 1948, **51**, N 2, 182—210.
[113] LOOMIS, W. F., On the mechanism of action of aureomycin. — Science, 1950, **111**, N 2887, 474.
[114] BRODY, T. M., HURWITZ, R., BAIN, J. A., Magnesium and the effect of the tetracycline antibiotics on oxidative processes in mitochondria. — Antibiot. and Chemotherapy, 1954, **4**, N 8, 864—870.
[115] MIURA, Y., NAKAMURA, Y., YOSHIZAWA, Y., MATSUDAIRA, H., Comparative studies on the phosphorus metabolism of staphylococci in the presence of chlortetracycline and oxytetracycline. — Antibiot. and Chemotherapy, 1953, **3**, N 8, 822—830.
[116] GOMAZKOV, O. A., Die Wirkung von Tetracyclin-Antibiotika auf die oxydative Phosphorylierung bei Herzhomogenaten der Ratte. — Antibiotika 1963, 8, Nr. 3, 259—261.
[117] GOMAZKOV, O. A., TIMOFEEVA, L. M., KONDRAŠOVA, M. N., Veränderung der ADP-Reaktion in der Atmungskette unter adaptiver Antibiotika-Einwirkung. — Fragen Medizinischer Chemie 1966, **12**, H. 4, 412—417.
[118] SAZ, A. K., MARMUR, J., The inhibition of organic nitro-reductase by aureomycin in cell-free extracts. — Proc. Soc. Exp. Biol. and Med., 1953, **82**, N 4, 783—784.
[119] SAZ, A. K., SLIE, R. B., Reversal of aureomycin inhibition of bacterial cell free nitroreductase by manganese. — J. Biol. Chem., 1954, **210**, N 1, 407—412.
[120] SAZ, A. K., BROWNELL, L. W., SLIE, R. B., Aureomycin-resistant cell-free nitroreductase from aureomycin-resistant *Escherichia coli*. — J. Bacteriol., 1956, **71**, N 4, 421—424.
[121] SAZ, A. K., MARTINEZ, L. M., Enzymatic basis of resistance to aureomycin. Inhibition of electron transport in *E. coli* by aureomycin. — J. Biol. Chem., 1958, **233**, N 4, 1020 bis 1022.
[122] SAZ, A. K., MARTINEZ, L. M., Enzymatic basis of resistance to aureomycin. Inhibition by aureomycin of protein-stimulated electron transport in *E. coli*. — J. Bacteriol., 1960, **79**, N 4, 527—531
[123] VILLANUEVA, J. R., Attempts to show inhibition for nitro-reductase by aureomycin in cell-free extracts and isolation of an aureomycin-resistant Nocardia V. — Nature, 1962, **193**, N 4810, 95.
[124] SAZ, A. K., SLIE, R. B., The inhibition of organic nitro reductase by aureomycin in cell-free extracts. II. Cofactor requirement for the nitro reductase enzyme complex. — Arch. Biochem. and Biophys., 1954, **51**, N 1, 5—16.
[125] SAZ, A. K., MARTINEZ, L. M., Enzymatic basis of resistance to aureomycin. I. Difference between flavoprotein nitroreductase of sensitive and resistant E. coli. — J. Biol. Chem., 1956, **223**, N 1, 285—292.

[126] YAGI, K., OKUDA, J., OZAWA, T., OKADA, K., Mechanism of inhibition of D-amino acid oxidase. I. Inhibitory action of chlortetracycline. — Biochim. et biophys. acta, 1959, **34**, N 2, 372—379.

[127] NAKAMURA, T., Inhibition of several antibiotics D-amino acid oxidase. — J. Vitaminol., 1959, **5**, N 4, 277—286.

[128] HAYASHI, H., Inhibition of D-amino acid oxidase by several antibiotics. — J. Japan. Biochem. Soc., 1960, **32**, N 1, 45—52.

[129] MIYAZAWA, SH., Effect of antibiotics on the nutrient metabolism of lactic bacteria. II. Effect of antibiotics on the vitamin metabolism. III. Effect of chloramphenicol and aureomycin on the vitamin metabolism. IV. Effect of aureomycin on the riboflavin metabolism. — Vitamins, 1959, **18**, N 2, 365—370, 371—373, 374—377.

[130] FOSTER, J. W., PITTILLO, R. F., Metabolite reversal of antibiotic inhibition, especially reversal of aureomycin inhibition by riboflavin. — J. Bacteriol., 1953, **66**, N 4, 478 bis 486.

[131] PITTILLO, R. F., FOSTER, J. W., Potentiation of inhibitor action through determination of reversing metabolites. — J. Bacteriol., 1954, **67**, N 1, 53—57.

[132] HAMMER, M. E., POE, CH. F., Effects of amino acids on the activity of oxytetracycline. — Univ. Colorado Stutides. Ser. Chem. and Pharmacy, 1959, **2**, 87—89.

[133] MONDOLFO, H., MONDOLFO, H. E., Sull'antagonismo esistente tra l'aureomicina e alcuni fattori metabolisci (vitamine del gruppo B, guanina, adenina ecc). — Boll. Ist. sieroterap. milanese, 1955, **34**, N 9—10, 536—540.

[134] MONDOLFO, H. E., Vitaminas y otros factores antagonicos de la aureomicina. — Rev. Asoc. bioquim. argentina, 1955, **20**, N 97, 3—6.

[135] PLAKUNOV, V. K., Über die Beziehung der Antibiotika der Tetracyclin-Reihe zu Vitamin K-Antagonisten. — Ber. Akad. Wiss. UdSSR, 1961, **139**, Nr. 1, 214—216.

[136] ŠAPOŠNIKOV, V. N., Vergleichende Physiologie bei gegenüber Tetracyclinen restistenten bzw. sensiblen *Staphylococcus aureus* 209-P-Stämmen. — Ber. Akad. Wiss. UdSSR 1963, **148**, Nr. 2, 448—451.

[137] PLAKUNOV, V. K., Biochemische Veränderungen im Stephylococcus aureus 209-P-Stoffwechsel bei Restistenz-Ausbildung gegenüber Tetracyclinen. — Ber. Akad. Wiss. UdSSR 1963, **151**, Nr. 4, 952—954.

[138] PLAKUNOV, V. K., Über einige Wechselbeziehungen zwischen Struktur und Wirkungsmechanismus in der Tetracyclinreihe. — Ber. Akad. Wiss. UdSSR 1963, **151**, Nr. 5, 1207—1210.

[139] ŠAPOŠNIKOV, V. N., PLAKUNOV, V. K., Die Wechselbeziehung zwischen der Biosynthese von Eiweiß, von Ribonucleinsäure und von einigen Cofermenten unter der Einwirkung der Tetracycline auf *Staphylococcus aureus* 209 P. — Ber. Akad. Wiss. UdSSR 1964, **158**, Nr. 4, 987—989.

[140] JACOBSOHN, K. P., AZEVEDO, D., Action de plusieurs antibiotiques sur des déhydrases et sur la fumarase bactériennes. — Compt. rend. Soc. biol., 1954, **148**, Nr. 19—20, 1712—1714.

[141] ARORA, K. L., KRISHNA MURTI, C. R., Enzyme inhibition studies in relation to drug action. Part VI. Action of certain antibacterial agents on the succinic oxidase system. — J. Sci. and Industr. Res., 1954, **13**, Nr. 7, 482—487.

[142] MIURA, I., Hemmung der bakteriellen Succindehydrogenase durch Chlortetracyclin und Streptomycin. — Kagaku 1956, **26**, Nr. 7, 362—363. Referate Zeitschrift Chemie, 1957, 15408.

[143] LEJBFREJD, JE. L., Die Wirkung von Streptomycin und Chlortetracyclin auf die Katalase und einige Dehydrasen der Darmflora und der Dysenterie-Bakterien. — Antibiotika 1957, **2**, Nr. 4, 21—26.

[144] DOBROMYSLOV, V. V., Die Ferment-Aktivität pathogener Pilze unter Antibiotika-Einfluß. — Arbeiten des Leningrader Chemisch-pharmazeutischen Instituts 1951, **13**, 102—112.

[145] BARSKOV, A. A., Der Einfluß kleiner Biomycin-Dosen auf die Dehydrase-Aktivität der Kaninchen-Darmflora. — Wissenschaftliche Schriften des Kasansker Veterinär-Instituts 1963, **89**, 89—93.

[146] FEDOROV, M. V., SEGI, I., Der Einfluß einiger Antibiotika auf die physiologische Aktivität von *Azotobacter chroococcum*. — Mikrobiologie 1961, **30**, H. 2, 275—279.

[147] KRČMÉRÝ, V., KELLEN, J. O., Zum Wirkungsmechanismus der Tetracycline. 9. Hemmung der bakteriellen Zytochromoxidase durch Oxytetracyclin. — Zeitschrift für Hygiene, Epidemiologie, Mikrobiologie und Immunologie 166, **10**, Nr. 3, 316—322.

[148] KARASEVA, E. V., Die Antibiotika-Wirkung auf die Oxydations-Reduktions-Prozesse in der Darmflora. — IX. Internationaler Mikrobiologischer Kongreß, Vortragsreferate Moskau, Verlag „Medizina“, 1966, 22—23.

[149] GUSTAVOVA, G., KELLEN, Z., Veränderung der Sensibilität gegenüber Tetracyclinen bei deren Einwirkung auf den mikrobiellen Stoffwechsel. — IX. Internationaler Mikrobiologischer Kongreß. Vortragsreferate Moskau, Verlag „Medizina“, 1966, 33.

[150] KRČMÉRÝ, V., KELLEN, I., GUSTAVOVA, G., Hemmung des Elektronen-Transports als möglicher Wirkungsmechanismus des Tetracyclins. — IX. Internationaler Mikrobiologischer Kongreß. Vortragsreferate Moskau, Verlag „Medizina“, 1966, 145.

[151] ARORA, K. L., KRISHNA MURTI, C. R., Enzyme inhibition studies in relation to drug action. Part IX. Action of certain antibacterial agents on catalase. — J. Sci. and Industr. Res., 1960, BC **19**, N 5, C103—C108.

[152] DIEMAIR, W., RÖDDER, W., Verhalten der Antibiotica in Lebensmitteln. II. Mitt. III. Über den Einfluß der Tetracycline auf Fermente. — Z. Lebensmittel-Untersuch. und Forsch., 1960, **111**, H. 6, 474—477.

[153] KRČMÉRÝ, VL., FERENČIK, M., KRIŽANOVA, H., O mechanizme účinku tetracyclinových antibiotik. IV. Účinok chlórtetracyklinu a oxytetracyklínu na katalázovu aktivitu citlivých a polyrezistentných stafylokokov. — Českosl. epidemiol., mikrobiol., imunol., 1962, **11**, 2, 115—121.

[154] JACOBSOHN, K. P., AZEVEDO, D., Mode d'action de plusieurs antibiotiques sur la saccharase d'une levure. — Compt. rend. Soc. biol., 1953, **147**, N 21—22, 1828—1831.

[155] JACOBSOHN, K. P., AZEVEDO, D., Mode d'action des antibiotiques sur plusieurs enzymes animaux. — Exp. Med. and Surgery, 1953, **11**, N 2, 149—156.

[156] KRISHNA MURTI, C. R., SHRIVASTAVA, D. L. I., Inhibition and activation studies on enzymes with antibiotics. — Indian J. Pharmacy, 1953, **15**, N 11, 273—274.

[157] LAMANNA, A., Influenza di antibiotici sul metabolismo dell arginina negli stafilocochi. Nota II. Azione di cinque antibiotici sull attivitá arginasica degli stafilocochi. — Sperimentale, 1953, **103**, N 7—8, 197—199.

[158] JACOBSOHN, K. P., AZEVEDO, D., Action d' antibiotiques sur une peptidase et sur l'urease. — Compt. rend. Soc. biol., 1954, **148**, N 1—2, 199—202.

[159] DIECKHOF, J., KOCH, R., Enzymwirkung und Antibiotica. Beeinflussung der Pepsin-Lipase-Amylase-Aktivität durch Penicillin, Chloramphenicol, Streptomycin und Tetracycline. — Ann. paediatr., 1958, **190**, N 1, 56—64.

[160] VYŠEPAN, JE. D., ZUEVA, V. S., Der Einfluß von Chlortetracyclin auf die enzymatische Hydrolyse von Adenosin-triphosphorsäure. — Biochemie 1959, **24**, H. 5, 833—837.

[161] PERŠIN, G. N., NESVADJBA, V. V., Die bakterielle Amidase-Aktivität und ihre Beeinflussung durch einige Chemotherapeutica. — Biochemie 1960, **25**, H. 2, 344—348.

[162] CHENINA, M. F., Adenosin-tri-phosphatase- und Pyrophosphatase-Aktivität von *E. coli* unter Einwirkung einiger antibakterieller Substanzen. — Antibiotika 1960, **5**, Nr. 3, 68—72.

[163] BELDING, M. E., KERN, F. jr., Inhibition of urease by oxytetracycline. — J. Lab. and Clin. Med., 1963, **61**, N 4, 560—566.

[164] RAO, T. B., TAMHANE, D. V., SREENIVASAN, A., A study of terramycin action on the uptake of vitamin B_{12} intestinal microorganisms. — J. Sci. and Industr. Res., 1962, C21, N 11, 299—302.

[165] VINTER, V., Spores of microorganisms. X. Interference of tetracycline antibiotics with sporogenesis of bacilli. — Folia microbiol., 1962, **7**, N 5, 275—287.

[166] VINTER, V., Binding of chlortetracycline on the sporulating cells of bacilli and atypical development of spores. — Nature, 1962, **196**, N 4861, 1336—1337.

[167] KRČMÉRÝ, V., Mechanism of action of tetracycline antibiotics. VI. Phosphatase activity of sensitive and polyresistant staphylococci and their inhibition by oxytetracycline. — Českosl. epidemiol., mikrobiol., imunol., 1966, **15**, N 1, 28—34 (CA, 1966, **64**, 20252c).

[168] PEZZI, R., SIMONETTI, N., Effect of oxytetracycline on coagulase production of *St. aureus*. — Antibiotica, 1964, **2**, N 4, 388—399. (CA, 1966, **64**, 2447b).

[169] KRONDL, A., VAVRINKOVA, H., MICHALEC, C., VOKAC, V., Effect of pancreatic lipase inhibition by chlortetracycline on fat digestion and absorption. — Rev. Czech. Med., 1964, **10**, N 4, 273—282.

[170] YOSHIKAWA, K., IKEDA, N., NAKAMURA, T., YAMADA, M., HORIUCHI, H., The effect of antibiotics on bacterial α-amylase. — Nara Igaku Zassi, 1965, **16**, N 5, 475—480.

[171] FUWA, I., OKUDA, J., Inhibitory action of tetracyclines on polynucleotide phosphorylase. — J. Biochem., 1966, **59**, N 2, 95—103.

[172] SIMONETTI, N., Uridine and the action of oxytetracycline in *Escherichia coli*. — Antibiotica, 1966, **4**, N 1, 49—55. (CA, 1967, 66, 44415f).

[173] FRANKLIN, T. J., GODFREY, A., Resistance of *Escherichia coli* to tetracyclines. — Biochem. J., 1965, **94**, N 1, 54—60.

[174] FRANKLIN, T. J., Biochemical mechanism of bacterial resistance to the tetracyclines. — Biochem. J., 1967, **102**, N 1, 2P.

[175] IZAKI, K., ARIMA, K., Disappearance of oxytetracycline accumulation in the cells of multiple drug-resistant *Escherichia coli*. — Nature, 1963, **200**, N 4904, 384—385.

[176] LASKIN, A., MEJ CEN V., FORNI, D., Der Einfluß der Tetracycline auf die zellfreien eiweißsynthetisierenden Systeme sensibler und resistenter Bakterien. — IX. Internationaler Mikrobiologischer Kongreß. Vortragsreferate Moskau, Verlag „Medizina", 1966, 22.

[177] KELLEN, I., KRČMÉRÝ, V., Veränderungen der enzymatischen Systeme von Mikroorganismen während der Resistenz-Ausbildung gegenüber Oxytetracyclin. — IX. Internationaler Mikrobiologischer Kongreß. Vortragsreferate Moskau, Verlag „Medizina", 1966, 25.

[178] KRČMÉRÝ, V., O mechanizme účinku tetracyklinovych antibiotik. 13. Nepritomnost' teluroreduktázy u oxytetracyklínrezistentných variant *E. coli* a *S. aureus*. — Českosl. epidemiol., mikrobiol., imunol., 1965, **15**, N 4, 214—218.

[179] Plakunov, V., Veränderungen der Stoffwechselwege bei tetracyclin-resistenten Mikroorganismen. — IX. Internationaler Mikrobiologischer Kongreß, Vortragsreferate Moskau, Verlag „Medizina" 1966, 27.

[180] Shahani, K. M., Harper, W. J., Differences in the acid production and phosphorus metabolism of oxytetracycline sensitive and resistant organisms. — Appl. Microbiology, 1958, **6**, N 1, 9—14.

[181] Moroz, A. F., Der Gehalt an freien und gebundenen Aminosäuren in Staphylococcen-Kulturen, die bei in vitro-Versuchen gegen verschiedene Antibiotika Resistenz erlangt haben, sowie in aus Krankenmaterial während der Behandlung mit Antibiotika isolierten Stämmen. — Antibiotika 1960, **5**, Nr. 2, 76—83.

[182] Guberniev, M. A., Bujanovskaja, I. S., Torbočkina, L. I., Sneerson, A. N., Der Phosphor-Kohlenhydrat-Stoffwechsel bei *Staphylococcus aureus* 209-P, der einmal sensibel zum anderen resistent gegenüber verschiedenen Antibiotika ist. — Fragen der medizinischen Chemie 1960, **6**, H. 5, 400—406.

[183] Guberniev, M. A., Ugoleva, N. A., Bujanovskaja, I. S., Sneerson A. N., Kostojanz, N. V., Andreeva, N. A., Bestimmung des Nukleinsäure- und des Nukleoproteid-Gehalts in *Staphylococcus aureus* 209-P, der einmal sensibel zum anderen resistent gegen verschiedene Antibiotika ist. — Biochemie 1960, **25**, H. 5, 884—890.

[184] Dessi, P., Gianni, A. M., Pasini, G., Greco, M., Aminoacidi liberi e delle proteine di struttura di *Brucella melitensis* resistente alla terramicina. — Giorn. microbiol., 1960, 8, N 2, 122—128.

[185] Vitvickij, V. M., Der Antibiotika-Einfluß auf den Gehalt an einigen Spurenelementen in den Zellen von Proteus-Bakterien. — Antibiotika 1967, **12**, Nr. 5, 426—430.

[186] Moroz, A. F., Baranova, A. M., Besonderheiten im Aminosäure-Stoffwechsel antibiotika-resistenter, pathogener *E. coli*-Stämme. — IX. Internationaler Mikrobiologischer Kongress Moskau, Verlag „Medizina", 1966, 32—33.

[187] Lyr, H., Über die enzymatische Detoxifikation und den Wirkungsmechanismus von Oxytetracyclin bei Pilzen. — Z. allgem. Mikrobiol., 1965, **5**, Nr. 5, 351—381.

[188] Perzyński, S., Szafrański, P., The effect of soluble ribonucleic acid on the binding of rapidly C^{14}-labeled ribonucleic acid to ribosomes. — Biochem. J., 1967, **103**, N 1, 1C—2C.

[189] Gause, G. F., Kochetkova, G. V., Dudnik, Yu. V., Saruchanova, L. E., Laiko, A. V., Isolated of mutants with altered DNA base composition in Bacillus subtilis 168. — Nature, 1967, **214**, N 5089, 714—715.

[190] Solovjev, V. N., Zueva, V. S., Die Bedeutung des Funktionalzustandes der Mikroben für die antibakterielle Tetracyclin-Wirkung. — Antibiotika 1961, Nr. **6** 508—513.

[191] Jones, J. G., Morrison, G. A., The bacteriostatic actions of tetracycline and oxytetracycline. — J. Pharmacy and Pharmacol., 1962, **14**, N 12, 808—824.

[192] Turley, R. H., Thomas, P. E., Snell, J. F., Oxytetracycline stimulated incorporation of cysteine and tryptophan into an in vitro protein synthesising system from *Escherichia coli*. — Biochem. and Biophys. Res. Commun., 1967, **28**, N 3, 460—466.

3.5. Streptomycin und sein Einfluß auf die Eiweißsynthese und auf andere biochemische Prozesse bei Mikroorganismen

In der ersten Ausgabe dieser Monographie (1965) wurde darauf hingewiesen, daß das bakterizide Antibiotikum Streptomycin zur Gruppe der Antibiotika gehört, die Inhibitoren der Eiweißsynthese sind. Die Selektivität seiner Wirkung auf den genannten Prozeß ist aber nicht so groß wie beispielsweise die des bakteriostatisch wirkenden Chloromycetins. Die Forschungen der letzten Jahre sind in erster Linie durch das Bemühen gekennzeichnet, den Mechanismus der Streptomycinwirkung auf die Eiweißsynthese zu erklären.
In geringerem Umfang wurden auch solche Fragen wie die Wirkung des Streptomycins auf die Oxydationsprozesse und auf die Funktion der zytoplasmatischen Membran untersucht. Andererseits erschienen Veröffentlichungen, die die bakterizide Wirkung des Streptomycins mit der in seiner Gegenwart stattfindenden Bildung einer „Letalfraktion der RNS" in Verbindung brachten. Die frühen Untersuchungen von COHEN und von CH. CH. PLANELLES und Z. A. POPENENKOVA über die Fähigkeit des Streptomycins, mit DNS und RNS zu reagieren, können nach wie vor bei der Betrachtung des Wirkungsmechanismus des Streptomycins als grundlegend angesehen werden. Ihren Wert behielten auch die ersten Mitteilungen über die durch Streptomycin bewirkte Hemmung der Eiweißsynthese in zellfreien Präparaten aus Mikroorganismen, die von den ungarischen Wissenschaftlern ERDÖS und ULLMANN publiziert wurden.
Geringere Bedeutung wird heute den frühen Arbeiten beigemessen, die sich mit der Untersuchung der Streptomycinwirkung auf die Oxydationsprozesse beschäftigten. Nichtsdestoweniger müssen diese Untersuchungen auch berücksichtigt werden; die beobachteten Phänomene sind jedoch durch die hohe Empfindlichkeit der Eiweißsynthese gegenüber Streptomycin zu erklären.

Die Adsorption des Streptomycins an der Mikrobenzelle und die Verteilung in ihrem Inneren

Aus der beigefügten Strukturformel des Streptomycins ist ersichtlich, daß dieses Antibiotikum auf Grund der in seinem Molekül vorhandenen zwei Guanidino- und einer Methylamino-Gruppe eine recht starke Base ist.
Das oft für Laboruntersuchungen und in der Klinik verwendete Dihydrostreptomycin enthält statt der Aldehyd- eine Alkoholgruppe.

Es ist bekannt, daß die antimikrobielle Aktivität des Streptomycins bei Ansäuerung des Mediums stark abnimmt. In Gegenwart einer Reihe von Salzen wird die Aktivität des Streptomycins ebenfalls schwächer. Die Zunahme der Streptomycinaktivität bei Erhöhung des pH-Wertes des Mediums ist so zu erklären, daß parallel mit der Erhöhung des pH-Wertes auch die Menge des absorbierten Streptomycins zunimmt. Es konnte gezeigt werden, daß bei einer pH-Änderung von 5,0 auf 7,2 die Adsorption von ^{14}C-Streptomycin durch *Bacillus megaterium* auf das 5fache ansteigt. Anscheinend konkurriert das Kation des Antibiotikums während der Adsorption mit den Protonen, wodurch auch die unterschiedliche Absorption des Streptomycins in saurem und in alkalischem Medium erklärt werden könnte [1]. Das adsorbierte Streptomycin kann von der Zelloberfläche durch eine ganze Reihe von Kationen verdrängt werden [2—4]. In Versuchen mit *E. coli* B kam es nach Zugabe von Streptomycin in Mengen bis zu 25 µg/ml zum Medium schon nach 30 Sekunden Inkubation zu einer tausendfachen Verringerung der Kolonienmenge nach Überimpfung der Zellen auf einen festen Nährboden. Diese Zellschädigung erwies sich jedoch nur als potentiell letal, denn durch Resuspendieren der Bakterien in verschiedenen Lösungen (NH_4Cl, $Ca(NO_3)_2$, NaCl, K_2HPO_4 u. a.) konnte sie wieder aufgehoben werden. Die Wiederherstellung der Lebensfähigkeit der Zellen gelang jedoch nur innerhalb von 5 Min. nach Beginn ihres Kontaktes mit Streptomycin [5].

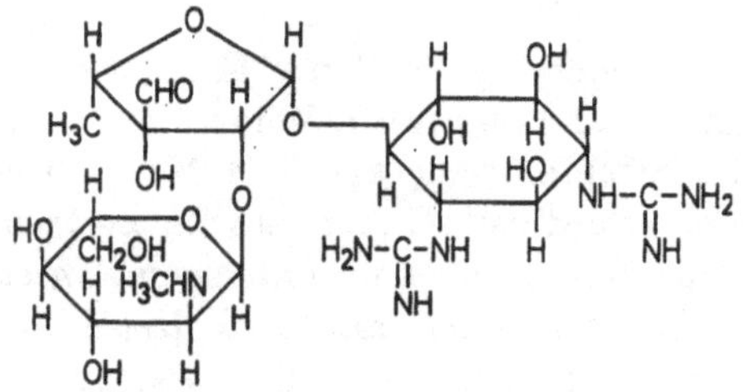

Streptomycin

Die Verringerung der Streptomycinaktivität durch Salze wurde auch in Versuchen mit streptomycinbedürftigen Bakterienstämmen beobachtet. Streptomycinabhängige Stämme von *E. coli* mit einem Wachstumsoptimum bei einer Streptomycinkonzentration von 10 µg/ml wuchsen schwach bei 5 µg/ml und nicht mehr bei 30 µg/ml Streptomycin in Abwesenheit von Salzen. Durch die Zugabe von verschiedenen Salzen (K_2HPO_4, $MgSO_4$, $(NH)_2SO_4$ u. a.) zum Medium bis zu einer Konzentration von 0,05 M trat eine Verschiebung ein, die sowohl zu einer Zunahme der für das Wachstum erforderlichen minimalen und optimalen Dosis als auch zu einer Zunahme der das Wachstum hemmenden Antibiotika-Konzentration führte [6]. Analoge Ergebnisse wurden von SAZYKIN und ČERNUCH in Versuchen mit dem Stamm *E. coli* 645 z erhalten, dessen Wachstum sowohl durch desoxystreptaminhaltige Antibiotika als auch durch Streptomycin aufrechterhalten wurde [7]. Die Bedingungen, die bei dem empfindlichen Ausgangsstamm E 645 eine Verminderung der Wachstumshemmung durch Streptomycin hervorriefen, wie die Senkung des pH-Wertes von 7,3 auf 6,0 oder die Zugabe von Na_2HPO_4 und KH_2PO_4 bis zu einer Konzentration von 0,5% zum Fleisch-Pepton-Agar, schwächten auch das Vermögen des Streptomycins, das Wachstum von *E. coli* 645 z aufrechtzuerhalten.

In diesem Falle waren für die Aufrechterhaltung des Wachstums größere Mengen Streptomycin oder Desoxystreptamin-haltiger Stoffe erforderlich.

Es muß erwähnt werden, daß die Gesetzmäßigkeiten der Streptomycinadsorption durch die Zelloberfläche nicht nur an Bakterien, sondern auch an Algen (*Chlamydomonas reinhardii*) untersucht wurden [7a].

Bis vor kurzem stimmten alle Arbeiten auf diesem Gebiet gut miteinander überein; in der unlängst erschienenen Mitteilung von Li und Umbreit [8] wird jedoch die Frage nach der Ursache der antagonistischen Wirkung der Salze bei der Streptomycin-Adsorbtion erneut überprüft. Nach ihren Angaben erfolgt die Aktivitätsminderung nicht auf Grund der Konkurrenz mit den Ionen an der Zelloberfläche, sondern infolge einer Veränderung der Ribosomen nach Kultivierung in einem salzhaltigen Medium. Diese Beobachtungen erfordern eine allseitige Prüfung; sie können dennoch die Bedeutung solcher allgemeinbekannter Fakten wie das Entfernen des Streptomycins von den Zellen durch „Waschen" mit Salzlösungen nicht verringern.

Einige Arbeiten sind der Untersuchung der intrazellulären Verteilung des C^{14}-Streptomycins gewidmet [9, 10, 11]. Bei der Fraktionierung der Zellen von *E. coli* findet sich das Antibiotikum in gebundener Form in der Ribosomen-Fraktion und im intrazellulären Bestand an „freien Metaboliten". Die Gesetzmäßigkeiten, die den Übergang des Streptomycins aus dem Metaboliten-Bestand der Zelle, wo das Antibiotikum den Stoffwechsel nicht stört, zu seinem Wirkort, den Ribosomen, steuern, sind zur Zeit noch wenig untersucht. Interessant ist, daß nach dem Suspendieren der Zellen in einem antibiotikafreien Medium von ihnen kein C^{14}-Streptomycin, sondern ein Abbauprodukt bzw. ein Komplex mit irgendeinem Metaboliten ausgeschieden wurde. Diese Schlußfolgerung wurde auf Grund des unterschiedlichen Adsorbtionsverhaltens von Streptomycin und seinem Abbauprodukt an Aktivkohle gezogen [9].

Oxydationsprozesse in der Mikrobenzelle und der Mechanismus der antimikrobiellen Streptomycinwirkung

Ausgangspunkt für die weitere Entwicklung der Arbeiten in dieser Richtung waren folgende, bereits seit 20 Jahren bekannten Tatsachen:

1. Die antimikrobielle Aktivität des Streptomycins ist bei aerober Kultivierung der Mikroorganismen 20–30mal höher als unter anaeroben Kulturbedingungen. Das ergaben Versuche von Bondy et al. [12], bei Kultivierung unter Stickstoff und wird ganz klar von V. A. Šorin und Ju. O. Sazykin bei der Durchführung ihrer Versuche gezeigt [13]. Bei dem letztgenannten Versuch wurden

die engen Reagenzgläser mit halbflüssigem Fleisch-Pepton-Agar (0,4% Agar-Agar) gefüllt, die Luft durch Erhitzen entfernt, auf 45—50 °C abgekühlt und mit einer Zellsuspension fakultativer Anaerobier (2—3 Tropfen Suspension mit einer Zellkonzentration von 500 Mio/ml) beimpft. Gleichzeitig gibt man in die Reagenzgläser 0,1 ml einer konzentrierten Antibiotika-Lösung. Das in das Reagenzglas einzubringende Flüssigkeitsvolumen soll klein sein, um einen Einfluß des in der Flüssigkeit gelösten Sauerstoffes auf das Versuchsergebnis auszuschalten. Danach wird das Medium gemischt, wobei darauf zu achten ist, daß kein Sauerstoff in die Agarsäule eindringt. Nach eintägiger Inkubation bei 37 °C beobachtet man in der ganzen Agarschicht Wachstum von *E. coli* und *S. aureus*, ungeachtet dessen, daß der Luftsauerstoff nur in den oberen Teil der Agarsäule, etwa 1 cm tief, eindringt. Bei Vorliegen einer Versuchsreihe mit allmählich ansteigendem Streptomycingehalt erstreckt sich die Zone der Wachstumshemmung bei einer Antibiotikakonzentration zwischen 1 und 30 µg/ml von der Oberfläche bis zu einer Tiefe von etwa 1 cm, d. h., sie entspricht der Zone der Sauerstoffdiffusion. Bei Konzentrationen über 30 µg/ml hemmt Streptomycin das Wachstum in der gesamten Agarschicht, d. h., es erweist sich auch gegen die Zellen der fakultativen Anaerobier, die zum anaeroben Stoffwechsel übergegangen sind, als wirksam.[1]

2. Einige organische Säuren des Trikarbonsäurezyklus führen zu einer bedeutenden Aktivitätsminderung des Streptomycins [14, 15, 16].
3. Streptomycinresistente Zellen weisen in der Regel unter aeroben Bedingungen im Vergleich zu den nichtresistenten Ausgangszellen eine verminderte Vermehrungsrate auf und unterscheiden sich in dieser Hinsicht nicht von den letzteren unter anaeroben Bedingungen, wenn die energieliefernden Prozesse des Trikarbonsäurezyklus nicht wirksam werden [17, 18, 19].

Diese Fakten dienten als Basis für die Untersuchung der Streptomycinwirkung auf die Oxydation der Glukose, Fruktose, des Äthanols, der Brenztraubensäure, des Glyzerins, der Milchsäure und anderer Stoffe durch Zellen von *S. aureus*, *B. cereus* und *B. dysenteriae* Sonnei [21]. Die Oxydation einiger Substrate wurde durch das Antibiotikum gehemmt. Es konnte jedoch keine Übereinstimmung der an verschiedenen Mikroorganismen erhaltenen Versuchsergebnisse beobachtet werden.

Versuche, den antimikrobiellen Wirkungsmechanismus des Streptomycins mit einer Hemmung des aeroben Zerfalls der Kohlenhydrate zu erklären, wurden in besonders ausführlicher Form von Umbreit und Mitarb. unternommen [17, 22 bis 25].

[1] Parallelversuche mit dem Antibiotikum Albomycin zeigten, daß in diesem Falle das Bakterienwachstum bei beliebigen Konzentrationen nur unter aeroben Kulturbedingungen unterdrückt wird. Chloromycetin und Chlortetrazyklin führten bei fakultativen Anaerobiern zu einer gleichzeitigen Unterbrechung des Wachstums in den oberen und unteren Agarschichten, d. h., ihre Wirkung war sauerstoffunabhängig.

Durch die Untersuchung der Streptomycinwirkung auf die Oxydation verschiedener Verbindungen durch *E. coli* in Phosphatpuffer kam diese Forschergruppe zu dem Ergebnis, daß Streptomycin in Konzentrationen, die der minimalen, das Wachstum hemmenden Konzentration nahekommen, die Kondensation der Oxalessigsäure mit der Brenztraubensäure verhindert und folglich den Trikarbonsäurezyklus in den Zellen von *E. coli* stört.[1] Das die Kondensationsreaktion katalysierende Enzymsystem wurde nicht isoliert, und die Beweise für die Unterdrückung dieser Reaktion sind daher nur indirekter Natur. Sie beruhen auf der Tatsache, daß Streptomycin fünf verschiedene Oxydationssysteme, d. h. Komplexe von Oxydationsprozessen, die durch die Art des Substrats, den Zellzustand usw. bestimmt werden, in denen jeweils die Kondensation der Brenztraubensäure mit der Oxalessigsäure eine wesentliche Rolle spielt, unterdrückt. Mit der Hemmung dieser grundlegenden Reaktion wurde auch die Streptomycinwirkung erklärt.
Da die Zitronensäure- und Isozitronensäurebildung bei dem geprüften *E. coli*-Stamm nicht durch Streptomycin unterdrückt wurde, nahm man an, daß diese Verbindungen in dem genannten Falle keine Kondensationsprodukte der Oxalessig- und der Brenztraubensäure darstellen. Untersuchungen von UMBREIT in dieser Richtung führten zur Identifizierung eines bislang unbekannten Kondensationsproduktes, das sich als 2-Phospho-4-oxy-4-carboxy-adipinsäure erwies [27].
Das Unvermögen resistenter *E. coli*-Zellen, bei Erhöhung der Belüftung des Mediums die Vermehrungsgeschwindigkeit zu steigern, wurde mit dem Fehlen einiger Enzymsysteme des Trikarbonsäurezyklus erklärt [17]. Darauf wurde auch die schwächere Oxydationsaktivität resistenter Zellen, verglichen mit den streptomycinempfindlichen Ausgangszellen, zurückgeführt. Dieser Effekt läßt sich jedoch nicht immer beobachten [28] und hängt außerdem vom Zustand des Mediums ab [29]. Es muß hinzugefügt werden, daß das Oxydationsvermögen einiger streptomycinresistenter Bakterienstämme eine gewisse Instabilität aufweist [30]. Eine gegen 250 μg/ml Streptomycin resistente Variante des Stammes *E. coli* 7020 wurde durch mehrfaches Umimpfen des bereits gegen 1 μg/ml Streptomycin empfindlichen Ausgangsstammes auf Fleisch-Pepton-Agar mit steigenden Antibiotika-Konzentrationen erhalten. Nachdem Resistenz gegen die vorgenannte Streptomycinkonzentration erreicht worden war, erfolgte die Oxydation von Natriumsuccinat — gemessen anhand der O_2-Absorption — durch eine Zellsuspension dieser Varietät fast zweimal so intensiv wie die Oxydation des gleichen Substrats durch die Ausgangszellen. Nach 40tägiger Aufbewahrung bei einer Temperatur von +5°C änderte sich jedoch die Oxydationsaktivität dieser Variante stark, obwohl die Streptomycinresistenz in dieser Zeit nicht geringer geworden war. Eine Suspension dieser Zellen, die 16 h auf Fleisch-Pepton-Agar

[1] Interessant ist festzustellen, daß den Arbeiten von N. D. IERUSALIMSKIJ und Mitarb. zufolge Streptomycin als Biotinkonkurrent die β-Karboxylierung der Brenztraubensäure und ihre Umwandlung in Oxalessigsäure in den Zellen von *B. idosus* und *S. cerevisiae* hemmt (16, 26].

gezüchtet und dann in Phosphatpuffer suspendiert wurde, oxydierte Bernsteinsäure bedeutend schwächer als eine 40 Tage unter gleichen Bedingungen gehaltene Zellsuspension des Ausgangsstammes. Direkte Beziehungen zwischen der Streptomycinresistenz und den Oxydationseigenschaften der Kultur konnten so nicht nachgewiesen werden.

Zur Erklärung der Ursache der schwachen Toxizität des Streptomycins für tierische Zellen nahm UMBREIT das Vorhandensein einer Schutzbarriere an der Oberfläche der Mitochondrien an, die dem Streptomycin nicht gestattet, zu den Enzymen des Trikarbonsäurezyklus vorzudringen [24].

Bei vielen Mikroorganismen fehlt die Kondensation der Brenztraubensäure mit der Oxalessigsäure. Daher wurde für einen Stamm von *Mycobacterium tuberculosis*, der nach Angaben der Autoren keinen Trikarbonsäurezyklus besitzt, die Hemmung der Oxydation der 2-C-Körper, die beim oxydativen Zerfall der Fettsäuren abgespalten werden, durch Streptomycin postuliert [25]. In Zusammenhang mit der Vielfalt der unterdrückten Reaktionen muß auf die Untersuchungen von KRISHNA MURTI hingewiesen werden, die zeigen, daß Streptomycin in zellfreien Extrakten von *Vibrio cholerae* die Succindehydrogenase- und Fumaraseaktivität hemmt [30a], auf die Untersuchungen von BARCULIS [31, 32], denen zufolge hohe Streptomycinkonzentrationen unter anaeroben Bedingungen die Spaltung der Brenztraubensäure durch *E. coli*-Zellen hemmen, sowie auf eine Reihe anderer Arbeiten, in denen die Wirkung des Streptomycins auf die energieliefernden Prozesse untersucht wurde [33—40]. Bei einem Vergleich dieser Arbeiten zeigen sich große Widersprüche in den Ergebnissen, die die Vorstellung über eine direkte Wirkung des Streptomycins auf die Aktivität der Oxydationsenzyme ausschließen.

PAINE und CLARK, die mit einer Zellsuspension von *E. coli* in einem stickstofffreien Medium arbeiteten, untersuchten den Einfluß des Streptomycins auf die O_2-Absorption und auf die Zahl der lebenden Zellen. Als zu oxydierende Substrate dienten Glukose, Fumar- und Glutaminsäure. Es erwies sich, daß die Streptomycinwirkung auf die ruhenden Zellen von der Zusammensetzung des Mediums, in dem diese Zellen vorher kultiviert wurden, abhängig ist. Nach der Kultivierung der Mikroben auf einem glukosehaltigen Medium wurde ihre Fähigkeit, Fumar- und Glutaminsäure zu oxydieren, durch Streptomycin unterdrückt, was durch eine Hemmung der Neusynthese der für die Oxydation dieser Substrate erforderlichen Enzyme durch das Antibiotikum erklärt werden kann. Die Autoren lehnten die Ansichten UMBREITS über eine direkte Wirkung des Streptomycins auf die Endstadien des Atmungsprozesses ab [41, 42].

Ein analoger Schluß ergibt sich aus den von anderen Arbeitsgruppen erhaltenen Fakten, wonach geringe Antibiotikakonzentrationen die Bildung von Enzymen des Trikarbonsäurezyklus in Zellen von *E. coli* hemmten, die sich vorher unter halbanaeroben Bedingungen entwickelt hatten [43].

In einer weiteren Arbeit [44] wird mitgeteilt, daß das Antibiotikum in einer Konzentration von 20 µg/ml die Azetatoxydation durch Zellen von *E. coli* im Anfangsstadium der logarithmischen Wachstumsphase verhinderte; es wirkte aber nicht mehr auf diesen Prozeß ein, nachdem in den Zellen das azetatoxydierende Enzymsystem aufgetreten war, d. h. im Endstadium der logarithmischen Phase.

Bei einer Untersuchung mit anderen *E. coli*-Stämmen wurden von Sazykin andere Ergebnisse erhalten [45]. In der genannten Arbeit wurde mit der Warburg-Methode der Einfluß folgender Faktoren auf die Unterdrückung der Atmung durch Streptomycin bei *E. coli* untersucht: Art des Stammes (es wurden drei *E. coli*-Stämme verwendet); Art des zu oxydierenden Substrats (Glukose, Natriumpyruvat und Natriumazetat); Alter der Kultur (6-, 16- und 24-stündige Kulturen); Zeitpunkt der Antibiotika-Zugabe zur Zellsuspension (gleichzeitig mit dem Substrat, 30 Min. bzw. 1 Std. nach Substratzusatz). die drei geprüften *E. coli*-Stämme erwiesen sich als empfindlich gegen 0,75, 1,5 und 3 μg Streptomycin/ml bei pH 7,4. Die Bakterien wurden auf Fleisch-Pepton-Agar gezüchtet und in einer Konzentration von mehr als 2 Milliarden Zellen/ml in 0,06 M Phosphatpuffer mit einem pH von 7,4 suspendiert. In den Hauptraum der Warburg-Gefäße wurden 2 ml der Suspension eingebracht, zu der vorher das Substrat in einer Konzentration bis zu 0,5% zugegeben worden war. Streptomycin wurde in Phosphatpuffer (0,5 ml) gelöst und in Mengen von 30 bis 50 μg/ml zugefügt, worauf die Gefäße bei 37 °C geschüttelt wurden. Die Sauerstoffabsorption durch die Bakterien wurde jeweils alle 30 Min. gemessen. Bei beiden geprüften Konzentrationen wurde die Oxydation der Glukose, der Brenztrauben- und Essigsäure merklich (um 25—40%) durch Streptomycin gehemmt, wobei weder der Stamm noch das Alter der Kultur einen Einfluß auf das Ausmaß der Hemmung hatten. Während jedoch Streptomycin bei gleichzeitigem Zusatz mit dem Substrat die Oxydation der Glukose, Brenztrauben- und Essigsäure mit gleicher Intensität hemmte, war bei einer Antibiotikum-Zugabe 30 oder 60 Minuten nach der Substratzugabe kaum ein Einfluß auf die Atmung feststellbar. Der Versuch, die erhaltenen Ergebnisse durch die Hemmung der Oxydation eines gemeinsamen Abbauproduktes zu erklären, waren wenig erfolgreich. In den ersten 30 Min. war die Oxydation etwa um 20% schwächer als in den folgenden gleich langen Zeitabschnitten. Wahrscheinlich können auch diese Ergebnisse mit der durch Streptomycin bewirkten Hemmung der Neusynthese des enzymatischen Systems, das für die Oxydation oder für das Eindringen der genannten Metaboliten in die Zelle verantwortlich ist, erklärt werden.

Wenn man versucht, unter Berücksichtigung der aufgefundenen Gesetzmäßigkeiten, einige früher durchgeführte Experimente zu erklären, so kann man zwei wichtige Umstände anführen: Erstens wurde in den frühen Arbeiten Streptomycin in der Regel zu Versuchsbeginn, d. h., vor Zusatz des zu oxydierenden bzw. zu vergärenden Substrats oder gleichzeitig mit ihm zugesetzt. Zweitens sprechen die Aktivitätskurven vieler geprüfter Enzymsysteme für eine bedeutende Aktivitätssteigerung in der Kontrolle während der Versuchsdauer. So ist aus der von Barculis an *E. coli* beobachteten Kinetik der CO_2-Bildung aus Brenztraubensäure (ein Prozeß, der durch Streptomycin unterdrückt wird) ersichtlich, daß ein Anwachsen der Menge an induzierten Enzymen vorliegt. Im Gegensatz dazu zeigt die Kinetik der CO_2-Bildung aus Glukose (ein Prozeß, der nicht durch Streptomycin unterdrückt wird), daß die Glukose sofort von Versuchsbeginn an mit hoher Geschwindigkeit vergoren wird [31, 32].

Nach A. I. KOROTJAEV hemmt Streptomycin die Pyruvatoxydation durch *E. coli*-Zellen bei begrenzter Belüftung des Mediums. Der Autor der Arbeit weist darauf hin, daß die dabei sich bildende Ameisensäure mit Hilfe des induzierten Enzyms Hydrogenase zu CO_2 und H_2O gespalten wird, und daß die Streptomycinwirkung vermutlich mit der Hemmung der Enzymbildung erklärt werden kann [46].

Auch die Versuche von JACKSON widersprechen einer solchen Deutung nicht [47]. In diesem Falle wurde das Streptomycin nicht zu einer ruhenden Bakteriensuspension in stickstofffreiem Medium zugegeben, sondern zum Nährmedium von Staphylokokkenzellen, die sich in der logarithmischen Wachstumsphase befanden. Nach der Inkubation mit dem Antibiotikum, wodurch in den Zellen das Gleichgewicht der Makromoleküle einschließlich der Enzyme gestört wurde, wurden die Zellen vom Medium abgetrennt und in Phosphatpuffer suspendiert und die Atmung dieser Suspension untersucht [47]. Wurde Bernsteinsäure als zu oxydierendes Substrat benutzt, war die Sauerstoffabsorption wesentlich schwächer als bei der Kontrolle. Die Oxydation der Glukose und Brenztraubensäure war weniger stark unterdrückt. JACKSON wies richtig darauf hin, daß die von ihm erhaltenen Ergebnisse für eine „indirekte" Wirkung des Streptomycins auf die Sauerstoffabsorption sprechen. Ähnliche Ergebnisse wurden von HANCOCK in Versuchen mit *Bacillus megaterium* KM, *E. coli* B und *B. subtilis* erhalten. Wurde das Wachstum dieser Organismen durch Zugabe von Streptomycin unterbrochen, so oxydierten die vom Medium durch Waschen abgetrennten Zellen Glukose, Laktose, Pyruvat und Succinat um 40–80% schwächer als die Zellen der Kontrolle [48].

Aus der Diskussion der angeführten Ergebnisse kann der Schluß gezogen werden, daß sich die meisten Fakten durch die Hemmung der Synthese der induzierten Enzyme oder durch die einer zusätzlichen Menge eines bestimmten konstitutiven enzymatischen Systems erklären lassen. Letzteres kann bei der Überimpfung der Mikroben aus einem Medium in ein anderes, mit anderen Kohlenstoff- und Stickstoff-Quellen, stattfinden. Der Grund für den großen Unterschied in der antimikrobiellen Aktivität des Streptomycins unter aeroben und anaeroben Bedingungen bleibt jedoch unklar.

KOGUT und LIGHTBOWN [49, 50] stellten fest, daß Zellen von *E. coli* B, die, nachdem sie in Gegenwart von Sauerstoff Kontakt mit Streptomycin gehabt hatten, auch nach der Abtrennung vom Antibiotikum unter anaeroben Bedingungen nicht erneut in dem Maße zu wachsen begannen wie in der Kontrolle. Das wird als Beweis dafür angesehen, daß die Zellen unter aeroben Bedingungen bedeutend mehr Streptomycin absorbieren als unter anaeroben Bedingungen. Das in die Zellen schon eingedrungene Streptomycin ist auch unter anaeroben Bedingungen aktiv. Die Richtigkeit einer solchen Schlußfolgerung ist einstweilen noch nicht durch weitere Untersuchungen bestätigt worden.

Die Wirksamkeit des Streptomycins gegen einige Oxydationsprozesse [51, 52, 30] ist wahrscheinlich durch seine Anwendung in sehr hohen Konzentrationen (bis 1000 μg/ml [30]) und durch seine Fähigkeit, innere Komplexe mit Metallen zu bilden [53—58], zu erklären.
Die Untersuchung der Streptomycinwirkung auf die Synthese induzierter Enzyme zeigt, daß das Antibiotikum den vorgenannten Prozeß schon in geringer Konzentration rasch und intensiv beeinflußt.

Streptomycin und die Bildung induzierter Enzyme bei Mikroorganismen

Die ersten Arbeiten in dieser Richtung waren die von FITZGERALD und BERNHEIM 1947—1948 veröffentlichten Untersuchungen [59—62]. Sie studierten eingehend die Wirkung des Streptomycins auf die Oxydation der Benzoe- und Oxybenzoesäure durch verschiedene Arten pathogener und apathogener Mykobakterien (*Mycobacterium* 607, *Mycobacterium lacticola*, *Mycobacterium tuberculosis* H 37 u. a.). Unter Verwendung der üblichen WARBURG-Methode wurde die O_2-Absorption durch Zellsuspensionen in Phosphatpuffer bestimmt. Stellte die Benzoesäure für die Mykobakterien ein neues Oxydationssubstrat dar, so wurde nicht eher als 30—60 Minuten nach der Säurezugabe eine merkliche O_2-Absorption beobachtet, die dann allmählich im Laufe der Zeit anstieg. Streptomycin, das dem Medium zu Versuchsbeginn zugesetzt wurde, hemmte also bei Zellen, die in einem benzoesäurefreien Medium gezogen worden waren, die Benzoesäureoxydation; bei Zellen, die in einem benzoesäurehaltigen Medium gezüchtet worden waren, hatte es jedoch keinen Einfluß auf die Oxydation. Hohe Aktivität zeigten verhältnismäßig geringe Streptomycinkonzentrationen. So wurde in Versuchen mit *Mycobacterium* 607 bei einem Gehalt von 10 μg/ml Streptomycin eine völlige Unterdrückung der Benzoesäureoxydation beobachtet, so daß die O_2-Absorption der endogenen Atmung entsprach.
Bei 5 und noch bei 1 μg/ml wurde die Oxydation merklich gehemmt, aber nicht vollständig unterbrochen. Streptamin und Streptidin, die keine antibakterielle Aktivität aufweisen, hatten auch bei einer Konzentration von 500 μg/ml keinen Einfluß auf die O_2-Absorption. Die in den Versuchen mit Benzoesäure beobachteten Gesetzmäßigkeiten wurden auch bei der Oxydation von p-Oxybenzoesäure, Phenol und Tyrosin durch Mykobakterien festgestellt. Im Gegensatz zu anderen Mykobakterien wurde bei *M. tuberculosis* H 37 die Benzoesäure sofort nach der Zugabe oxydiert, und die Oxydation war nicht durch Streptomycin beeinflußbar. Streptomycin erwies sich auch als inaktiv bei der Oxydation der Benzoesäure durch Zellen eines streptomycinresistenten Stammes von *Mycobacterium* 607, unabhängig davon, ob der Stamm in einem benzoesäurehaltigen oder in einem benzoesäurefreien Medium gezogen wurde.
Die Autoren der Arbeiten kamen zu der Schlußfolgerung, daß die von ihnen beobachteten Fakten mit der Hemmung der Bildung induzierter Enzymsysteme, die

Benzoe-, p-Oxybenzoesäure, Tyrosin und Phenol oxydieren, erklärt werden können.

Etwas später wurden Versuche an *Pseudomonas aeruginosa* [63] und *Mycobacterium friburgensis* [64] durchgeführt mit dem Ziel, das gegen Streptomycin empfindliche Stadium der Synthese des benzoesäureoxydierenden Enzymsystems zu ermitteln. Es wurde festgestellt, daß das Streptomycin aktiv ist, wenn es gleichzeitig oder fast gleichzeitig mit dem Induktor zugesetzt wird. Im Gegensatz zu Streptomycin unterdrückte Chloromycetin die Synthese des Enzymsystems in jeder beliebigen Phase seiner Bildung.

Horio und Okunuki untersuchten die Malonatoxydation durch *M. tuberculosis var. avium* und kamen zu dem Ergebnis, daß der erste Schritt des oxydativen Zerfalls dieser Verbindung mit Hilfe einer induzierten Malonsäure-Dekarboxylase durchgeführt wird. Die Synthese dieses Enzyms wird durch Streptomycin gehemmt [65].

Polglase, Peretz und Roote untersuchten die Wirkung des Dihydrostreptomycins auf die Synthese induzierter Enzyme an *E. coli* [66—68]. Neu bei ihren Arbeiten, im Vergleich zu den obengenannten, war die Verwendung eines streptomycinbedürftigen Stammes. Außerdem wurden die Untersuchungen nicht nur mit Enzymsystemen, deren Aktivität in der Mehrzahl der Fälle anhand der O_2-Absorption, dem Endergebnis einer Reihe von Reaktionen, ermittelt wurde, sondern auch mit einem individuellen induzierten Enzym, der β-Galaktosidase, durchgeführt. Die auf einem glukosehaltigen, synthetischen Medium gezüchteten Zellen wurden eine bestimmte Zeit mit oder ohne Dihydrostreptomycin inkubiert und danach der Induktor (Laktose) zugesetzt. Die Aktivität der β-Galaktosidase wurde in zellfreien Präparaten anhand der Hydrolyse des o-Nitro-β-Phenylgalaktopyranosids bestimmt. Die Synthese der β-Galaktosidase erwies sich als hochempfindlich gegen Dihydrostreptomycin. Durch 10 Einheiten des Antibiotikums pro Milliliter wurde die Synthese stark gehemmt und durch 25 E/ml wurde sie vollständig unterbrochen, obwohl die minimale, das Wachstum unterdrückende Konzentration des Dihydrostreptomycins für den genannten *E. coli*-Stamm 30 E/ml betrug. Auf die Aktivität der β-Galaktosidase in *E. coli*-Zellen, die in einem laktosehaltigen Medium kultiviert worden waren, hatte Dihydrostreptomycin, wie zu erwarten war, keinen Einfluß. Die Aktivität der β-Galaktosidase eines streptomycinresistenten Stammes, der auf einem glukosehaltigen Medium gezüchtet worden war, wurde auch nicht beeinflußt. Was den streptomycinabhängigen Stamm von *E. coli* anbelangt, so verstärkte sich in Gegenwart von Dihydrostreptomycin sowohl die Synthese der β-Galaktosidase als auch der induzierten enzymatischen Systeme, die Arabinose und Laktose oxydieren.

Auf die hohe Empfindlichkeit der β-Galaktosidase-Synthese in *E. coli* gegen Streptomycin wurde noch in einer weiteren Arbeit hingewiesen [69]. Die Bildung der β-Galaktosidase und der Einfluß verschiedener Faktoren, einschließlich des Streptomycins, auf diesen Prozeß wurde auch in Versuchen mit *S. aureus* (Stamm Duncan) untersucht [70].

Dihydrostreptomycin unterdrückte auch die Bildung eines weiteren induzierten Enzyms, der D-Serin-Desaminase, bei *E. coli* B/r [71].
Bedeutend schwächeren Einfluß hatte Streptomycin auf die Indol-Synthese aus Glukose und Ammoniumionen bei *E. coli*, obwohl auch hier die gleiche Gesetzmäßigkeit festgestellt wurde: Streptomycin war nur bei Zugabe zu Versuchsbeginn aktiv [72]. Streptomycin unterdrückte auch die Indolbildung aus Tryptophan, ein induzierter Prozeß in *E. coli*-Zellen, die auf einem synthetischen Nährboden gezüchtet werden [73].
Schließlich erwiesen sich Streptomycin und Dihydrostreptomycin als Inhibitoren der Bildung enzymatischer, die Umwandlung von Steroiden katalysierender Systeme bei Actinomyceten. Die Umsetzung von Progesteron in 1,4-Androstadien durch *Streptomyces lavendulae* und des Progesterons in 16 α-Hydroxyprogesteron durch *Streptomyces spiralis* ATSS 11009 wurde durch die Antibiotika unterdrückt, wenn die Actinomyceten in einem progesteronfreien Medium kultiviert wurden [74].
Die in diesem Abschnitt aufgezählten Untersuchungen wurden vor 1963 veröffentlicht. In den letzten Jahren änderte sich der Charakter der Arbeiten über induzierte Enzyme in bezug auf das Problem des Wirkungsmechanismus des Streptomycins; neue Ergebnisse in diesem Zusammenhang sind in dem Abschnitt angeführt, der sich mit der Wirkung des Antibiotikums auf die genetische Kodierung beschäftigt.

Die Bildung von Streptomycin-Nukleaten in vitro

1946—1947 publizierte Cohen Beobachtungen über die Komplexbildung zwischen Streptomycin und DNS [75, 76]. Die DNS des Bakteriophagen T 2 (*E. coli*) befindet sich zu 30% an der Oberfläche des Phagen. Streptomycin bildete mit diesem Phagen, wie auch mit anderen DNS-haltigen Phagen, präzipitierende Komplexe. Eine Fällung hochpolymerer DNS wird ebenfalls aus einer neutralisierten Lösung durch Antibiotika-Zugabe erreicht. Die Nukleate des Streptomycins und seine Komplexe mit dem Bakteriophagen dissoziierten, ähnlich den Nukleohistonen und Nukleoprotaminen, in 1 M NaCl-Lösung. Cohen nahm an, daß das Streptomycin, indem es sich vermittels der Methylamino-Gruppe und der Guanidino-Gruppen mit der DNS verbindet, Brücken besonderer Art zwischen den einzelnen Molekülen ausbildet, und daß die weitere Aggregation der Polymeren dann zur Niederschlagsbildung führt. Streptidin, das beide Guanidino-Gruppen, aber keine Methylamino-Gruppen enthält, bildet keine Niederschläge und ist biologisch inaktiv.
Der Umstand, daß das Tabakmosaik-Virus nicht durch Streptomycin gefällt wird, wurde von Cohen als Folge einer besonderen Orientierung der sauren Gruppen der RNS erklärt, die dem Streptomycin durch Viruseiweiß „verschlossen" sind.
Ch. Ch. Planelles und Z. A. Popenenkova konnten 1949 zeigen, daß RNS, DNS und ein Nukleoproteid aus *Bacillus dysenteriae* Flexner eine deutliche anta-

gonistische Wirkung auf die Streptomycinaktivität haben [77]. Diese antagonistische Wirkung wurde in verschiedenen Medien bei Verwendung von *E. coli*, *Bacillus dysenteriae* Flexner und *Bacillus typhi abdominalis* als Testorganismen beobachtet.

Kuryowicz, Mikulaszek und Rzucido untersuchten den Einfluß verschiedener Faktoren auf die Bildung von Komplexen des Streptomycins mit Nukleoproteiden, die aus *Shigella dysenteriae*, *S. typhi*, *Proteus* X_{19}, *M. tuberculosis* und anderen Mikroorganismen isoliert wurden [78]. Diese Autoren stellten fest, daß die Nukleoproteide streptomycinresistenter Mikrobenstämme auch durch Streptomycin gefällt wurden. Die Fällbarkeit der Komplexe des Streptomycins mit RNS, DNS und Nukleoproteiden verschiedener Herkunft wurde noch in einer weiteren Arbeit behandelt [79].

Durch verschiedene zweiwertige Anionen (SO_4^{2-}, HPO_4^{2-}, $HASO_4^{2-}$, Fumarat und Oxalat) wurde die Fällung der RNS durch Streptomycin gehemmt [80—82].

Später wurde von L. Gubernieva und A. B. Silaev, unter Verwendung elektrophoretischer Methoden, eine genaue Untersuchung des Charakters der Wechselwirkung des Streptomycins mit verschiedenen Nukleinsäurepräparaten durchgeführt [83]. Nach Ansicht dieser Autoren existieren außer der elektrostatischen Wechselwirkung zwischen den Phosphatgruppen der Nukleinsäuren — verwendet wurden ribosomale RNS aus *E. coli* und DNS aus der Schilddrüse — und den Guanidino-Gruppen des Streptomycins auch andere Bindungen.

Die Fällbarkeit hängt bei sonst gleichen Bedingungen von der Größe der Nukleinsäuremoleküle ab, wodurch die Möglichkeit gegeben ist, Bedingungen für eine selektive Fällung der DNS aus einem DNS- und RNS-haltigen Präparat auszuwählen. Cohen und Lichtenstein [84] verwendeten mit Erfolg die allmähliche Erhöhung der Streptomycinkonzentration sowohl für die Fällung der DNS als auch einiger RNS-Fraktionen aus einem zellfreien Präparat von *E. coli* B. Derartige methodische Untersuchungen zur Abtrennung der Nukleinsäuren vom Eiweiß durch Streptomycin wurden in verschiedenen Laboratorien weitergeführt [85, 86].

Die biologische Bedeutung der in vitro zu beobachtenden Fakten wurde seinerzeit eingehend diskutiert [87—89], was heute nur noch von relativem Interesse ist. Allein für sich ist die Reaktion des Streptomycins mit den Nukleinsäuren unspezifisch [90]. Es ist bekannt, daß Streptomycin nicht nur mit der DNS und der RNS, sondern auch mit sauren Mukopolysacchariden präzipitierende Komplexe bildet [91]. Gubernieva und Silaev zeigten, daß Streptomycin in der Lage ist, leicht dissoziierende Komplexe mit Eiweißen z. B. Serumalbumin, unter Einbeziehung der Karboxylgruppen zu bilden [92]. Dihydrostreptomycin, das dem Streptomycin hinsichtlich seiner Aktivität als Inhibitor der Eiweißsynthese in zellfreien Systemen und als antimikrobielles Agens ähnlich ist, fällt Nukleinsäuren dagegen bedeutend schwächer als Streptomycin [93].

Nichtsdestoweniger ist eine Wechselwirkung des Streptomycins mit Nukleinsäuren in vivo durchaus wahrscheinlich. Die in vitro fehlende Spezifität wird durch die Strukturelemente der Zelle und den unterschiedlichen funktionellen

Zustand der Nukleinsäuren bedingt. Als Beweis dafür können möglicherweise die unlängst gemachten Beobachtungen über die selektive Reaktion des Streptomycins mit den 30 S Untereinheiten der Ribosomen dienen.

Über den Mechanismus der virostatischen Wirkung des Streptomycins

Bei der Heilung experimenteller Virusinfektionen ist Streptomycin nur gering wirksam. Seine virostatische Wirkung wird nur bei speziell ausgewählten Bedingungen beobachtet.

Die Realisation der allgemeinen Fähigkeit des Streptomycins, mit Nukleinsäuren sowie mit Eiweißen zu reagieren, wird in Abhängigkeit vom Testobjekt — durch bestimmte Besonderheiten charakterisiert. Seiner virostatischen Wirkung liegt unter anderem die Bildung von Komplexen zwischen dem Antibiotikum und dem Virus zugrunde, der antibakteriellen Wirkung, soweit bisher bekannt ist, die Reaktion mit den Ribosomen. In beiden Fällen gibt es eine Reihe von Faktoren, die das Erkennen der Ursache der Streptomycin-Wirkung erschweren. Während des Eindringens in die Zelle änderte sich z. B. der Zustand des Viruspartikels, wie auch die Bindung der Ribosomen an die Messenger-RNS in dieser Zeit modifiziert wird. Aus diesem Grunde verdienen die Fakten über den Mechanismus der virostatischen Wirkung des Streptomycins eine selbständige Bearbeitung.

1962 wurden von Brock Versuche veröffentlicht [94], der die Wirkung des Streptomycins auf Bakteriophagen in vitro und in Zellen Streptomycin-resistenter *E. coli*-Stämme (3000 und K 10 = 7) untersuchte. Der RNS-Bakteriophage MS2 war in freiem Zustand nur wenig streptomycinempfindlich. Durch Variation des Zeitpunktes der Streptomycinzugabe, d. h. vor der Infektion der Bakterien durch den Phagen, während der Infektion bzw. nach der Infektion konnte gezeigt werden, daß Streptomycin nur im Verlaufe der Adsorption und Injektion des Phagen aktiv ist, nicht aber danach, wenn die Injektion beendet ist. Die gleichen Resultate wurden in Versuchen mit *Streptococcus faecium* und einem DNS-Phagen erhalten.

In einigen späteren Mitteilungen von Brock et al. [95, 96, 97] wird erneut über die spezifische Hemmung der Phageninfektion durch Streptomycin — nicht aber durch Dihydrostreptomycin — während des Injektionsstadiums berichtet. Ausgehend von Versuchen mit dem DNS-Phagen P 9 und Zellen von *Streptococcus faecium*, nahmen diese Autoren anfangs an, daß das Antibiotikum mit der DNS reagiert, die während der Injektion zugänglich ist; später kamen sie zu der Ansicht, daß die Wechselwirkung des Streptomycins mit den Eiweißuntereinheiten der Phagenhülle eine bestimmende Rolle spielt [95].

Andererseits wird in einer Mitteilung die Verstärkung der Aktivität des Antiserums gegen den DNS-Phagen 174 (*E. coli*, Stamm C) durch Streptomycin als Folge einer Konfigurationsänderung des Phagenpartikels bei der Komplexbildung mit dem Antikörper gedeutet, was dem Antibiotikum die Möglichkeit gibt, mit der DNS zu reagieren [98].

Mit der Wechselwirkung zwischen Streptomycin und Phagen beschäftigt sich noch eine weitere Arbeit; die Versuche wurden an einem gut untersuchten *E. coli*-Phagen durchgeführt. Der Phage T2L weist zwei unterschiedliche Sedimentationskoeffizienten auf, die durch Unterschiede in der Konfiguration des Phagenkopfes bedingt werden. Streptomycin (150—250 µg/ml) führte zu einer Veränderung des Sedimentationskoeffizienten des Phagen T2L, es bewirkte insbesondere die Umwandlung der „langen Form" des Phagenkopfes (700 S) in die „kurze" (1000 S). Als besonders interessant erweist sich die Fähigkeit des Streptomycins und des Dihydrostreptomycins sowohl auf den ganzen Phagen wie auch nur auf die Eiweißhülle des Partikels einzuwirken [99].

Wie aus den angeführten Arbeiten ersichtlich ist, bestehen zwischen den Schlußfolgerungen der verschiedenen Autoren bestimmte Divergenzen bezüglich der Komponente des Phagenpartikels mit der das Streptomycin reagiert sowie auch bezüglich des Ausmaßes der virostatischen Aktivität des Dihydrostreptomycins. ARONSON, MEYER und BROCK [100] unternahmen den Versuch, mit einem Molekülmodell des Streptomycins die Ursache seiner im Vergleich zum Dihydrostreptomycin großen virostatischen Wirkung zu erklären. Die vorgenannten Autoren gehen davon aus, daß das Streptomycin die Niederschlagsbildung entweder durch die Ausbildung von Bindungen zwischen den Makromolekülen verursacht oder daß auf Grund der Neutralisation der entsprechenden anionischen Gruppen eine Aggregation der nunmehr unpolaren Teilchen erfolgt. Nukleinsäuren, Kasein und Natriumhexametaphosphat, die durch Streptomycin, nicht aber durch Dihydrostreptomycin gefällt werden, können zu der Stoffgruppe gezählt werden, bei der die Ausbildung eines Gitters infolge einer Quervernetzung beobachtet wird. Die Stoffe mit Lipidcharakter fallen anscheinend aus einem anderen Grunde aus, und zwar infolge Neutralisation, und hier unterscheidet sich das Dihydrostreptomycin in seiner Wirksamkeit nur wenig vom Streptomycin.

Was die Phagen anbelangt, so können durch Streptomycin hervorgerufene Bindungen zwischen den Eiweißuntereinheiten der Hülle, die zu einer Verdichtung führen, oder solche zwischen dem Eiweiß und den Nukleinsäuren des Teilchens angenommen werden. Die zweifellos an der Gitterbildung beteiligten Guanidino-Gruppen des Streptidins sind sowohl im Streptomycin als auch im Dihydrostreptomycin vorhanden. Der einzige Unterschied besteht wie bekannt darin, daß beim Streptomycin die Streptose eine Aldehyd-Gruppe und beim Dihydrostreptomycin eine Alkohol-Gruppe besitzt. Die Untersuchung der magnetischen Kernresonanz zeigte, daß das Streptomycin auf Grund des Vorhandenseins einer Aldehyd-Gruppe in wäßrigen Lösungen hauptsächlich als zyklisches Karbinol-amino-Tautomeres vorliegt, das einen 7gliedrigen Ring besitzt.

Der 7gliedrige Ring bildet sich zwischen der Streptose und dem N-Methyl-glukosamin infolge der Reaktion der Aldehyd-Gruppe mit der Methylamino-Gruppe (Abb. 8).

Die zweite tautomere Form des Streptomycins, die Imino-Form, befindet sich mit der Karbinol-amino-Form im Gleichgewicht, das jedoch weitgehend auf der Seite des letzteren liegt. Die Imino-Gruppierung kann als 3. Akzeptor für Phos-

phatgruppen dienen. Das Ausfallen unlöslicher Streptomycin-Nukleinsäure-Komplexe muß zu einer Nachbildung der Imino-Form und damit zu einer Verschiebung des Gleichgewichts führen.
Diese Tautomerie kann beim Dihydrostreptomycin nicht auftreten, dessen Wechselwirkung mit den biologischen Substraten nur über die Guanidino-Gruppen

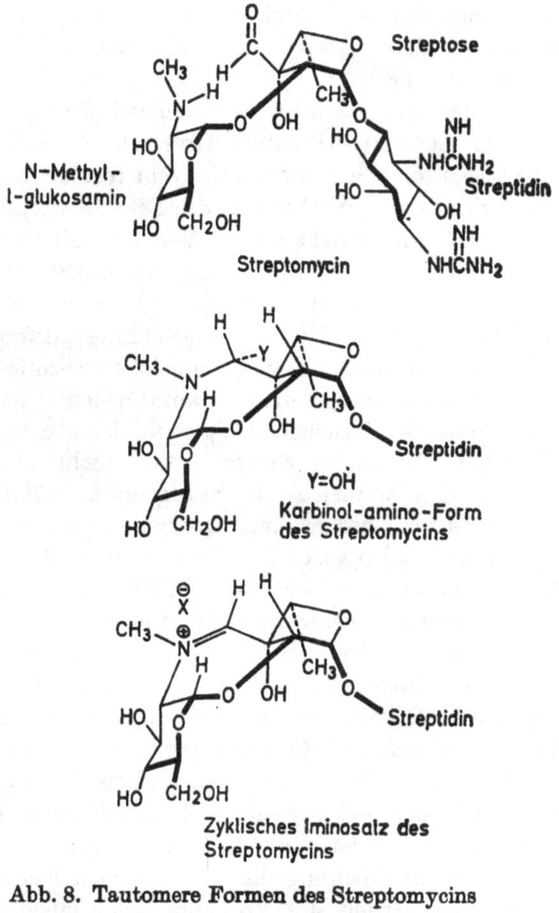

Abb. 8. Tautomere Formen des Streptomycins

erfolgt. Die antibiotische Aktivität des entsprechenden von Guanylgruppen befreiten Derivats ist tausendmal geringer als die des Dihydrostreptomycins [101].
Nichtsdestoweniger bleibt die Ursache für die unterschiedlichen Beobachtungen der verschiedenen Autoren bei der Untersuchung von Phageninfektionen in Gegenwart des Antibiotikums ungeklärt.

Die Unterdrückung der Eiweißsynthese in der Mikrobenzelle durch Streptomycin

1959—1960 veröffentlichten Erdös und Ullmann Versuche zur direkten Untersuchung der Streptomycinwirkung auf die Eiweißsynthese bei *Mycobacterium friburgensis* [102—104].
Die Enzyme, die die Aminosäuren aktivieren, erwiesen sich sogar bei so hohen Streptomycin-Konzentrationen wie 100 µg/ml als unempfindlich gegen das Antibiotikum. Auch auf die Bildung der Aminoacyl-tRNS hatte das Streptomycin keinen Einfluß, was später auch von anderen Forschungsgruppen bei Versuchen mit Enzympräparaten aus *Mycobacterium tuberculosis* $H_{37}Rv$ bestätigt wurde [105]. Gleichzeitig konnte festgestellt werden, daß Streptomycin schon in Kurzzeitversuchen die ^{14}C-Tyrosin-Inkorporation in die Eiweiße unterdrückt.
Die Eiweißsynthese wurde jedoch auch bei Anwesenheit von 50 µg/ml Streptomycin nur zu 50% unterdrückt. Bei einer hohen Konzentration von 500 µg/ml betrug die Syntheseleistung immerhin noch 25% des Normalwertes. Es zeigte sich weiter, daß bei Verwendung intakter Zellen die Eiweißsynthese nur dann gegen Streptomycin empfindlich war, wenn eine Vermehrung der Bakterien stattfand (Medium von Soton). Bei Zellen in Phosphatpuffer wurde die Eiweißsynthese auch in Gegenwart von Streptomycin fortgesetzt.
Die Fraktionierung des zellfreien Präparates zeigt, daß die Eiweißsynthese durch Streptomycin in zwei von drei der erhaltenen Fraktionen unterdrückt wird: in der bei 105000 g sedimentierten Fraktion und im Überstand.[1]
Die Untersuchung der Wirkung auf die Inkorporation von ^{14}C-Leuzin und ^{35}S-Methionin führte im allgemeinen zu den gleichen Ergebnissen, wie sie mit Tyrosin erhalten worden waren. Der Einbau von ^{32}P in RNS wurde durch Streptomycin nicht beeinflußt.
Auf Grund der erhaltenen Ergebnisse schlußfolgerten die Autoren, daß nur die für die „Vermehrung notwendige" Eiweißsynthese Streptomycin-empfindlich ist.
Fast gleichzeitig wurde von einer anderen Forschungsgruppe die Wirkung des Dihydrostreptomycins auf die Eiweißsynthese in Zellen von *Mycobacterium* BCG und *Mycobacterium phlei* untersucht [107]. Das Antibiotikum unterdrückte, im Gegensatz zu früheren Beobachtungen, die Eiweißsynthese in ruhenden Bakterienzellen. In Phosphatpuffer jedoch wurde bei Anwesenheit von Glukose oder anderen Energiequellen die Inkorporation von Aminosäuren in die Eiweiße stimuliert. Dihydrostreptomycin hatte keinen selektiven Einfluß auf die Inkorporation irgendeiner Aminosäure in die Eiweiße. Die relativen Werte der Unterdrückung der Eiweißsynthese durch das Antibiotikum und der Stimulierung der Eiweißsynthese durch das Antibiotikum und der Stimulierung der Eiweißsynthese in Gegenwart von Glukose waren annähernd von der gleichen Größenordnung und damit vergleichbar.
Obwohl einige Inhibitoren der energieliefernden Reaktionen (Natriumazid,

[1] Bei Versuchen mit *B. megaterium* wurden 99% des von den Zellen absorbierten Streptomycins in dieser Fraktion festgestellt [106].

Zyanid und andere) mittelbar auch die Inkorporation der Aminosäuren unterdrücken, muß gesagt werden, daß die Konzentration des Dihydrostreptomycins, die die Eiweißsynthese um 50% unterdrückt, keinen Einfluß auf die Atmung der Bakterien hat, wodurch die spezielle Wirkung dieses Antibiotikums auf die Eiweißsynthese unterstrichen wird. Unter aeroben Bedingungen hatte Dihydrostreptomycin eine ausgeprägtere Wirkung als unter anaeroben Verhältnissen.

Bei der Einwirkung auf eine stationäre Kultur von *Mycobacterium avium* Jucho hemmte Streptomycin in einer Konzentration von 10 µg/ml die Inkorporation von ^{35}S-Sulfat und ^{32}P-Orthophosphat merklich [108]. Die Eiweißsynthese in den Zellen des resistenten Stammes und auch in den Zellen des gegen Streptomycin „indifferenten" Stammes (eine einstufige Mutation mit hohem Resistenzgrad) erwies sich gegen 10 µg/ml Streptomycin als unempfindlich, wurde aber bei 1000 µg/ml gehemmt. In diesen Versuchen fehlte im Medium die Energiequelle, nichtsdestoweniger war die Eiweißsynthese Streptomycin-empfindlich.

Ungeachtet ihrer langsamen Vermehrung und der damit verbundenen methodischen Schwierigkeiten wurden die Mykobakterien auch weiterhin als Testobjekte für die Untersuchung der Streptomycinwirkung auf die Synthese von Makromolekülen verwendet [109, 110].

1962 berichteten Sasykin und Borisova über die Ergebnisse der Untersuchung der Streptomycinwirkung auf die Eiweißsynthese in einer sich rasch vermehrenden Kultur von *S. aureus* 209 P [111]. Die Staphylokokken-Kultur wurde 16 h bei 37 °C in Fleisch-Pepton-Bouillon gezüchtet und danach bei einer Endkonzentration von etwa 500 Mio Zellen/ml auf ein neues Medium überimpft. Dann wurde bei intensiver Belüftung weitergezüchtet. Streptomycin wurde 30 Min. nach Inkubationsbeginn, d. h. am Anfang der logarithmischen Wachstumsphase, zugegeben. Nach bestimmten Zeitabschnitten wurden Proben entnommen, durch Waschen vom Medium befreit, mit 5%iger Trichloressigsäure-Lösung behandelt und durch Zentrifugieren gefällt. Der Niederschlag wurde in 1 n NaOH-Lösung gelöst und die Eiweißbestimmung nach der Methode von Lowry durchgeführt.

Vor der Bestimmung der Nukleinsäuren wurden die vom Medium durch Waschen befreiten Zellen mit 5%iger Trichloressigsäure behandelt, durch Zentrifugation gefällt, erneut mit 5%iger Trichloressigsäure behandelt und 15 Min. auf 96 °C erhitzt. Nach der Abtrennung des Niederschlages wurden im Zentrifugat die RNS mit Orcin und die DNS mit Diphenylamin bestimmt.

In einer Konzentration von 10 µg/ml hemmte Streptomycin die Eiweißsynthese stark, so daß die Eiweißmenge innerhalb von 90 Min. nach Antibiotika-Zugabe nur um 15–20% zunahm. Außerdem wurde die DNS-Synthese unterbrochen, die DNS-Menge nahm um etwa 10% ab und die RNS-Synthese schwach gehemmt. Die RNS-Menge nahm in Gegenwart von Streptomycin innerhalb von 90 Min. um 60–70% zu [111, 112]. Versuche mit Chloromycetin, Oxytetracyclin und Erythromycin, die in dieser Arbeit mit dem Streptomycin verglichen wurden, zeigten, daß die ersten drei Antibiotika eine selektivere Wirkung auf die Eiweißsynthese haben als Streptomycin. Bei ihrem Kontakt mit einer sich vermehrenden

Staphylokokkenkultur wurde nicht nur die RNS-, sondern auch die DNS-Synthese langsamer als die Eiweißsynthese gehemmt.

HAHN und Mitarb. untersuchten gleichfalls den Einfluß des Streptomycins auf die Dynamik der Eiweiß- und Nukleinsäuresynthese in sich vermehrenden Bakterienzellen [113]. In Versuchen mit *E. coli* (Stamm Gratia) wurde gezeigt, daß 20 µg/ml Streptomycin die Eiweißsynthese rasch unterbrechen, wie durch Eiweißbestimmung nach LOWRY gezeigt wurde. Bei der Bewertung der Eiweißsynthese anhand der Inkorporation des ^{14}C-Phenylalanin in die Eiweiße stellten die Autoren jedoch fest, daß nach der Antibiotika-Zugabe die Inkorporation von Phenylalanin für die Dauer von 20 Min. weiterging, wenn auch mit bedeutend geringerer Geschwindigkeit als bei der Kontrolle. Anscheinend kann in der ersten Zeit nach der Streptomycinzugabe noch ein gewisser Teil der Eiweiße synthetisiert werden. Der Gesamtnukleinsäuregehalt, der durch die Absorption bei 260 nm bestimmt wurde, nahm im Vergleich zum Ausgangsgehalt um 70% zu. Die Menge der niedermolekularen Stoffe mit einem Absorptionsmaximum bei 260 nm blieb niedrig wie zuvor.

Von den angeführten Fakten über die Hemmwirkung des Streptomycins auf die Eiweißsynthese in intakten Bakterienzellen unterscheiden sich die Ergebnisse der frühen Versuche von GALE mit *S. aureus*. Bei diesen Versuchen inhibierte Streptomycin die Eiweißsynthese erst in Konzentrationen, die hundertmal größer waren als die minimale, das Wachstum unterdrückende Menge [114]. Jedoch auch in diesem Falle war die Eiweißsynthese gegenüber Streptomycin empfindlicher als die Synthese der Nukleinsäuren und die Glukosevergärung. Der verwendete Staphylokokken-Stamm war, nach den Ergebnissen einer anderen Arbeit zu urteilen, in einem Aminosäure-haltigen synthetischen Medium wenig gegen Streptomycin empfindlich [70].

Unter Zugrundelegung der bekannten Fakten und der Ergebnisse eigener Untersuchungen [115] stellten SPOTTS und STANIER eine Hypothese über den Wirkungsmechanismus des Antibiotikums auf [116]. Die wichtigsten Thesen dieser Theorie sind:

1. Streptomycin verbindet sich mit den Ribosomen der Streptomycin-empfindlichen Zellen, wodurch die Wechselwirkung der RNS mit den Ribosomen unterbunden und folglich auch die Eiweißsynthese inhibiert wird.
2. Die Ribosomen aus Streptomycin-resistenten Zellen binden auf Grund struktureller Veränderungen Streptomycin nicht.[1]
3. Die Ribosomenstruktur Streptomycin-bedürftiger Zellen ist dahingehend verändert, daß die Fähigkeit zur Bindung der mRNS abgeschwächt ist und daß für das Zustandekommen dieser Verbindung Streptomycin erforderlich ist.

[1] Interessant sind Versuche, die Lokalisation der Streptomycinresistenz bei Protozoen durch Übertragung des Kernes einer resistenten Zelle in das Zytoplasma einer empfindlichen Zelle oder umgekehrt durch Schaffung einer Hybride mit „einem empfindlichen" Kern und „resistentem" Zytoplasma aufzuklären. Es zeigte sich, daß bei Amoeba die Resistenz sowohl durch Kern- als auch durch zytoplasmatische Faktoren bestimmt wird [117], was sich jedoch nicht immer beobachten läßt [117, 118].

Nicht alle speziellen Thesen dieser Theorie behielten ihren Wert; die Unterdrückung der Eiweißsynthese in der Mikrobenzelle durch das Streptomycin wird jedoch tatsächlich durch die Bindung des Antibiotikums an die Ribosomen verursacht.
Als überaus wichtig erwiesen sich Untersuchungen, über die 1962 FLAKS, WHITE und COX berichteten [119, 120]. Bei Zellen von *E. coli* B, die sich in einem synthetischen Medium in der logarithmischen Wachstumsphase befanden, erfolgte schon 5 Min. nach der Streptomycinzugabe eine vollständige Unterdrückung der Synthese des ribosomalen und löslichen Eiweißes. Das war das allererste Anzeichen für eine Antibiotikawirkung. Die übrigen Stoffwechselstörungen traten erst später auf. Infolge der Unterdrückung der Neusynthese von Ribosomen wurde eine Zunahme der RNS-Menge mit einem Sedimentationskoeffizienten von weniger als 30 S beobachtet. Die Synthese der mRNS wurde in Gegenwart des Antibiotikums 45 Min. lang fortgesetzt. Die vor der Streptomycinzugabe gebildeten Ribosomen verloren während der vorgenannten Zeitspanne nicht ihre Stabilität. Die Autoren der Arbeit kamen zu dem Schluß, daß das an den Ribosomen fixierte Streptomycin sie funktionsunfähig macht. In diesem Zusammenhang wurden Versuche mit einem zellfreien System unternommen, das ein säureunlösliches Polypeptid zu synthetisieren vermochte.
Beim Fehlen eines synthetischen Messengers wurde die Inkorporation einer bestimmten Menge an L-Phenylalanin in das Peptid beobachtet; die durch $5 \cdot 10^{-4}$ M Streptomycin nicht gehemmt wurde.
Die Autoren nahmen an, daß diese Inkorporation unter Beteiligung der mRNS erfolgt, die sich schon an den Ribosomen befindet. Wurde zu diesem System Polyuridylsäure zugegeben, so beobachtete man im Laufe von 15—20 Min. eine rasche und intensive Inkorporation von L-Phenylalanin in das Polypeptid. Wenn $1 \cdot 10^{-5}$ Streptomycin 10 Min. vor Zugabe der Polyuridylsäure zugesetzt wurde, so hemmte es die Phenylalanin-Inkorporation zu 95%. Um diese Wirkung zu erzielen, erwies es sich als unbedingt erforderlich, das Streptomycin vor Zugabe des künstlichen Messengers zuzusetzen. Streptidin, Streptobiosamin sowie ein Gemisch beider erwiesen sich hierbei als inaktiv. Es gelang nicht weder durch eine zehnfache Vergrößerung der Konzentration an Polyuridylsäure oder an Mg^{2+} noch durch Zugabe von Putreszin und Spermin, die, wie angenommen wurde, mit dem Streptomycin um die Phosphatgruppen der RNS konkurrieren könnten, die Streptomycinwirkung abzuschwächen. Durch eine besondere Art der Versuchsdurchführung konnte bestätigt werden, daß sich das Streptomycin mit den Ribosomen verbindet: Inkubierte man die Ribosomen mit unmarkiertem L-Phenylalanin und Streptomycin, trennte sie dann durch Zentrifugieren ab, suspendierte sie, setzte Polyuridylsäure und ^{14}C-markiertes L-Phenylalanin zu, so blieb die üblicherweise beim Fehlen von Streptomycin unter dem Einfluß der Polyuridylsäure zu beobachtende Stimulierung der Aminosäureinkorporation aus.
Dieselbe Forschergruppe untersuchte die „halbmodellmäßige" Synthese eines Polypeptids unter Verwendung von Ribosomen sowohl aus Streptomycin-empfindlichen, -resistenten und auch aus Streptomycin-bedürftigen *E. coli*-Zellen. Die letztgenannten Kulturen wuchsen noch in Gegenwart von 1000 μg/ml

Streptomycin. Die Inkorporation des L-^{14}C-Phenylalanin in das Polypeptid und der Einfluß des Streptomycins auf diesen Prozeß wurde bei verschiedenen Kombinationen der Ribosomen und der Überstände aus den Zellen der drei vorgenannten Stämme untersucht. Ein kombiniertes Präparat, das Ribosomen aus Zellen des empfindlichen Stammes und den Überstand aus Zellen des resistenten oder bedürftigen Stammes enthielt, war in Gegenwart von Streptomycin nicht in der Lage, L-Phenylalanin zu inkorporieren. Andererseits wurde beim Vorliegen von Ribosomen aus Streptomycin-resistenten und -bedürftigen Zellen eine Inkorporation von Phenylalanin bei solchen Konzentrationen beobachtet, die bei allen Ribosomen aus dem empfindlichen Stamm bereits eine 85%ige Hemmung hervorrufen. Die Streptomycinempfindlichkeit der Ribosomen aus den Zellen des resistenten und des bedürftigen Stammes war tausendmal geringer als die der Ribosomen des Ausgangsstammes [121][1].

Beachtung verdient die Tatsache, daß die Ribosomen des Streptomycin-bedürftigen Stammes für die Polypeptidsynthese kein Streptomycin benötigten. Da die Zellen jedoch vorher in einem Streptomycin-haltigen Medium gezüchtet worden waren, könnten die Ribosomen allerdings schon mit Streptomycin „gesättigt" sein.

Unabhängig von diesen Untersuchungen fanden auch SPEYER, LENGYEL und BASILLO, die die Streptomycinwirkung auf die Polyphenylalanin-Synthese in einem zellfreien System aus *E. coli* untersuchten, daß die Streptomycinempfindlichkeit in den Ribosomen „konzentriert" ist [123]. Einem zellfreien System wurden ^{14}C-Phenylalanin, Polyuridylsäure, tRNS und Streptomycin zugesetzt. Die Inkubation mit Streptomycin dauerte 30 Min. bei 37 °C.

Aus der Tabelle 7 ist ersichtlich, daß in dem zellfreien System der Austausch der Ribosomen aus dem empfindlichen Stamm gegen Ribosomen des resistenten Stammes zu einer starken Abschwächung der Streptomycinwirkung führt.

Ähnliche Ergebnisse wurden 1962 von einer anderen Forschergruppe veröffentlicht [124]. Wenn die Ribosomen des gegen Streptomycin empfindlichen *E. coli*-Stammes mit dem Überstand des resistenten Stammes vereinigt wurden und umgekehrt, wurde nur bei Vorhandensein „empfindlicher" Ribosomen im System eine deutliche Streptomycinwirkung beobachtet. Wurde in das zellfreie System nicht freies, sondern an die tRNS gebundenes ^{14}C-Leuzin eingebracht, behielt das Antibiotikum im Falle der „empfindlichen" Ribosomen seine Aktivität, d. h., seine Wirkung auf die Ribosomen wurde erneut demonstriert. In der gleichen Arbeit wurde angenommen, daß zwischen dem Streptomycin einerseits und den Polyaminen (Spermin, Spermidin) und Mg^{2+} andererseits antagonistische Verhältnisse bestehen. Hieraus ergab sich die Annahme, daß das Streptomycin die Stabilisierung der Ribosomenstruktur durch Mg^{2+} und Polyamine stört.

[1] Das bezieht sich nicht auf die Ribosomen mutierter Bakterienstämme die eine unspezifische Resistenz gegen Streptomycin und einige andere Antibiotika gleichzeitig aufweisen (z. B. Chloromycetin, Tetrazyklin usw.). Bei solchen Stämmen ist die Resistenz durch die Veränderung der Durchlässigkeit der Hülle bedingt [122].

Tabelle 7

Einfluß des Streptomycins auf die Inkorporation von Phenylalanin in säureunlösliche Produkte in einem zellfreien, Polyuridylat enthaltenden System aus *E. coli*.

Überstand		Ribosomen		Streptomycin m µmol/ml	Inkorpor. d. Phenylalanins, m µmol/mg ribosomalen Eiweißes	Unterdrückung in %
Stamm						
empfindlich	resist.	empfindlich	resist.			
+	−	+	−	0	31,3	−
+	−	+	−	28	13,1	58,2
−	+	−	+	0	24,4	−
−	+	−	+	28	24,8	0
−	+	+	−	0	26,0	−
−	+	+	−	28	7,3	71,8
+	−	−	+	0	22,6	−
+	−	−	+	28	21,4	5,3

Mit dieser Frage beschäftigten sich auch SAWADA und SUZUKI, die jedoch nicht mit einem aus *E. coli*, sondern einem aus Zellen von *Diplococcus pneumoniae*, Stamm R_{36}A isoliertem zellfreien System arbeiteten. Die Kombination der Ribosomen und des Überstandes aus Zellen des Streptomycin-empfindlichen und des Streptomycin-resistenten Stammes bestätigten erneut die Richtigkeit der Hauptthese, daß auch die Wirkung des Dihydrostreptomycins sich gegen die Ribosomen richtet.

Die weiteren Erfolge in der Entschlüsselung des Wirkungsmechanismus von Streptomycin sind mit der Aufklärung der Rolle der Ribosomen-Untereinheiten und ihrer Wechselwirkung mit der Messenger-RNS verbunden. In dieser Hinsicht sind erneut die 1964 von COX, WHITE und FLAKS veröffentlichten Ergebnisse von Interesse [126]. Unter Verwendung von Untereinheiten aus unterschiedlich empfindlichen Ribosomen stellten die vorgenannten Autoren fest, daß die Aktivität des Streptomycins mit seinem Einfluß auf die 30 S, nicht aber auf die 50 S Untereinheit der Ribosomen zusammenhängt. Aus Zellen von *E. coli* B isolierte 70 S Ribosomen wurden durch Dialyse gegen Tris-Puffer, der 10^{-4} molar an Mg^{2+}-Ionen war, in 30 S- und 50 S-Teilchen dissoziiert und durch Zentrifugieren im Saccharosedichtegradienten isoliert. Durch Rekombination der 70 S Ribosomen aus diesen Untereinheiten bei einer Magnesium-Konzentration von 0,0175 M ergab sich die Möglichkeit, Hybrid-Ribosomen herzustellen, in denen eine Untereinheit aus Zellen des Streptomycin-empfindlichen, die andere aus Zellen des Streptomycin-resistenten oder Streptomycin-abhängigen Stammes verwendet wurde. Die Werte in der Tabelle 8 zeigen, daß die 70 S Ribosomen nur dann gegen Dihy-

drostreptomycin empfindlich sind, wenn die 30 S Untereinheit aus Zellen des empfindlichen Stymmes isoliert worden ist.
In der behandelten Arbeit wurde auch durch kurzzeitige Markierung mit ^{32}P festgestellt, daß das Dihydrostreptomycin weder die Synthese der mRNS noch deren Bindung an die Ribosomen stört, so daß zwar die Bindung der mRNS über die 30 S Untereinheit in Gegenwart des Antibiotikums erfolgt, der normale Verlauf der Eiweißsynthese aber anschließend gestört wird.
Die Aktivität des Streptomycins sank, wenn die Ribosomen mit der mRNS vor der Antibiotikazugabe inkubiert wurden. In der Zelle wird der durch die tRNS „verschlossene" und dem Antibiotikum nicht zugängliche Bindungsort an der 30 S Untereinheit erneut zugänglich, wenn die Synthese der Polypeptidkette abgeschlossen ist und das Ribosom den mRNS-Strang verläßt.

Tabelle 8

Polyphenylalanin-Synthese unter Beteiligung von Hybrid-Ribosomen, die aus den Untereinheiten Streptomycinresistenter und -empfindlicher Ribosomen erhalten wurden.
Im Reaktionsansatz von 0,3 ml waren folgende Substanzen enthalten: Tris-Puffer, pH 7,8, 0,1 M, KCl — 0,08 M, Merkaptoäthanol — 0,006 M, Magnesiumacetat — 0,0175 M, ATP — 0,0017 M, GTP — 0,043 mM, Phosphoenolpyruvat — 0,003 M, tRNS — 0,2 mg, ^{14}C-L-Phenylalanin — 0,2 μCi, Pyruvatkinase — 7,5 mg, 100000 g — Überstand — 0,46 mg Eiweiß, Polyuridylsäure — 6,57 μg Ribosomen: 32 μg 50 S und 19 μg 30 S beim empfindlichen Stamm und 36 μg 50 S und 18 μg 30 S beim resistenten Stamm.
Dihydrostreptomycin wurde bis zu einer Konzentration von $2{,}2 \cdot 10^{-5}$ M zugegeben.

Nr.	Herkunft der Ribosomen		Dihydro-streptomycin	Impulse/min.	Unterdrückung %
	30 S	50 S			
1	empfindlich	empfindlich	—	5082	—
2	empfindlich	empfindlich	+	1492	70
3	resistent	resistent	—	3873	—
4	resistent	resistent	+	4089	0
5	resistent	empfindlich	—	4113	—
6	resistent	empfindlich	+	3603	10
7	empfindlich	resistent	—	5084	—
8	empfindlich	resistent	+	885	88
9	resistent	—	—	102	—
10	—	resistent	—	324	—
11	empfindlich	—	—	244	—
12	—	empfindlich	—	201	—
13[1]	empfindlich	empfindlich	—	116	—
14[1]	resistent	resistent	—	144	—

[1] Die Versuche Nr. 13 und 14 wurden ohne Polyuridylsäure durchgeführt.

Das Fehlen des Streptomycineinflusses auf die Initiierung wurde von DAVIES auf direktem Wege bewiesen [127]: ^{14}C markierte Polyuridylsäure wurde mit einem zellfreien Extrakt gemischt und im Saccharose-Dichtegradienten sedimentiert. Die in Gegenwart bzw. in Abwesenheit von Streptomycin erhaltenen Fraktionen wurden bei 260 nm auf ihre optische Dichte untersucht, es wurde ihr Gehalt an durch Trichloressigsäure ausfällbare, d. h. an die Ribosomen gebundene Polyuridylsäure bestimmt und ihre Fähigkeit untersucht, Phenylalanin zu inkorporieren.

Die vorherige Inkubation des Extraktes mit Streptomycin (40 μg/ml) unterdrückte die Polypeptidsynthese um 40%, hatte aber keinen Einfluß auf die Menge der durch Trichloressigsäure fällbaren Polyuridylsäure. Die Bildung der Polyribosomen mit Hilfe der mRNS erfolgte also in Gegenwart des Antibiotikums, aber ihre Funktion war wesentlich gestört.

In dieser wie auch in der gleichzeitig veröffentlichten zuvor zitierten Arbeit wurden völlig eindeutige Ergebnisse erhalten, wenn als Objekt für die Untersuchung der Streptomycinempfindlichkeit Ribosomenuntereinheiten verwendet wurden; die Eiweißsynthese durch hybride 70 S Ribosomen in Gegenwart des Antibiotikums wurde nur dann stark gestört, wenn die 30 S Untereinheit der Ribosomen aus Zellen eines Streptomycin-empfindlichen Stammes isoliert worden waren.

Von Interesse sind auch die bei Versuchen mit Ribosomen und Ribosomenuntereinheiten tierischer Zellen erhaltenen Ergebnisse.

Ribosomen aus Kaninchenmilz mit einem Sedimentationskoeffizienten von 76 S zerfielen bei niedriger Magnesium-Ionen-Konzentration im Medium in 40 S und 60 S Untereinheiten. Einer Zellsuspension zugesetztes ^{3}H-Dihydrostreptomycin (200 μg/ml) konnte nach der Zerstörung der Zellen, der Isolierung der Ribosomen und der Dissoziation der Ribosomen, in den 40 S Untereinheiten nachgewiesen werden [128]. Es muß allerdings hinzugefügt werden, daß 80 μg/ml Streptomycin in einem zellfreien System aus Rattenleber die Eiweißsynthese nicht inhibierten [129].

Bei Ribosomen aus zellfreien, pflanzlichen Systemen, z. B. aus *Oryza sativa,* wurde eine größere Empfindlichkeit gegen das Antibiotikum bei der durch Polyuridylsäure als bei der durch endogene mRNS gesteuerten Phenylalanin-Inkorporation beobachtet [130]. Das kann als indirekter Beweis dafür gelten, daß die Orte der Streptomycin-Fixierung an pflanzlichen und bakteriellen Ribosomen analog sind, was aber noch keine völlige Übereinstimmung in der Antibiotikawirkung auf intakte pflanzliche und bakterielle Zellen bedeuten muß.

Eine weitere Präzisierung des Streptomycin-Wirkortes an den bakteriellen Ribosomen gelang durch die Identifizierung der in den 30 S Untereinheiten enthaltenen Streptomycin-bindenden Komponente. Zu diesem Zweck wurde ein modifiziertes System der Polypeptidsynthese geschaffen, das neben 50 S Untereinheiten, die 23 S Ribonukleoproteid Partikel aus den 30 S Untereinheiten und die von diesen Untereinheiten abgespaltenen Proteinfraktionen enthielt [131].

Durch Verwendung von empfindlichen und resistenten *E. coli*-Ribosomen konnte gezeigt werden, daß die Empfindlichkeit der 30 S Ribosomen-Untereinheiten gegen

Streptomycin im 23 S Ribonukleoproteid, nicht aber in der abspaltbaren Proteinfraktion konzentriert ist. In einer weiteren Arbeit wird ebenfalls festgestellt, daß die Streptomycin-Empfindlichkeit der *E. coli*-Ribosomen durch das 23 S-Core der 30 S Untereinheiten bedingt wird und das die Rekonstitution der intakten 30 S Untereinheiten aus den 23 S Ribonukleoproteiden und den freien Eiweißen durch Streptomycin nicht unterdrückt wird [132].

In vielen Arbeiten wurde der Versuch gemacht, die Zahl der mit einem Ribosom reagierenden Streptomycin-Molekül zu bestimmen. Dazu wurde die Menge des markierten Antibiotikums bestimmt, das in der Ribosomenfraktion enthalten war und mit der geschätzten Ribosomenmenge in der Mikrobenzelle verglichen. Gewöhnlich wird angenommen, daß ein 70 S Ribosom bzw. seine 30 S Untereinheit 1—2 Moleküle Streptomycin bindet [133]. Veränderungen der physikalischen Eigenschaften der Ribosomen sind bei der Bindung derartig geringer Mengen an niedermolekularen Stoffen kaum festzustellen.

L. A. Ševčenko und I. I. Filippovič [134] fanden keine Veränderungen in den Sedimentationskoeffizienten der Ribosomen von *Endomyces magnusii* nach der Behandlung mit Streptomycin. Es wurden etwa 80 S in 0,005 M und 120 S in 0,05 M $MgCl_2$-Lösung bestimmt.

Andererseits wurde von Herzog eine eigenartige Wirkung des Streptomycins auf die Fähigkeit der 70 S Ribosomen, in 30 S und 50 S Untereinheiten zu dissoziieren, festgestellt [135, 136]. Die Dissoziation erfolgte normalerweise bereits in dem Puffer, der für die Extraktion der Ribosomen aus den zerstörten Zellen diente. Streptomycin wurde nach der Vermehrung der Zellen von *E. coli* K 12 zugegeben, danach zeigte sich bei 10^{-3} M $MgSO_4$ ein verändertes Dissoziationsverhalten. Sogar ein 4 Min. langer Kontakt der wachsenden Kultur mit Streptomycin (50 μg/ml) führte zu bedeutenden Veränderungen der Zustandsmerkmale der durch Ultrazentrifugation erhaltenen Ribosomen. Während bei der Kontrollprobe ein großer Teil der Ribosomen bei dem oben genannten Gehalt an Magnesium-Ionen im Puffer in 50 S und 30 S Untereinheiten dissoziierte, bestand die Hauptfraktion der aus den Antibiotika-behandelten Zellen erhaltenen Extrakte aus 70 S Teilchen. Bei der Untersuchung von Zellextrakten aus einer Streptomycin-resistenten Kultur wurde eine ähnliche Erscheinung nicht beobachtet.

Diese vom Autor der genannten Arbeit beobachtete Stabilisierung der 70 S Ribosomen durch Streptomycin fehlte, wenn das Streptomycin direkt in den Extrakt der zerstörten Zellen gegeben wurde, d. h., diese Wirkung tritt nur dann ein, wenn das Streptomycin in die intakten Zellen eindringt. Das weist auf einige Besonderheiten der Streptomycinwirkung auf die Ribosomen in vivo hin, die in Versuchen in vitro nicht wahrnehmbar sind.

Über die Erscheinungen des Synergismus und Antagonismus bei gemeinsamer Wirkung des Streptomycins mit anderen die Eiweißsynthese inhibierenden Antibiotika

Der bei der gleichzeitigen Einwirkung von Streptomycin und Penicillin auf die Zelle beobachtete Synergismus wurde bis jetzt mit dem Einfluß dieser Antibiotika auf die zytoplasmatische Membran erklärt. Bei der Erklärung der Fähigkeit des Chloromycetins, die bakterizide Wirkung des Streptomycins abzuschwächen oder aufzuheben[1], wurden früher ebenfalls in erster Linie solche Prozesse in Betracht gezogen, die in der Membran ablaufen, worüber in einem späteren Abschnitt noch zu sprechen sein wird. Kürzlich wurde in einer Arbeit [137a] der Versuch gemacht, die Ursache des Synergismus und Antagonismus zwischen den verschiedenen die Eiweißsynthese inhibierenden Antibiotika durch die Wirkung auf die Translation der genetischen Botschaft am Ribosom zu erklären. In Versuchen mit *E. coli* Stamm 15 wurde durch eine 10 bzw. 30 Minuten lange Inkubation der Zellen mit Streptomycin eine eindeutige Abnahme der Zahl der lebensfähigen Zellen erzielt. Puromycin verstärkte diese Wirkung des Streptomycins in den ersten 20 Min. des Kontaktes der Zellen mit beiden Antibiotika noch, durch Chloromycetin dagegen wurde diese Wirkung aufgehoben. Der antagonistische Einfluß der beiden die Eiweißsynthese inhibierenden bakteriostatischen Antibiotika auf die Wirkung des dritten läßt sich folgendermaßen erklären: Für das Auftreten der antibiotischen Wirkung des Streptomycins ist seine Bindung an die Ribosomen erforderlich, was sowohl durch die mRNS als auch durch die noch an ihrem Syntheseort verbliebenen naszierenden Peptide verhindert wird. Puromycin, das vorzeitig eine Ablösung der inkompletten Eiweißketten von den Ribosomen verursacht sowie die Befreiung der 30 S Untereinheiten der Ribosomen von der mRNS herbeiführt, setzt den Bindungsort für das Streptomycin frei, infolgedessen nimmt die Zahl der Ribosomen, die mit dem Streptomycin reagieren können, rasch, aber nicht im gleichen Maße wie ihre Ablösung von der mRNS erfolgt, zu. Die Unterbrechung der Eiweißsynthese durch Chloromycetin dagegen ist nicht mit der Abtrennung der Eiweißketten und der mRNS von den Ribosomen verbunden, so daß der Ort der Streptomycinbindung an den 30 S Untereinheiten

[1] Streptomycin besitzt, wie schon erwähnt, im Gegensatz zu den in den vorigen Kapiteln behandelten bakteriostatischen, die Eiweißsynthese inhibierenden Antibiotika-Chloromycetin, Puromycin, Makrolide und Tetrazyklin bakterizide Eigenschaften. Seine bakterizide Wirkung ist jedoch relativ schwach ausgeprägt, wie Ergebnisse zeigen, die bei einem Vergleich der Wirkung von Penicillin, Chloromycetin, Chlortetrazyklin und Streptomycin auf eine sich vermehrende *S. aureus*-Kultur erhalten wurden [137]. Anstelle einer Lysis, wie sie durch Penicillin hervorgerufen wird und einer typischen Bakteriostasis, verursacht durch Chloromycetin und Chlortetrazyklin bei der die Zahl der lebensfähigen Zellen im Verlaufe einiger Stunden nach Kontakt mit dem Antibiotikum auf dem gleichen Niveau bleibt, führt Streptomycin zu einer allmählichen Verringerung der Zahl der lebensfähigen Zellen, wobei eine Vergrößerung der Antibiotika-Konzentration um ein Vielfaches z. B. von 1 bis 100 μg/ml nur einen unbedeutenden Einfluß auf die Absterbegeschwindigkeit der Kultur hat.

weiterhin für das Antibiotikum unzugänglich ist, sogar ein allmählicher Zugang zum Bindungsort, wie er unter normalen Bedingungen als Ergebnis des Funktionierens des normalen physiologischen Mechanismus stattfindet, ist ausgeschlossen.
Mit diesen Vorstellungen stimmen andere, im Jahre 1963 erhaltene Ergebnisse über die „Blockierung" der letalen Wirkung des Streptomycins auf *E. coli* durch eine Reihe bakteriostatischer Antibiotika, einschließlich Chloromycetin und Erythromycin, nicht aber Puromycin, überein [138].

Der Einfluß des Streptomycins auf die richtige Translation der genetischen Botschaft

Streptomycin und einige Desoxystreptamin-haltige Antibiotika haben wesentlich dazu beigetragen, daß einer Erscheinung von allgemeiner biologischer Bedeutung, nämlich der Möglichkeit einer Störung der Translation Aufmerksamkeit geschenkt wurde, d. h. der falschen Übertragung der in der Messenger-RNS enthaltenen genetischen Botschaft in die Aminosäuresequenz. Ungeachtet dessen, daß die bakterizide Wirkung des Streptomycins in keinem Fall auf die Fähigkeit, die Übertragung der genetischen Information zu entstellen, zurückgeführt werden kann, ist das Interesse an der Wirkung auf die genetische Kodierung außerordentlich groß, und der Lösung dieses 1964 entstandenen Problems wurden viele Untersuchungen gewidmet. Einen Teil dieser Arbeiten kann man mit gewisser Einschränkung zum Gebiet der biochemischen Genetik rechnen, einen anderen Teil wegen seiner Methodologie und Ziele zur Molekularbiochemie oder Biologie. Im ersten Falle wurde die Fähigkeit des Streptomycins untersucht, in der DNS lokalisierte Erbdefekte in einem späten Stadium der Übertragung der genetischen Informationen zu korrigieren, d. h., die von der DNS zur mRNS übertragenen Fehler im folgenden Stadium, der Translation, zu nivellieren. Im zweiten Falle wurde in zellfreien Systemen der Eiweißsynthese mit verschiedenen Messengern, sowohl künstlichen als auch natürlichen, die Wirkung des Streptomycins auf die Inkorporation verschiedener Aminosäuren untersucht. Solche Arbeiten zeigten, daß in Gegenwart von Streptomycin Aminosäuren in relativ großer Menge in das Polypeptid inkorporiert werden können, obwohl in der angewendeten mRNS (z. B. bei synthetischen Polyribonukleotiden) die entsprechenden Kodons fehlen. Es ist zwar bekannt, daß ein Kodon die Inkorporation verschiedener Aminosäuren in die Polypeptidkette bewirken kann, aber unter normalen Bedingungen hat eine von ihnen den Vorzug vor den anderen. In Gegenwart von Streptomycin werden aber andere Aminosäuren bevorzugt als unter normalen Bedingungen.
Bei einer genaueren Betrachtung der Arbeiten auf diesem Gebiet ist es zweckmäßig, mit den von Gorini [139] und Gorini und Kataja [140] vorgelegten Ergebnissen über die sogenannten bedingt Streptomycin-abhängigen Mutanten zu beginnen. Bei dem Bemühen, die Streptomycin-Resistenz einer *E. coli*-Mutante, die für ihr Wachstum Arginin benötigt, zu erhöhen, erhielten diese Autoren einen Stamm, der in einem Medium mit Streptomycin ohne Arginin wachsen konnte. Die für ihr Wachstum Arginin benötigende Ausgangskultur besaß eine defekte

Ornithintranskarbamylase, und daher wurde Ornithin nicht in Zitrullin, die Argininvorstufe, umgewandelt. In einem Arginin enthaltenden Medium konnte keine Aktivität dieses Enzyms beobachtet werden, in einem Medium mit Streptomycin funktionierte das Enzym jedoch normal. Streptomycin war folglich als ein das Wachstum gewährleistender Faktor nur beim Fehlen von Arginin erforderlich, und deshalb wurde die Streptomycinabhängigkeit als bedingt bezeichnet. Die Autoren dieser Untersuchungen stellten sich ferner die Aufgabe zu beweisen, daß der positive Effekt des Streptomycins nicht mit der „Korrektur" eines speziellen Stoffwechselweges auf der Ebene niedermolekularer Verbindungen, sondern mit der Korrektur eines allgemeinen oder Hauptweges der Informationsübertragung, der an die Synthese hochmolekularer Verbindungen an Matrizen gebunden ist, zusammenhängt.

Ein Streptomycin-resistenter *E. coli*-Stamm wurde mit einem Mutagen behandelt, anschließend wurden Auxotrophe isoliert, die für ihr Wachstum verschiedene Aminosäuren benötigten. 2—5% dieser Auxotrophen konnten in einem Medium wachsen, in dem die für sie erforderliche Aminosäure fehlte, wenn das Medium Streptomycin enthielt. Die Fähigkeit des Streptomycins, verschiedene Aminosäuren mit unabhängigen Biosynthesewegen zu ersetzen, weist darauf hin, daß das Antibiotikum nicht die Vorstufe irgendeiner Aminosäure darstellt, sondern in allen Fällen die Bildung „richtiger" enzymatischer Systeme bewirkt, d. h., daß es auf eines der Stadien der Eiweißsynthese einwirkt. Die suppressive Wirkung des Streptomycins ist nicht auf die auxotrophen Mutanten beschränkt: Die mangelnde Fähigkeit einiger mutierter Phagen, sich in den Zellen einer bestimmten Bakterienart zu vermehren, konnte mit Hilfe von Streptomycin überwunden werden, wenn nur die Wirtszellen Antibiotika-resistent waren [139, 141].

Aus den angeführten Fakten geht hervor, daß die Veränderung der genetischen Kodierung in Gegenwart von Streptomycin nicht erheblich ist und nach der Entfernung des Antibiotikums wieder verschwindet. Da die 30 S Untereinheit des Ribosoms sowohl die mRNS als auch das Streptomycin bindet, wurde es möglich, diese Tatsache mit der Fähigkeit des Streptomycins, die Übertragung der genetischen Information zu verzerren, in Verbindung zu bringen.

1964 veröffentlichten Davies, Gilbert und Gorini [142] wichtige Ergebnisse über die durch Streptomycin verursachte spezifische Veränderung der kodierenden Eigenschaften synthetischer Polyribonukleotide in einem aus *E. coli* isolierten zellfreien System der Polypeptid-Synthese. Die Inkorporation von Phenylalanin in Gegenwart von Polyuridylsäure wurde durch 1 µg/ml Streptomycin zu 50 bis 75% unterdrückt und die des Isoleuzins dagegen unter den gleichen Bedingungen um ein Mehrfaches stimuliert. Das zeigt die Fähigkeit des Streptomycins, das Triplett UUU wie die Isoleuzin kodierenden Triplette (UUA, UAA, CAU) abzulesen.

Ferner wurde die Wirkung des Streptomycins (10 µg/ml) auf die Inkorporation von 18 weiteren Aminosäuren in Gegenwart bzw. in Abwesenheit von Polyuridylsäure, die nach dem Antibiotikum zugesetzt wurde, untersucht. Die Inkorporation von vier Aminosäuren wurde durch Streptomycin „unbedingt" unterdrückt, d. h., in Gegenwart von Streptomycin wurden weniger markierte Verbindungen als in Abwesenheit von Streptomycin — und zwar sowohl bei Anwesenheit als auch beim Fehlen einer künstlichen Matrize — eingebaut. Zu den genannten Aminosäuren gehörten Asparaginsäure, Glyzin, Histidin und Threonin. Die Inkorporation von sechs Aminosäuren wurde durch Streptomycin „unbedingt" stimuliert, d. h., in seiner Gegenwart war der Einbau markierter Verbindungen am höchsten. Zu diesen Aminosäuren gehörten vor allem Isoleuzin und Leuzin, aber auch Lysin, Prolin, Serin und Valin. Der Einbau der nächsten Gruppe: Zystein, Glutaminsäure, Methionin, Tryptophan und Tyrosin wurde durch Polyuridylsäure-Zusatz gehemmt und Streptomycin schien die inhibierende Wirkung der Polyuridylsäure teilweise aufzuheben. Die Inkorporation war aber geringer als bei der Kontrolle ohne Poly-U und Streptomycin. Auf die Inkorporation zweier Aminosäuren — Alanin und Arginin — in das Polypeptid hatte Streptomycin keinen Einfluß.

Im Falle des Phenylalanins unterdrückte Streptomycin den stimulierenden Einfluß der Polyuridylsäure, aber nicht vollständig; die Phenylalanin-Inkorporation blieb höher als bei der Kontrolle, wo die genannte Matrize und auch das Antibiotikum fehlten.

Die ganzen vielfältigen Erscheinungen der Streptomycinwirkung wurden nur bei Verwendung von Ribosomen aus einem streptomycinempfindlichen Stamm beobachtet. Ribosomen aus einem resistenten Stamm reagierten sehr schwach auf die Anwesenheit des Antibiotikums.

Die in dieser Arbeit gezogene Schlußfolgerung allgemeiner Art besteht darin, daß die Spezifität der Kodierung nicht nur durch die Kodon-Antikodon-Wechselbeziehung, sondern auch durch die Konformation des Ribosomenabschnittes gewährleistet wird, der für die „Wechselwirkung der tRNS mit der mRNS verantwortlich ist". Die Bindung des Antibiotikums an diesen Abschnitt erlaubt es dem Antikodon der tRNS, sich an ein „fremdes" Kodon der mRNS anzulagern, wodurch es zu einer falschen Aminosäuresequenz in der Polypeptidkette kommt (Abb. 9).

Nach dieser „grundlegenden" Arbeit wurden in den Jahren 1965—1966 die Besonderheiten der Verfälschung des genetischen Kodes unter dem Einfluß des Streptomycins untersucht. Eine große Zahl der durch die erste Arbeit aufgeworfene Fragen verlangte und verlangt in vielen Fällen noch heute eine Lösung. In erster Linie wurde der Versuch gemacht, aufzuklären, inwieweit die Streptomycinwirkung beständig ist und ob sie sich nicht qualitativ in Abhängigkeit von den Besonderheiten der mRNS ändert. In diesem Zusammenhang wurden verschiedene synthetische Polyribonukleotide unterschiedlicher Zusammensetzung von Homopolymeren, Polymeren aus zwei in der Reihenfolge miteinander abwechselnden Nukleotiden, natürliche mRNS unterschiedlicher Herkunft usw. geprüft.

Durch die genannten Arbeiten wurde ermittelt, welche Basen in den Tripletts in Gegenwart von Streptomycin falsch abgelesen werden und wie die Nachbarnukleotide auf ihre Erkennung einwirken. Ferner wurde die Aminosäurezusammensetzung der in Gegenwart von Streptomycin synthetisierten Polypeptide untersucht.

Das Ziel dieser Forschungsrichtung war die Bestimmung der in Gegenwart der gegebenen (künstlichen) mRNS eingebauten fremden Aminosäuren in der Peptidkette, da sowohl die Synthese von Homopeptiden als auch von Peptiden mit einem Wechsel von zwei und mehr Aminosäuren zu erwarten war. Die hierbei erhaltenen Ergebnisse gestatteten es festzustellen, ob sich die kodierenden Eigenschaften der mRNS an allen Ribosomenteilchen gleichzeitig oder nur an einem Teil von ihnen änderten, während die übrigen normal funktionierten.

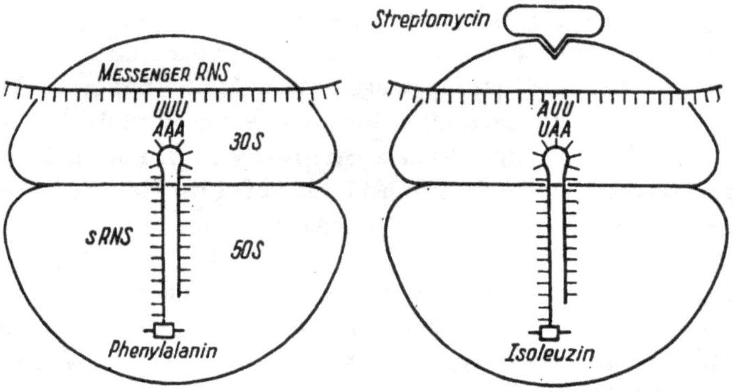

Abb. 9. Die Wirkung des Streptomycins auf die 30 S Untereinheit des Ribosoms und das dadurch hervorgerufene falsche Ablesen des Kodons der mRNS. Das Kodon UUU wird als AUU gelesen, wodurch anstelle von Phenylalanin Isoleuzin in die Eiweißkette eingebaut wird (139)

Eine Reihe von Veröffentlichungen war schließlich der Möglichkeit einer Kodierungsstörung (gemeint sind selbstverständlich nichterbliche Veränderungen der Kodierung) unter dem Einfluß verschiedener organischer und anorganischer Stoffe und physikalischer Faktoren gewidmet. Diese Arbeiten berühren die Frage der „Unbestimmtheit“ des Kodons bei der Translation. Oft genug wurde in solchen Untersuchungen die Wirkung chemischer und physikalischer Faktoren unter diesem oder jenem Gesichtspunkt der Streptomycinwirkung vergleichend gegenübergestellt.

Für die Untersuchung eines Zusammenhangs zwischen der Lage der Basen im Polymer und den Fehlern bei ihrem Erkennen in Gegenwart von Streptomycin wurden von Davies et al. Polyribonukleotide verwendet, die in wechselnder Reihenfolge zwei Nukleotide (Poly-UG, Poly-AG, Poly-UC, Poly-AC) enthielten [143].

In einem zellfreien System der Eiweißsynthese wurde in Gegenwart dieser Matrizen die Streptomycinwirkung auf die Inkorporation von 20 Aminosäuren untersucht. Im Falle von Poly-UC wurde der Einbau von Serin und Leuzin in das Polypeptid stimuliert. Streptomycin unterdrückte die Stimulierung, jedoch nicht vollständig und erhöhte andererseits den Einbau von Phenylalanin, Prolin und

Histidin. Wurde dem System Poly-UG zugesetzt, so beobachtete man eine Stimulierung der Valin- und Zystein-Inkorporation, die durch Streptomycin unterdrückt wurde. Durch das Antibiotikum wurde die Arginin- und teilweise auch die Serin-Inkorporation stimuliert. Die Inkorporation von Histidin und Threonin wurde durch Poly-AC stimuliert. Der Einbau der vorgenannten Aminosäuren wurde zwar durch Streptomycin unterdrückt, es verursachte aber in einem System mit Poly-AC keinen nachweisbar „falschen" Einbau anderer Aminosäuren. Nur inhibierende Wirkung zeigte Streptomycin auch im System mit Poly-AG; es verringerte die Stimulierung der Arginin- und Glutaminsäureinkorporation, verstärkte aber nicht die Inkorporation anderer Aminosäuren.
Indem sie diese Ergebnisse mit den bei der Untersuchung an Homopolymeren erhaltenen vergleichen, weisen die Autoren darauf hin, daß die durch das Streptomycin verursachten „Fehler" beim Erkennen der Kodons seltener und spezifischer sind als sie früher vermuteten. Bei falscher Erkennung einer Base im Kodon könnte im Falle von Poly-UC der 5'-terminale oder der in der Mitte des Tripletts gelegene Rest der Uridylsäure entsprechend der früher gemachten Ausführungen als Rest der Adenyl- oder Cytidylsäure „gelesen", der 5'-terminale Rest der Cytidylsäure als Rest der Adenyl- oder Uridylsäure und der in der Triplett-Mitte befindliche Rest der Cytidylsäure als Rest der Adenylsäure gelesen werden. D. h., es müßten 7 Tripletts auftreten und falsch funktionieren. Streptomycin führte aber nur zum falschen Einbau von 3 Aminosäuren. Verschiedene Möglichkeiten einer falschen Ablesung wurden bei den Heteropolymeren im Gegensatz zu den Homopolymeren nicht verwirklicht; z. B. wurde der 5'-terminale Rest der Cytidylsäure nicht als Uridyl- oder Adenylsäure-Rest gelesen. Im Falle des Kodons UCU wurde in Anwesenheit von Streptomycin im Unterschied zum Kodon CCC, der in der Mitte gelegene Cytidylsäurerest nicht als Rest der Adenylsäure gelesen.
Aus den Ergebnissen der Versuche mit Poly-UG wurde die Schlußfolgerung gezogen, daß die Guanylsäure in Gegenwart von Streptomycin nicht falsch abgelesen wird und daß daher das Vorhandensein ihres Restes im Triplett die Möglichkeiten eines falschen Ablesens der anderen Basen einschränkt.
Von den 64 insgesamt möglichen Tripletts sind nach Ansicht der Autoren wenigstens die Hälfte im allgemeinen gegen Streptomycin indifferent. Das gilt für die Tripletts mit 5'-terminaler Guanylsäure und wahrscheinlich auch für solche mit 5'-terminaler Adenylsäure sowie für Tripletts vom Typ CAX und GGX, wobei X irgendeines der 4 in der RNS vorkommenden Nukleotide sein kann. Außerdem kann in einer Reihe von Fällen durch die Wirkung der Basen der Nachbartripletts das falsche Ablesen der restlichen Tripletts eingeengt werden.
Völlig unterschiedlich war das Verhalten der Heteropolymeren Poly-AC und Poly-AG einerseits und der Homopolymeren Poly-A und Poly-C andererseits gegen Streptomycin. Bei Abwesenheit von Heteropolymeren im System war Streptomycin nur aktiv als Inhibitor der Aminosäureinkorporation, in Gegenwart von Homopolymeren erwies es sich jedoch nur als Stimulator. Das veranlaßte die Verfasser dieser Arbeit anzunehmen, daß keine direkte Beziehung zwischen

der unterdrückenden Wirkung des Antibiotikums auf die Inkorporation einiger Aminosäuren und der stimulierenden Wirkung auf die Inkorporation einiger anderer Aminosäuren besteht.

In der Arbeit von Nirenberg et al. [144] wurde der Einfluß des Streptomycins auf die Komplexbildung zwischen verschiedenen Aminoacyl-tRNS Typen und den an den Ribosomen fixierten Matrizen bei *E. coli* W 3100 und B (JRM-15) untersucht. Als Matrizen wurden Polyribonukleotide und Oligonukletide, bis zur Größe einzelner Tripletts, verwendet. Streptomycin stimulierte oder unterdrückte die Bindung der verschiedenen ^{14}C-Aminoacyl-tRNS-Moleküle an die Ribosomen-Matrizen-Komplexe, was von der Kettenlänge der Matrize abhängt. Die Bindung der ^{14}C-Isoleucyl-tRNS wurde durch das Antibiotikum nur bei einer Matrize aus zwölf Uridylsäureresten stimuliert. Bei (rU) 3, (rU) 4 und (rU) 6 wurde keine stimulierende Wirkung des Streptomycins beobachtet. In anderen Versuchen wurde der Einfluß von Streptomycin auf die Erkennung der äußeren und der inneren Basen im Kodon untersucht. Eine endgültige Antwort steht noch aus, obwohl genügend Argumente dafür sprechen, daß die Erkennung des ersten und dritten Nukleotids gestört wird.

Von den Autoren der Arbeit wurde die Theorie aufgestellt, daß die Anwesenheit von Streptomycin in die Erkennung einiger Kodons der mRNS das Element der Unbestimmtheit hineinbringt oder, genauer gesagt, verstärkt. Während unter gewöhnlichen Bedingungen Phenylalanyl-tRNS gegenüber der Isoleucyl-tRNS bei der Bindung an Polyuridylsäure deutlich bevorzugt wird, verschwindet in Gegenwart von Streptomycin diese Dominanz.

In der Arbeit von Anderson, Gorini und Breckenridge [145] finden sich Angaben über die unterschiedliche prozentuale Fehlerhöhe bei der Polypeptid-Synthese an Ribosomen aus mutierten Stämmen, die unterschiedlich auf Streptomycin reagieren. Es wurde die Frage nach der Höhe der natürlichen „Unbestimmtheit" bei der Inkorporation der Aminosäuren in die Peptidkette aufgeworfen, die von der Ribosomenstruktur und der unterschiedlichen Beeinflußbarkeit der Ribosomen verschiedener Stämme durch Streptomycin abhängig ist.

Eine der neuen Untersuchungsrichtungen befaßt sich, wie bereits gesagt, mit den Veränderungen der Aminosäuresequenz in Gegenwart von Streptomycin. Old und Gorinin [146] erbrachten den Beweis dafür, daß in einem Eiweißsynthese-System aus *E. coli* mit Polyuridylsäure unter dem Einfluß von Streptomycin ein Heteropolymer gebildet wird, das Phenylalanin, Isoleuzin und anscheinend Tyrosin, Serin und Leuzin enthält, wie durch unterschiedliche Markierung festgestellt wurde. Die bei der Isolierung dieses Polypeptids angewendete Gradientenzentrifugation und die Analyse der nach Säure- und enzymatischer Hydrolyse erhaltenen Spaltprodukte zeigen, daß im genannten Falle nicht die Bildung von zwei oder mehr Homopolymeren, sondern tatsächlich die eines Heteropolymers stattfindet, das wenigstens aus zwei, höchstwahrscheinlich aber aus fünf Aminosäuren besteht. Analoge Ergebnisse wurden auch in einem anderen Laboratorium erhalten, wie aus einer ein Jahr später erschienenen Mitteilung hervorgeht [147].

Einem zellfreien System aus *E. coli* wurde ebenfalls Polyuridylsäure zugesetzt

und aus den in Gegenwart von Streptomycin synthetisierten Polypeptiden nach teilweiser Säurehydrolyse eine Reihe von Dipeptiden isoliert: Leuzyl-Isoleuzin, Isoleuzyl-leuzin, Leuzyl-phenylalanin, Phenylalanyl-leuzin, Phenylalanyl-phenylalanin usw. Die Autoren der Arbeit weisen auf Grund des Vorkommens gemischter Dipeptide im Hydrolysat darauf hin, daß in Gegenwart des Antibiotikums keine Aufteilung der Ribosomen in Gruppen erfolgt, von denen eine nur Polyphenylalanin, die andere Polyisoleuzin und die letzte nur Polyleuzin bildet.
Die Reihenfolge, in der jede der drei Aminosäuren in das Heteropolymer eingebaut wird, bleibt jedoch ungeklärt. Es könnte eine Sequenz wie: Phenylalanin-Isoleuzin-Leuzin-Phenylalanin-Isoleuzin usw. vorliegen oder ein Heteropolymer, das kurze Abschnitte ein und derselben Aminosäure enthält, d. h. einige Phenylalaninreste unmittelbar hintereinander, dann einige Isoleuzinreste usw. Eine für die Lösung dieser Frage erforderliche Berechnung der relativen Mengen der verschiedenen Dipeptide wurde bisher nicht vorgenommen.

Beispiele für eine Veränderung der Funktionsfähigkeit der in Gegenwart von Streptomycin synthetisierten Eiweiße

Es wurde bereits andeutungsweise über eine „Korrektur" enzymatischer Systeme in Zellen bedingt Streptomycin-abhängiger Mutanten durch Streptomycin berichtet. In der letzten Zeit wurden noch einige Arbeiten veröffentlicht, in denen der Versuch gemacht wurde, die Fähigkeit des Streptomycins die Sequenz eines Proteins „zu korrigieren" oder andererseits einen Fehler in der Sequenz eines Enzym-Eiweißes zu erzeugen, bewiesen werden sollte. Zu den durch Streptomycin verursachten „Korrekturen" des Stoffwechsels bei Zellen mit defekten Enzymsystemen kann man die Ausnutzung der Galaktose durch die Mutante *E. coli* K-12 rechnen, bei der, wenn man nach der enzymatischen Aktivität urteilen darf, die UDP-Galaktosetransferase fehlt [148].
Es wurde über die in Gegenwart von Streptomycin oder Neomycin in *E. coli* B stattfindende Synthese einer enzymatisch inaktiven β-Galaktosidase berichtet, die jedoch eine Kreuzreaktion mit dem Antiserum gegen normale β-Galaktosidase zeigte [149]. In diesem Falle wurde durch das Streptomycin während der Translation in das zu synthetisierende Enzym ein „Defekt" hineingebracht. Die genannte Arbeit [150] bietet auch eine Erklärung für die Hemmung der Synthese induzierter Enzyme durch Streptomycin an, die die der Eiweißsynthese im allgemeinen übersteigt. Bei der Bestimmung der Gesamteiweißmenge wird die Aminosäuresequenz nicht erfaßt, „defekte" und „normale" Eiweiße werden ähnliche Resultate ergeben; die Bestimmung der Menge des induzierten Enzyms aber wird nur anhand seiner spezifischen Wirkung durchgeführt, so daß ein defektes Enzym nicht nachgewiesen wird. Die unterschiedliche Aktivität des Streptomycins in den zuvor verglichenen beiden Fällen mag sich als eine nur scheinbare erweisen.
Möglicherweise muß auch die von Ikeda und Egami [151] beobachtete, im Vergleich zur antimikrobiellen Aktivität höhere Aktivität des Streptomycins als Inhibitor der induzierten Pyocin-R-Bildung bei *Pseudomonas aeruginosa* dazu-

gerechnet werden. Interessant ist, daß andere Inhibitoren der Eiweißsynthese, die keine Bildung „defekter“ Eiweiße verursachen, sowohl das Wachstum als auch die Bildung von Pyocin R in gleichem Maße unterdrücken.
Andererseits wurde die stärkere Hemmwirkung des Streptomycins auf die Enterotoxin-Synthese bei *S. aureus* S-6 [152] (im Vergleich mit der Synthese anderer Eiweiße) durch immunologische Bestimmung des Enterotoxins demonstriert, d. h. mit der gleichen Methode, mit der in einer der oben genannten Arbeiten [149] das defekte, funktionell inaktive Eiweiß nachgewiesen wurde. So kann gegenwärtig die Ursache der erhöhten Aktivität des Streptomycins in bezug auf die Synthese einiger Eiweiße sowohl ausgehend von den neueren Erkenntnissen als auch durch die ältere Vorstellung über die hohe Instabilität der einzelnen mRNS-Fraktionen erklärt werden.
Möglicherweise müssen zu den hier betrachteten Arbeiten auch die Untersuchungen von POLGLASE und Mitarb. gezählt werden, die sich anfangs mit dem Effekt von Streptomycin auf die Elektronenübertragung in Streptomycin-bedürftigen Zellen von *E. coli* beschäftigten [153, 154]. Später ging aus diesem Laboratorium eine Reihe von Arbeiten hervor [155—158], in denen die früher beobachteten Veränderungen in den Endprodukten des Kohlenhydratstoffwechsels bedürftiger Zellen beim Fehlen von Streptomycin als Beispiel einer „positiven Kontrolle des Streptomycins über die Synthese induzierbarer oder reprimierbarer Enzyme“ bezeichnet wurde. Unter anderem wurde ein positiver Regulationseffekt des Antibiotikums auf die Bildung der Acetohydroxysäurensynthetase, die Acetolaktat aus Pyruvat bildet und der Threonindehydratase festgestellt. Die Menge der Glukokinase, Glutaminsäuredehydratase und einiger anderer Enzyme in Streptomycin-bedürftigen Zellen befand sich nicht unter dem direkten Einfluß des Streptomycins. Zu diesen Enzymen ist auch eine alkalische Phosphatase zu rechnen, deren Synthese in Streptomycin-bedürftigen *E. coli*-Zellen, nach Angaben aus anderen Laboratorien [159—161], unmittelbar mit dem Vorhandensein von Streptomycin im Medium verbunden ist.
Der Grad des positiven Einflusses des Streptomycins auf die Synthese verschiedener Enzyme ist also ungleich und hängt außerdem vom Stamm der Streptomycin-bedürftigen Bakterien ab.
Am Schluß dieses Abschnitts sollen die Veränderungen der biologischen Eigenschaften tierischer Eiweiße, die in Gegenwart von Streptomycin synthetisiert wurden, diskutiert werden. Zellen der Milz und der Lymphknoten von vorher mit dem RNS-Phagen MS 2 immunisierten Kaninchen synthetisieren in vitro Antikörper, deren Eigenschaften sich teilweise änderten, wenn in dem Inkubationsgemisch Streptomycin in einer Konzentration von 200 μg/ml vorhanden war [162]. Die Fähigkeit zur Fixierung des Komplements blieb dabei erhalten, aber die neutralisierende Aktivität verschwand. In der darauffolgenden Mitteilung [163] wurde festgestellt, daß die durch Streptomycin veränderten Antikörper sich von den normalen Antikörpern in ihrem Wirkungsspektrum gegenüber MS 2-ähnlichen Phagen unterscheiden, obwohl beide einen Sedimentationskoeffizienten von 7 S aufweisen.

Über die qualitativ unterschiedliche Wirkung des Streptomycins auf den Einbau der Aminosäuren in die Polypeptidkette in Abhängigkeit von verschiedenen Bedingungen

Zuvor wurde, wenn auch unter einem anderen Aspekt, über den Einfluß der Matrizenzusammensetzung auf die Streptomycinwirkung berichtet. Eine Reihe von komplizierten, schwer analysierbaren Erscheinungen wurde durch Variation der Zusammensetzung der zellfreien Systeme, in denen die Wirkung des Streptomycins als Inhibitor oder Stimulator der Inkorporation der Aminosäuren untersucht wurde, aufgeklärt. Es zeigte sich, daß keine bei allen Versuchsbedingungen identische Wirkung des Streptomycins existiert. Es ist daher notwendig, auf die Kompliziertheit und die ungenügende Klärung vieler Fragen auf diesem Gebiet hinzuweisen.

Schon 1964—1965 wurden durch eine Gruppe holländischer Wissenschaftler Angaben über die qualitative Veränderung der Streptomycinwirkung in Abhängigkeit von der Mg^{2+}-Konzentration in einem zellfreien System mitgeteilt [164—166]. In zellfreien Systemen aus *E. coli* B unter Benutzung von RNS-Präparaten aus einigen Pflanzenviren erwies sich Streptomycin in einer Konzentration von $5 \cdot 10^{-7}$ M bei geringen Magnesiumazetat-Konzentrationen (0,008—0,014 M) als Inhibitor der Aminosäureinkorporation und bei höheren Konzentrationen (0,015—0,03 M) als Stimulator. Die gleiche Erscheinung wurde auch bei der durch verschiedene endogene Messenger gesteuerten Eiweißsynthese beobachtet: Die Inhibitorwirkung des Antibiotikums wurde bei einer Zunahme des Magnesiumgehalts im System abgelöst durch eine stimulierende Wirkung. Wurde jedoch als mRNS Polyuridyl- oder Polyadenylsäure verwendet, so verursachte das Streptomycin bei den verschiedenen Magnesium-Konzentrationen nur eine Unterdrückung der Polyphenylalanin oder Polylysin-Synthese. Eine stimulierende Wirkung des Streptomycins wurde in keinem einzigen Falle beobachtet, bei hohen Magnesiumskonzentrationen wurde lediglich eine gewisse Abschwächung der Inhibitorwirkung nachgewiesen.[1]

1965 berichtete Kaji [167, 168] über die Bindung einer Reihe von Aminoacyl-tRNS-Molekülen durch die Ribosomen in Gegenwart verschiedener künstlicher Matrizen und wies auch auf den bedeutenden Einfluß der Magnesium-Ionen auf diesen Prozeß hin.[2]

[1] Es muß erwähnt werden, daß in diesem Laboratorium Ergebnisse erhalten wurden, die den in anderen Arbeiten beschriebenen widersprechen: Das Antibiotikum, das 10 Min. nach dem Beginn der Funktion des Systems mit Polyuridylsäure zugesetzt wurde, war in gleichem Maße wirksam wie das zu Versuchsbeginn dem System zugesetzte.

[2] Durch denselben Autor wurde die Bindung freier Phenyl-alanyl- und Isoleuzyl-tRNS an den Ribosomen-Poly-U-Komplex untersucht. Die Menge der durch die Ribosomen von *E. coli* gebundenen tRNS wurde in diesen Versuchen anhand des Akzeptorvermögens der Ribosomenfraktion nach Zentrifugation im Saccharosedichtegradienten in bezug auf ^{3}H-Phenylalanin oder ^{3}H-Isoleuzin bestimmt. Die Versuche brachten die gleichen Ergebnisse wie mit ^{14}C-Phenylalanyl-tRNS und ^{14}C-Isoleuzyl-tRNS. Im ersten Falle wurde die Bindung durch Streptomycin unterdrückt, im zweiten stimuliert.

Bei einer Magnesiumazetat-Konzentration von 0,002 M stimulierte Streptomycin (20 μg/ml) die Bindung der Seryl-tRNS mit Poly-U-Ribosomen um 50%, bei einer Konzentration von 0,01 M fehlte die Stimulation; gleichzeitig hatte Streptomycin bei allen geprüften Magnesiumkonzentrationen keinen Einfluß auf die Bindung der Seryl-tRNS mit den Ribosomen, wenn als mRNS dem Inkubationsgemisch Poly-UC (5:1) oder Poly-UGC (8:1:1) zugesetzt wurde.

In der zuvor behandelten Arbeit von Davies, Gilbert und Gorini [142] wurde gezeigt, daß der Einbau von Isoleuzin in das Polypeptid, der durch Streptomycin stimuliert wird, von der Konzentration der Ammoniumionen im System abhängt. Die unterschiedliche Wirkung des Streptomycins auf den Einbau der Aminosäuren in die Peptidkette in Abhängigkeit nicht nur von der Art der Matrize, sondern auch von der Anwesenheit von Ammonium- und Kaliumionen im Inkubationsgemisch, wurde noch in einer weiteren Arbeit gezeigt [169].

In der kürzlich [1966] veröffentlichten Arbeit von Pestka [170] wurden zur Untersuchung der Besonderheiten der Streptomycinwirkung auf die Bindung der Aminoacyl-tRNS in Gegenwart von Polyuridylsäure reassoziierte Ribosomen verwendet. Die Dissoziation der 70 S Ribosomen (*E. coli*) in 30 S und 50 S Untereinheiten wurde auf üblichem Wege, durch Dialyse gegen eine 10^{-4} molare Magnesiumazetat-Lösung durchgeführt, die Reassoziation durch Inkubation in 0,02 M Magnesiumazetat. Anscheinend können sich die Ribosomen bei der Dissoziation von bestimmten Stoffen, deren Natur und Funktion unklar ist, befreien und werden nach der Reassoziation funktionell aktiver. Die Menge der durch sie in Gegenwart von Polyuridylsäure gebundene ^{14}C-Phenylalanin-tRNS war doppelt so groß wie bei den undissoziierten Ribosomen. In vielen Fällen war die Reaktion auf Streptomycin eine andere. Bei einer Streptomycin-Konzentration von $2 \cdot 10^{-5}$M wurde die Bindung der ^{14}C-Phenylalanyl-tRNS an die reassoziierten Ribosomen um 50% unterdrückt, bei gewöhnlichen Ribosomen wurde anstelle einer Unterdrückung eine schwache Stimulierung der Bindung beobachtet.

Die Hemmwirkung des Streptomycins wurde nur beobachtet, wenn das Antibiotikum dem Inkubationsgemisch vor der ^{14}C-Phenylalanyl-tRNS zugesetzt wurde. In Gegensatz zu den mit Phe-tRNS erhaltenen Ergebnissen wurde die ^{14}C-Isoleuzyl-tRNS-Bindung bei den reassoziierten Teilchen durch Streptomycin weniger beeinflußt als bei den Ausgangsribosomen. Bei Versuchen mit undissoziierten Ribosomen vergrößerte Streptomycin die Bindung von ^{14}C-Isoleucyl-tRNS bei einer Magnesiumionen-Konzentration von 0,03 M um mehr als das Doppelte. Bei Verwendung reassoziierter Ribosomen war die Stimulation der Bindung relativ gering, sie betrug nicht mehr als 20%. Es muß außerdem darauf hingewiesen werden, daß bei geringen Mg^{2+}-Konzentrationen (beginnend mit 0,002 M) Streptomycin die Bindung der Isoleucyl-tRNS durch die reassoziierten (nicht aber durch die Ausgangs-)Ribosomen nicht stimulierte, sondern sie sogar unterdrückte. Die Variation der Konzentration dieser RNS änderte auch die Reaktion der reassoziierten Ribosomen auf Streptomycin. Bei niedrigen Konzentrationen hatte das Streptomycin unterdrückende, bei hohen Konzentrationen eine schwach stimulierende Wirkung. Durch Auswahl entsprechender Konzentrationen an Mg^{2+} und tRNS war es so möglich, ein völlig unterschiedliches Resultat hinsichtlich des Verhaltens der reassoziierten und gewöhnlichen Ribosomen gegen Streptomycin zu erhalten. In dem einen Falle die Unterdrückung, im anderen Falle die Stimulierung der Bindung der Isoleucyl-tRNS.

Durch Vergleich der erhaltenen Werte mit den verwendeten Streptomycin-Konzentrationen stellte der Autor der Arbeit fest, daß die Bindung der Isoleucyl-tRNS an gewöhnlichen Ribosomen durch Streptomycin bei einem Verhältnis von einem Molekül Antibiotikum zu einem Ribosom stimuliert wurde; die Unterdrückung der Bindung im Falle der reassoziierten Ribosomen wurde dann beobachtet, wenn auf ein Ribosom 2—3 Moleküle Streptomycin zur Anwendung kamen. Daraus folgt die Hypothese, daß nicht ein, sondern mehrere Orte der Bindung dieses Antibiotikums an der 30 S Untereinheiten existieren. Während des normalen physiologischen Zyklus der Eiweißsynthese in der intakten Zelle werden die Ribosomen, die sich für kurze Zeit von der mRNS befreien, für das Streptomycin zugänglich (ein Ort der Bindung). Es ist möglich, daß die Dissoziation der Ribosomen in vitro, ungeachtet der anschließenden Reassoziation, dazu führt, daß wenigstens noch ein Ort der Bindung für das Streptomycin zugänglich wird. In dieser Untersuchung wurde noch auf eine weitere, von der methodischen Seite her wichtige Beobachtung hingewiesen: Das Variieren der Ergebnisse kann auf die unterschiedliche Prozedur der Herstellung der Ribosomensuspensionen zurückzuführen sein. So waren undissoziierte normale Ribosomen, die durch die enge Öffnung einer Mikropipette hindurchgegangen waren, in ihren Eigenschaften den reassoziierten ähnlich. Möglicherweise erfolgte dabei, wie auch bei der Dissoziation, eine Abtrennung der weiter zuvor genannten unidentifizierten Stoffe, was auch zu einer größeren funktionellen Aktivität und zu einem anderen Bild der Fixierung des Streptomycins führte.

In unlängst erschienenen Arbeiten aus einem anderen Laboratorium (1966 bis 1967) wurde gleichfalls die Wirkung des Streptomycins auf die Bindung verschiedener Aminoacyl-tRNS mit reassoziierten Ribosomen von *E. coli* und erstmalig auch mit isolierten 30 S Untereinheiten untersucht [171, 172]. Die Ergebnisse ähnelten denen der vorigen Arbeit in der Hinsicht, daß die reassoziierten Ribosomen eine im Vergleich zu den normalen Ribosomen erhöhte Fähigkeit zum Einbau von Aminosäuren gemessen an ^{14}C-Isoleuzin in die Polypeptidfraktion zeigten. Was jedoch die Streptomycinwirkung als solche betrifft, so stimmen die Ergebnisse beider Arbeiten bei weitem nicht überein. Interessant ist festzustellen, daß die im Falle der 70 S Ribosomen durch Streptomycin stimulierbare Bindung der Isoleucyl-tRNS nicht stimuliert wurde, wenn 30 S Untereinheiten verwendet wurden. Die Wirkungsspezifität des Antibiotikums kann diesen Angaben zufolge in einigen Fällen auch von den 50 S Teilchen abhängen. Streptomycin unterdrückte sowohl im Falle der 70 S- als auch der 30 S-Teilchen die Bindung der Phenylalanyl-tRNS.

Faßt man die Ergebnisse der in diesem Abschnitt kurz besprochenen Untersuchungen zusammen, so zeigt sich, daß die Streptomycinwirkung auf den Einbau der Aminosäuren in vitro nicht nur in quantitativer, sondern auch in qualitativer

Hinsicht von folgenden Faktoren abhängig war:

1. vom Zustand der Ribosomen, 2. von der Art der mRNS, 3. von der Konzentration und Art der tRNS, 4. von der Konzentration an Magnesiumionen und anderen Ionen.

Daraus folgt, daß, ungeachtet der Notwendigkeit solcher Arbeiten, die Wirkung des Streptomycins auf die Eiweißsynthese in der intakten Zelle nur unter Berücksichtigung aller Wechselbeziehungen zwischen den Komponenten des Systems der Eiweißsynthese in der Zelle unter Berücksichtigung ihres wechselnden physiologischen Zustandes erklärt werden kann.[1]

Abschließend sei darauf hingewiesen, daß Streptomycin und einige andere Antibiotika die Fähigkeit der einsträngigen DNS, die Eiweißsynthese in vitro zu stimulieren, erkennbar machen. Durch Wärmebehandlung denaturierte (einsträngige) DNS des Lachsspermas erhöhte in Gegenwart von Streptomycin den Einbau von ^{14}C-Phenylalanin in die Polypeptidfraktion im Vergleich zur Kontrolle um das Achtfache. Ohne Streptomycin hatte die DNS keine stimulierenden Eigenschaften [174]. Die Modifikation eines Abschnittes der Ribosomen durch Streptomycin führt möglicherweise dazu, daß die einsträngige DNS, die in geringer Menge in den Zellen vorhanden ist, mit den Ribosomen wie mRNS reagieren kann. Die Folge davon könnte z. B. die Synthese „letaler Eiweiße" sein. So kann das Streptomycin, entsprechend der genannten Arbeit, außer einem falschen Ablesen der einzelnen Kodons der mRNS die Translation von DNS als falsche Matrize verursachen. Diese neue Forschungsrichtung hat jedoch noch keine breitere Anerkennung gefunden.

Kritik der Hypothese über die entscheidende Rolle „letaler Eiweiße" beim Absterben der Zellen in Gegenwart von Streptomycin

Obwohl die Tatsache des „falschen" Einbaues der Aminosäuren in die Eiweiße in Gegenwart von Streptomycin nicht abgelehnt wird, muß unterstrichen werden, daß Streptomycin in Versuchen mit intakten Zellen immer eine hemmende Wirkung auf die Eiweißsynthese entwickelt. Es wäre nun möglich anzunehmen, daß „letales Eiweiß" in für die üblichen Bestimmungsmethoden überaus geringen Mengen synthetisiert wird; kürzlich wurden jedoch gegen eine solche Annahme gewichtige Einwände vorgebracht. Aus den Arbeiten von Cohen et al. [175, 176] wurde der Schluß gezogen, daß das Absterben der Bakterien in Gegenwart von Streptomycin unter Bedingungen eintreten kann, die eine signifikante Eiweißsynthese ausschließt. Außerdem korrelieren der Beginn des Absterbens der Zellen und die Absterbegeschwindigkeit der Population zeitlich und auch hinsichtlich des Intensitätsgrades mit der Erhöhung einer der RNS-Fraktionen in der Zelle, der sogenannten „Streptomycin"-RNS. Die Inhibierung der Eiweißsynthese

[1] Man kann noch eine weitere Arbeit anführen, in der für in vitro Versuche spezifische Aspekte der Wechselwirkung des Streptomycins mit den Ribosomen aufgeklärt wurden [173].

wurde durch Kultivierung von *E. coli*-Stämmen, die für das Wachstum gleichzeitig Thymin, Uracil und Arginin benötigen, in einem argininfreien Medium erreicht. In diesem Falle trat in Gegenwart von 20 μg/ml Streptomycin das Absterben der Zellen 150 Min. nach Inkubationsbeginn ein; zu diesem Zeitpunkt betrug die Eiweißsynthese nicht mehr als 0,5% und die RNS-Synthese 10—15% der Kontrolle. Nach 150 Min. Kontakt mit dem Antibiotikum wurde auch eine Erhöhung der Inkorporation des ^{14}C-Uracils in die RNS (von 10—15% auf 70 bis 80% der Kontrolle) beobachtet. Bei einer Vergrößerung der Streptomycinkonzentration von 40 auf 80 μg/ml traten beide vorgenannten Erscheinungen nach 90 bzw. 60 Min. ein. Das Absterben der Zellen unter dem Einfluß von Neomycin und Kanamycin ist ebenfalls mit der durch diese Antibiotika verursachten Stimulierung der RNS-Synthese korreliert.

Die Stimulierung der RNS-Synthese durch Streptomycin und andere vorgenannte Antibiotika konnte nur auf Grund der gehemmten Eiweißsynthese und der schwachen RNS-Synthese, die nur 10—15% der Kontrolle betrug, festgestellt werden. Die RNS-, DNS- und Eiweißsynthese in den auf einem kompletten Nährboden wachsenden Zellen wurde durch Streptomycin, in Übereinstimmung mit den für dieses Antibiotikum beschriebenen Gesetzmäßigkeiten, unterdrückt; dabei wurde die Eiweißsynthese wesentlich früher als die RNS-Synthese inhibiert. Infolge der Hemmung der Synthese aller RNS-Fraktionen bleibt die Stimulierung der Synthese einer Fraktion nach Meinung der Autoren dieser Untersuchung unbemerkt [176]. In der folgenden Arbeit aus diesem Laboratorium [177] wurde der Versuch unternommen, die RNS-Fraktion, deren Synthese durch Streptomycin stimuliert wird, zu charakterisieren. Eine RNS mit einem ungewöhnlichen Sedimentationskoeffizienten wurde in Gegenwart des Antibiotikums nicht gebildet, es änderte sich jedoch das Verhältnis zwischen den für die Zelle üblichen RNS-Fraktionen. Die Sedimentationsanalyse zeigte, daß die stimulierende Wirkung des Streptomycins auf die Synthese der 16 S RNS konzentriert war. Die Synthese der 23 S RNS sowie der mRNS und der tRNS wurde durch das Antibiotikum nicht stimuliert, so daß die „Streptomycin"-RNS der 16 S RNS analog zu sein scheint.

Die Autoren weisen darauf hin, daß in *E. coli*-Zellen nach einer Infektion mit T-Phagen eine Synthese der 16 S rRNS fehlt [178] und bringen diese Erscheinung mit der relativen Unempfindlichkeit der mit dem T-Phagen infizierten Bakterien gegen Streptomycin in Verbindung. Es wurden auch andere Argumente für einen Zusammenhang zwischen der letalen Wirkung des Streptomycins und der Ansammlung der 16 S RNS in Bakterien angeführt. Das anaerobe Wachstum, das die Zellen der fakultativen Anaerobier vor der Wirkung des Streptomycins schützt, dessen Aktivität in diesem Falle 20—30mal geringer wird, verhinderte auch die Stimulierung der RNS-Synthese;[1] eine Stimulierung der „Streptomycin"-RNS-Synthese wurde in Versuchen mit Streptomycin-resistenten Stämmen ebenfalls nicht beobachtet; eine Verringerung der Phosphatkonzentration im Medium ver-

[1] Im Unterschied zu anderen Autoren wird bestätigt, daß das Eindringen des Streptomycins in die Zellen unter aeroben und anaeroben Kultivierungsbedingungen identisch ist.

kürzte gleichzeitig die Länge der Lag-Phase vor dem Beginn des Absterbens der Zellen und vor dem Beginn der Stimulierung der RNS-Synthese.

Alle diese Tatsachen geben jedoch keine Antwort auf die Frage nach der Ursache der Letalität der „Streptomycin"-RNS. Es wurde gezeigt, daß diese RNS labil ist und rasch zerfällt; die Zellen sterben jedoch auch nach ihrem Zerfall weiterhin ab [176]. Durch den Einbau von 5-Fluoruracil in die „Streptomycin"-RNS wurde ihre Letalität noch weiter vergrößert. Die Basenzusammensetzung der „Streptomycin"-RNS wurde noch nicht ermittelt. Es wird vermutet, daß die Wechselwirkung des Antibiotikums mit der DNS zur Synthese einer RNS mit Fehlern in der Basensequenz führen kann. Die Letalität des Streptomycins findet so gemäß dieser Annahme seine Erklärung in den Fehlern, die im Stadium der Transkription, nicht aber der Translation, entstehen, wobei Transkriptions-Fehler keine Fehler bei der Translation verursachen können, da die Eiweißsynthese in den Zellen inhibiert ist.

Mit den Schlußfolgerungen von COHEN et al. stimmen Angaben aus einem anderen Laboratorium überein, wo festgestellt wurde, daß durch Hydroxylamin, einem Inhibitor der RNS-Synthese, die letale Wirkung des Streptomycins auf *E. coli* aufgehoben wird. Die Hemmung der RNS-Synthese könnte so ein Absterben der Zellen in Gegenwart von Streptomycin verhüten [179]. Es muß trotzdem gesagt werden, daß Hydroxylamin nicht nur Inhibitor der RNS-, sondern in geringerem Maße auch der Eiweiß- und der DNS-Synthese ist und die Ursache der antagonistischen Wirkung daher nicht klar erwiesen ist.

Als eine gewisse Bestätigung der Schlußfolgerungen COHENS können auch die Ergebnisse einer weiteren Untersuchung dienen, bei der die Streptomycinwirkung auf Zellen von *E. coli* fr 1 untersucht wurde, die durch den RNS-Phagen R 17 infiziert waren [180].

Die besonderen Bedingungen, unter denen die Synthese der „letalen" RNS beobachtet wurde und die Besonderheiten der in diesen Versuchen verwendeten Bakterienstämme, die zum Wachstum Thymin, Uracil und Arginin benötigen, geben vorläufig keinen Anlaß, vorbehaltlos alle Thesen von COHEN anzuerkennen und sie im Falle der Streptomycinwirkung auf jede beliebige Bakterienzelle anzuwenden. Die Stimulierung der RNS-Synthese durch Streptomycin bei Hemmung der Eiweißsynthese wurde bereits in Versuchen mit *E. coli* ML-35 bewiesen [181] und als direkte Folge der Verwendung von Metaboliten für die RNS-Synthese gedeutet, die beim Fehlen von Streptomycin für die Eiweißsynthese verwertet wurden.

Die Freisetzung niedermolekularer Stoffe aus der Zelle in Gegenwart von Streptomycin

Die durch den Kontakt der Mikrobenzelle mit Streptomycin entstehenden Stoffwechselstörungen beschränken sich nicht auf die Hemmung der Eiweißsynthese. 1956 wurde bereits mitgeteilt, daß Streptomycin eine Diffusion freier Aminosäuren aus Zellen von *M. tuberculosis* H_{37} Rv in das Medium verursacht [182], und später wurde eine Ausscheidung von Nukleotiden durch *E. coli* unter dem Einfluß von Streptomycin beobachtet [183, 184]. Bei einer *E. coli* W-Kultur auf einem synthetischen glukosehaltigen Medium wurde während der exponentiellen Wachstumsphase durch 60 μg/ml Streptomycin eine Anhäufung von Stoffen mit einem Absorptionsmaximum bei 260 nm im Medium erreicht. Papier- und Säulen-chromatographisch wurde festgestellt, daß 90% der Absorption auf das Vorhandensein von 5'-Adenyl- und 5'-Guanylsäure zurückzuführen ist. Um die Herkunft der Nukleotide zu klären, wurden Versuche mit markierten Purinen durchgeführt. Die Zellen wurden dazu in Gegenwart von 8-^{14}C-Guanin gezüchtet, anschließend gewaschen und in ein neues Medium mit Streptomycin überführt.

Nach 90 Minuten Inkubation wurde in den Zellen und im Medium die Menge des markierten Guanins bestimmt. Von dem in der Zelle vorhandenen markierten Material gelangten insgesamt 7% in das Medium, d. h., ein großer Teil der von der Zelle in Gegenwart von Streptomycin abgegebenen Nukleotide scheint de novo synthetisiert zu sein. Außerdem kann der Verlust der Nukleotide allein nicht der Grund für die letale Wirkung sein, denn eine *E. coli*-Kultur, die nicht fähig war, Purine zu synthetisieren, wurde durch Streptomycin in einem purinfreien Medium rasch getötet, ohne daß die Ausscheidung von Nukleotiden stattfand.

Bei einer etwas anderen Versuchsdurchführung wurde jedoch gezeigt, daß ein Teil der Nukleotide aus der RNS stammt [185]. *E. coli* ML-35-Zellen wurden auf einem Medium mit ^{32}P-Phosphat und ^{35}S-Sulfat gezüchtet. Die dritte auf diesem Medium gezogene Zellgeneration wurde auf ein Medium überimpft, das keine markierten Verbindungen enthielt. Bereits in den Zellen der zweiten Generation waren 90% des ^{32}P und ^{35}S in den Nukleinsäuren und Eiweißen konzentriert. Wurde während der exponentiellen Wachstumsphase einer solchen Kultur 60 μg/ml Streptomycin zugesetzt, so tauchte in den ersten 40 Min. nach dem Zusatz im Medium eine geringe Menge von Stoffen mit einem Absorptionsmaximum bei 260 nm auf. Im allgemeinen war jedoch damit keine Ausscheidung von ^{32}P verbunden. Nach weiteren 40 Minuten wurde die Ausscheidung solcher Stoffe verstärkt und nach 120 Minuten waren etwa 65% der in der Zelle enthaltenen Gesamtmenge an ^{32}P freigesetzt. Die Ausscheidung von ^{35}S war dagegen gering. Die DNS-Menge, die 10% des gesamten markierten Phosphors enthielt, nahm auch nicht ab. Die Ausscheidung von ^{32}P in das Medium wird aus diesem Grund als direkter Beweis für eine Degradation der RNS angesehen. Die gleichen Ergebnisse wurden bei Verwendung von ^{14}C-Adenin anstelle von ^{32}P und von markiertem Leuzin anstelle von ^{35}S erhalten. In bezug auf die Depolymerisation der RNS wurde ein interessanter Effekt bei hohen Streptomycinkonzentrationen beobachtet. Konzentrationen die 10—20mal größer waren als die bakterizide Konzentration verringerten die Ausscheidung der Nukleotide aus den Zellen, auch wenn mit geringen Streptomycin-Konzentrationen dieser Effekt zuvor beobachtet wurde [186].

Der Verlust von Nukleotiden bei der Inkubation von *E. coli* in einem Streptomycinhaltigen synthetischen Medium wurde auch durch andere Autoren beschrieben [187]. Was die Herkunft der ausgeschiedenen Nukleotide anbelangt, so wurde ihr Auftauchen sowohl der Blockierung der Synthese als auch der Verstärkung des

Abbaues der RNS zugeschrieben. Als erste werden aus der Zelle die de novo synthetisierten Nukleotide freigesetzt, anschließend dann die Abbauprodukte der RNS [187, 188].
Außer Nukleotiden wird aus den Zellen von *E. coli* ML-35, nach DAVIES et al., auch Kalium freigesetzt. Unter Verwendung von ^{42}K wurde gezeigt, daß der Kalium-Verlust schon 2 Minuten nach Zugabe von 40 µg/ml Streptomycin zu der auf einem synthetischen Medium wachsenden Kultur beginnt [189]. Gleichzeitig wurde die Kaliumaufnahme durch die Zellen für die Dauer von 35 Min. durch Streptomycin nicht gehemmt. Der Gehalt an Mg^{2+} in den mit Streptomycin behandelten Zellen nahm auch ab, aber langsamer als der Gehalt an K^{+}.
Da die Zellen in Gegenwart von Streptomycin auch andere niedemolekulare Stoffe und nicht nur Nukleotide ausscheiden, scheint die Annahme richtig, daß die zu beobachtende Erscheinung eher durch eine Veränderung der Membran als durch eine übermäßige Anhäufung irgendeines Metaboliten hervorgerufen wird.
Nach der Betrachtung der Ergebnisse der zitierten Arbeiten ist es erforderlich, die Frage zu klären, ob die beobachteten Fakten tatsächlich allgemeine Bedeutung haben. Ungeachtet dessen, daß die Nukleotidausscheidung durch Streptomycin bei verschiedenen Mikroorganismen hervorgerufen wurde, z. B. *M. tuberculosis* [190], *B. subtilis*, *Pseudomonas fluorescens* [191], wird ein Zusammenhang zwischen dieser Erscheinung und dem Absterben der Zellen nicht immer beobachtet.
HAHN und Mitarb. konnten keine Freisetzung von Nukleotiden aus den Zellen von *E. coli* (Stamm Gratia) in Gegenwart von Streptomycin feststellen [113]. Eine andere Untersuchung, bei der 9 *E. coli*-Stämme geprüft wurden, ergab, daß längst nicht alle empfindlichen Stämme unter dem Einfluß des Streptomycins Nukleotide ausscheiden [191]. So wurde auch in diesem Fall die Abhängigkeit der biochemischen Wirkung des Streptomycins von der Natur des Bakterienstammes bewiesen.[1]

Streptomycin und die zytoplasmatische Membran der Mikrobenzelle

Die ersten Ergebnisse über das Eindringen des Streptomycins durch die zytoplasmatische Membran der Zelle wurden 1960—1961 veröffentlicht [194, 195]. Der Zusatz von ^{14}C-Streptomycin zu einer wachsenden *E. coli* W-Kultur führte zur raschen Absorption einer bestimmten Antibiotikamenge, die bereits nach einer Minute abgeschlossen war. In den folgenden 15 Minuten blieb die Streptomycinmenge in der Zelle konstant, dann erfolgte ein zweiter, langsamer Anstieg der Absorption, der zeitlich mit der völligen Unterbrechung der Eiweißsynthese sowie mit dem Beginn der Nukleotidausscheidung in das Medium und anderen Störungen der Zellpermeabilität zusammenfiel. Es wurde die Vermutung geäußert, daß das

[1] Die Mureinsynthese, die mit einer Ansammlung von Nukleotid-Peptiden verbunden ist, wird anscheinend nicht von Streptomycin beeinflußt. Die L-Formen von *S. aureus* behielten ihre Streptomycinempfindlichkeit [192]. Es liegt jetzt eine Mitteilung vor, wonach Streptomycin die Bildung der Diaminopimelinsäure-Karboxylase induziert [193].

Streptomycin anfangs durch die Membran festgehalten wird und ihre Durchlässigkeit stört, dann dringt durch die geschädigte Membran eine zusätzliche Antibiotikamenge ein, die durch Nukleinsäuren und andere Rezeptoren mit Anionencharakter gebunden wird. Die zweite Etappe der Antibiotikumabsorption wurde durch das oberflächenaktive Antibiotikum Polymyxin und durch Toluol, die die Membran zerstören, erheblich verstärkt. Durch Chloromycetin, einem Inhibitor der Eiweißsynthese, wurde die zweite Etappe der Streptomycinabsorption verhindert.
Aufmerksamkeit verdienen die bei der Untersuchung der Streptomycinbindung an Streptomycin-resistenten Zellen erhaltenen Ergebnisse. 1959 wurde in Versuchen mit *E. coli* B und K 12 festgestellt, daß empfindliche Zellen bei einer Streptomycinkonzentration von 5—50 μg/ml Medium 10^5—10^6 Streptomycinmoleküle binden, während die Streptomycinabsorption durch die Zellen resistenter Varietäten weitaus geringer war [196]. Diese Ergebnisse wurden in einer anderen Arbeit durch Versuche mit *E. coli* W bestätigt, dabei zeigte es sich, daß bei resistenten Zellen die zweite Etappe der Streptomycinbindung fehlt [194]. Die Bindung des Streptomycins durch die Membran erfolgt unabhängig von der Resistenz gegen Streptomycin. Es taucht die Frage auf, auf welche Weise Streptomycin die protoplasmatische Membran so schädigen kann, daß in die Zelle eine neue, bedeutende Menge des Antibiotikums eindringen kann. Die Ergebnisse der einzelnen Arbeiten lassen eine wichtige Gesetzmäßigkeit erkennen: Alle Bedingungen, die die Vermehrung der Zellen oder die Eiweißsynthese in sich nicht teilenden Zellen hemmen (niedrige Temperatur, Entfernung der Stickstoff- oder der Energiequellen aus dem Medium, anaerobe Kultivierungsbedingungen, Anwesenheit von Chloromycetin, Anwesenheit von Inhibitoren der energieliefernden Prozesse, wie NaF, NaN_3 u. a.), verursachten eine Verminderung der Streptomycinabsorption. Das konnte für die einzelnen Faktoren in Versuchen mit *S. aureus* Duncan, *B. megaterium*, *B. subtilis* [197], *E. coli* W [194] und anderen Mikroorganismen sowie in Versuchen mit der Alge *Nitella clavata* [198—200] und an Apfelblättern [201] gezeigt werden. Spezifische Inhibitoren der antibakteriellen Wirkung des Streptomycins wie 2-Alkyl-4-hydroxychinolin-N-oxide unterdrücken die Übertragung der Elektronen durch das Zytochromsystem der Bakterien, d. h., sie können als Inhibitoren der energieliefernden Prozesse angesehen werden [202]. Es wurde versucht, alle genannten Fakten damit zu erklären, daß man annahm, daß das Streptomycin durch die Membran in das Zytoplasma nur dann eindringt, wenn in der Zelle die Bedingungen für die Eiweißsynthese vorhanden sind. Diese Annahme wurde durch Hurwitz und Rosano konkretisiert, die die Vorstellung entwickelten, daß das Streptomycin in das Zytoplasma der Zelle mit Hilfe eines Enzymsystems eindringt, das es durch die Membran transportiert. Chloromycetin, das vor dem Streptomycin zu *E. coli*-Zellen gegeben wurde, unterdrückte die Synthese eines entsprechenden Permeasesystems. Konnte Streptomycin rechtzeitig in das Zytoplasma eindringen, so wurde seine Wirkung durch Chloromycetin nicht geschwächt [203—206]. Diese Ergebnisse wurden bei Inkubation der Bakterien in einem stickstofffreien Medium ermittelt, d. h., dann, wenn keine Mög-

lichkeit für eine merkliche Eiweißsynthese, mit Ausnahme anscheinend der Synthese einzelner Enzyme,[1] bestand. Andere Autoren jedoch, die Versuche mit dem gleichen *E. coli*-Stamm durchführten, konnten keine gegen Chloromycetin unempfindliche Phase der Streptomycinwirkung bei sich vermehrenden Bakterien feststellen [208]. Wurden die Zellen zunächst mit einer geringen Streptomycinmenge, die für eine Membranschädigung ausreichend war, inkubiert und danach in das mineralische, Stickstoff-haltige Medium Streptomycin in hoher Konzentration gegeben, so verhinderte das gleichzeitig zugesetzte Chloromycetin die rasche bakterizide Wirkung des Streptomycins. Diese Untersuchungen unterstreichen noch mehr die Notwendigkeit einer Eiweißsynthese für die Entwicklung der antibiotischen Wirkung des Streptomycins. Im Gegensatz zum Chloromycetin, das sich in der zytoplasmatischen Membran lokalisiert, verstärkt Penicillin die Streptomycinwirkung [209, 210].

Eine direkte zerstörende Wirkung des Streptomycins auf die gebildete Membran wird gegenwärtig anscheinend allgemein abgelehnt. Dagegen spricht auch, daß Streptomycin durch die Mikrobenzellen in sehr geringer Menge, verglichen mit den Antibiotika, die einen Zerfall der Membran verursachen, absorbiert wird [211]. Ein Zusammenhang des Mechanismus der antimikrobiellen Streptomycinwirkung mit der Störung der Bildung, nicht aber der Zerstörung, der zytoplasmatischen Membran, geht auch aus den Ergebnissen von Landman und Burchard hervor, die eine Hypothese über den Wirkungsmechanismus des Antibiotikums aufstellten [212]. Bei der Untersuchung Streptomycin-bedürftiger Formen von *E. coli* und Salmonella beobachteten diese Autoren ein kurzes Andauern der Protoplasmabildung nach der Übertragung der Zellen in ein Streptomycin-freies Medium. Dabei wandelten sich die kurzen Stäbchen in lange Fäden um. Es wurde der Schluß gezogen, daß Streptomycin für die Streptomycin-bedürftigen Stämme zur Bildung der Membran, die in der Zelle bei ihrer Teilung entsteht, notwendig ist (und die Membranbildung bei Streptomycin-empfindlichen Zellen stört). Wenn Streptomycin vor allem für die Bildung der Scheidewand bei der Zellteilung notwendig ist, so muß sein Zusatz zu einer Suspension fädiger Formen nicht einfach deren Vermehrungsfähigkeit wieder herstellen, sondern auch zu einer starken Zunahme der Zellzahl führen, da in jedem „Faden" Querwände entstehen, die ihn nicht in zwei, sondern in eine große Zahl von Zellen teilen; anschließend gehen die letztgenannten Zellen zur normalen Zellteilung über. Tatsächlich wurde bei entsprechender Anordnung der Versuchsdurchführung bewiesen, daß in einer Kultur aus fadenförmigen Zellen die Vergrößerung der Zellzahl nach Streptomycinzusatz rascher erfolgt als in einer gewöhnlichen Kultur Streptomycin-bedürftiger Zellen, die sich in Gegenwart von Streptomycin in der logarithmischen Wachstumsphase

[1] Später wurde in diesem Laboratorium bewiesen, daß die Inhibitoren der RNS-Bildung — Proflavin und Natriumborat — auch die bakterizide Wirkung des Streptomycins hemmen [207]. Die Autoren erklären das durch die Inhibierung der Synthese der für die betreffende Permease spezifischen mRNS. Andererseits können die Ergebnisse auch gedeutet werden, wenn man von der Cohenschen Hypothese der letalen „Streptomycin"-RNS ausgeht.

befanden. Die mikroskopische Untersuchung der Fäden nach Plasmolyse in 1 M NaCl-Lösung ergab, daß unter der Zellwand und längs der Fadenachse „Protoplasten" liegen, die den einzelnen Zellen entsprechen und die gleichzeitig miteinander durch schmale Stränge verbunden sind. Daraus wurde der Schluß gezogen, daß das Fehlen von Streptomycin unmittelbar die Bildung der bei der Zellteilung entstehenden Membran hemmt. Zur Bestätigung dieser Ansicht können Angaben aus anderen Untersuchungen angeführt werden, die den Wirkungsmechanismus des Streptomycins mit der zytoplasmatischen Membran in Zusammenhang bringen.

1. Streptomycin häuft sich in der zytoplasmatischen Membran an und führt zu einem Austritt niedermolekularer Stoffe aus der Zelle. Unter seinem Einfluß wurde die Permeabilität der Zellen von *E. coli* ML-35 für o-Nitrophenyl-β-galaktosid, dem Substrat der β-Galaktosidase stark vergrößert [213].
2. In der Membran ist eine große Menge an Oxydationsenzymen konzentriert. Durch die Behandlung der Zellen mit Streptomycin wird das Oxydationsvermögen der Membranfragmente geringer [214]. Bei Streptomycin-bedürftigen und resistenten Zellen beobachtet man oft eine im Vergleich zum Ausgangsstamm veränderte Aktivität der Atmungsenzyme [215—217].

Die Zellmembran einer Reihe von Bakterienarten enthalten reichlich Inosit. Gleichzeitig trat als Streptomycin-Antagonist Liposit auf, das Inosit-Galaktose-Struktur aufweist [218]. Liposit ersetzte Streptomycin bei den Streptomycin-bedürftigen Organismen [219].

Trotzdem fehlt bisher ein endgültiger Beweis. Das bezieht sich beispielsweise auf die Funktion des Liposits, dessen antagonistische Wirkung in bezug auf Streptomycin längst nicht immer beobachtet wird. Außerdem ist das Auftreten fadenförmiger Bakterienformen beim Fehlen der unterschiedlichsten Wachstumsfaktoren eine recht häufige Erscheinung [220].

In diesem Zusammenhang ist schwer zu sagen, inwieweit die Hypothese von LANDMAN und BURCHARD mit den Beobachtungen über die Unterdrückung oder Entstellung der Eiweißsynthese durch Streptomycin vereinbar ist.

Es wird angenommen, daß die in Gegenwart von Streptomycin erhöhte Ausscheidung von K^+ aus den Zellen von *B. megaterium* KM durch den Einbau „defekter" Eiweiße in die Membran bedingt wird [221]. Die Tatsache, daß Streptomycin die Membranbildung hemmt, kann ein Sonderfall seiner Wirkung auf die Eiweißsynthese sein, besonders da es bei Einwirkung auf Streptomycin-empfindliche Bakterien keine Bildung von fädigen Formen hervorruft. Das wurde z. B. speziell an *E. coli* untersucht und bewiesen [222]. Solche Fakten lassen sich durch die soeben behandelte Hypothese nicht erklären. Die Unterbrechung der Querwandbildung bei Fortdauer der Synthese von Zytoplasmaeiweiß müßte auch hier zum Auftreten verlängerter Zellformen führen.

Die Wirkung des Streptomycins auf biochemische und subzelluläre Prozesse, die nur für einen Teil der Mikroorganismen charakteristisch sind

Das Interesse am Streptomycin als Inhibitor biochemischer Prozesse ist sehr groß, eine gewisse Zahl von Arbeiten hat aber keine direkte Beziehung zu den Hauptrichtungen der Untersuchung der antibiotischen Wirkung. Die Ergebnisse einiger dieser Arbeiten können jedoch erklärt werden, wenn man davon ausgeht, daß Streptomycin die Eiweißsynthese inhibiert. Das gilt beispielsweise für die Untersuchungen über die Unterdrückung der Biosynthese des 4-Methoxy-2,2′-bipyrrol-5-karboxaldehyd-Teils des Prodigisin bei *Serratia marcescens* [223, 224]. Es besteht Anlaß zu vermuten, daß hier nicht die Aktivität, sondern die Synthese von Enzymsystemen, die an der Bildung der Pigmentvorstufe beteiligt sind, unterdrückt wird. Auch die Inhibierung der Differenzierung von Flimmerhärchen bei Protozoen könnte mit der Wirkung des Streptomycins auf die Eiweißsynthese erklärt werden [225]. Es liegen auch Mitteilungen darüber vor, daß die Entfernung des Streptomycins aus dem Medium die Eiweißsynthese in Zellen Streptomycin-bedürftiger Mutanten von *S. aureus* [226] und *B. subtilis* [227] unterbricht. Im letzgenannten Falle wurde die Synthese von Mycobacillin — einem zyklischen Polypeptid mit einem Molekulargewicht von ca. 1500 — fortgesetzt. Das macht wiederum wahrscheinlich, daß die Biosynthese zyklischer Polypeptide nicht an den Ribosomen stattfindet.

Schwieriger lassen sich einige Tatsachen erklären, die bei der Einwirkung von Streptomycin auf Pflanzenzellen oder auf isolierte Strukturelemente beobachtet werden. Obwohl, wie oben bereits erwähnt, ein zellfreies System der Eiweißsynthese aus *Oryza sativa* auf Streptomycin analog den zellfreien Systemen aus Bakterien reagiert [130], wurde in Versuchen mit Mitochondrien aus *Vigna sinensis* [228] und Gerste [229] eine Empfindlichkeit weiterer Reaktionen gegen Streptomycin beobachtet. In der ersten dieser Arbeiten wurde bei der Untersuchung des Einbaus von ^{14}C-Glutaminsäure in Gegenwart von 30 µg/ml Streptomycin in Eiweiße der aus Keimen von *V. sinensis* isolierten Mitochondrien eine Hemmung der ^{14}C-Glutamyl-tRNS-Bildung beobachtet. Die in diesem Zusammenhang gemachte Annahme, daß die OH-Gruppen des Streptomycins mit den Phosphatresten der tRNS reagieren, gibt keine Antwort auf die Frage nach dem Grund des Fehlens einer solchen Reaktion in bakteriellen Systemen.[1] Andererseits aktivierte Streptomycin in einer Konzentration von 100 µg/ml in Mitochondrien von Gerstenkeimen eine Reihe von Oxydationsvorgängen und unterdrückte die Phosphorylierung [229]. Gegenwärtig ist man genötigt, sich bei der Erklärung aller Tatsachen dieser Art nur auf eine allgemeine Bemerkung über die „Spezifik" der pflanzlichen Zelle zu beschränken. Schließlich müssen auch Arbeiten genannt werden, die der Untersuchung der Streptomycinwirkung auf die Chlorophyll-

[1] Es existiert nur eine vergleichbare Arbeit, in der bei *E. coli*-Zellen, die mit Streptomycin behandelt wurden, die Unfähigkeit der tRNS beschrieben wird, als Akzeptor für Glyzin zu dienen [230].

synthese bei Euglena [231—233] und den Keimlingen von *Pinus nigra* [234] gewidmet sind. Gewöhnlich wird an solchen Arbeiten festgestellt, daß Streptomycin, ähnlich wie einige andere chemische und physikalische Faktoren, die Chlorophyllbildung hemmt. Ob das infolge der Unterdrückung der Aktivität oder der Unterdrückung der Synthese bestimmter Enzymsysteme erfolgt und inwieweit die beobachtete Erscheinung spezifisch ist, denn Streptomycin unterdrückte z. B. bei *Anacystis nidulans* sowohl die Bildung von Chlorophyll als auch von Karotinoiden und von Phykozyanin-Pigmenten [235], läßt sich nicht mit ausreichender Sicherheit sagen.[1] Beispiele für die Vielfältigkeit der Streptomycinwirkung auf die Hefezelle (*Endomyces magnusii*) werden von L. A. Ševčenko, V. I. Birjuzova und M. N. Mejsel angeführt [237]. Außer der Unterdrückung der Eiweißbiosynthese in Zellen von *Endomyces magnusii* [238] verursachte Streptomycin auch Veränderungen in der Struktur der Zellmembran und der Mitochondrien und führte zur Zunahme der Kernmenge, was als Beweis für die Fähigkeit des Antibiotikums gedeutet wird, auf den Eiweißanteil der Zellmembran und auf Oxydationsvorgänge einzuwirken sowie die Beziehung zwischen der Kern- und Zellteilung zu stören.

Die Arbeiten der letzten Jahre haben insgesamt die früher entwickelten Vorstellungen über das Streptomycin als ein Antibiotikum mit unterschiedlicher Wirkung auf die Mikrobenzelle nicht verändert [239]. Die Unterbrechung der Eiweißsynthese wird nach wie vor als sichtbarster Beweis seiner Wirkung auf den Stoffwechsel angesehen. Die bakterizide Wirkung des Streptomycins kann, wenn man von neuen Ergebnissen ausgeht, nicht nur durch eine Störung der Permeabilität der zytoplasmatischen Membran, sondern auch durch eine in seiner Gegenwart stattfindende Synthese „letaler Eiweiße" oder „letaler RNS" verursacht werden. Die Menge dieser makromolekularen Verbindungen muß jedoch gering sein, da ihre Bildung bis jetzt nur indirekt bewiesen wurde.

Am überzeugendsten konnte in der letzten Zeit die Lokalisierung des Streptomycins an den 30 S Ribosomenuntereinheiten bewiesen werden. Die Folge ist, daß die Kodons der mRNS und die Antikodons der tRNS nicht miteinander reagieren, was in vitro bewiesen wurde und in vivo durch Unterbrechung der Eiweißsynthese bestätigt wird oder sie reagieren „falsch" miteinander, wie in vitro bewiesen wurde.

Was diesen Wirkungsmechanismus anbelangt, so sind die von Pestka (1967) gemachten Ausführungen von besonderem Interesse [240]. Nach seiner Ansicht stimmt der Ort der Streptomycinbindung und der Ort der tRNS-Bindung an der 30 S Untereinheit nicht überein: Das Antibiotikum hat keinen Einfluß auf die relativ schwache Bindung der Aminoacyl-tRNS an die Ribosomen, die in Abwesenheit der Matrize stattfindet. Die Abhängigkeit der Streptomycinwirkung von der Matrizenzusammensetzung und einige andere von Pestka bei der Unter-

[1] Die mutagene Wirkung des Streptomycins z. B. das Auftreten chlorophyllfreier Mutanten von Euglena hängt nicht mit seiner Fähigkeit zusammen, die genetische Kodierung im Stadium der Translation zu stören [236].

suchung von Oligonukleotid-Matrizen beobachtete Fakten gestatteten es ihm, den Schluß zu ziehen, daß der Bindungsort des Antibiotikums mit dem „Berührungsort" des Kodons der mRNS mit der 30 S Untereinheit zusammenfallen kann oder, was auch nicht ausgeschlossen ist, mit dem Ort der Kodon-Antikodon-Wechselwirkung.

Kehrt man von Untersuchungen an Modellsystemen zu Untersuchungen an intakten Zellen zurück, so muß man den Schluß ziehen, daß die Ursache für den starken Einfluß aerober Kultivierungsbedingungen der Mikroorganismen auf die Streptomycinaktivität völlig ungeklärt ist. Die Vorstellung, daß das Streptomycin in großem Ausmaße bei verstärkter Belüftung des Mediums in die Zelle eindringt, wird, wie schon gesagt, nicht von allen Wissenschaftlern geteilt.

So ist in der Zukunft bei der Untersuchung des Wirkungsmechanismus des Streptomycins auf der subzellulären und molekularen Ebene gleichzeitig auch die Erklärung der Besonderheiten der Wirkung des Streptomycins auf Zellen in unterschiedlichen physiologischen Zuständen zu erwarten.

Literatur

[1] Hancock, R., Uptake of ^{14}C-streptomycin by some microorganisms and is relation to their streptomycin sensivity. — J. Gen. Microbiol., 1962, **28**, N 3, 493—501.

[2] Berkman, S., Henry R. J , Housewright R. D. Studies on streptomycin. I. Factors influencing the activity of streptomycin. — J. Bacteriol. 1947 **53** N 5 567—574.

[3] Berkman, S., Henry, R. J., Housewright, R. D., Henry, J., Streptomycin. IV. Adsorption of streptomycin by susceptible and resistant Bacteria. — Proc. Soc. Exp. Biol. and Med., 1948, **68**, N 1, 65—70.

[4] McQuillen, K., The bacterial surface. IV. Effect of streptomycin on the electrophoretic mobility of *Escherichia coli* and *Staphylococcus aureus*. — Biochim. et biophys. acta, 1951, **7**, N 1, 54—60.

[5] Wasserman, A. E., Lessner, J. M., West, M. K., Reversal of the streptomycin injury of *Escherichia coli*. — J. Gen. Physiol., 1954, **38**, N 2, 213—223.

[6] Plunkett, G. E., Modified degrees of streptomycin dependence and resistance in *Escherichia coli*. — J. Gen. Microbiol., 1965, **38**, N 2, 189—195.

[7] Sazykin, Ju. O., Černych, A. M., Isolierung und Eigenschaften eines E. coli-Stamms, der zum Wachstum streptomycinartige Antibiotika oder Makrolide benötigt. — Mikrobiologie **1964**, **33**, H. 4, 672—678.

[7a] Sager, R., Uptake of ^{14}C-streptomycin by sensitive, resistant and dependent strains of Chlamydomonas. — Federat Proc., 1961, **20**, N 41, 166.

[8] Li, L., Umbreit, W. W., Relationship between ribosomal activity and age of culture in *Escherichia coli* B. — Biochim. et biophys. acta, 1966, **119**, N 2, 392—399.

[9] Kogut, M., Lightbown, J. W., Isaacson, P., The intracellular accumulation of ^{14}C-streptomycin by Escherichia coli strain B in relation to its growth-inhibitory effect. — J. Gen. Microbiol., 1966, **42**, N 3, 333—344.

[10] Kogut, M., Lightbown, J. W. The mode of action of streptomycin; effects of the intracellular antibiotic on the growth of *Escherichia coli*. — Antibiot., Advan., Res., Prod. Clin. Use, Proc. Congr., Prague, 1964 32—37.

[11] Kogut, M., Lightbown, J. W., Isaacson P., Effects of dihydrostreptomycin treatment on the grwoth of *Escherichia coli* after removal of extracellular antibiotic. — J. Gen. Microbiol., 1965, **39**, N 2, 165—183.

[12] Bondy, A., Dietz C. C. Spaulding, E. H., Interference with the antibacterial action of streptomycin by reducing agents. — Science, 1946, **103**, N 2674, 399.

[13] Šorin, V, A., Sazykin, B. A., Der Einfluß aerober und anaerober Wachstumsbedingungen auf die antibakterielle Aktivität von Albomycin und anderen Antibiotica. — Ber. Akad. Wiss. UdSSR 1954, **96**, Nr. 3, 645—647.

[14] Green, S. R., Iverson, W. P., Waksman, S. A., Effect of organic acids on streptomycin activity. — Proc. Soc. Exp. Biol. and Med., 1948, **67**, N 3, 285—288.

[15] Hurwitz, C., Rosano, C., Blattberg, B., Rosenfeld, J., The effect of subinhibitory doses of dihydrostreptomycin on culturability of *Escherichia coli*. — Antibiot. and Chemotherapy, 1955, **5**, N 9,, 474—479.

[16] Jerusalimskij, N. D., Grišankova, Je. V., Veränderungen des physiologischen Bedarfs von Bac. idosus unter Streptomycin-Einfluß. — Mikrobiologie 1962, **31**, H. 6, 995—1001.

[17] Smith, P. H., Oginsky, E. L., Umbreit, W. W., The action of streptomycin. II. The metabolic properties of resistant and dependent strains. — J. Bacteriol., 1949, **58**, N 6, 761—767.

[18] Sazykin, Ju. O., Studium einiger Eigenschaften von gegen Colimycin resistenten Bakterien. — Antibiotikca 1958, **3**, Nr. 1, 98—102.

[19] Soru, E., Instrati, M., Szabados, J., Tanasesco, D., Paraschivesco, M., Cycle acide tricarboxylique et résistance du „*Mycobacterium tuberculosis* BCG" à la streptomycine, PAS et INH. — Naturwissenschaften, 1961, 48, H. 20, 653—654.

[20] Geiger, W. B., Interference by streptomycin with a metabolic system of *Escherichia coli*. — Arch. Biochem., 1957, **15**, 227—238.

[21] Henry, J., Henry. B. Housewright, R. D., Berkman, S., Studies on streptomycin. III. The effect of streptomycin on the metabolism of resting bacteria and on certain purified enzymes. — J. Bacteriol., 1948, **56**, N 5, 527—539.

[22] Umbreit, W. W., A site of action of streptomycin. — J. Biol. Chem., 1949, **177**, N 2, 703—713.

[23] Oginsky, E. L., Smith, P. H., Umbreit, W. W., The action of streptomycin. I. The nature of the reaction inhibited. — J. Bacteriol., 1949, **58**, N 6, 747—759.

[24] Umbreit, W. W., Tonhazy, N. E., The action of streptomycin. III. The action of streptomycin in tissue homogenates. — J. Bacteriol., 1949, **58**, N 6, 769—776.

[25] Oginsky, E. L., Smith, P. H., Solotorovsky, M., The action of streptomycin. IV. Fatty acid oxidation by Mycobycterium tuberculosis, avian type. — J. Bacteriol., 1950, **59**, N 1, 29—44.

[26] Jerusalimskij, N. D., Ševčenko, L. A., Grisankova, Je. V., Veränderungen einiger physiologischer Bedarfswerte von gegen Streptomycin resistenten Hefe-Pilzen. — Mikrobiologie 1963, **32**, H. 1, 13—16.

[27] Umbreit, W. W., The action of streptomycin. VI. A new metabolic intermediate. — J. Bacteriol., 1953, **66**, N 1, 74—81.

[28] Soru, E., Istrati, M., Szabados, J., Tănăsescu, D., Paraschivescu, M., Contributii la studiul enzimologic al aparitiei fenomenului de rezistenta bacteriana la antibiotice. I. Ciclul acizilor tricarboxilici la *Mycobacterium tuberculosis* BCG si variantele corespunzatoare rezistente la streptomycina, PAS si hidrazida acidului izonicotinic. — Studii si cercetari biochim Acad. RPR, 1961, **4**, N 4, 449—461.

[29] GARDNER, J. F., LASCELLES, J., The requirement for acetate of a streptomycin-resistant strain of *Staphylococcus aureus*. — J. Gen. Microbiol., 1962, **29**, N 1, 157—164.

[30] SAZYKIN, JU. O., Über die Instabilität der oxydativen Eigenschaften von gegen Colimycin und Streptomycin resistenten gegen andere Antibiotica aber sensiblen Darmflora-Stämmen. — Antibiotica 1959, **4**, Nr. 2, 49—53.

[30a] KRISHNA, MURTI, C. R., Action of streptomycin on *Vibrio cholerae*. — Biochem. J., 1960, **76**, N 2, 362—369.

[31] BARCULIS, I. L., Inhibition of the anaerobic pyruvate dissimilation in *Escherichia coli* by dihydrostreptomycin. — J. Bacteriol., 1951, **61**, N 3, 375—376.

[32] BARCULIS, I. L., Inhibition of the anaerobic pyruvate metabolism of *Escherichia coli* by dihydrostreptomycin. — J. Bacteriol., 1953, **65**, N 3, 337—343.

[33] ZEBOVITZ, E., MOULDER, J. W., Effect of carbon dioxide and aging on the dihydrostreptomycin inhibition of pyruvate fermentation in *Escherichia coli*. — J. Bacteriol., 1953, **65**, N 3, 344—347.

[34] BENHAM, R. S., The effect of streptomycin on the oxygen uptake of *Eberthella typhose*. — Science, 1947, **105**, N 2716, 69.

[35] KAWAI, K., MATSUMOTO, T., HONMATSU, K., Studies on the effect of streptomycin on the metabolic activities of bacteria. — Okayama igakkai zasshi, 1960, **72**, N 3, 921 bis 926.

[36] FEISAL, V., PETERSON, G. E., Endogenous and hydroquinone oxidase rates of *Streptomyces griseus* cells as affected by streptomycin. — Antibiot. and Chemotherapy, 1960, **10**, N 7, 445—451.

[37] MASTROENI, P., CONTADINI, V., Influenza della streptomicina sulle vie metaboliche di demolizione del glucosio in *Serratia marcescens*. — Riv. Ist. sieroterap. ital., 1965, **40**, N 3, 117—121.

[38] BRAGG, P. D., Inhibition by streptomycin of tetrazolium reductase of *Escherichia coli*. — Canad. J. Biochem., 1965, **43**, N 8, 1337—1342.

[39] BRAGG, P. D., Dihydrostreptomycin, vitamin K_2-coupled tetrazolium reduction, and oxidative phosphorylation in *Escherichia coli*. — J. Bacteriol., 1964, **88**, N 4, 1019 bis 1023.

[40] BERLINER, M. D., Effects of physiologically active chemicals and antibiotics on light emission by three Basidiomycetes. — Canad. J. Microbiol., 1965, **11**, 291—296.

[41] PAINE, T. F., CLARK, L. S., The effect of streptomycin on oxygen uptake and viability of resting suspensions of *Escherichia coli*. — Science, 1953, **118**, N 3055, 73—74.

[42] PAINE, T. E., jr., CLARK, L. S., The effect of streptomycin on resting suspensions of *Escherichia coli* grown on three carbon sources. — Antibiot. and Chemotherapy, 1954, **4**, N 3, 262—265.

[43] ZABOS, P., On the mode of action of streptomycin. I. Effect of streptomycin on the terminal oxidation of *E. coli*. — Acta physiol. Acad. scient. hung., 1960, **18**, fasc. 2, 103—111.

[44] VIGNAIS, P., VIGNAIS, P., Sur l'oxydation de l'acétate par *Escherichia coli*. Variations en fonction de la croissance. Rôle inhibiteur de la streptomycine. — C. R. Acad. sci., 1954, **238**, N 21, 2127—2129.

[45] SAZYKIN, JU. O., Über den Einfluß einiger Bedingungen auf die durch Streptomycin verursachte Hemmung der oxydativen Prozesse in ruhenden Zellen von Darmbakterien. — Antibiotika 1956, **1**, Nr. 4, 35—37.

[46] KOROTJAEV, A. M., Der Antibiotika-Einfluß auf den Pyruvat-Bedarf ruhender *E. coli*-Zellen. — Mikrobiologie 1962, **31**, H. 1, 24—28.

[47] JACKSON, F. L., Streptomycin and bacterial respiration. — Nature, 1958, **181**, N 4604, 281—282.
[48] HANCOCK, R., The bactericidal action of streptomycin on Staphylococcus aureus and some accompanying biochemical changes. — J. Gen. Microbiol., 1960, **23**, N 1, 179 bis 196.
[49] KOGUT, M., LIGHTBOWN, J. W., Streptomycin action and aerobiosis. — Biochem. J., 1963, **89**, N 1, 18P—19P.
[50] KOGUT, M., LIGHTBOWN, J. W., ISAACSON, P., Streptomycin action and anaerobiosis. J. Gen. Microbiol., 1965, **39**, N 2, 155—164.
[51] BRAGG, P. D., POLGLASE, W. J., Extracellular metabolites of streptomycin mutants of *Escherichia coli*. — J. Bacteriol., 1962, **84**, N 2, 370—374.
[52] BRAGG, P. D., POLGLASE, W. J., Action of dihydrostreptomycin and antagonism by cations. — J. Bacteriol., 1963, **85**, N 3, 590—594.
[53] LADYGINA, M. JE., RUBIN, B. A., Der Einfluß von Streptomycin auf Redoxvorgänge beim Eisen. — Biochemie 1962, **27**, H. 2, 322—326.
[54] BRAGG, P. D., POLGLASE, W. J., Effect of dihydrostreptomycin on tetrazolium dye reduction in *Escherichia coli*. — J. Bacteriol., 1963, **85**, N 4, 795—800.
[55] ZAHN, G., Die Wechselwirkung zwischen Streptomycin und verschiedenen Metallionen. Ein Beitrag zum Wirkungsmechanismus des Streptomycins in der höheren Pflanze. — Naturwissenschaften, 1962, **49**, H. 6, 139.
[56] ZAHN, G., Streptomycin und Metallionen. II. Untersuchungen mit Kalzium, Magnesium und Mangan. — Flora, 1962, **152**, N 4, 655—669.
[57] ZAHN, G., EISENBRANDT, K., Untersuchungen zur Chelatbindung von Streptomycin mit einigen Metallionen. — Pharmazie, 1964, **19**, N 6, 407—410.
[58] NIEBERGALL, P. J., HUSSAR, D. A., GRESSMAN, W. A., SUGITA, E. T., DOLUISIO, J. T., Metal binding tendencies of various antibiotics. — J. Pharm. and Pharmacol., 1966, **18**, N 11, 729—738.
[59] BERNHEIM, F., FITZGERALD, R. J., Effect of streptomycin on the metabolism of certain Mycobacteria. — Science, 1947, **105**, N 2730, 435.
[60] FITZGERALD, R. J., BERNHEIM, F., The effect of streptomycin on the metabolism of benzoic acid by certain Mycobacteria. — J. Bacteriol., 1947, **54**, N 6, 674—679.
[61] FITZGERALD, R. J., BERNHEIM, F., The effect of streptomycin on the formation of adaptive enzymes. — J. Bacteriol., 1948, **55**, N 5, 765—766.
[62] FITZGERALD, R. J., BERNHEIM, F., FITZGERALD, D. B., The inhibition by streptomycin of adaptive enzyme formation in Mycobacteria. — J. Biol. Chem., 1948, **175**, N 1, 195 bis 200.
[63] BERNHEIM, F., The effect of certain antibiotics on the formation of an adaptive enzyme in a strain of *Pseudomonas aeruginosa*. — J. Pharmacol. and Exp. Therap., 1954, **110**, N 1, 115—119.
[64] ERDÖS, T., TOMCSÁNYI, A., The stages of induced benzoic acid oxidase formation. — Acta Physiol. Acad. scient. hung., 1957, **12**, fasc. 4, 311—320.
[65] HORIO, T., OKUNUKI, K., Studies on the actionpattern of antitubercular substances. — — J. Biochem., 1954, **41**, N 6, 717—723.
[66] ROOTE, S. M., POLGLASE, W. J., The effect of dihydrostreptomycin on the formation of adaptive enzymes by a strain of *Escherichia coli*. — Canad. J. Biochem. and Physiol., 1955, **33**, N 5, 792—796.
[67] POLGLASE, W. J., The effect of dihydrostreptomycin on the formation of β-galactosidase by *Escherichia coli*. — Canad. J. Biochem. and Physiol., 1956, **34**, N 3, 554—557.

[68] Polglase, W. J., Peretz, S., Roote, S. M., Adaptive enzyme formation by dihydrostreptomycin-dependent *Escherichia coli*. — Canad. J. Biochem. and Physiol. 1956, **34**, N 3, 558—562.

[69] Zabos, P., On the mode of action of streptomycin. II. Effect of streptomycin on the galactosidase synthesis in *E. coli* B cells. — Acta physiol. Acad. scient, hung., 1960, **18**, fasc. 2, 113—120.

[70] Creaser, E. H., The induced (adaptive) biosynthesis of β-galactosidase in *Staphylococcus aureus*. — J. Gen. Microbiol., 1955, **12**, N 2, 288—297.

[71] Artman, M., Markenson, J., Studies on serine and threonine deaminases of *Escherichia coli* and the action of dihydrostreptomycin thereupon. — Enzymologia, 1958, **19**, fasc. 1, 9—15.

[72] Gibson, F., Jones, M. J., Teltscher, H., Effect of antibiotics on indole synthesis by *Escherichia coli* 7—4. — Nature, 1955, **176**, N 4473, 164n165.

[73] Hakim, A. A., Tryptophan-tryptophanase adaptation. II. Action of penicillin, streptomycin, tetramycyn and chloramphenicol on certain enzyme systems influencing enzyme adaptation. — Enzymologia, 1958, **19**, fasc. 3, 130—142.

[74] Perlman, D., Weinstein, M. J., Peterson, G. E., Effect of antibiotics on oxidation of progesterone by two streptomycetes. — Canad. J. Microbiol., 1957, **3**, N 6, 841 bis 846.

[75] Cohen, S. S., Streptomycin and desoxyribonuclease in the study of variations in the properties of a bacterial virus. — J. Biol. Chem., 1964, **166**, 393—394.

[76] Cohen, S. S., Streptomycin and desoxyribonuclease in the study of variations in the properties of a bacterial virus. — J. Biol. Chem., 1947, **168**, N 2, 511—526.

[77] Popenenkova, Z. A., Zum Wirkungsmechanismus des Streptomycins — Dissertation, Moskau, 1949.

[78] Kurylowicz, W., Mikulaszek, E., Rzucidlo, L., Stracanie nucleoproteinow bakteryjnych przez streptomycyne. — Med. dóswiad. i mikrobiol., 1950, **2**, N 1, 108—120.

[79] Giuliano, R., Stein, M. L., Euler, H. von., Die Fällung von Nukleoproteiden, Nukleinsäuren und Nukleotiden durch Dihydrostreptomycin. — Arkiv. kemi., 1954, **6**, N 6, 565—569.

[80] de Deken-Grenson, M., Groupes des acides nucléiques intervenant dans la formation de complexes avec la streptomycine et spécificité de la réaction. — Biochim. et biophys. acta, 1955, **17**, N 1, 157.

[81] de Deken-Grenson, M., Structure des ribonucleoproteides et utilisation de la streptomycine pour l'isolement et la purification de ribonucléoprotéides normaux et de virus. — Arch. internat. physiol., et biochim., 1955, **63**, N 1—4, 256—257.

[82] de Deken-Grenson, M., Centres actifs des acides nucléiques dans la formation de complexes avec la streptomycine. — Arch. internat. physiol. et biochim., 1955, **63**, N 1—4, 257—258.

[83] Gubernieva, L. M., Silaev, A. B., Zur Frage der Komplexbildung von Antibiotica mit Nucleinsäuren. — Antibiotika 1964, **9**, Nr. 8, 716—719.

[84] Cohen, S. S., Lichtenstein, J., The isolation of deoxyribonucleic acid from bacterial extracts by precipitation with streptomycin. — J. Biol. Chem., 1960, **235**, N 11, PC55 bis PC56.

[85] Oxenburgh, M. S., Snoswell, A. M., Use of streptomycin in the separation of nucleic acids from protein in a bacterial extract. — Nature, 1965, **207**, N 5004, 1416—1417.

[86] Petrović, S., Petrović, J., Cirković, D., Bécarević, A., Specific precipitation of a microsomal ribonucleic acids. — Anal. Biochem., 1965, **12**, N 1, 119—127.

[87] Donovick, E., Bayan, A. P., Canales, P., Pansy, F., The influence of certain substances on the activity of streptomycin. III. Differential effects of various electrolytes on the action of streptomycin. — J. Bacteriol., 1948, **56**, N 1, 125—137.

[88] Gros, F., Rybak, B., Macheboeuf, M., Rambech, U., Action de la pénicilline et de la streptomycine sur la dépolymerisation de l'acide ribonucléique par la ribonucléodépolymerase. — C. R, Acad. sci., 1948, **226**, N 18, 1550—1552.

[89] Gros, F., Rybak, B., Action de la pénicilline et de la streptomycine sur la catabolisme de l'acide ribonucléique. — Helv. chim. acta, 1948, **31**, N 6, 1855—1863.

[90] Michalska, K., Dzialanie antybiotykow przeciwpratkowych na kwasy nucleinowe i zwiazki pokrewne. — Gruźlica i choroby pluc., 1962, **30**, N 1, 13—25.

[91] Byčkow, S. M., Chazanova, A. I. Die Wechselwirkung des Streptomycins mit Chondroitinsulfat und Chondromucoproteid. — Fragen der medizinischen Chemie 1963, **9**, H. 1, 48—56.

[92] Gubernieva, L. M., Silaev, A. B., Die Untersuchung der Wechselwirkung von Antibiotica im Bluteiweiß durch Kreuz-Elektrophorese. — Biochemie 1963, **28**, H. 3, 572—574.

[93] Moskowitz, M., Differences in precipitability of nucleic acids with streptomycin and dihydrostreptomycin. — Nature, 1963, **200**, N 4904, 335—337.

[94] Brock, T., D., The inhibition of a RNA bacteriophage by streptomycin using host bacteria resistant to the antibiotic. — Biochem. and Biophys. Res. Commun., 1962, **9**, N 12, 184—187.

[95] Brock, T. D., Johnson, R. M., de Ville, W. B., Physical and chemical properties of a bacterial virus as related to its inhibition by streptomycin. — Virology, 1965, **25**, N 3, 439—453.

[96] Brock, T. D., Wooley, S. O., Streptomycin as an antiviral agent; mode of act ion. — Science, 1963, **141**, 3585, 1065—1067.

[97] Brock, T. D., Mosser, J., Peacher, B., The inhibition by streptomycin of certain streptococcus bacteriophages using host bacteria resistant to the antibiotic. — J. Gen. Microbiol., 1963, **33**, N 1, 9—22.

[98] Bowman, B. U., Ornstein, S. M., Effect of streptomycin on bacteriophage ØX174. — Biochem. and Biophys. Res. Commun., 1965, **21**, N 2, 176—181.

[99] Cummings, D. J., The effect of streptomycin on the physical properties of bacteriophage T2L. — Biochim. et biophys. acta, 1965, **94**, N 2, 594—597.

[100] Aronson, Meyer, W. L., Brock, T. D., A molecular model for chemical and biological differences between streptomycin and dihydrostreptomycin. — Nature, 1964, **202**, N 4932, 555—557.

[101] Lazareva, Je. N., Gulubev, V. N., Vejs, R. A., Sneerson, A. N., Zur Rolle der Guanidingruppen im Dihydrostreptomycin-Molekül hinsichtlich dessen biologischer Aktivität und neurotoxischer Wirkung. — Antibiotica 1966, **11**, Nr. 6, 522—525.

[102] Erdös, T., Ullmann, A., Effect of streptomycin on the incorporation of amino-acids labelled with carbon-14 into ribonucleic acid and protein in a cellfree system of a Mycobacterium. — Nature, 1959, **183**, N 4661, 618—619.

[103] Erdös, T., Ullmann, A., Effect of streptomycin on the incorporation of tyrosine labelled with carbon-14 into protein of Mycobacterium cell fractions in vivo. — Nature, 1960, **185**, N 4706, 100—101.

[104] Erdös, T., Ullmann, A., Tomcsanyi, A., Demeter, M., On the mechanism of streptomycin action. — Acta physiol. Acad. scient. Hung., 1960, **17**, fasc. 3, 229—239.

[105] Hierowski, M., Westfal, I., Activation of amino acids and the influence of streptomycin on this process in *Mycobacterium tuberculosis* $H_{37}R_V$. — Acta microbiol. polon., 1963, **12**, N 2, 125—129.

[106] Hancock, R., Uptake of C^{14}-streptomycin by *Bacillus megaterium*. — J. Gen. Microbiol., 1962, **28**, N 3, 503—516.

[107] Stachiewicz, E., Quastel, J. H., Effects of dihydrostreptomycin on amino acid incorporation into the proteins of *M. tuberculosis* (BCG). — Canad. J. Biochem. and Physiol. 1959, **37**, N 5, 687—697.

[108] Tsukamura, M., Effect of streptomycin on the incorporation of ^{35}S-sulfate into streptomycin-sensitive, streptomycin-resistant, and streptomycin-indifferent cells of a Mycobacterium. — Japan. J. Microbiol., 1961, **5**, N 2, 133—140.

[109] Tomczányi, A., Příspěvek k mechanismu účinku streptomycinu. — Rozhledy v tuverkulose a y nemocech plicních, 1964, **24**, N 7, 465—469.

[110] Iwainsky, H., Reutgen, H., Kalich, R., Über die Beeinflussung des endogenen Stoffwechsels von Mycobakterien durch Tuberkulostatika. — Naturwissenschaften, 1966, **53**, N 8, 209—210.

[111] Sazykin, Ju., O., Borisova, G. N., Die Wirkung bakteriostatischer Antibiotica auf die Eiweiß- und Nucleinsäure-Synthese in *Staphylococcus aureus*-Zellen. — Antibiotica 1962, **7**, Nr. 11, 975—979.

[112] Sazykin, Ju, O., Borisova, G. N., Effect of specific inhibitors on RNA synthesis dissociated from protein synthesis by bacteriostatic antibiotics. — Federation Proc., 1964, **23**, 2, 380—382.

[113] Hahn, F. E., Ciak, J., Wolfe, A. D., Hartmann, R. E., Allison, J. L., Hartmann, R. S., Studies on the mode of action of streptomycin. II. Effects of streptomycin on the synthesis of proteins and nucleic acids and of cellular multiplication in *Escherichia coli*. — Biochim. et biophys. acta, 1962, **61**, N 5, 741—749.

[114] Gale, E. F., Folkes, J. P., The assimilation of amino-acids by Bacteria. 15. Actions of antibiotics on nucleic acid and protein synthesis in *Staphylococcus aureus*. — Biochem. J., 1953, **53**, N 3, 493—498.

[115] Spotts, C. R., Physiological and biochemical studies on streptomycin dependence in *Escherichia coli*. — J. Gen. Microbiol., 1962, **28**, N 2, 347—365.

[116] Spotts, C. R., Stanier, R. Y., Mechanism of streptomycin action on bacteria: a unitray hypothesis. — Nature, 1961, **192**, N 4803, 633—637.

[117] Cole, R. J., Danielli, J. F., Nuclear-cytoplasmic interactions in the responses of *Amoeba proteus* and *Amoeba discoides* to streptomycin. — Exp. Cell. Res., 1963, **29**, N 1—2, 199—206.

[118] Cole, R. J., Danielli, J. F., Nuclear-transfer studies on induced increases in streptomycin resistance of *Amoeba proteus*. — J. Protozool., 1963, **10**, N 1, 124—129.

[119] White, J. R., Flaks, J. G., Inhibition of protein synthesis and other effects of streptomycin on *E. coli*. — Federat. Proc., 1962, **21**, N 2, 412.

[120] Flaks, J. G., Cox, E. C., White, J. F., Inhibition of polypeptide synthesis by streptomycin. — Biochem. and Biophys. Res. Commun., 1962, **7**, N 5, 385—389.

[121] Flaks, J. G., Cox, E. C., Witting, M. L., White J. R., Polypeptide synthesis with ribosomes from streptomycin—resistant and dependent *E. coli*. — Biochem. and Biophys. Res. Commun., 1962, **7**, N 5, 390—393.

[122] Rosenkranz, H. S., Basis of streptomycin resistance in *Escherichia coli* with a multiple drug resistance episome. — Biochim. et biophys. acta, 1964, **80**, N 2, 342—345.

[123] Speyer, J. F., Lengyel, P., Basillo C., Ribosomal localization of streptomycin sensitivity. — Proc. Nat. Acad. Sci. USA, 1962, **48**, N 4, 684—686.
[124] Mager, J., Benedict, M., Artman, M., A common site of action for polyamines and streptomycin. — Biochim. et biophys. acta, 1962, **62**, N 1, 202—204.
[125] Sawada, F., Suzuki, K., Streptomycin-sensitive and resistant ribosomes of *Diplococcus pneumoniae*. — Biochim. and Biophys. acta, 1964, **80**, N 1, 160—163.
[126] Cox, E. C., White, J. R., Flaks, J. G., Streptomycin action and the ribosome. — Proc. Nat. Acad. Sci. USA, 1964, **51**, N 4, 703—709.
[127] Davies, J. E., The ribosomes of streptomycin-sensitive and resistant strains of *Escherichia coli*. — Proc. Nat. Acad. Sci. USA, 1964, **51**, N 4, 659—664.
[128] Kruger, R. G., Uptake of dihydrostreptomycin by intact splenic cells cultured from immunized rabbits and its binding to the 40 S ribosomal subunit. — Proc. Soc. Exptl. Biol. and Med., 1966, **124**, N 1, 108—111.
[129] Nishimura, T., Tanaka, N., Umezwa, H., Selective toxicity of kanamycin and streptomycin. — J. Antibiotics, 1964, ser. A, **17**, N 6, 238—245.
[130] App, A. A., Barton, L. V., Effect of streptomycin on in vitro amino acid incorporation by rice embryo ribosomes. — Contrib. Boyce Thompson Inst., 1965, **23**, N 4, 127—134 (CA, 1966, 64, 11456e).
[131] Staehelin, T., Meselson, M., Determination of streptomycin sensitivity by a subunit of the 30 S ribosome of *Escherichia coli*. — J. Mol. Biol., 1966, **19**, N 1, 207—210.
[132] Traub, P., Hosokawa, K. K., Nomura, M., Streptomycin sensitivity and the structural components of the 30 S ribosomes of *Escherichia coli*. — J. Mol. Biol., 1966, **19**, N 1, 211—214.
[133] Pestka, S., RNA codewords and protein synthesis: effect of streptomycin on formation of sRNA-ribosome-RNA codon complexes. — Federation Proc., 1965, **24**, N 2, Part 1, 1545 (p. 408).
[134] Sevcenko, L. A., Filippovič, I. I., Die Wirkung von Antagonisten der Eiweißsynthese auf den ribosomalen Apparat der Hefezelle. — Ber. Akad. Wiss. UdSSR 1965, **161**, Nr. 6, 1461—1464.
[135] Herzog, A., An effect of streptomycin on the dissociation of *Escherichia coli* 70 S ribosomes. — Biochem. and Biophys. Res. Commun., 1964, **15**, N 2, 172—176.
[136] Herzog, A., The action of streptomycin on *Escherichia coli* ribosomes. — Arch. Intern. Physiol. Biochem., 1964, **72**, N 2, 326—327.
[137] Sazykin, Ju. O., Zur Wirkung von Albomycin und einigen anderen Antibiotica auf die Vermehrung von Bakterienkulturen. — Mikrobiologie 1955, **24**, H. 1, 75—78.
[137a] White, J. R., White, H. L., Streptomycinoid antibiotics: Synergism by puromycin. — Science, 1964, **146**, N 3645, 772—774.
[138] Yamaki, H., Tanaka, N., Effect of protein synthesis inhibitors on the lethal action of kanamycin and streptomycin. — J. Antibiotics, ser. A, 1963, **16**, N 6, 222—226.
[139] Gorini, L., Antibiotics and the genetic code. — Sci. Amer., 1966, **214**, N 4, 102 bis 109.
[140] Gorini, L., Kataja, E., Suppression activated by streptomycin and related antibiotics in drug sensitive strams. — Biochem. and Biophys. Res. Commun., 1965, 18, N 5—6, 656—663.
[141] Gorini, L., The action of streptomycin on protein synthesis in vivo. — Bull. N. Y. Acad. Med., 1966, **42**, N 8, 633—637.
[142] Davies, J., Gilbert, W., Gorini, L., Streptomycin, suppression, and the code. — Proc. Nat. Acad. Sci. USA, 1964, **51**, N 5, 883—890.

[143] Davies, J., Jones, D. S., Khorana, H. G., Misreading of codons induced by streptomycin and neomycin using ribopolynucleotides containing two nucleotides in alternating sequence as templates. — J. Mol. Biol., 1966, **18**, N 1, 48—57.

[144] Pestka, S., Marshall, R., Nirenberg, M., RNA codewords and protein synthesis. V. Effect of streptomycin on the formation of ribosome-sRNA complexes. — Proc. Nat. Acad. Sci. USA, 1965, **53**, N 3, 639—646.

[145] Anderson, W. F., Gorini, L., Breckenridge, L., Role of ribosomes in streptomycin-activated suppression. — Proc. Nat. Acad. Sci. USA, 1965, **54**, N 4, 1076—1083.

[146] Old, D., Gorini, L., Amino acid changes provoked by streptomycin in a polypeptide synthesized in vitro. — Science, 1965, **150**, N 3701, 1290—1292.

[147] Bodley, J. W., Davie, E. W., A study of the mechanism of ambiguous amino acid coding by poly U: the nature of the products. — J. Mol. Biol., 1966, **18**, N 2, 344—355.

[148] Lederberg, E. M., Cavalli-Sforza, L., Lederberg, J., Interaction of streptomycin and a suppressor for galactose fermentation in *E. coli* K-12. — Proc. Nat. Acad. Sci. USA, 1964, **51**, N 4, 678—682.

[149] Bissell, M. D., Formation of an altered enzyme by *Escherichia coli* in the presence of presence of neomycin. — J. Mol. Biol., 1965, **14**, N 2, 619—622.

[150] Engelberg, H., Artman, M., Studies on streptomycin-dependent bacteria: effect of streptomycin on protein synthesis by streptomycin sensitive, streptomycin-resistant, and streptomycin-dependent, mutants of *Escherichia coli*. — Biochim. et biophys. acta, 1964, **80**, N 2, 256—268.

[151] Ikeda, K., Egami, F., Effects of antibiotics and antimetabolites on the induced formation of pyocin R.—Z. Allgem. Mikrobiol., 1966, **6**, N 3, 219—225.

[152] Rosenwald, A. J., Lincoln, R. E., Streptomycin inhibition of elaboration of staphylococcal enterotoxic protein. — J. Bacteriol., 1966, **92**, N 1, 279—280.

[153] Bragg, P. D., Polglase, W. J., Formation of valine by streptomycin-dependent *Escherichia coli*. — J. Bacteriol., 1964, **88**, N 4, 1006—1009.

[154] Bragg, P. D., Polglase, W. J., Enzymatic activities of streptomycin-dependent *Escherichia coli* in relation to valine formation. — J. Bacteriol., 1964, **88**, N 5, 1399 bis 1402.

[155] Desai, I. D., Polglase, W. J., Characterization and properties of acetohydroxy acid synthetase of streptomycin-dependent Escherichia coli. — Biochim. et biophys. acta, 1965, **110**, N 1, 181—188.

[156] Polglase, W. J., Regulation of acetohydroxy acid synthetase in streptomycin-dependent *Escherichia coli*. — Canad. J. Biochem., 1966, **44**, N 5, 599—606.

[157] Polglase, W. J., Regulation of acetohydroxy acid synthetase in streptomycin-dependent *Escherichia coli* K-12. — Canad. J. Biochem., 1966, **44**, N 5, 607—612.

[158] Desai, I. D., Polglase, W. J., Threonine dehydratase of streptomycin-dependent *Escherichia coli* K-12. — Biochim. et biophys. acta, 1966, **114**, N 3, 642—644.

[159] Rosenkranz, H. S., Carr, H. S., Lethality of streptomycin for alkaline phosphatase constitutive *Escherichia coli*. — J. Bacteriol., 1963, **85**, N 4, 751—753.

[160] Rosenkranz, H. S., Unusual alkaline phosphatase levels in streptomycin-dependent strains of *E. coli*. — Biochemistry, 1963, **2**, N 1, 122—125.

[161] Rosenkranz, H. S., Bendich, A. J., Beiser, S. M., The properties of the alkaline phosphatase of streptomycin-dependent strains of *Escherichia coli* — Biochim. et biophys. acta, 1963, **77**, N 3, 436—445.

[162] Krueger, R. G., The effect of streptomycin on antibody synthesis in vitro. — Proc. Nat. Acad. Sci. USA, 1965, **54**, N 1, 144—152.

[163] KRUEGER, R. G., Properties of antibodies synthesized by cells in vitro in the presence and absence of streptomycin — Proc. Nat. Acad. Sci. USA, 1966, **55**, N 5, 1206—1213.

[164] KNIPPENBERG, P. H., VAN, VELDSTRA, H., BOSCH, L., Stimulation and inhibition of polypeptide synthesis by streptomycin. — Biochim. et biophys. acta, 1964, **80**, N 3, 526—530.

[165] KNIPPENBERG, P. H. VAN, GRIJM-VOS, M., VELDSTRA, H., BOSCH, L., Effects of streptomycin on the translation of turnip yellow mosaic virus RNA in vitro. — Biochem. and Biophys. Res. Commun., 1965, **20**, N 1, 4—9.

[166] KNIPPENBERG, P. H. VAN, RAAVENSWAAY CLAASEN, J. C. VAN, GRIJM-VOS, M., VELDSTRA, H., BOSCH, L., Stimulation and inhibition of polypeptide synthesis by streptomycin in ribosomal systems of *Escherichia coli*, programed with various messengers. — Biochim. et biophys. acta, 1965, **95**, N 3, 451—473.

[167] KAJI H., KAJI, A., Further studies on the specific binding of sRNA to template ribosome complex. — Federat. Proc., 1965, **24**, N 2, Part 1, 1540 (p. 408).

[168] KAJI, H., KAJI, A., Specific binding of sRNA to ribosomes: effect of streptomycin. — Proc. Nat. Acad. Sci. USA, 1965, **54**, N 1, 213—219.

[169] SCHWARTZ, J. H., An effect of streptomycin on the biosynthesis of the coat protein of coliphage f2 by extracts of *E. coli.* — Proc. Nat. Acad. Sci. USA, 1965, **53**, N 5, 1133—1140.

[170] PESTKA, S., Studies on the formation of transfer ribonucleic acid ribosome complexes. I. The effect of streptomycin and ribosomal dissociation on C^{14}-aminoacyl transfer ribonucleic acid binding to ribosomes. — J. Biol. Chem., 1966, **241**, N 2, 367—372.

[171] KAJI, H., SUZUKA, I. ,KAJI, A., Binding of specific soluble ribonucleic acid to ribosomes. Binding of soluble ribonucleic acid to the template-30 S subunits complex. — J. Biol. Chem., 1966, **241**, N 6, 1251—1256.

[172] KAJI H. Genetic code and streptomycin: their relation to ribosomal subunits. — Biochim. et biophys. acta, 1967, **134**, N 1, 134—142.

[173] ROSANO, C. L., HURWITZ, C., PEABODY, R. A., Effect of preincubation with streptomycin on protein synthesis in vitro. — Biochim. et biophys. acta, 1966, **114**, N 1, 188 bis 190.

[174] McCARTHY, B. J., HOLLAND, J. J., Denatured DNA as a direct template for in vitro protein synthesis. — Proc. Nat. Acad. Sci. USA, 1965, **54**, N 3, 880—888.

[175] STERN, J. L., COHEN, S. S., Lethality and the stimulation of ribonucleic acid synthesis by streptomycin. — Proc. Nat. Acad. Sci. USA, 1964, **51**, N 5, 859—865.

[176] STERN, J. L., BARNER, H. D., COHEN, S. S., The lethality of streptomycin and the stimulation of RNA synthesis in the absence of protein synthesis. — J. Mol. Biol., 1966, **17**, N 1, 188—217.

[177] FREDA, C. E., COHEN, S. S., Nature of ribonucleic acid stimulated by streptomycin in the absence of protein synthesis. — J. Bacteriol., 1966, **92**, N 6, 1680—1688.

[178] FREDA, C. E., COHEN, S. S., Streptomycin and infection of *Escherichia coli* by T6r+-bacteriophage. — J. Bacteriol., 1966, **92**, N 6, 1670—1679.

[179] ROSENKRANZ, H., Macromulecular synthesis and the bactericidal effect of streptomycin. — J. Bacteriol., 1964, **87**, N 3, 606—608.

[180] BROWNSTEIN, B. L., Streptomycin and the biosynthesis of functional RNA and protein. — Proc. Nat. Acad. Sci. USA, 1964, **52**, N 4, 1045—1053.

[181] DUBIN, D. T., Some effects of streptomycin on RNA metabolism in *Escherichia coli.* — J. Mol. Biol., 1964, **8**, N 5, 749—767.

[182] Dragoni, G., Ricerche cromatografiche sugli aminoacidi liberi del micobatterio tubercolare azione della streptomicina e penicillina. — Aminoacidosi, 1956, **6**, N 1, 10—23.
[183] Anand, N., Davis, B. D., Effect of streptomycin on *Escherichia coli*. Damage by streptomycin in the cell membrane of *Escherichia coli*. — Nature, 1960, **185**, N 4705, 22—23.
[184] Roth, H., Amos, H., Davis, B. D., Purine nucleotide excretion by *Escherichia coli* in the presence of streptomycin. — Biochim. et biophys. acta, 1960, **37**, N 3, 398—405.
[185] Dubin, D. T., Davis, B. D., The streptomycintriggered depolymerization of ribonucleic acid in *Escherichia coli*. — Biochim. et biophys. acta, 1962, **55**, N 5, 793—795.
[186] Feingold, D. S., Davis, B. D., Paradoxical effect of streptomycin, kanamycin and neomycin on *Eccherichia coli* ribonucleic acid. — Biochim. et biophys. acta, 1962, **55**, N 5, 787—789.
[187] Rosano, C. L., Peabody, R. A., Hurwitz, Ch., Studies on the mechanism of action of streptomycin. Effect of streptomycin on the excretion of nucleotides by *Escherichia coli*. — Biochim. et biophys. acta, 1960, **37**, N 2, 380—382.
[188] Hurwitz, Ch., Rosano, C. L., Peabody, R. A., Excretion of ultraviolet-absorbing material by leaky and non-leaky strains of *Escherichia coli* exposed to streptomycin. — Biochim. et biophys. acta, 1963, **72**, N 1, 80—86.
[189] Dubin, D. T., Davis, B. D., The effect of streptomycin on potassium flux in *Escherichia coli*. — Biochim. et biophys. acta, 1961, **52**, N 2, 400—402.
[190] Prina, C., Raimondi, L., Ricerche biofotometriche sull'azione della streptomicina sul bacillo di Koch. — Boll. Soc. ital. biol. sperim., 1962, **38**, N 10, 499—500.
[191] Tzagoloff, H., Umbreit, W. W., Influence of streptomycin on nucleotide excretion in *Escherichia coli*. — J. Bacteriol., 1963, **85**, N 1, 49—52.
[192] Williams, R. E. O., L forms of Staphylococcus aureus. — J. Gen. Microbiol., 1963, **33**, N 2, 325—334.
[193] Castillon, M. P., Diaz-Maurino, T., Eckardt, E. M., Municio, A. M., Mechanism of the extracellular accumulation of lipopolysaccharideprotein by *Escherichia coli* 26—26. Induction of diaminopimelic carboxylase in the presence of streptomycin. — Anales Real Soc. Espan. Fis. Quim., 1966, Ser. B, **62**, N 6, 747—762 (CA, 1967, 66, 584r).
[194] Anand, N., Davis, B. D., Armitage, A. K., Effect of streptomycin on *Escherichia coli*. Uptake of streptomycin by *Escherichia coli*. — Nature, 1960, **185**, N 4705, 23—24.
[195] Plotz, P. H., Dubin, D. T., Davis, B. D., Influence of salts on the uptake of streptomycin by *Escherichia coli*. — Nature, 1961, **191**, N 4795, 1324—1325.
[196] Szybalski, W., Shizuyoshi, M., Uptake of streptomycin by sensitive, resistant, and dependent bacteria. — Biochem. and Biophys. Res. Commun., 1959, **1**, N 5, 249—252.
[197] Hancock, R., Reduced uptake of C^{14}-streptomycin by bacteria in the presence of respiratory inhibitors and under anaerobic conditions. — Biochem. J., 1961, **78**, N 1, 7P.
[198] Pramer, D., Absorption of antibiotics by plant cells. — Science, 1955, **121**, N 3145, 507—508.
[199] Pramer, D., Absorption of antibiotics by plant cells. II. Streptomycin. — Arch. Biochem. and Biophys. 1956, **62**, N 2, 265—273.
[200] Litwack, G., Pramer, D., Absorption of antibiotics by plantcells. III. Kinetics of streptomycin uptake. — Arch. Biochem. and Biophys., 1957, **68**, N 2, 396—402.
[201] Kamimura, Ch., Goodman, R. N., Evidence for an energy requirement for absorption of $carbon^{14}$-labeled streptomycin and leucine by apple leaves. — Phytopathology, 1964, **54**, N 12, 1467—1474.

[202] Lightbown, J. W., Jackson, F. L., Inhibition of cytochrome systems of heart muscle and certain bacteria by the antagonists of dihydrostreptomycin: 2-alkyl-4-hydroxyquinoline N-oxides. — Biochem. J., 1956, **63**, N 1, 130—137.
[203] Hurwitz, Ch., Rosano, C. L., Studies on mode of action of streptomycin. — Antimicrob. Agents Annual, 1960, Waschington, D. C., Soc. Industr. Microbiol., 1961, 304—307.
[204] Hurwitz, Ch., Rosano, C. L., Chloramphenicol-sensitive and insensitive phases of the lethal action of streptomycin. — J. Bacteriol., 1962, **83**, N 6, 1202—1209.
[205] Hurwitz, Ch., Rosano, C. L., Landau, J. V., Kinetics of loss of viability of *Escherichia coli* exposed to streptomycin. — J. Bacteriol., 1962, **83**, N 6, 1210—1216.
[206] Hurwitz, Ch., Rosano, C. L., Accumulation of label from C^{14}-streptomycin by *Escherichia coli*. — J. Bacteriol., 1962, **83**, N 6, 1193—1201.
[207] Hurwitz, Ch., Rosano, C. L., Evidence for a streptomycin permease. — J. Bacteriol. 1965, **90**, N 5, 1233—1237.
[208] Plotz, P. H., Davis, B. D., Absence of a chloramphenicol-insensitive phase of streptomycin action. — J. Bacteriol., 1962, **83**, N 4, 802—805.
[209] Plotz, P. H., Davis, B. D., Synergism between streptomycin and penicillin: a proposed mechanism. — Science, 1962, **135**, N 3508, 1067—1068.
[210] Barber, M., Drug combinations in antibacterial chemotherapy. — Proc. Roy. Soc. Med., 1965, **58**, N 11, Pt. 2, 990—995.
[211] Nejmark, A. M., Pasynskij, A. T., Die Bindung von Antibiotika durch die Bakterienzelle. — Biochemie 1954, **19**, H. 3, 313—318.
[212] Landman, O. E., Burchard, W., The mechanism of action of streptomycin as revealed by normal and abnormal division in streptomycin-dependent Salmonellae. — Proc. Nat. Acad. Sci. USA, 1962, **48**, N 2, 219—228.
[213] Brock, T. D., Permeability and the mode of action of antibiotics. — Antimicrob. Agents. Annual, 1960, Washington D. C., Soc. Industr. Microbiol., 1961, 297—303.
[214] Hancock, R., Reducing oxidative activities in *Escherichia coli* and *Bacillus megaterium* in relation to other changes during inhibition of growth by streptomycin. — J. Gen. Microbiol., 1961, **25**, N 3, 429—440.
[215] Schaeffer, P., Recherches sur le métabolisme bactérien des cytochromes et des porphyrines. IV, Effects de la carence en streptomycine sur des mutants bactériens streptomycino-exigeants. — Biochim. et biophys. acta, 1952, **9**, N 5, 563—571.
[216] Beljanski, M., L'absence de cytochromes et de certains systèmes enzymatique dans un nouveau mutant d'Escherichia coli streptomycino-résistant. Comparaison avec la souche sensible, dont il dérive. — C. R., Acad. sci., 1954, **238**, N 7, 852—854.
[217] Engelberg, H., Artman, M., Studies on streptomycin dependent bacteria: Effect of growth in limiting amounts of streptomycin on respiration and fermentation of a streptomycin dependent mutant of *Escherichia coli*. — Biochim. et biophys. acta, 1961, **47**, N 3, 553—560.
[218] Rhymer, I., Wallace, G. I., Byers, L. W., Carter, H. E., The antistreptomycin activity of lipositol. — J. Biol. Chem., 1947, **169**, N 2, 457—458.
[219] Rake, G., Streptomycin as an essential nutrilite. — Proc. Soc. Exp. Biol. and Med., 1948, **67**, N 2, 249—253.
[220] Webb, M., Biochemistry of morphogenesis. Proc. 4th Internat. Congr. Biochem. Ed. W. J. Nickerson, Pergamon Press, 1959, 71.
[221] Hancock, R., Early effects of streptomycin on *Bacillus megaterium*. — J. Bacteriol., 1964, 88, N 3, 633—639.

[222] Hurwitz, C., Landau, J. V., Doppel, H. W., Effect of exposure of *Escherichia coli* to streptomycin on ability to undergo cell division. — J. Bacteriol., 1962, 84, N 5, 1116—1117.
[223] Williams, R. P., Gott, C. L., Inhibition by streptomycin of the biosynthesis of prodigiosin. — Biochem. and Biophys. Res. Commun., 1964, **16**, N 1, 47—52.
[224] Siddiqui, M. A. Q., Peterson, G. E., Streptomycin and syntrophic prodigiosin synthesis in Serratia marcescens. — Antonie van Leeuwenhoek, J. Microbiol. Serol., 1965, **31**, N 2, 193—202.
[225] Kerr, N. S., Inhibition by streptomycin of flagella formation in a true slime mold. — J. Protozool., 1965, **12**, N 2, 276—278.
[226] Rausa, L., Strasters, K. C., Protein synthesis in a streptomycin-dependent strain of *Staphylococcus aureus*. — Giorn. Microbiol., 1963, **11**, N 3, 175—182.
[227] Banerjee, A. B., Bose, S. K., Biosynthesis of mycobacillin, a new antifungal peptide. II. Relation between streptomycin dependence and biosynthesis. — J. Bacteriol., 1964, **87**, N 6, 1402—1405.
[228] Das, H. K., Chatterjee, S. K., Roy, S. C., Protein synthesis in plant mitochondria. II. Glutamate and glutamate incorporation and a study initial steps and streptomycin effect. — Biochim. et biophys. acta, 1964, **87**, N 3, 478—489.
[229] Ladygina, M. Je., Savcenko, R. V., Balnokin, Ju. V., Der Einfluß von Streptomycin auf die oxydative Phosphorylierung bei Gersten-Keimlingen. — Berichte der Allunions-Akademie der Landwirtschaftswissenschaften V. I. Lenin 1964, H. 9, 10—12.
[230] Eaton, N. R., Caffrey, R., Effect of dihydrostreptomycin on *Escherichia coli*. — J. Bacteriol., 1961, **81**, N 6, 918—923.
[231] Zaar, E. I., Kasinova, G. V., Der Einfluß physikalischer und chemischer Agenzien auf die Resynthese des Chlorophylls in apochlorotischen Zellen von *Euglena gracilis* Klebs. — Botanische Zeitschrift 1963, **48**, Nr. 6, 896—898.
[232] Mego, J. L., Inhibition of greening of heat bleached Euglena by streptomycin. — Biochim. et biophys. acta, 1964, **88**, 3, 663—665.
[233] Liang Tong Nora, C. H., Gross, J. A., Jahn, Th. L., Streptomycin- and pyribenzamine-induced chlorosis in Euglena. — J. Protozool., 1965, **12**, N 2, 153—160.
[234] Dankanits, E., Haring, P., The action of gibberellin and streptomycin on seedlings of Pinus nigra. — Acad. Rep. Populare Romine, Studii Cercetari Biochim., 1963, **6**, N 3, 395—401.
[235] Kumar, H. D., Streptomycin- and penicillin-induced inhibition of growth and pigment productions in blue-green algae and production of strains of Anacystis nidulans resistant to these antibiotics. — J. Exp. Botany, 1964, **15**, N 44, 232—250.
[236] Scher, S., Evidence for the non-essentiality of translation errors (misreading) in mutagenesis by aminoglycoside antibiotics. — Biochem. and Biophys. Res. Commun., 1966, **22**, N 5, 572—578.
[237] Ševčenko, L. A., Birjuzova, V. I., Mejsel, M. N., Der Einfluß von Antibiotika-Inhibitoren der Eiweißsynthese auf die strukturelle Organisation von Hefe-Zellen. — Mikrobiologie 1966, **35**, H. 1, 85—91.
[238] Ševčenko, L. A., Novikova, A. T., Die Wirkung von die Eiweiß-Synthese hemmenden Antibiotika auf den Pool freier Aminosäuren in den Zellen von Endomyces magnusii — Mikrobiologie 1965, **34**, H. 5, 757—762.
[239] Dubin, D. T., Hancock, R., Davis, B. D., The sequence of some effects of streptomycin in *E. coli*. — Biochim. et biophys. acta, 1963, **74**, N 3, 476—489.
[240] Pestka, S., The action of streptomycin on protein synthesis in vitro. — Bull. N. Y. Acad. Med., 1967, **43**, N 2, 126—148.

3.6. Desoxystreptaminhaltige Antibiotika und ihr Einfluß auf die Eiweißsynthese und auf andere biochemische Prozesse bei Mikroorganismen

Die am besten untersuchten desoxystreptominhaltigen Substanzen sind die Antibiotika des Neomycin-, Paromomycin- und Kanamycin-Komplexes.

Neomycin

Die Antibiotika des Neomycinkomplexes wurden in verschiedenen Laboratorien isoliert und in den Jahren 1949—1953 erstmalig charakterisiert. Das in den USA durch WAKSMAN und LECHEVALIER isolierte Präparat erhielt die Bezeichnung Neomycin, die in der UdSSR isolierten Präprate wurden Colimycin (G. F. GAUZE und M. G. BRAŽNIKOVA) und Mycerin (CH. CH. PLANELIES, JU. V. SOLOVIEVA) genannt.[1] Neomycin, Colimycin und Mycerin enthalten ein und dieselbe Komponente, die für ihre Heilwirkung verantwortlich ist, sie sind aber als Antibiotikakomplexe nicht identisch.

Durch Gegenstromverteilung und durch Chromatographie an verschiedenen Adsorptionsmitteln wurden aus dem Neomycinkomplex individuelle Stoffe isoliert. Die drei aufgefundenen Stoffe erhielten die Bezeichnung Neomycin A, B und C. Später wurde festgestellt, daß das Neomycin A (oder Neamin) ein Fragment ist, das sowohl im Molekül des Neomycin B als auch im Molekül des Neomycin C enthalten ist. Anscheinend ist das Neomycin A ein Degradationsprodukt der Neomycine B und C, die die gleiche empirische Formel ($C_{23}H_{46}N_6O_{13}$) haben und Isomere darstellen. Sie unterscheiden sich voneinander nicht nur durch die physikochemischen Konstanten, sondern auch durch die biologischen Eigenschaften. Neomycin B besitzt eine wesentlich größere antibiotische Aktivität als Neomycin C. Bei der Untersuchung ihrer Wirkung auf *Sarcina lutea* und *Corynebacterium sp.* erwies sich beispielsweise Neomycin B 250mal aktiver als Neomycin C. In bezug auf *E. coli*, dem häufigsten Objekt biochemischer Untersuchungen, war Neomycin B viermal so aktiv wie sein Isomeres [3].

Industrielle amerikanische Neomycin-Präparate bestehen zu etwa 90% ihres Gewichts aus Neomycin B[2] [4]. Was die heimischen Colimycin- und Mycerin-

[1] 1959—1961 wurden die Ergebnisse der Untersuchung dieser Präparate in Sammelbänden veröffentlicht [1, 2].

[2] Einige Kulturen von *Streptomyces fradiae* bilden nach Angaben amerikanischer Forscher außer Neomycin B und C gleichzeitig Mono-N-acetylderivate dieser Verbindungen mit geringer Aktivität [4].

Präparate anbelangt, so enthalten sie nach den von V. A. Kuzjaeva im Laboratorium von M. G. Bražnikova erhaltenen Ergebnissen 93—97% Neomycin B (etwa 94% im Colimycin und 97% im Mycerin). Berücksichtigt man, daß der dritte Bestandteil, das Neomycin A, ähnlich dem Neomycin C, geringe antibakterielle Aktivität aufweist und in den Präparaten in sehr geringer Menge vorhanden ist, so kann man sagen, daß bei biologischen Prüfungen kleiner Neomycinkonzentrationen faktisch nur die Wirkung des Neomycins B zur Geltung kommt. Dadurch ergibt sich die Möglichkeit, biochemische Versuche mit komplexen Neomycinpräparaten durchzuführen und es ist nicht erforderlich, bei solchen Versuchen reine Substanzen zu verwenden. Bei dieser Gelegenheit muß darauf hingewiesen werden, daß auch die Handelspräparate, wie die Untersuchungen von A. D. Kuzovkov und Mitarb. ergaben, nicht frei von Nebenprodukten sind; in ihnen wurden Streptidin, Bis-(α-hydroxystreptomycilamin) und noch ein weiterer, bis jetzt noch nicht identifizierter Stoff nachgewiesen [6].

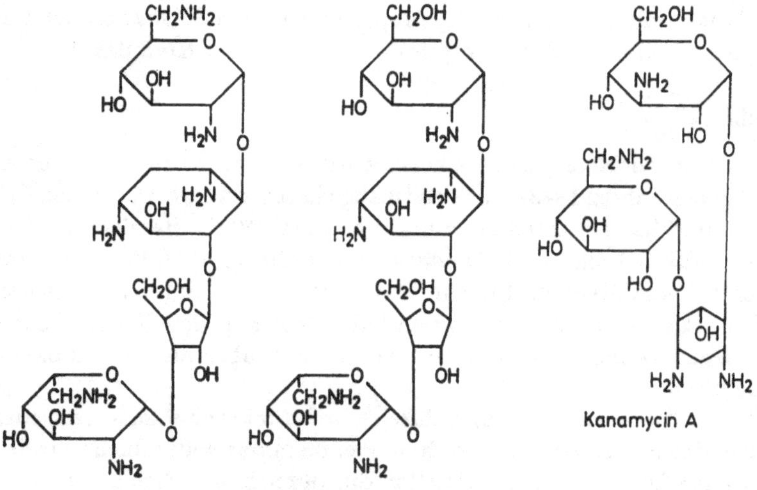

Neomycin B Paromomycin I Kanamycin A

Paromomycin, Monomycin

Die beiden Komplexpräparate Paromomycin (entdeckt in den USA) und Monomycin (entdeckt in der UdSSR) enthalten die gleiche, ihre antibiotische Aktivität bedingende Substanz, die in dem einen Falle Paromomycin I und in dem anderen Falle Monomycin A benannt wurde. In der Struktur ähnelt sie dem Neomycin B. Eine der sechs Aminogruppen des Neomycin B ist durch eine Hydroxy-Gruppe ersetzt. Das Monomycin-Präparat enthält außerdem in geringer Menge das wenig aktive Monomycin B, das Paromomycin-Präparat — das Paromomycin II [7, 8]. Zu den Antibiotika dieser Gruppe gehört auch das in Italien hergestellte Aminozidin (Habromycin).

Kanamycin

Das in Japan von Umezawa et al. entdeckte, ebenfalls einen Komplex darstellende Präparat Kanamycin unterscheidet sich hinsichtlich der Struktur seiner Bestandteile wesentlich stärker vom Neomycin und Paromomycin.
Die strukturelle Verwandtschaft der einzelnen Präparate ist trotzdem groß und gestattet es, sie zu einer Gruppe von Antibiotika zusammenzufassen. Weiter oben sind die Strukturformeln der wichtigsten und aktivsten Bestandteile des Neomycin-, Paromomycin- und Kanamycinkomplexes, des Neomycins B, des Paromomycins I (Monomycin A) und des Kanamycins A angeführt [4]. Gemeinsamer Bestandteil aller drei Verbindungen ist das Desoxystreptamin; sie enthalten außerdem verschiedene Aminohexosen.

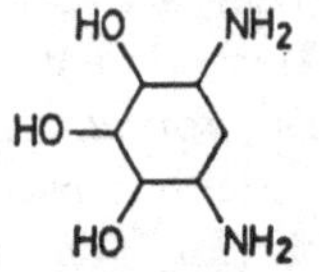

Desoxystreptamin

Neomycin B und Paromomycin I enthalten D-Ribose, die im Kanamycin A nicht nachgewiesen wurde. Daher können die in diesem Kapitel behandelten Antibiotika ihrem Wesen nach als Stoffe charakterisiert werden, die alle Desoxystreptamine, aber verschiedene Aminohexosen in ihrem Molekül enthalten.

Kurze Charakteristik der antibiotischen Eigenschaften der desoxystreptaminhaltigen Verbindungen

Sensibel gegen die Antibiotika dieser Gruppe sind grampositive, gramnegative und säureresistente Bakterien sowie auch einige Protozoen. Gegen Pilze, Viren und Geschwülste sind Neomycin[1], Paramomycin und Kanamycin praktisch unwirksam. Ungünstigen Einfluß auf ihre antimikrobielle Aktivität haben solche Faktoren wie die Senkung des pH-Wertes des Mediums und ein hoher Gehalt an anorganischen Salzen, insbesondere an Phosphaten sowie an organischen Säuren und Zuckern im Medium. Es wurden Ergebnisse über eine starke Abschwächung der antimikrobiellen Aktivität des Neomycins C im Vergleich zum Neomycin B durch Salze (KH_2PO_4, KCl) veröffentlicht [9]. Magnesium- und Kalziumionen hemmten die Bindung des Paromomycins durch Zellen von *Staphylococcus aureus* [10] und Kalziumionen schwächten die Aktivität des Kanamycins gegen eine

[1] In der Literatur haben sich allgemeine Bezeichnungen für diese Präparate eingebürgert, die weder etwas über ihre Komplexizität noch über die Aktivität bedingenden Komponente aussagen.

Reihe von Mikroorganismen [11][1]. Die Aufzählung von Untersuchungen mit analogen Ergebnissen ließe sich fortsetzen.

Alle drei behandelten Antibiotika sind Stoffe mit bakterizider Wirkung, die jedoch keine Lyse der Zellen verursachen. Ihre bakterizide Wirkung wurde mehrfach durch Berechnung der Kolonien auf festem Nährboden bewiesen [13, 14]. Da das von den Zellen gebundene Antibiotikum nicht zu einem Absterben führt, sondern nur die Teilung und die Koloniebildung verhindert, ist es zweckmäßig, auch die biochemischen Methoden, die auf der Bestimmung der Lebensfähigkeit der Mikrobenzelle anhand der Atmungsintensität beruhen, zur Beurteilung der Wirkung des Stoffes mit heranzuziehen. Wie von vielen Autoren gezeigt wurde, verläuft in der logarithmischen Phase des Wachstums die Kurve der Zunahme der Bakterienzahl im Medium parallel mit der Kurve, die die Zunahme des Sauerstoffverbrauchs darstellt. Bei Zugabe eines beliebigen desoxystreptaminhaltigen Antibiotikums zum Medium und der anschließenden Bestimmung der Sauerstoffabsorption läßt die Warburg-Methode eine andere Wirkung als bei den bakteriostatischen Stoffen erkennen. Die von der Kultur in gleichen Zeitabschnitten absorbierte Sauerstoffmenge blieb nicht konstant, sondern verringerte sich allmählich. Bakteriostatische Antibiotika, die die Bakterienvermehrung unterbrechen, haben auch im Laufe einiger Stunden keinen Einfluß auf die Lebensfähigkeit und die Zellatmung bleibt im Verlaufe dieser Zeit praktisch auf einem Niveau, das dem in einem stickstofffreien Medium beobachtbaren vergleichbar ist. Nach Ju. O. Sazykin [15] fiel nach Zusatz von 10 μg/ml Neomycin zu einer sich in Fleisch-Pepton-Brühe vermehrenden *E. coli*-Kultur der Wert der Sauerstoffabsorption innerhalb von zwei Stunden um 50% (Camurri) [16]. Im Falle von *S. aureus* verminderte sich die Sauerstoffabsorption ebenfalls, aber in geringerem Ausmaße [15]. Im Vergleich zu den übrigen desoxystreptaminhaltigen Antibiotika sowie im Vergleich zum Streptomycin sind beim Neomycin die bakteriziden Eigenschaften am stärksten ausgeprägt. Dem entspricht auch die vergleichsweise stärkere Wirkung des Neomycins auf die Eiweißsynthese in Zellen und zellfreien Systemen, über die später noch zu sprechen sein wird.

Desoxystreptaminhaltige Antibiotika als Wachstumsfaktoren bei Bakterien

Im Laufe der letzten Jahrzehnte wuchs die Zahl der Mitteilungen sehr stark an, die der für die medizinische Praxis überaus wichtigen Frage der Kreuzresistenz von Bakterien gegen Streptomycin und Neomycin[2] gewidmet waren. Ungeachtet dessen, daß in einigen Fällen die Ergebnisse nicht übereinstimmen, gibt es keinen

[1] Die desoxystreptaminhaltigen Antibiotika hemmen ihrerseits die Bindung einiger Stoffe durch Bakterien, insbesondere wurden Angaben über die durch Neomycin und Kanamycin hervorgerufene Verringerung der Geschwindigkeit der Co^{60}-Vitamin B_{12}-Absorption durch Zellen von *Lactobacillus leichmanii* und *Lactobacillus lactis* veröffentlicht [12].

[2] Die Analyse dieser Arbeiten gehört nicht zur Aufgabe des Autors. Eine Reihe von Arbeiten zu dieser Frage wurde in Sammelbänden veröffentlicht [1. 2].

Zweifel über die Existenz einer Gesetzmäßigkeit, die darin besteht, daß neomycinresistente Bakterienstämme in der Regel einen hohen Resistenzgrad gegen Streptomycin besitzen, streptomycinresistente Stämme jedoch gegenüber Neomycin nur eine geringfügig erhöhte Resistenz aufweisen.
Große Aufmerksamkeit wird auch der Kreuzresistenz der Bakterien gegen Neomycin, Paromomycin und Kanamycin, d. h. innerhalb der Gruppe der desoxystreptaminhaltigen Verbindungen, gewidmet. Besonderes Interesse erweckt jedoch die den letztgenannten Antibiotika wie auch dem Streptomycin eigene Fähigkeit, als Wachstumsfaktor für einige Bakterienstämme zu dienen. Im vorigen Kapitel wurde über die „bedingt streptomycinbedürftigen Mutanten" gesprochen, bei denen Streptomycin die Bereitstellung der für das Wachstum erforderlichen Aminosäuren durch Korrektur der Synthese des für die Bildung einer Aminosäure erforderlichen Enzyms ermöglichte. Einige der Mutanten konnten anstelle von Streptomycin Neomycin oder Kanamycin ausnutzen.
Die Beispiele für die Antibiotikabedürftigkeit sind nicht auf Mutanten solcher Art beschränkt[1]. Unten wird eine Mutante von *E. coli* beschrieben, die sich sowohl in bezug auf die kreuzweise Antibiotikabedürftigkeit als auch in bezug auf die Kultivierungsbedingungen, bei denen sich ihr Antibiotikabedarf zeigt, auszeichnete. Die Mutante *E. coli* 645 z wurde von SAZYKIN und ČERNUCH bei Überimpfungen des Ausgangsstammes *E. coli* 645 (A. TARASEVIČ-Kontrollinstitut) auf Fleisch-Pepton-Brühe erhalten, die steigende Konzentrationen an Neomycin enthielt. Bei der Arbeit mit *E. coli* 645 z erwies es sich als erforderlich, nach einigen Überimpfungen eine Auslese vorzunehmen und die einzelnen Kolonien auf ihre Neomycinbedürftigkeit zu prüfen, da mit der Zunahme der Zahl der Überimpfungen eine immer größer werdende Zahl von neomycinresistenten Zellen in der Kultur festgestellt wurde.
Die Zellen der neuen Variante unterschieden sich weder in der Größe noch hinsichtlich der Gramfärbung von den Zellen des Ausgangsstammes. Unter aeroben Bedingungen in einer Schüttelkultur bei 37 °C erfolgte die Vermehrung von *E. coli* 645 z in Fleisch-Pepton-Brühe mit einer optimalen Neomycinmenge wesentlich langsamer als die Vermehrung von *E. coli* 645 in einem Medium ohne Antibiotikum. In dieser Hinsicht war die Kultur den neomycinresistenten ähnlich, deren Eigenschaften im folgenden Abschnitt beschrieben werden.
Eine interessante Besonderheit von *E. coli* 645 z ist der Verlust der Neomycinbedürftigkeit bei Kultivierung unter anaeroben Bedingungen. Ein Teil der mit *E. coli* 645 z beimpften Schalen mit Fleisch-Pepton-Agar wurde 24 h bei 37 °C unter aeroben Bedingungen gehalten; dabei wurde ein bedeutender Unterschied hinsichtlich der Kolonienzahl auf einem Medium mit 200 μg/ml Neomycin und auf einem Medium ohne Neomycin festgestellt. Im ersten Fall wurden 864, im zweiten 11 Kolonien gezählt. Ein anderer Teil der Schalen wurde im Anaerostaten untergebracht. In diesem Falle war die Zahl der Kolonien fast identisch; auf dem

[1] Siehe insbesondere auch die Mitteilung über einige Eigenschaften antibiotikabedürftiger Mutanten von *E. coli*, *S. aureus*, *Salmonella paratyphi* und *Mycobacterium* [17].

neomycinhaltigen Medium wurden 776 und auf dem antibiotikafreien 720 Kolonien gezählt. Analoge Eigenschaften besaß auch der von N. S. PEVZNER beschriebene streptomycinbedürftige *P. vulgaris*-Stamm [19]. Die Fähigkeit von *E. coli* 645 z, verschiedene Antibiotika für das Wachstum auszunutzen, wurde mittels mikrobiologischer Titration bei Züchtung auf Fleisch-Pepton-Agar mit der Empfindlichkeit des Ausgangsstammes gegen diese Antibiotika verglichen (Tab. 9].

Tabelle 9

Vergleich des Wachstums von *E. coli* 645 und 645 z in Gegenwart verschiedener Antibiotika (Bereich der Antibiotikakonzentration, innerhalb derer Wachstum beobachtet wurde; µg/ml).

Antibiotikum	*E. coli* 645	*E. coli* 645 z	Antibiotikum	*E. coli* 645	*E. coli* 645 z
Neomycin	0–2	16–500	Erythromycin	0– 62	8– 62
Kanamycin	0–1,5	16–500	Oleandomycin	0–100	8–100
Monomycin	0–2	16–500	Tetrazyklin	0– 0,5	–
Streptomycin	0–2	16–250	Chloromycetin	0– 0,5	–
Neomycin-Hydrolysat	0–125	31– 62	Penicillin	0– 31	–

Wie aus Tabelle 9 ersichtlich ist, wurde das Wachstum des Ausgangsstammes bei einer Konzentration der desoxystreptaminhaltigen Antibiotika von ca. 2 µg/ml gehemmt. Das Säurehydrolysat des Neomycins war als Wachstumsinhibitor nur wenig aktiv (die SO_4-Ionen wurden nach der Hydrolyse als $BaSO_4$ entfernt). Gegen Makrolide und Penicillin war *E. coli*, wie zu erwarten, hinreichend resistent. Chloromycetin und Tetrazyklin erwiesen sich als hochaktive Wachstumsinhibitoren.

Andererseits wurde in Versuchen mit *E. coli* 645 z auf einem Medium mit einer Neomycinkonzentration von weniger als 16 µg/ml kein Wachstum beobachtet (mit Ausnahme einzelner Kolonien). Die für die genannten Bedingungen optimale Konzentration des Antibiotikums betrug 200 µg/ml. Bei einer Konzentration von mehr als 500 µg/ml unterdrückte Neomycin das Wachstum. Durch pH-Erniedrigung von 7,3 auf 6,0 oder durch Zusatz einer Phosphatmischung (Na_2HPO_4 + KH_2PO_4, pH 7,3) bis zu einer Konzentration von 0,5% zur Fleisch-Pepton-Brühe wurde zur Aufrechterhaltung des Wachstums eine höhere Konzentration benötigt.

Das Neomycinhydrolysat gewährleistete das Wachstum dagegen nur in einem engen Konzentrationsbereich.

Monomycin, Kanamycin und Streptomycin konnten ebenfalls Neomycin als Wachstumsfaktor ersetzen [20]. Chloromycetin, Tetrazyklin und Penicillin gewährleisteten hingegen das Wachstum von *E. coli* 645 z nicht. Überraschend

stellte sich heraus, daß die Makrolide — Erythromycin in einer Konzentration von 8—62 µg/ml und Oleandomycin in einer Konzentration von 8—100 µg/ml — als Wachstumsfaktoren für *E. coli* 645 z fungieren können und die desoxystreptaminhaltigen Antibiotika ersetzen[1].
Die Abbildung 10 zeigt Petrischalen mit einer Kultur von *E. coli* 645 z auf einem festen Nährboden (die Vertiefungen enthalten jeweils 0,1 ml einer Antibiotika-Lösung in einer Konzentration von 1000 µg/ml).
Die desoxystreptaminhaltigen Antibiotika und die Makrolide gewährleisteten auch im tierischen Organismus das Wachstum von *E. coli* 645 z [21]. Eine 18stündige Kultur, die von der Nährbodenoberfläche mit physiologischer Lösung abgewaschen und mit halbflüssigem Agar auf die erforderliche Bakterienkonzentration gebracht worden war, wurde Mäusen intraabdominal in einer Menge von 0,2 ml injiziert. Zweimal am Tage wurden subkutan Antibiotika appliziert. Neomycin, das die durch den *E. coli*-Ausgangsstamm verursachte Infektion unterdrückt, erwies sich bei Mäusen, die mit *E. coli* 645 z infiziert wurden, als erforderlicher Faktor für die Entwicklung der Infektion. In der Tabelle 10 sind die Ergebnisse eines von drei übereinstimmenden Versuchen angeführt.
Beim Fehlen des Antibiotikums führte die intraabdominale Verabfolgung von 450 Mio. Zellen von *E. coli* 645 z an Mäusen nicht zum Tod der Tiere. Nach zweimaliger Applikation von je 1 mg Neomycin starben bei gleicher Bakterienmenge

Tabelle 10

Neomycin-Dosen, die die Entwicklung einer durch *E. coli* 645 hervorgerufenen Sepsis unterdrücken, und die die durch *E. coli* 645 z verursachte Infektion gewährleisten. (Der Zähler gibt die Zahl der lebenden Mäuse, der Nenner die Gesamtzahl der verwendeten Versuchstiere an, Beobachtungsdauer — 6 Tage).

Kultur	Infektionsdosis, Mio-Zellen	Menge des Antibiotikums, mg/Maus 0	0,25 · 2	0,5 · 2	1,2	1,5 · 2
E. coli 645	200	0/5	5/5	5/5	5/5	5/5
E. coli 645 z	450	5/5	3/5	1/5	0/5	0/5

[1] Das einzige, das Erythromycin und Oleandomycin, wenn auch nur sehr bedingt, mit desoxystreptaminhaltigen Antibiotika gemeinsam haben, ist das Vorhandensein von Aminozuckern im Molekül; in der Struktur besteht jedoch keine Übereinstimmung. Die Vermutung, daß *E. coli* 645 z für das Wachstum beliebige Aminozucker benötigt, bestätigte sich nicht.
Glukosamin und N-Acetylneuraminsäure gewährleisteten z. B. das Wachstum nicht. Von gewissem Interesse ist auch die Untersuchung einzelner Fragmente der Makrolidenmoleküle und der desoxystreptaminhaltigen Stoffe sowie der N-methylsubstituierten Aminozucker.

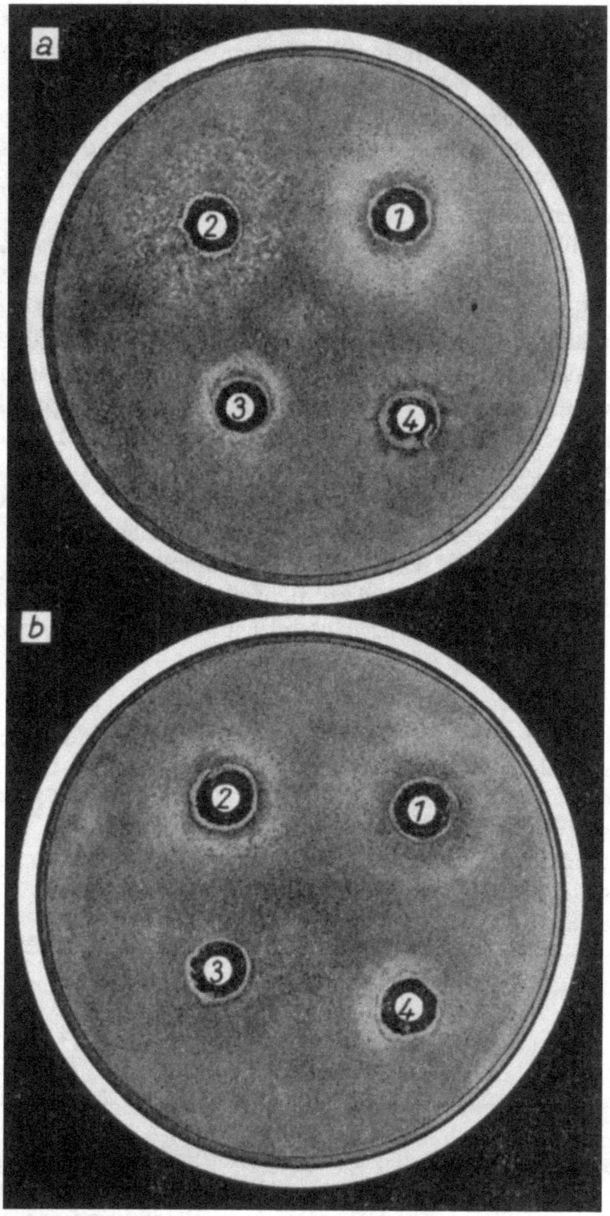

Abb. 10. Das Wachstum von E. coli 645 z auf Fleisch-Pepton-Agar in den Diffusionszonen verschiedener Antibiotika

a) 1 — Neomycin, 2 — Streptomycin, 3 — Erythromycin, 4 — Chloromycetin b) 1 — Kanamycin, 2 — Monomycin, 3 — Tetrazyklin, 4 — Oleandomycin alle Versuchstiere. Die verwendete Antibiotikadosis selbst war für die Mäuse atoxisch.

Die Virulenz des bedürftigen Stammes erwies sich sogar bei der obengenannten, für die Gewährleistung der Infektion optimalen Neomycindosis schwächer als die Virulenz des Ausgangsstammes. Die nach der Methode von KÄRBER berechnete LD_{50} betrug bei interaabdominaler Applikation von *E. coli* 645 106 Mio und bei Applikation von *E. coli* 645 z 250 Mio Zellen/Maus.

Bei der Beimpfung von Fleisch-Pepton-Agar mit Blut aus dem Herzen gestorbener Tiere, die mit *E. coli* 645 z infiziert worden waren, wurde Bakterienwachstum nur dann beobachtet, wenn das Medium Neomycin enthielt (200 µg/ml). Mit anderen Worten, der Tod der Tiere trat infolge der Vermehrung gerade der neomycinbedürftigen Bakterien ein.

Wie aus Tabelle 11 ersichtlich, besaßen auch Kanamycin und Erythromycin die Fähigkeit, das Wachstum von *E. coli* 645 z in vivo zu gewährleisten (mit Hilfe des letzteren war es jedoch nicht möglich, eine Sterberate von 100% bei den infizierten Tieren zu erreichen).

Tabelle 11

Einfluß verschiedener Antibiotika auf die Entwicklung einer durch *E. coli* 645 z verursachten Sepsis (einer von zwei Versuchen, die ähnliche Resultate ergaben).
Infektionsdosis — 450 Mio Zellen.

Antibiotikummenge, mg/Maus	Gestorbene Tiere in % (von 10 Versuchstieren) Neomycin	Kanamycin	Erythromycin[1]
0	0	0	0
0,5 × 2	60	70	0
1 × 2	100	60	60
1,5 × 2	100	100	60

[1] Der für Versuche mit effektiven Erythromycindosen (1 × 2 und 1,5 × 2) berechnete Variationskoeffizient betrug 16,6%.

Die Ergebnisse der Versuche mit der Mutante *E. coli* 645 z zeigen, daß man sie als „bedingt neomycinbedürftig" bezeichnen kann, wenn man berücksichtigt, daß unter anaeroben Kulturbedingungen Neomycin nicht mehr unentbehrlich ist. Leider wurden bei der Mehrzahl aller Arbeiten mit antibiotikabedürftigen Stämmen fakultativer Anaerobier Prüfungen auf ein Bedürfnis nach Antibiotika für das Wachstum unter aeroben und anaeroben Bedingungen nicht durchgeführt. Die Mutante *E. coli* 645 z benötigte unter aeroben Bedingungen Neomycin oder Antibiotika, die es ersetzen, ungeachtet eines vollwertigen Mediums — Fleisch-Pepton-Brühe, d. h., in dieser Hinsicht war diese Mutante den von GORINI und KATAJA untersuchten Mutanten nicht ähnlich [22].

Die Kompliziertheit der Erscheinung der Antibiotikabedürftigkeit wird am Beispiel von *E. coli* 645 z noch durch einen Umstand unterstrichen. Die Fähigkeit des Erythromycins und des Oleandomycins, die desoxystreptaminhaltigen Antibiotika und das Streptomycin als Wachstumsfaktoren zu ersetzen, ist schwer zu erklären, wenn man von den gegenwärtigen Vorstellungen ausgeht, daß die beiden ersten Stoffe durch die 50 S Untereinheiten der Ribosomen, die übrigen aber durch die 30 S Untereinheiten gebunden werden (siehe die entsprechenden Abschnitte des betreffenden Kapitels sowie die Kapitel über Streptomycin und Erythromycin).

Desoxystreptaminhaltige Antibiotika und die Oxydationsprozesse der Bakterienzelle

Die Aktivität der Antibiotika dieser Gruppe in bezug auf fakultative Anaerobier ist der Aktivität des Streptomycins ähnlich, sie ändert sich merklich in Abhängigkeit von den aeroben oder anaeroben Wachstumsbedingungen. Im vorigen Kapitel wurde eine einfache Methode beschrieben, die von Sorin und Sazykin zur Beurteilung der Streptomycinaktivität unter solchen Bedingungen verwendet wurde. In einer 10 cm hohen Schicht halbflüssigen Nähr-agars in engen Reagenzgläsern reicht die Diffusionszone nur einen Zentimeter in die Tiefe, in der übrigen Agarschicht herrschen anaerobe Bedingungen. Bei Vorhandensein von Neomycin in einer Konzentration von 1—10 µg/ml im Agar fiel die scharf ausgeprägte Zone fehlenden Wachstums von *S. aureus* 209 P mit der Zone der Sauerstoffdiffusion zusammen. Das gleiche wurde auch mit *E. coli* LA und Neomycin in einer Konzentration von 3—25 µg/ml beobachtet. Bei Konzentrationen über 10 µg/ml wurde bei *S. aureus* 209 P und bei über 25 µg/ml bei *E. coli* LA das Wachstum durch Neomycin nicht nur unter aeroben, sondern auch unter anaeroben Bedingungen unterdrückt, d. h. sowohl in der oberen Zone als auch in den unteren Agarschichten [23]. Die Neomycinaktivität ist einige Male größer, wenn sich die Bakterienzellen unter aeroben und nicht unter anaeroben Bedingungen vermehren. Später wurden Ergebnisse eines Vergleichs der Neomycinaktivität von fast hundert Stämmen von Staphylokokken und *E. coli*-Arten sowie von Salmonella und Proteus unter aeroben und anaeroben Wachstumsbedingungen veröffentlicht [24].

Bei Staphylokokken und Salmonella wurde die Neomycinaktivität bei Sauerstoffzutritt zu den Zellen um 4—8mal, bei *E. coli* und Proteus um 2—4mal verstärkt.

Alle oben angeführten Ergebnisse können als Beweis dafür angesehen werden, daß die antimikrobielle Wirkung des Neomycins in erster Linie mit der Unterdrückung einer oder einiger weniger Reaktionen des aeroben Zerfalls der Kohlenhydrate zusammenhängt. Hieraus ergab sich die Notwendigkeit, die Wirkung des Neomycins auf die Oxydation verschiedener Metaboliten, einschließlich der des Trikarbonsäurezyklus durch die Bakterienzellen zu untersuchen. Es erwies sich als zweckmäßig, auch die Oxydationseigenschaften neomycinresistenter

Mutanten sowie fakultativer Anaerobier zu untersuchen. Weiter unten werden entsprechende Versuche beschrieben.

Stämme von *E. coli* und *S. aureus*, die gegen 60 bzw. 20 µg/ml Neomycin resistent waren, wurden mittels der allgemein üblichen Methode der aufeinanderfolgenden Überimpfungen auf Fleisch-Pepton-Agar mit allmählich steigenden Neomycinkonzentrationen erhalten und anschließend als Schüttelkulturen in Fleisch-Pepton Brühe unter aeroben (als Gasphase diente Luft) und anaeroben Bedingungen (als Gasphase wurde N_2 verwendet) auf ihre Wachstumsgeschwindigkeit untersucht [25]. Die neomycinresistenten *E. coli*-Zellen waren von längerer Form als die Ausgangszellen, sie entsprachen den Zellen der Kolonien des „B“-Typs nach WAKSMAN [26]. Die resistenten Staphylokokkenzellen unterschieden sich morphologisch nicht von der Ausgangskultur.

Ein Vergleich der Ausgangskulturen und ihrer resistenten Varianten anhand der Wachstumsgeschwindigkeit zeigte, daß sich die resistenten Staphylokokken- und

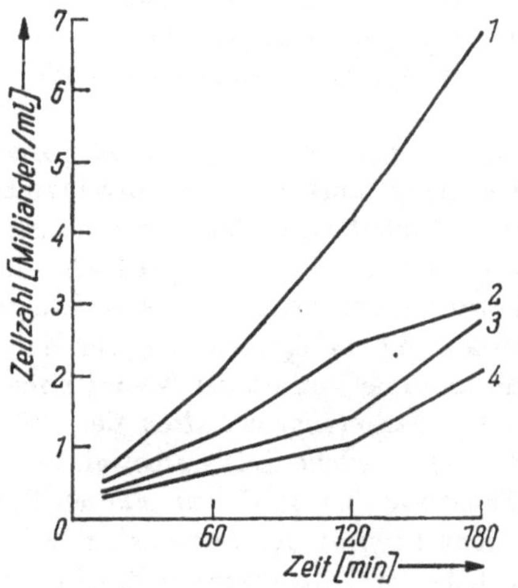

Abb. 11. Vermehrungsgeschwindigkeit unter aeroben und anaeroben Bedingungen eines gegen Neomycin sensiblen E. coli-Stammes und einer gegen 60 µg Neomycin/ml resistenten Variante. 1 — sensibler Stamm, Luft; 2 — sensibler Stamm, N_2; 3 — resistenter Stamm, Luft; 4 — resistenter Stamm, N_2

E. coli-Zellen unter aeroben Bedingungen bedeutend langsamer entwickeln als die neomycinempfindlichen Zellen. Unter anaeroben Bedingungen, bei denen die Vermehrungsgeschwindigkeit der Ausgangskulturen wegen des Fehlens von Sauerstoff stark verringert wird, wiesen die resistenten Zellen fast die gleiche Vermehrungsgeschwindigkeit wie die Ausgangskulturen auf (Abb. 11). Daraus konnte die Schlußfolgerung gezogen werden, daß die neomycinresistenten Zellen der fakultativen Anaerobier ihre Fähigkeit verlieren, Sauerstoff zur Vergrößerung der

Wachstumsgeschwindigkeit zu verwenden, d. h., ihr Stoffwechsel bleibt unter aeroben und anaeroben Bedingungen „anaerob" und führt dadurch zu ihrer relativ geringen Empfindlichkeit gegen Neomycin (in Übereinstimmung mit den weiter oben angeführten Fakten über die schwache Empfindlichkeit der Bakterien gegen Neomycin unter anaeroben Bedingungen). Als konkrete Folge des Übergangs der fakultativen Anaerobier zum obligaten anaeroben Stoffwechsel war unter allen Bedingungen ein Verlust der Enzymsysteme zu erwarten, die an der Oxydation der Metaboliten des Trikarbonsäurezyklus beteiligt sind. Bei der Untersuchung der Oxydationsaktivität neomycinresistenter *E. coli*-Zellen mit Hilfe der gasometrischen Warburg-Methode konnte jedoch in bezug auf eine Reihe von Substraten[1] diese Annahme nicht bestätigt werden. Die resistenten Zellen oxydierten Glukose etwas schwächer und umgekehrt Bernstein-, Fumar- und Apfelsäure wesentlich stärker als die Ausgangszellen. So betrug bei einem der Versuche bei Verwendung von Glukose die Sauerstoffabsorption während 90 Minuten durch eine gegen das Antibiotikum empfindliche Zellsuspension 107 μl, während die gleiche Menge resistenter Zellen 90 μl Sauerstoff absorbiert; bei Verwendung von Bernsteinsäure betrugen die entsprechenden Werte 89 und 144 μl [27]. Brenztraubensäure wurde von beiden Stämmen mit gleicher Intensität oxydiert.

Der zu erwartende Verlust der Fähigkeit, organische Säuren (nicht aber Glukose) zu oxydieren, wurde im Falle des gegen eine hohe Neomycinkonzentration (1 000 μg/ml) resistenten *E. coli*-Stammes nur beobachtet, wenn die die Resistenz bedingenden Veränderungen des Stoffwechsels nur wenig spezifisch sein konnten. Es erwies sich außerdem, daß die Oxydationseigenschaften der resistenten *E. coli*-Stämme nicht stabil sind. Die Aufbewahrung von Agarkulturen für einige Wochen bei einer Temperatur von +5 °C führte, ohne Verlust der Neomycinresistenz, zu einer merklichen Veränderung der Oxydationseigenschaften der Stämme [27]. Nach der üblichen Überimpfung der verschiedene Zeit aufbewahrten Kulturen, der anschließenden 16stündigen Züchtung bei 37 °C auf Fleisch-Pepton-Agar und der Untersuchung der Oxydationsaktivität der Suspension der unter den oben beschriebenen Bedingungen gezüchteten Zellen wurden Ergebnisse erhalten, die darauf hinweisen, daß die Fähigkeit der 40 Tage gelagerten Kulturen, organische Säuren zu oxydieren, bedeutend geschwächt ist. In einem der Versuche z. B. absorbierten Bernsteinsäure oxydierende Zellen einer soeben erhaltenen gegen 60 μg/ml Neomycin resistenten Kultur in 90 Min. 182 μl Sauerstoff, die gleiche Zellmenge einer 40 Tage gelagerten Kultur jedoch 99 μl. Die Oxydation der Apfel- und Fumarsäure war infolge der Lagerung ebenfalls abgeschwächt. Was die Vermehrungsgeschwindigkeit anbelangt, so vermehrten sich sowohl die soeben erhaltenen resistenten Kulturen als auch die 40 Tage bei niederer Temperatur aufbewahrten unter aeroben Bedingungen bedeutend langsamer als die Ausgangskulturen und unterschieden sich von ihr hinsichtlich der Geschwindig-

[1] Es wurden 0,025 M Lösungen des zu oxydierenden Substrates in m/15 Phosphatpuffer (pH 7.4) verwendet.

keit der Vermehrung in einer Stickstoffatmosphäre nicht. Die erhaltenen Ergebnisse zeigen, daß die Neomycinresistenz keine gleichartige Veränderung der aeroben energieliefernden Prozesse in der Zelle zur Folge hat.[1] Es ist möglich, daß in den 40 Tagen bei +5 °C aufbewahrten neomycinresistenten Kulturen der Trikarbonsäurezyklus eine geringere Rolle bei den energieliefernden Reaktionen spielt[2], aber selbst dieser Umstand spricht für das Fehlen eines obligatorischen Zusammenhangs zwischen der Resistenz und dem „Ausfall" der Reaktionen des Trikarbonsäurezyklus aus dem Zellstoffwechsel.

Die Untersuchung der Wirkung desoxystreptaminhaltiger Antibiotika auf die Oxydation von Glukose, Metaboliten des Trikarbonsäurezyklus und anderer Verbindungen durch sensible Bakterienzellen erbrachte keinen Beweis einer direkten Unterbrechung der Oxydationsprozesse durch diese Antibiotika. Das konnte von Tsukamura in Versuchen mit Kanamycin (100 µg/ml) an *Mycobacterium avium* [31] und von Sazykin in Versuchen mit Neomycin (100 µg/ml) an *E. coli* gezeigt werden [25]. In der letztgenannten Untersuchung wird darauf hingewiesen, daß Neomycin die O_2-Absorption bei der Oxydation einer Reihe von Substraten (Brenztraubensäure u. a.) etwa um 50% unterdrückte, wenn es gleichzeitig mit dem zu oxydierenden Substrat der Zellsuspension zugesetzt wurde. Gab man jedoch Neomycin 30 Min. nach Oxydationsbeginn in das Warburg-Gefäß, so hatte es praktisch keinen Einfluß auf diesen Prozeß. Solche Ergebnisse weisen auf eine indirekte Wirkung des Neomycins auf die Oxydationsprozesse hin und gestatten die Annahme, daß dieser Wirkung eine Störung der Eiweißsynthese, analog der, die beim Streptomycin beobachtet wurde (s. Kapitel 5) zugrunde liegt.[3]

Bei der Untersuchung der Neomycinaktivität wurden bezüglich der Empfindlichkeit der Redox-Prozesse gegen Neomycin auch mikrobielle Dehydrogenasen ge-

[1] Es muß gesagt werden, daß die Resistenz von *E. coli* gegen desoxystreptaminhaltige Stoffe auch durch deren enzymatische Inaktivierung, anscheinend durch Azetylierung, bedingt sein kann [28].

[2] Die Einwirkung einer Reihe von Inhibitoren der energieliefernden Prozesse (NaCN, NaF, NaN_3, $NaAsO_3$, Dinitrophenol, Na-Malonat u. a.) auf die Glukoseoxydation durch solche Zellen in Phosphatpuffer, die von Sazykin mit Hilfe der Warburg-Methode untersucht wurde, ergab, daß Malonsäure (ein Inhibitor einer bestimmten Reaktion des Trikarbonsäurezyklus) in einer Konzentration von 0,2 M in dem genannten Falle die Oxydation nicht inhibierte, obwohl es, im Vergleich zu den neomycinempfindlichen Ausgangszellen von *E. coli*, die Sauerstoffabsorption um 1/3 unterdrückte. Wurde anstelle von Glukose Bernsteinsäure als Oxydationssubstrat verwendet, so erwies sich Malonsäure als unwirksam.

[3] Im Zusammenhang mit dem Dargelegten ist es zweckmäßig darauf hinzuweisen, daß das Antibiotikum Albomycin, das zur Entwicklung seiner antibakteriellen Wirkung unbedingt Sauerstoff im Medium benötigt [32], trotzdem kaum die Oxydation der Glukose und anderer Metaboliten durch Zellen von *E. coli* und *S. aureus* beeinflußte; gegen Albomycin resistente Kulturen unterschieden sich aber nicht von den Ausgangskulturen hinsichtlich der Wachstumsgeschwindigkeit unter aeroben und anaeroben Bedingungen und der Ausnutzung verschiedener Zucker [33].

prüft. Als Test-Mikroben wurden zwei *E. coli*-Stämme (7020 und 776) und *S. aureus* 209 P verwendet. Die Kulturen wurden 16 h auf Fleisch-Pepton-Agar gezüchtet und die gewaschenen Zellen in Phosphatpuffer (0,05 M, pH 7,4) mit dem zu dehydrierenden Substrat (Konzentration 0,025 M) suspendiert. Die Enzymaktivität wurde nach der Methode von THUNBERG bestimmt. In Versuchen mit *E. coli* hemmte Neomycin in geringen Konzentrationen (3—6 µg/ml) merklich die Reduktion von Methylenblau bei allen geprüften Substraten (Glukose, Bernstein-, Apfel-, Milch-, Brenztrauben-, Ameisenäure und Glyzerin). Bei Verwendung von Glukose verlängerte sich die Entfärbungszeit des Farbstoffes auf das 2—5fache, bei organischen Säuren auf das 1,5—3fache [34]. Die Wirkung des Antibiotikums erwies sich so als unspezifisch, da die benötigten Enzyme zu verschiedenen Dehydrogenase-Typen gehören [35][1].

Um festzustellen, ob die beobachtete Erscheinung mit der unmittelbaren Wirkung des Neomycins auf die Dehydrogenasen zusammenhängt, führte SAZYKIN [34] Versuche mit der gegen 250 µg/ml Neomycin resistenten Variante *E. coli* 7020 und mit *Bacillus pyocyaneus* und Pseudomonas aeruginosa durch, die eine hinreichend hohe natürliche Resistenz gegen Neomycin besitzen (20 µg/ml). Außerdem wurden Produkte der Säurehydrolyse des Neomycins, die keine antibakterielle Aktivität besaßen, auf ihre Fähigkeit, die Dehydrogenaseaktivität zu unterdrücken, untersucht. In Gegenwart von Neomycin (3—60 µg/ml) wurde die Geschwindigkeit der Methylenblau-Reduktion sowohl durch den Ausgangsstamm als auch durch den gegen Neomycin resistenten *E. coli*-Stamm mit gleicher Intensität abgeschwächt. Wesentlich langsamer als bei der Kontrolle wurde Methylenblau unter der Einwirkung des Antibiotikums durch die Zellen von *B. pyocyaneus* reduziert. Das Neomycinhydrolysat, das praktisch keine antibakterielle Aktivität aufwies, verlangsamte nichtsdestoweniger die Reduktion von Methylenblau im gleichen Maße wie das nicht abgebaute Antibiotikum. Das einzige im Hydrolysat vorhandene antibakterielle Produkt, Neamin, konnte keinen Einfluß auf die Zellen haben, weil das Hydrolyseprodukt nur in geringer Menge (3 µg/ml) verwendet wurde und die zur Unterdrückung des Wachstums erforderliche Minimalmenge an Neamin 100—250 µg/ml beträgt. Hatten die Bakterien 30 Min. Kontakt mit 3 µg/ml Neomycin und wurden dann einige Male mit Phosphatpuffer gewaschen, so reduzierten sie Methylenblau mit fast derselben Geschwindigkeit wie die Kontrolle. Das ließ bezweifeln, daß die Dehydrogenasen in der Bakterienzelle durch Neomycin inaktiviert werden. Die Vermutung, daß zwischen Neomycin und Methylenblau eine Wechselbeziehung besteht, erwies sich als wenig begründet; die Erklärung für die beobachteten Tatsachen wurde erst bei Versuchen mit zellfreien Dehydrogenasepräparaten gefunden.

[1] Das in Parallelversuchen geprüfte Streptomycin (50 µg/ml) hatte auf die Dehydrogenaseaktivität von *E. coli* und *S. aureus* keinen Einfluß.

Versuche mit zellfreien Extrakten und isolierten Dehydrogenasepräparaten

Die Dehydrogenaseaktivität der intakten Zellen hängt zunächst von der Aktivität der Dehydrogenasen selbst und außerdem von Transportsystemen in der Zelle ab, die für die Übertragung der zu dehydrierenden Substrate aus dem Außenmedium in die Zelle verantwortlich sind. In diesem Zusammenhang führten SAZYKIN und BORISOVA [36] vergleichende Untersuchungen über die Wirkung des Neomycins auf die Dehydrogenaseaktivität in ganzen Zellen und in den mit verschiedenen Methoden erhaltenen zellfreien Extrakten durch. Ein Teil der Extrakte wurde durch Lyse der Sphäroplasten gewonnen. Zellen von *E. coli* 175 wurden in Fleisch-Pepton-Brühe mit 20% Saccharose, 0,2% $MgSO_4$ und 1000 µg/ml Penicillin unter Schütteln bei 37 °C inkubiert. Dabei wurde die Synthese von Zellwänden unterbrochen, das wachsende Protoplasma aber bildete Sphären, die von der zytoplasmatischen Membran überzogen waren. Innerhalb von zwei Stunden bildeten sich praktisch alle Zellen zu Sphäroplasten um, was mit Hilfe der Phasenkontrastmikroskopie kontrolliert wurde. Die Sphäroplasten wurden durch Zentrifugieren vom Medium abgetrennt, einige Male mit 20% Saccharose enthaltendem Phosphatpuffer gewaschen und durch Suspendieren in saccharosefreiem Puffer in der Kälte lysiert. Der ungelöste Rückstand wurde durch Zentrifugation in der Kälte bei 20000 g abgetrennt und der durchsichtige Extrakt zur Untersuchung der Dehydrogenaseaktivität verwendet, er reduzierte Methylenblau nur bei Substratzugabe und verlor seine Aktivität bei der Dialyse und beim Erhitzen, im letzteren Fall unter Eiweißfällung. Das zweite Extraktionsverfahren bestand in der Zerstörung der Zellen bei +5 °C durch Glaspulver im Vibrator. Das Glaspulver wurde abfiltriert und die unzerstörten Zellen und große Zellfragmente durch Zentrifugation bei 20000 g vom Extrakt abgetrennt.

In den Versuchen wurden auch Zellen mit erhöhter Membranpermeabilität verwendet. Dazu wurden gewaschene Zellen nach einer 16stündigen Kultivierung bis zum pastenförmigen Zustand konzentriert und 1—2 Min. mit Azeton behandelt. Die Barrierefunktion der zytoplasmatischen Membran wird durch die Extraktion der Lipide gestört, die Dehydrogenaseaktivität der Zellen aber bleibt erhalten. Schließlich wurden auch Zellen einer 40stündigen Kultur verwendet, bei denen in Zusammenhang mit dem Autolysebeginn die Permeabilität erhöht war. Im Gegensatz zu den bei den Versuchen mit intakten Zellen erhaltenen Ergebnissen wurde die Dehydrogenaseaktivität der zellfreien Extrakte durchaus nicht durch Neomycin gehemmt (s. Tab. 12). Wurde beispielsweise eine bestimmte Menge Methylenblau durch intakte Kontrollzellen in Gegenwart von Glukose innerhalb von 16 Min. bzw. in Gegenwart von 100 µg/ml Neomycin innerhalb von 100 Min. reduziert, so wurde Methylenblau im zellfreien Extrakt (0,19 mg Stickstoff/ml) bei der Kontrolle in 37 Min. und in Gegenwart von Neomycin in 36 Min. reduziert.

Bei der Erhöhung der Permeabilität der Zellen durch ihre Behandlung mit Azeton verschwand die Hemmwirkung des Neomycins auf die Entfärbung des Methylenblaus. Neomycin beeinflußte auch die Dehydrogenaseaktivität von Zellen einer 40stündigen Kultur mit erhöhter Membranpermeabilität nicht.

Tabelle 12

Einfluß des Neomycins auf die Reduktion von Methylenblau durch ganze Zellen von *E. coli*, zellfreie Extrakte und Zellen mit erhöhter Permeabilität (Methylenblaukonzentration 0,0002 M)[1]

Art des Präparats	Für die Reduktion des Methylenblaus benötigte Reduktionszeit, Min.					
	Glukose 0,01 M		Natrium-laktat 0,02 M		Natrium-glutamat 0,01 M	
	Neomycin, µg/ml					
	0	100	0	100	0	100
Ganze Zellen (2 Milliarden/ml)	3	19	4	14	6	18 Min.
Ganze Zellen (500 Mio/ml)	16	100	17	70	23	79 Min.
Zellfreier Extrakt aus Sphäroplasten (N – 0,19 mg/ml)	37	36	34	33		
Durch Schütteln mit Glasperlen erhaltener zellfreier Extrakt (N – 0,43 mg/ml)	24	23	29	31		
Mit Azeton behandelte ganze Zellen (2 Milliarden/ml)	3	3,5	4	4,5	9	10,5 Min.
Ganze Zellen mit Autolyseerscheinungen (2 Milliarden Zellen/ml)	4	4	5	6		

[1] In den Hauptraum von THUNBERG-Röhrchen werden 2 ml einer Zellsuspension oder der Extrakt, 0,1 ml Lösung des zu dehydrierenden Substrats und 0,1 ml Neomycinlösung oder destilliertes Wasser gegeben. In den oberen Teil gibt man 1 ml Methylenblaulösung. Nach Entfernung der Luft aus den Röhren werden sie 5 Min. bei 37 °C inkubiert und anschließend wird der Inhalt vermischt.

Die Neomycinwirkung wurde auch an gereinigten Laktatdehydrogenase- und Glutamatdehydrogenasepräparaten (Fa. BOEHRINGER, DBR) geprüft.[1] Die Aktivität der gereinigten Laktatdehydrogenase wurde durch Neomycin in Konzentrationen von etwa 100 µg/ml nicht etwa unterdrückt, sondern sogar noch leicht stimuliert. Die Aktivität der Glutamatdehydrogenase wurde nur um etwa 5 bis 10% unterdrückt. Eine unmittelbare inaktivierende Wirkung des Neomycins auf die Dehydrogenasen konnte also nicht festgestellt werden. Die Annahme einer Einwirkung dieses Antibiotikums auf die Systeme der „aktiven Übertragung"

[1] Die Aktivität der Laktatdehydrogenase wurde anhand der Oxydation von $NADH_2$ und die Aktivität der Glutamatdehydrogenase anhand der Reduktion von NAD bei 340 nm [36] bestimmt.

der Metaboliten durch die Zellmembran scheint begründeter um so mehr, als 1965 Angaben über eine Hemmung der aktiven Übertragung der ^{14}C-Glutaminsäure durch die zytoplasmatische Membran bei *B. megaterium* durch Neomycin veröffentlicht wurden [37].
Abschließend muß gesagt werden, daß Hypothesen über eine direkte Unterdrückung der Dehydrogenaseaktivität intakter Zellen durch ein Antibiotikum oder durch ein synthetisches Präparat unbedingt an zellfreien Präparaten überprüft werden müssen.
Beachtung verdient auch der Umstand, daß im Falle des Neomycins keine Korrelation zwischen der Einwirkung auf die Lebensfähigkeit der Zellen und der Fähigkeit, die Reduktion des Methylenblaus zu hemmen, zu beachten war. Der Beweis hierfür wurde durch Versuche mit neomycinresistenten Zellen sowie mit einem Neomycinhydrolysat ohne Antibiotikaaktivität erbracht, da in beiden Fällen die Reduktion des Farbstoffes inhibiert wurde.

Desoxystreptaminhaltige Antibiotika als Polykationen

Ähnlich dem Streptomycin bilden die desoxystreptaminhaltigen Antibiotika in vitro mit Nukleinsäuren und einigen anderen hochmolekularen Verbindungen ausfällbare Komplexe. Faktoren wie die Konzentration der Elektrolyte im Inkubationsgemisch, der pH-Wert usw. haben die gleiche Wirkung auf das Komplexbildungsvermögen dieser Stoffe wie auf das des Streptomycins. Es muß hinzugefügt werden, daß Neomycin ein wesentlich schwächeres Polykation als Streptomycin ist. In etwas geringerem Maße gilt das auch für die anderen desoxystreptaminhaltigen Antibiotika. Bei vergleichenden Untersuchungen an Neomycin und Streptomycin wurde mehrfach auf die Möglichkeit hingewiesen, daß unter bestimmten Bedingungen nur die Neomycinnukleate ausgefällt werden sollten.
Weiter unten wird in kurzer Form über solche Arbeiten berichtet. Die Bildung von Komplexen des Neomycins und des Kanamycins mit DNS und RNS, bei denen Neomycin aktiver war, wurde von Davies und Mitarb. beobachtet [38]. Die Fällung der DNS durch Kanamycin [39, 40] und der RNS durch Neomycin [41] wurde auch in anderen Laboratorien bewiesen. Die Blockierung der Phosphatgruppen der Nukleinsäuren durch Neomycin und Monomycin unter Bildung dauerhafter Komplexe beobachteten L. M. Gubernieva und A. B. Silaev [42].
Ähnlich dem Streptomycin wird für die Fällung und Fraktionierung der DNS und RNS bei analytischen Arbeiten Neomycin verwendet. So wurden von Altescu [43, 44] Methoden zur Nukleasebestimmung entwickelt, die auf der turbidimetrischen Bestimmung der Restmenge der hochmolekularen Nukleinsäuren als Neomycinnukleat basieren.
Es liegen Angaben darüber vor, daß verschiedene Polysaccharide (Glykogen, Mucin des Magens u. a.) ebenfalls mit dem Neomycin als Polykation reagieren. Das Reaktionsprodukt wird dabei ausgefällt [45]. Es wurde ferner eine Mit-

teilung über die Wechselwirkung des Neomycins mit anorganischen kondensierten Phosphaten veröffentlicht [46].
Die Aufzählung der Arbeiten, in denen desoxystreptaminhaltige Antibiotika (vor allem Neomycin) als Polykationen verwendet wurden, ist mit den oben angeführten Arbeiten längst nicht vollständig. Die in vitro bewiesene Fähigkeit dieser Stoffe, Komplexe mit Nukleinsäuren zu bilden, war der Ausgangspunkt für die Untersuchung der Wechselwirkung von desoxystreptaminhaltigen Antibiotika mit den Ribosomen.

Desoxystreptaminhaltige Antibiotika und die Synthese hochmolekularer Verbindungen in Bakterienzellen

In diesem Abschnitt werden die in verschiedenen Laboratorien erhaltenen Ergebnisse über die Wirkung der vorgenannten Antibiotika auf die Synthese des Eiweißes, der Nukleinsäuren sowie des Mukopeptids der Zellwand (Murein) in intakten Zellen verschiedener Bakterienarten dargestellt.
Das Fehlen einer Lysis bei der Einwirkung dieser Antibiotika auf eine sich vermehrende Bakterienkultur dient schon als indirekter Beweis dafür, daß der Wirkungsmechanismus des Neomycins, Paromomycins und Kanamycins nicht mit der Störung der Zellwandbildung zusammenhängt. Zellwandlose L/Formen von *S. aureus*, die mit Hilfe von Penicillin erhalten wurden, behielten ihre Empfindlichkeit gegen Neomycin und Kanamycin [47]. Nach Pietrusiewicz [37] hatte Neomycin keinen selektiven Einfluß auf den Einbau der ^{14}C-Glutaminsäure in Murein bei *B. megaterium*. Es wurde ferner über das Ausbleiben einer Wirkung von 15 µg/ml Paromomycin auf den Einbau von 2-^{14}C-Glycin und ^{14}C-Valin in Murein und in die Lipidfraktion bei *S. aureus* 257 berichtet [10].
Nachstehend werden noch einige Fakten angeführt, die beweisen, daß die antimikrobielle Wirkung der desoxystreptaminhaltigen Stoffe nicht mit der Hemmung der Zellwandbildung bei Bakterien zusammenhängt. Eine Kultur von *S. aureus* 209 P wurde 4,5 Std. gezüchtet, anschließend wurde durch Antibiotikazusatz das Wachstum vollständig gehemmt und nach 1,5 Std. Inkubation N-Acetylglukosamin bestimmt. Dazu wurden die durch Zentrifugation abgetrennten Zellen mit Trichloressigsäure übergossen und der Extrakt dreimal mit dem gleichen Volumen Äther zur Entfernung der Trichloressigsäure behandelt. Der Äther wurde durch Erwärmen entfernt und die Lösung auf pH 9 eingestellt. Zu 0,5 ml der Probe wurden 0,05 ml 2N HCl zugegeben und für 5 Min. zum Sieden gebracht, wobei das N-Acetylglukosamin freigesetzt wird. Danach wurde die Lösung mit 2 n NaOH neutralisiert, 0,5 ml $Na_2B_4O_7$-Lösung zugesetzt und die Probe für 7 Min. zum Sieden erhitzt. Nach dem Abkühlen wurden der Probe 6,5 ml Eisessig und 0,5 ml einer 16%igen Lösung von p-Dimethylaminobenzaldehyd (in einem Gemisch aus 95% Essigsäure und 5% HCl) zugesetzt. Die bei 38 °C innerhalb von 20 Min. entstehende Färbung wurde bei 585 nm gemessen. Die erhaltenen Ergebnisse zeigen (s. Tab. 13), daß im Gegensatz zum Penicillin

keines der desoxystreptaminhaltigen Antibiotika wie auch das Streptomycin eine merkliche Ansammlung der des N-Acetylglukosamins als Mureinvorstufe in den Zellen verursachte.
Die desoxystreptaminhaltigen Antibiotika führten in Konzentrationen von 1 bis 1000 µg/ml nicht zur Bildung von Sphäroplasten bei *E. coli*, sondern schwächten sogar in Konzentrationen von 50—1000 µg/ml den entsprechenden Effekt des Penicillins ab. Zellen von *E. coli* 645 wurden in Fleisch-Pepton-Brühe mit 20% Saccharose und 0,2% $MgSO_4$ gezüchtet. In Gegenwart von Penicillin (1000 µg/ml) bildete sich unter stationären Inkubationsbedingungen, d. h., ohne daß die Kultur geschüttelt wurde, die Mehrzahl der Zellen nach 18 h zu Sphäroplasten um.

Tabelle 13

Die Wirkung verschiedener Antibiotika auf die Ansammlung von N-Acetylglukosamin in Zellen von *S. aureus*

Antibiotikum	Konzentration	E 585 nm	N-Acetyl-glukosamin, µmol/100 ml Kultur	N-Acetylglukosamin, µmol/100 ml Kultur, bezogen auf eine optische Dichte von 1
Kontrolle	0	0,155	0,345	0,46
Penicillin	3 Einheiten/ml	0,370	0,885	1,52
Streptomycin	100 µg/ml	0,120	0,285	0,49
Monomycin	100 µg/ml	0,175	0,405	0,69
Kanamycin	100 µg/ml	0,152	0,360	0,56
Neomycin	100 µg/ml	0,125	0,300	0,52

In Tabelle 14 sind Angaben über den Einfluß verschiedener Antibiotika auf die durch Penicillin hervorgerufene und phasenkontrastmikroskopisch beobachtete Sphäroplastenbildung zusammengestellt. Die Empfindlichkeit des betreffenden *E. coli*-Stammes gegen Neomycin, Kanamycin und Streptomycin, die durch die Verdünnungsmethode bestimmt wurde, war etwas geringer als gegen Chloromycetin, etwa 2—3 µg/ml im ersten und 1 µg/ml im zweiten Falle. Die im Vergleich zum Chloromycetin geringere Aktivität der vorgenannten Antibiotika als Inhibitoren der Sphäroplastenbildung ist sowohl durch diesen Umstand als auch durch die hohe Konzentration an Saccharose und Magnesiumionen im Medium bedingt, die die Wirkung der desoxystreptaminhaltigen Antibiotika und des Streptomycins abschwächen. Nichtsdestoweniger verhüteten Neomycin, Kanamycin und Streptomycin in hohen Konzentrationen offensichtlich die Entwicklung der spezifischen Penicillinwirkung.
Aus dem Dargelegten geht hervor, daß die antibakterielle Wirkung des Neomycins, Monomycins und Kanamycins nicht mit einer Unterdrückung der Bildung von Polymeren der Zellwand erklärt werden kann.

Tabelle 14

Der Einfluß verschiedener Antibiotika auf die durch Penicillin hervorgerufene Bildung von Sphäroplasten aus Zellen von *E. coli* 645

Antibiotikum		Ausbildung von Sphäroplasten
Penicillin, 1000 Einheiten/ml		++++
Penicillin, 1000 Einheiten/ml + Neomycin	1000 μg/ml	–
Penicillin, 1000 Einheiten/ml + Neomycin	500 μg/ml	–
Penicillin, 1000 Einheiten/ml + Neomycin	100 μg/ml	+
Penicillin, 1000 Einheiten/ml + Neomycin	50 μg/ml	++
Penicillin, 1000 Einheiten/ml + Neomycin	10 μg/ml	++++
Penicillin, 1000 Einheiten/ml + Kanamycin	500 μg/ml	–
Penicillin, 1000 Einheiten/ml + Kanamycin	100 μg/ml	++
Penicillin, 1000 Einheiten/ml + Kanamycin	10 μg/ml	++++
Penicillin, 1000 Einheiten/ml + Streptomycin	500 μg/ml	–
Penicillin, 1000 Einheiten/ml + Streptomycin	100 μg/ml	+
Penicillin, 1000 Einheiten/ml + Streptomycin	10 μg/ml	++++
Penicillin, 1000 Einheiten/ml + Chloromycetin	10 μg/ml	–
Penicillin, 1000 Einheiten/ml + Chloromycetin	5 μg/ml	+
Penicillin, 1000 Einheiten/ml + Chloromycetin	1 μg/ml	+++

Die Wirkung desoxystreptaminhaltiger Antibiotika auf die Eiweiß- und Nukleinsäuresynthese in sich vermehrenden Bakterienzellen

In Versuchen von Sazykin und Černuch [41, 48] wurden 16stündige Kulturen von *S. aureus* 209 P und *E. coli* 776 in Fleisch-Pepton-Brühe nach 16 Stunden mit einer neuen Portion Medium bis auf eine Konzentration von 500 Mio Zellen/ml verdünnt und 2,5–3,5 h bei 37 °C unter verstärkter Belüftung inkubiert. 30 Min. nach Inkubationsbeginn wurde Antibiotikum in das Medium gegeben und nach gewissen Zeitabständen wurden Proben zur Bestimmung der Eiweiß-, RNS- und DNS-Menge in den Zellen entnommen. Die gewaschenen Zellen wurden mit 5%iger Trichloressigsäure behandelt, zentrifugiert und zur völligen Lösung des Niederschlages 16 h in 1 N NaOH-Lösung belassen. Die Eiweiße wurden nach der Methode von Lowry bestimmt. Vor der Nukleinsäurebestimmung wurden die in 5%iger Trichloressigsäure suspendierten Zellen 15 Min. auf dem siedenden Wasserbad gehalten und nach der Abtrennung des Niederschlages durch Zentrifugieren wurde die DNS im Überstand mit Diphenylamin und die RNS mit Orcin bestimmt.
Bei der Zugabe von 5 μg/ml Neomycin nach halbstündiger Inkubation der sich vermehrenden Kultur von *S. aureus* wurde die Eiweißsynthese in den Zellen rasch unterbrochen (Abb. 12). Die RNS-Synthese wurde, wenn auch mit verminderter

Geschwindigkeit, noch 30 Min. fortgesetzt und dann ebenfalls unterbrochen, wobei sich die RNS-Menge noch etwa verdoppelte. Zum Schluß des Versuches fiel der RNS-Gehalt in den Zellen etwas, erreichte aber nicht den vor der Neomycinzugabe beobachteten Ausgangswert. Die DNS-Synthese wurde durch Neomycin wesentlich stärker beeinflußt; die DNS-Menge nahm nur um 20—30% zu. Bei einer Erhöhung der Neomycinkonzentration auf 50 µg/ml änderte sich sein Wir-

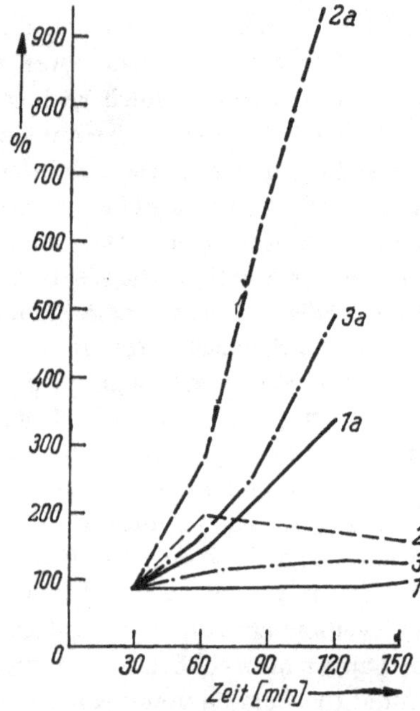

Abb. 12. Die Wirkung des Neomycins (5 µg/ml) auf die Eiweiß- und Nukleinsäuresynthese in Zellen von *S. aureus* 209 P unter aeroben Bedingungen. Das Antibiotikum wurde 30 min nach Versuchsbeginn zugesetzt.
1 — Eiweiß, 2 — RNS, 3 — DNS, a — Kontrolle, b — Versuch.
Die 30 min nach Versuchsbeginn in den Zellen enthaltenen Eiweiß-, DNS- und RNS-Mengen wurden gleich 100 gesetzt.

kungscharakter nicht. Niedrige Konzentrationen (0,25—1 µg/ml) unterbrachen die Eiweißsynthese nicht vollständig, so daß es zu einer gewissen Zunahme der Zellzahl kam.

Wie bei den Staphylokokken wurde auch bei *E. coli* nach Neomycinzugabe (10 µg/ml) die Eiweißsynthese rasch unterbrochen. Die RNS-Menge nahm im Mittel um 50—70% zu, die DNS-Menge nahm auch, verglichen mit dem Ausgangsgehalt, um 50—70% zu. So erwies sich auch in den Versuchen mit *E. coli* die Eiweißsynthese als der gegen Neomycin empfindlichste Prozeß.

In einer anderen Mitteilung derselben Autoren [49] wurde gezeigt, daß Monomycin (Paromomycin) und Kanamycin (10 μg/ml), ähnlich dem Neomycin, in erster Linie die Eiweißsynthese in den Zellen von *E. coli* 645 unterdrückten. Am unempfindlichsten erwies sich die RNS-Synthese, während die DNS-Synthese eine Zwischenstellung hinsichtlich der Empfindlichkeit einnahm. Hohe Antibiotikakonzentrationen (100 μg/ml) unterdrückten gleichzeitig die Eiweiß- und DNS-Synthese, nicht aber die RNS-Synthese. Insgesamt wies die Wirkung von Monomycin und Kanamycin auf die Synthese von makromolekularen Verbindungen eine gewisse (aber nicht völlige) Ähnlichkeit mit der des Neomycins auf. Die Eiweißsynthese wurde durch sie, wie auch durch Neomycin, rascher als die Nukleinsäuresynthese unterbrochen. Die DNS-Synthese wurde zwar auch gehemmt, aber in geringerem Maße als die Eiweißsynthese; noch geringeren Einfluß hatten Monomycin und Kanamycin auf die RNS-Synthese (Neomycin hemmte die DNS- und RNS-Synthese bei *E. coli* fast in gleichem Maße). Bei der 60 Min. nach Neomycin-, Monomycin- oder Kanamycinzugabe durchgeführten Probenahme wurde die Hemmung der RNS-Synthese deutlicher. Das ist eine recht charakteristische Besonderheit der genannten Antibiotika, die sie beispielsweise von einem solchen selektiven Inhibitor der Eiweißsynthese wie dem Chloromycetin unterscheidet. Die desoxystreptaminhaltigen Antibiotika, die in erster Linie Inhibitoren der Eiweißsynthese darstellen, können, wenn auch langsamer, die Nukleinsäuresynthese stören. Im Zusammenhang mit dem Dargelegten wurde der Versuch unternommen, festzustellen, ob die desoxystreptaminhaltigen Antibiotika unmittelbar die RNS-Synthese, wenn auch langsamer als die Eiweißsynthese, unterdrücken oder ob ihr Einfluß auf die RNS-Synthese die Folge von Besonderheiten der Einwirkung auf die Eiweißsynthese ist. Zur Prüfung dieser Annahmen wurde die Eiweißsynthese in Zellen von *S. aureus* durch vorherige Chloromycetinzugabe unterbunden. Die Eiweißmenge betrug nach dem Kontakt der Kultur mit Chloromycetin in den im Laufe von zwei Stunden entnommenen Proben 101—108% der Ausgangsmenge, und die Zugabe von Neomycin (30 Min. nach dem Chloromycetin) hatte in diesem Falle keinen Einfluß. Was die RNS anbetrifft, deren Menge in Gegewnart von Chloromycetin während der Versuchsdauer vervierfacht wurde, so hatte Neomycin auf ihre Synthese eine von der Eiweißsynthese getrennte, klar ausgeprägte hemmende Wirkung (Abb. 13). Das gleiche wurde auch in bezug auf die DNS beobachtet [41].

Die RNS-Synthese wurde durch Neomycin in diesen Versuchen nach einer 30minütigen Latenzzeit unterbrochen. Die Antibiotika Albomycin und Aurantin unterbrachen unter analogen Bedingungen nach ihrem Zusatz zu Kulturen von *E. coli* und *S. aureus*, bei denen die Eiweißsynthese durch Chloromycetin, Oxytetracyclin oder Erythromycin unterbrochen worden war, rasch die RNS-Synthese [50]. Mit anderen Worten, Albomycin und das zu den Actinomycinen gehörende Aurantin inhibierten die RNS-Synthese in stärkerem Maße als Neomycin.

Da die Aktivität der desoxystreptaminhaltigen Antibiotika, wie zuvor bereits gesagt, unter anaeroben Kultivierungsbedingungen der fakultativen Anaerobier stark vermindert ist, untersuchten Sazykin und Černuch die Wirkung des Neomycins auf die Eiweiß- und Nukleinsäuresynthese in Staphylokokken- und in

E. coli-Zellen, die sich in einer N_2-Atmosphäre in Fleisch-Pepton-Brühe mit Glukosezusatz vermehrten [41]. In diesem Falle wurden größere Neomycinkonzentrationen (50—150 g/ml) als unter aeroben Bedingungen verwendet. Die das Wachstum unterdrückende minimale Neomycinkonzentration betrug unter anaeroben Bedingungen etwa 10—20 µg/ml für *S. aureus* 209 P und 30 µg/ml für *E. coli* 776. In Konzentrationen von 100 µg/ml unterbrach Neomycin rasch die Eiweißsynthese in den Zellen von *S. aureus*, die RNS-Menge nahm, wenn auch langsamer als bei der Kontrolle, während der ganzen Versuchsdauer zu; die

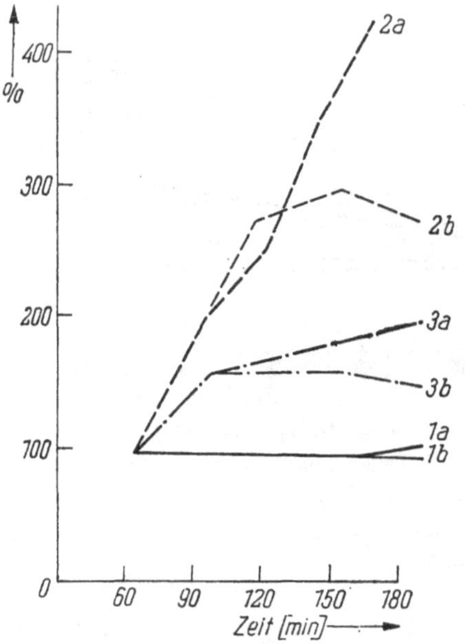

Abb. 13. Die Wirkung von 50 µg/ml Neomycin auf die Nukleinsäuresynthese in Zellen von S. aureus 209 P nach Zugabe von 25 µg/ml Chloromycetin. Chloromycetin wurde 60 Min., Neomycin 90 Min. nach Versuchsbeginn zugesetzt.

1 — Eiweiß, 2 — RNS, 3 — DNS,
a — Kontrolle, b — Versuch

DNS-Synthese wurde fast ebenso rasch wie die Eiweißsynthese unterbrochen. Bei der Untersuchung der Neomycinwirkung auf *E. coli* wurde unter anaeroben Bedingungen die Eiweißsynthese praktisch sofort nach der Zugabe des Antibiotikums unterbrochen, die RNS-Synthese dauerte jedoch an, so daß die RNS-Menge etwa 150% des Ausgangswertes erreichte; die DNS-Synthese wurde, ähnlich der Eiweißsynthese, rasch unterbrochen (Abb. 14).

So bleibt die Eiweißsynthese in sich vermehrenden Staphylokokken- und *E. coli*-Zellen auch unter anaeroben Kulturbedingungen gegen Neomycin wesentlich empfindlicher als die RNS-Synthese. Die DNS-Synthese unterscheidet sich dabei hinsichtlich ihrer Empfindlichkeit gegen Neomycin kaum von der Eiweißsynthese.

Von gewissem Interesse ist das Verhalten von *E. coli* 645 z bei Fehlen desoxystreptaminhaltiger Stoffe, die dieser Stamm, dessen Eigenschaften bereits beschrieben wurden [18], zum Wachstum benötigt. Die Zellen wurden in Fleisch-Pepton-Brühe mit 200 µg/ml Neomycin vermehrt, viermal mit einer glukosehaltigen Salzlösung gewaschen und in Fleisch-Pepton-Brühe ohne Antibiotikum-Zusatz resuspendiert. Die optische Dichte der Kultur und die Koloniezahl veränderten

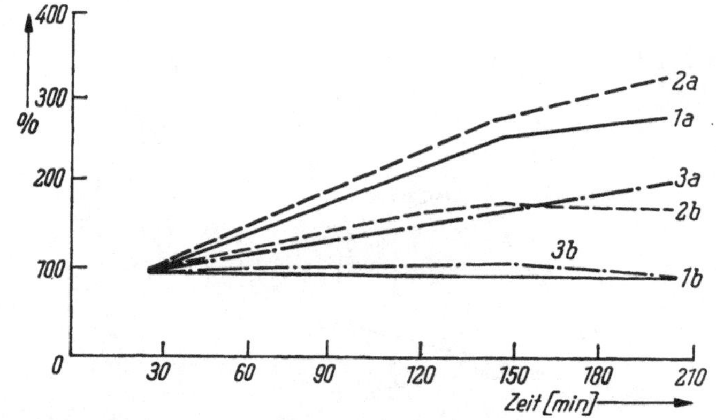

Abb. 14. **Die Wirkung von Neomycin (150 µg/ml) auf die Eiweiß- und Nukleinsäuresynthese in E. coli-Zellen unter anaeroben Bedingungen. Neomycin wurde 30 Min. nach Versuchsbeginn zugegeben.**

1 — Eiweiß, 2 — RNS, 3 — DNS,

a — Kontrolle, b — Versuch

sich beim Überimpfen auf Agar während der gesamten Versuchsdauer (3 h) praktisch nicht, während sie in einem neomycinhaltigen Medium merklich zunahmen.

Das Verhältnis zwischen der RNS und dem Eiweiß blieb in den Zellen, denen Neomycin fehlte, nicht konstant; während die Eiweißmenge nicht zunahm, erhöhte sich die RS-Menge in 3 Std. um 40% (Tab. 15).

Auf Grund der im Vergleich zur Ausgangskultur langsameren Synthesegeschwindigkeit hochmolekularer Verbindungen war die Entkoppelung der RNS- und Eiweißsynthese etwas weniger ausgeprägt als bei der Ausgangskultur.

Die erhaltenen Ergebnisse zeigen, daß die Reaktion des bedürftigen Stammes — *E. coli* 645 z — auf das Fehlen von Neomycin im Medium ähnlich der Reaktion des antibiotikumempfindlichen Ausgangsstammes auf die Zugabe von Neomycin war; in beiden Fällen wurde rasch die Eiweißsynthese, nicht aber die RNS-Synthese unterbrochen.

In der medizinischen Praxis werden die desoxystreptaminhaltigen Antibiotika sowohl bei der Bekämpfung von Infektionen angewendet, die durch *E. coli*, *Staphylococcus aureus* oder *Mycobacterium tuberculosis*, wie auch solcher, die durch

Tabelle 15

Eiweiß-, RNS- und DNS-Gehalt in Zellen vom *E. coli* 645 z, die in Fleisch-Pepton-Brühe überimpft wurden, die keine für das Wachstum erforderlichen Antibiotika enthielt. Die Eiweiß-, RNS- und DNS-Menge ist ausgedrückt in % der Ausgangsmenge.

Zeit nach Beginn der Inkubation der Kultur, Min.	Eiweiß	RNS	DNS
0	100	100	100
60	104	138	107
120	100	144	105
180	102	140	109

Proteus vulgaris und *Pseudomonas aeruginosa* verursacht werden. In diesem Zusammenhang untersuchten E. V. Bobikov und Ju. O. Sazykin die Wirkung des Neomycins, Monomycins, Kanamycins und Gentamycins auf die Eiweiß- und Nukleinsäuresynthese in Zellen sich vermehrender Kulturen der beiden letztgenannten Mikroorganismen. Die Zellen wurden 18 Std. in Fleisch-Pepton-Brühe gezüchtet, dann in einer Konzentration von 300 Mio. Zellen/ml in ein frisches Medium überführt und bei verstärkter Belüftung für 3,5 Std. bei 37 °C inkubiert. 30 Min. nach Inkubationsbeginn wurden dem Medium die Antibiotika zugesetzt und jeweils alle 60 Min. Proben zur Eiweiß- und Nukleinsäurebestimmung entnommen. Vor der Eiweißbestimmung wurden die Zellen durch Zentrifugieren vom Medium abgetrennt, gewaschen, mit 5%iger Trichloressigsäure behandelt und bis zur Lösung des Niederschlages in 1 n NaOH-Lösung belassen. Der Eiweißgehalt wurde nach der Methode von Lowry bestimmt. Die Zellen der zur RNS- und DNS-Bestimmung entnommenen Proben wurden gewaschen und nach der Methode von Schmidt-Tannhauser behandelt. RNS und DNS wurden spektrophotometrisch nach der Methode von A. S. Spirin bestimmt. In den weiter unten angeführten Tabellen 15 und 16 ist jeweils der Durchschnitt aus 3 Eiweiß- bzw. Nukleinsäurebestimmungen angegeben, d. h. die nach 90, 150 und 210 Min. Inkubation bestimmte Durchschnittsmenge. In Versuchen mit *P. vulgaris* bei einer das Wachstum unterdrückenden Minimalkonzentration von 3—6 µg/ml erwies sich, ähnlich wie bei Versuchen mit *E. coli* und *S. aureus*, die unter aeroben Bedingungen kultiviert wurden, daß die Eiweißsynthese gegen alle vier desoxystreptaminhaltigen Antibiotika am empfindlichsten ist (Tab. 16).

Etwas andere Ergebnisse wurden bei der Untersuchung der Wirkung dieser Antibiotika auf *P. aeruginosa* erhalten. Das Wachstum des verwendeten *P. aeruginosa*-Stammes wurde bei folgenden Konzentrationen (in µg/ml) unterdrückt: Neomycin — 12,5, Monomycin — 25 und Kanamycin — 100. Die zur Unterdrückung des Wachstums erforderliche Minimalkonzentration betrug für Gentamycin 0,78 µg/ml. Wie aus Tabelle 17 ersichtlich, unterbrach Neomycin in einer Konzentration von 500 µg/ml die Eiweiß- und DNS-Synthese in Zellen von *P. aeruginosa* vollständig. Die RNS-Menge vergrößerte sich dagegen um mehr als das Doppelte. Bei Neo-

Tabelle 16

Die Wirkung verschiedener Neomycin-, Kanamycin-, Monomycin- und Gentamycinkonzentrationen auf die Synthese makromolekularer Verbindungen in einer sich vermehrenden Kultur von *Proteus vulgaris* 401. (Die Eiweiß-, RNS- und DNS-Menge nach 30 Minuten Inkubation wird gleich 100% gesetzt).

Zu bestimmender Stoff	Antibiotika-Konzentration, μg/ml														
	Neomycin					Kanamycin				Monomycin				Gentamycin	
	5	10	25	50	100	10	25	50	100	10	25	50	100	1,25	10
Eiweiß	94,5	100	91,4	93,2	92,5	96	96	—	97	100	93	93	90	146	76,1
DNS	125	123	107	118	112	116	131	—	102	117	116	115	103	166	122
RNS	156	166	107	120	129	149	153	—	131	168	159	156	154	232	174

Tabelle 17

Die Wirkung verschiedener Neomycin-, Kanamycin-, Monomycin- und Gentamycinkonzentrationen auf die Synthese makromolekularer Verbindungen in einer sich vermehrenden Kultur von *P. aerugionsa* 8, t. 1
(Die Eiweiß-, RNS- und DNS-Menge nach 30 Min. Inkubation wird gleich 100% gesetzt).

Zu bestimmender Stoff	Antibiotika-Konzentration, μg/ml													
	Neomycin					Kanamycin			Monomycin			Gentamycin		
	25	50	100	200	500	25	50	100	25	50	100	0,4	1,25	10
Eiweiß	132	124	124	121	87	112	121	121	108	104	106	126	100	93
DNS	128	121	109	109	98	112	127	111	110	112	108	112	113	94
RNS	234	201	185	205	230	172	186	162	163	162	171	200	178	186

mycinkonzentrationen von 50, 100 und 200 μg/ml nahm die Eiweißmenge im Durchschnitt um 25% zu, die Zunahme der DNS-Menge war etwas geringer; bei einer Konzentration von 25 μg/ml nahm die Eiweißmenge um 32 und die DNS-Menge um 28% zu. Die Ergebnisse analoger Versuche mit Kanamycin zeigen gleichfalls eine, wenn auch geringfügige Zunahme der Eiweiß- und DNS-Menge. Ähnliche Ergebnisse wurden auch mit Monomycin und Gentamycin erhalten. Es konnten praktisch keine Unterschiede im Grad der Unterdrückung der Eiweiß- und DNS-Synthese beobachtet werden. Die geringste Empfindlichkeit gegen die Antibiotika wies in allen Fällen die RNS-Synthese auf.
Die Reaktion sich vermehrender Zellen von *P. aeruginosa* auf desoxystreptaminhaltige Antibiotika weist so bestimmte Besonderheiten auf, d. h., das Bild der durch diese Antibiotika verursachten Stoffwechselstörungen wird in gewissem Maße durch die Art des Mikroorganismus bestimmt.

Die Wirkung desoxystreptaminhaltiger Antibiotika auf die Eiweiß- und Nukleinsäuresynthese in sich vermehrenden Bakterienzellen

Die hier betrachteten Untersuchungen können in zwei Gruppen geteilt werden. Bei der einen Gruppe wurde die Synthese makromolekularer Verbindungen in sich nicht vermehrenden Zellen und die Wirkung der Antibiotika mit Hilfe radioaktiver Isotope bestimmt. Bei der zweiten Gruppe von Untersuchungen stellten sich die Autoren eine begrenztere Aufgabe, sie untersuchten die Wirkung der Antibiotika auf die induzierte Enzymsynthese. Weiter unten sind die Ergebnisse zweier Arbeiten dieser Art angeführt. Aoki, Havashi und Ito [51 a] zeigten, daß Kanamycin in Konzentrationen von 25—100 μg/ml in Zellen von *Mycobacterium tuberculosis avium* die Synthese induzierter Enzymsysteme, die Benzoe- und Malonsäure sowie Niacin oxydierten, unterdrückte. Es wird darauf verwiesen, daß Kanamycin auch bei streptomycinresistenten Bakterien wirksam war.
Sazykin und Černuch zufolge [52] hemmte Neomycin deutlich in Zellen von *E. coli* 645 die Bildung eines Enzymsystems, das an der Laktoseoxydation beteiligt ist. Die auf einem glukosehaltigen synthetischen Medium ($(NH_4)_2SO_4$ — 1,5 g KH_2PO_4 — 5 g; K_2HPO_4 — 10,6 g; $MgSO_4 \cdot 7\,H_2O$ — 10 mg; Glukose — 1,5 g; destilliertes Wasser — 1 l; pH 7,2) gezüchteten *E. coli*-Zellen begannen nach ihrer Übertragung in ein 0,5% Laktose enthaltenden Phosphatpuffer (Na_2HPO_4-KH_2PO_4, pH 7,3) erst 40 Min. nach der Laktosezugabe die Laktose zu oxydieren, was anhand der Sauerstoffabsorption nach der Warburg-Methode bestimmt wurde. Die Oxydationsgeschwindigkeit nahm nach der Substratzugabe im Laufe von 2 h zu. In Gegenwart von Neomycin (75 μg/ml) stieg die O_2-Absorption während der ganzen Versuchsdauer nicht über den Wert, der für die endogene Atmung charakteristisch ist, d. h., die Laktoseoxydation wurde vollständig gehemmt. Bei einer Konzentration von 10 μg/ml hemmte Neomycin nur teilweise die Zunahme der Sauerstoffabsorption. Wie anzunehmen war, erwies sich das Antibiotikum als inaktiv, wenn die Bakterienkultur vorher auf einem laktosehaltigen

Medium gezüchtet worden war und hatte ebenfalls keinen Einfluß auf die Laktoseoxydation eines resistenten *E. coli*-Stammes.
In zwei angeführten Arbeiten wurde eine völlige Unterdrückung der induzierten Synthese von Enzymsystemen bei genügend hohen Kanamycin- und Neomycinkonzentrationen beobachtet. Das kann mit dem Vorhandensein von Phosphatpuffer in beiden Medien sowie mit der hohen Zellkonzentration in den Suspensionen erklärt werden.
In Versuchen, deren Ergebnisse in Tabelle 18 dargestellt sind, wurde die Wirkung von Neomycin auf die Laktoseoxydation bei Zusatz des Antibiotikums gleichzeitig mit dem Induktor sowie 20, 40, 80 und 100 Min. danach untersucht [52]. Neomycin wurde nach einer gewissen Latenzzeit wirksam. Wurde das Antibiotikum den Bakterien zu Versuchsbeginn zugesetzt, so war die Latenzzeit kaum zu bemerken, da sie teilweise noch in die Zeit fiel, in der die Zellen noch keine Laktose oxydierten. Wurde Neomycin den Bakterien zugesetzt, wenn sie schon Laktose oxydierten (40—100 Min. nach Versuchsbeginn), so wurde die Sauerstoffabsorption erst 60 Min. nach der Antibiotikazugabe zum Medium merklich gehemmt.
Wie aus Tabelle 18 ersichtlich ist, unterbrach Chloromycetin im Gegensatz zum Neomycin die Synthese von Enzymsystemen rasch. Der Zusatz dieses Antibiotikums hatte zur Folge, daß der bei Zugabe von Neomycin allein beobachtete Anstieg der Sauerstoffabsorption unterbunden wurde.
Die Wirkung der desoxystreptaminhaltigen Antibiotika als Inhibitoren der induzierten Bildung von Enzymen entspricht im ganzen der Vorstellung über einen Inhibitor der Eiweißsynthese. Da jedoch die induzierte Enzymsynthese auch durch Antibiotika die den RNS-Stoffwechsel stören, beispielsweise durch Actinomycine gehemmt wird, wenn auch in einem frühen Induktionsstadium, sind Versuche mit radioaktiven Aminosäuren und Nukleotiden notwendig, um die Wirkung des Antibiotikums auf die Eiweiß-, RNS- und DNS-Synthese zu differenzieren.
1960 wurde eine Mitteilung von Tsukamura [31] über die Wirkung von Kanamycin auf die Inkorporation von ^{32}P aus Orthophosphat und von ^{35}S aus Sulfat durch ruhende Zellen von *Mycobacterium avium*, Stamm Jucho, veröffentlicht. Die erste Bestimmung des Gehaltes der Zellfraktionen an markierten Stoffen wurde vom Autor erst 1 h nach Zusatz des Antibiotikums (1 µg/ml) und der markierten Verbindung zur Bakteriensuspension durchgeführt; weitere Proben wurden nach 2, 3 und 5 h entnommen. Durch die späte Probenentnahme erklärt sich wahrscheinlich auch die parallel verlaufende Unterdrückung beider Prozesse, der Inkorporation von ^{32}P in die Nukleinsäure- und der von ^{35}S in die Eiweißfraktion, durch Kanamycin. In einer späteren Arbeit desselben Autors [40] wurde gezeigt, daß Kanamycin die Eiweiß- und DNS-Synthese bei Mycobacterium unterbricht, aber nur schwachen Einfluß auf die RNS-Synthese hat.
1962 machten Nishimura, Tanaka und Umezawa [53] genaue Angaben über die Wirkung des Kanamycins auf die Eiweiß- und Nuklein-Säuresynthese bei *E. coli* JAM 1124 (eine Variante des Stammes K 12). Die Zellen wurden in einem synthetischen Medium, das KH_2PO_4, $MgSO_4$, NaCl, $FeSO_4$ und Glukose enthielt, suspendiert, 2 h bei 37 °C inkubiert und dann in eine Suspension überführt, die Anti-

biotikum, ^{14}C-markiertes Eiweißhydrolysat und Kasein-Hydrolysat enthielt. Nach 30–60 Min. Inkubation bei 37 °C und verstärkter Belüftung wurden die Zellen mit 5%iger $HClO_4$ behandelt, der Niederschlag wurde mit einem Äthanol-Äther-Gemisch gewaschen, die Nukleinsäuren durch Extraktion mit 5%iger $HClO_4$ bei 95 °C abgetrennt und im Rückstand nach Suspendieren in 1 N NaOH-Lösung die Radioaktivität bestimmt. Das Eiweiß wurde nach der Methode von Folin bestimmt. Bei einer Konzentration von 50 µg/ml unterdrückte Kanamycin die Eiweißsynthese um 56%, bei einer Konzentration von 400 µg/ml um 84%. Ein Medium ohne Kaseinhydrolysat wurde zur Untersuchung der ^{14}C-Glyzin-Inkorporation in die Eiweißfraktion und in die Fraktion der Nukleinsäuren verwendet. Nach der Behandlung der mit ^{14}C-Glyzin inkubierten Zellen mit 5%iger $HClO_4$ wurden die Nukleinsäuren bei 100 °C mit 10%iger NaCl-Lösung extrahiert und spektrophotometrisch (bei 260 nm) bestimmt; der eiweißhaltige Niederschlag wurde bei 90 °C mit 5%iger $HClO_4$ behandelt und dann in 1 N NH_4OH suspendiert.

Tabelle 18

Der Einfluß von Neomycin und Chloromycetin auf die Laktoseoxydation durch *E. coli* 645 bei Zusatz der Antibiotika in unterschiedlichen Zeitabständen nach der Induktorzugabe (die Werte für die endogene Atmung wurden abgezogen; Medium: Phosphatpuffer, M/15, pH 7,3, 0,5% Laktose, Bakterienzahl – 5 Milliarden/ml)

Antibiotika-Konzentration	Zeitpunkt d. Antibiotika-zugabe	Zeit nach Ablesebeginn, Minuten									
		20	40	60	80	100	120	140	160	180	200
		Sauerstoffabsorption, µl									
0	–	0	2	8	14	19	25	36	41	47	54
75 µg Neomycin	vor Versuchsbeginn	0	1	0	0	0	1	2	0	2	2
75 ,, ,,	20 Min. nach Versuchsbeginn	2	3	2	2	3	3	3	2	0	3
75 ,, ,,	40 Min. nach Vers.	0	3	8	13	18	17	18	19	20	18
75 ,, ,,	80 ,, ,, ,,	0	2	8	14	20	26	34	33	33	31
75 ,, ,,	100 ,, ,, ,,	0	2	7	11	20	27	38	42	42	43
75 ,, ,, + 10 µg Chloromycetin	80 ,, ,, ,,	0	2	9	15	21	19	20	19	19	21
	100 ,, ,,										

Der Einbau des ^{14}C-Glycins in die Eiweißfraktion war durch Kanamycin bei einer Konzentration von 400 µg/ml um 50% und bei einer Konzentration von 100 µg/ml um 25% unterdrückt. Bei den gleichen Konzentrationen stimulierte Kanamycin deutlich den Einbau von ^{14}C in die Nukleinsäurefraktion. Nach 20 Min. Inkubation der Zellen mit dem Antibiotikum betrug der Einbau 207 bzw. 155% der Kontrolle. Andererseits fehlte praktisch der Einfluß des Kanamycins auf die Inkorporation von ^{32}P ($H_3{}^{32}PO_4$) in die RNS und DNS, der Einbau nahm insgesamt um 3–4% zu. Das Medium hatte in diesem Falle eine andere Zusammensetzung als das bei den Versuchen mit Glycin verwendete.

SAZYKIN und ČERNUCH [49, 52] untersuchten die Wirkung des Neomycins, Monomycins (Paromomycins) und Kanamycins auf die Aminosäure- und Adenininkorporation in einige Fraktionen sich nicht vermehrender Zellen von *E. coli* 645. Die sich in der logarithmischen Wachstumsphase befindlichen Zellen wurden vom Medium (Fleisch-Pepton-Brühe) abgetrent, zweimal mit einer glukosehaltigen, N-freien Salzlösung (KH_2PO_4 — 0,5 g K_2HPO_4 — 1,25 g, $MgSO_4 \cdot 7H_2O$ — 0,7 g, NaCl — 1 g, Glukose — 5 g, destilliertes Wasser — 1 l) gewaschen und darin in einer Konzentration bis zu 5 Milliarden Zellen/ml resuspendiert. Die Bakterien wurden mit ^{35}S-Methionin, mit ^{14}C-Glycin und mit 8-^{14}C-Adenin 60 Min. bei verstärkter Belüftung inkubiert. Je 15 ml der Zellsuspension wurden mit 0,22 μCi markierter Aminosäure oder 1 μCi Adenin versetzt. Die Antibiotika wurden gleichzeitig mit den markierten Verbindungen oder 40 Min. danach zugegeben. Nach der Inkubation wurden 10 ml der Suspension entnommen, die Zellen durch Zentrifugation gefällt und in 8 ml 5%iger kalter Trichloressigsäure suspendiert. Aus der homogenen Suspension wurden 3 Proben zu je 1 ml entnommen, auf einem Filter nach HUFS (Porendurchmesser 0,2 μ) dreimal mit 10 ml 10%iger Trichloressigsäure gewaschen, mit dem Filter getrocknet und die Radioaktivität bestimmt. Zur Entfernung der Nukleinsäuren aus dem Niederschlag wurde ein Teil der Proben vor dem Filtrieren 20 Min. bei 95 °C gehalten. Alle drei Antibiotika erwiesen sich als hoch aktive Inhibitoren des ^{35}S-Methionin-Einbaues in die Eiweiße von *E. coli*. So unterdrückte Neomycin bei einer Konzentration von 10 μg/ml, d. h., bei einer Dosis, die der das Wachstum unterdrückenden minimalen Dosis nahekommt, diesen Prozeß um 79%, bei einer Konzentration von 100 μg/ml um 92%. Kanamycin und Monomycin unterdrückten bei ähnlichen Bedingungen den S^{35}-Methionin-Einbau um 60% (10 μg/ml) und um 84—87% (100 μg/ml). Die Hemmung war fast vollständig (97—98%), wenn die Zellen 40 Min. mit den Antibiotika vor dem Methioninzusatz inkubiert wurden [49].

Was die Versuche mit ^{14}C-Glycin anbelangt, so kann diese Aminosäure, wie bekannt, nicht nur in die Eiweiße eingebaut werden, sondern sie dient auch als Mureinvorstufe. In Übereinstimmung damit erwies sich der Einbau des Glycins in die in heißer Trichloressigsäure unlösliche Fraktion weniger empfindlich gegen die geprüften Antibiotika als der Einbau von ^{35}S-Methionin. Bei optimalen Bedingungen, d. h. bei Zugabe der markierten Verbindung 40 Min. nach dem Antibiotikum, inhibierten die letzteren den Einbau von ^{14}C-Clyzin insgesamt nur um 60—70% [1]. Die Werte der Tabelle 19 illustrieren diesen Befund [49].

Der Einbau von 8-^{14}C-Adenin in die Nukleinsäurefraktion wurde dagegen nicht unterdrückt, sondern sogar stimuliert (Tab. 20).

[1] In einer 1966 veröffentlichten und mit Zellen von *S. aureus* 257 durchgeführten Untersuchung wurden die Eiweiß- und Mureinfraktion getrennt, und es wurde gezeigt, daß Paromomycin (15 μg/ml) nur den Einbau von 2-^{14}C-Glycin in die erste Fraktion rasch und vollständig unterbrach [10]. In dem genannten Falle enthielt das Medium ein Aminosäuregemisch und die Kultur vermehrte sich, wenn auch langsam, wodurch ihre Empfindlichkeit gegen das Antibiotikum erhöht wurde.

Tabelle 19

Die Wirkung von Monomycin und Kanamycin auf die Aminosäureinkorporation in die in heißer Trichloressigsäure unlösliche Fraktion der Zellen von *E. coli* 645

Aminosäure	Monomycin						Kanamycin					
	Zusatz 40 Min. vor der Aminosäurezugabe			Zusatz gleichzeitig mit der Aminosäure			Zusatz 40 Min. vor der Aminosäurezugabe			Zusatz gleichzeitig mit der Aminosäure		
	Konzentration, μg/ml											
	0	10	100	0	10	100	0	10	100	0	10	100
^{35}S-Methionin Imp/min	526	78	15	526	221	85	694	118	22	694	285	92
^{14}C-Glycin Imp/min	770	386	192	770	538	403	886	506	244	886	715	567

Tabelle 20

Die Wirkung von Monomycin und Kanamycin auf den Einbau von 8-^{14}C-Adenin in die in heißer Trichloressigsäure lösliche Fraktion der Zellen von *E. coli* 645

Antibiotikum	Konzentration μg/ml	Impulse/min	% der Kontrolle
Monomycin	0	460	100
	10	1021	221
	100	1430	310
Kanamycin	0	565	100
	10	1271	225
	100	2128	376

Das entspricht den oben angeführten Ergebnissen der Versuche von NISHIMURA [53], in denen der stimulierende Einfluß des Kanamycins auf den Einbau von ^{14}C in die Nukleinsäurefraktion von *E. coli* demonstriert wurde. Es ist möglich, daß infolge der Unterbrechung der Eiweißsynthese in den Zellen eine zusätzliche Menge an Kohlenstoff- und Stickstoffquellen für die Synthese anderer hochmolekularer Verbindungen freigesetzt wird. Unter Bedingungen, die geeignet sind, die Vermehrung der Kultur zu gewährleisten, wird die Nukleinsäuresynthese nur teilweise nach der Antibiotikazugabe und der Unterbrechung der Eiweißsynthese gehemmt. Versuche unter Zusatz von markiertem Adenin und Antibiotikum zu sich nicht vermehrenden Zellen dauerten 60 Minuten, d. h., sie fielen zeitmäßig in die Periode der noch andauernden Nukleinsäuresynthese [49].

In der später veröffentlichten Arbeit von SAZYKIN [54] wurde gezeigt, daß unter Bedingungen, die für den Einbau der Aminosäuren in die Eiweiße in ruhenden Zellen ungünstig sind, beim Fehlen einer Belüftung und einer Energiequelle (Glukose) im Medium der Unterschied zwischen der bei der Kontrolle und der bei Neomycinzusatz eingebauten ^{35}S-Methioninmenge relativ gering war. Faktoren, die die Eiweißsynthese verstärken, wie Belüftung und das Vorhandensein von Glukose im Medium, führten zu einer überaus großen Differenz zwischen dem Einbau der markierten Verbindung in die Eiweißfraktion der Kontrolle und des Versuchs. So hemmte Neomycin in einer Konzentration von 10 µg/ml in einem glukosehaltigen Salzmedium, das geschüttelt wurde, den ^{35}S-Methionineinbau in die Eiweiße bei *E. coli* 645 um 65%; im gleichen Medium, aber ohne Glukose und ohne Belüftung, wurde der Methionineinbau durch das Antibiotikum nur um 9% unterdrückt (Tabelle 21).

Tabelle 21

Der Einfluß der Inkubationsbedingungen auf die Fähigkeit des Neomycins, den Einbau von ^{35}S-Methionin in die Eiweiße sich nicht vermehrender Zellen von *E. coli* 645 zu hemmen. Die Aminosäure und das Antibiotikum wurden den Zellen gleichzeitig zugesetzt. Inkubationsdauer — 60 Min. Medium: KH_2PO_4 — 0,5 g, K_2HPO_4 — 1,25 g, $MgSO_4 \cdot 7\,H_2O$ — 0,7 g, NaCl — 1 g, destilliertes Wasser — 1 l

Bedingungen der Inkubation der Zellen mit dem Antibiotikum	Neomycin-konzentration µg/ml	Impulse/min	Unterdrückung in %
I	0	885	0
	10	312	65
	100	149	83
II	0	203	0
	10	141	30
	100	105	49
III	0	390	0
	10	242	38
	100	217	45
IV	0	439	0
	10	383	13
	100	278	37
V	0	154	0
	10	141	9
	100	111	28

Versuchsbedingungen: I — Schüttelkultur, Glukosekonzentration 0,01 M, II — Schüttelkultur ohne Glukose, III — Schüttelkultur, Glukosekonzentration 0,01 M, Natriummalonat-Konzentration 0,1 M, IV — stationäres Medium, Glukosekonzentration 0,01 M, V — stationäres Medium, ohne Glukose.

Von gewissem Interesse sind Versuche zur Untersuchung des Einflusses desoxystreptaminhaltiger Antibiotika auf die Aminosäureinkorporation in die Zellen von Bakterienstämmen, die diese Antibiotika für ihr Wachstum benötigen. Dazu wurde der Neomycineinfluß auf den Einbau von ^{35}S-Methionin in die Eiweiße sich nicht vermehrender Zellen des neomycinbedürftigen *E. coli*-Stammes 645 z angeführt, dessen Eigenschaften am Anfang dieses Kapitels beschrieben wurden [18]. Die Zellen wurden vorher einige Male mit glukosehaltiger Salzlösung (KH_2PO_4 — 0,5 g, K_2HPO_4 — 1,25 g, $MgSO_4 \cdot 7H_2O$ — 0,7 g, NaCl — 1 g, Glukose — 5 g, destilliertes Wasser — 1 l) gewaschen, um sie soweit wie möglich von dem im Wachstumsmedium vorhandenen Antibiotikum zu befreien, dann wurden sie resuspendiert und mit ^{35}S-Methionin und Neomycin inkubiert.

Bei allen geprüften Konzentrationen stimulierte Neomycin den Einbau der Aminosäuren in die Eiweißfraktion (Tabelle 22).

Tabelle 22

Neomycineinfluß auf den S^{35}-Methionineinbau in die Eiweißfraktion der Zellen von *E. coli* 645 z.

Inkubationsdauer 45 Min. Die Gehaltsangaben über die Menge der markierten Verbindung in der Eiweißfraktion sind Mittelwerte aus 18 Bestimmungen. Dazu wurden Parallelversuche durchgeführt, aus jedem Kolben 3 Proben entnommen, die Radioaktivität jeder Probe dreimal bestimmt, $P < 0{,}01$

Versuchsnummer	Neomycinkonzentration µg/ml	Menge der markierten Verbindung in der Eiweißfraktion, Imp./min	% der Kontrolle
1	0	164	100
	10	189	115
	200	241	146
	500	201	122
2	0	218	100
	10	257	117
	200	293	134
	500	280	127
3	0	242	100
	10	293	121
	200	340	140
	500	326	135

Die stärkste Stimulierung des Einbaues wurde bei einer Antibiotikumkonzentration von 200 µg/ml beobachtet. Bei einer höheren oder niedrigeren Konzentration wurde der Einbau weniger stark stimuliert. Das stimmt mit der Tatsache überein, daß 200 µg/ml die für das Wachstum von *E. coli* 645 z optimale Konzentration darstellt.[1] Chloromycetinzusatz (50 µg/ml) zu den Zellen verringerte den ^{35}S-Gehalt der Eiweißfraktion um etwa 21%, verglichen mit der Kontrolle, d. h., die Eiweißsynthese bei *E. coli* 645 z war auch gegen Inhibitoren mit einer anderen chemischen Struktur empfindlich. Interessant ist auch die Tatsache, daß Neomycin den Einbau von markiertem Methionin trotz der Heterogenität der Zellen in der Suspension stimuliert, d. h., obwohl in der Suspension nicht nur neomycinbedürftige, sondern auch neomycinresistente Zellen vorhanden sind, was sich aus den zuvor in diesem Kapitel beschriebenen Eigenschaften des Stammes *E. coli* 645 z ergibt. Hier ist auch zu sagen, daß für neomycinresistente Stämme anscheinend eine Heterogenität der Zellpopulation charakteristisch ist.

Als indirekter Beweis dafür können Ergebnisse einer vergleichenden Untersuchung der Neomycinwirkung auf den ^{35}S-Methionin-Einbau in die Eiweißfraktion von Zellen des neomycinempfindlichen Stammes *E. coli* A 19 und der gegen 800 µg/ml Neomycin resistenten Variante gewertet werden. Beide wurden 3 Std. in Fleisch-Pepton-Brühe ohne Antibiotikumzusatz gezüchtet, wobei die Fähigkeit der resistenten Variante, in einem Medium mit 800 µg/ml Neomycin zu wachsen, nicht verlorenging. Anschließend wurden die Zellen gewaschen und in einem Medium das keine Vermehrung zuließ, suspendiert. In Versuchen mit dem Ausgangsstamm wurde der Einbau von ^{35}S-Methionin bei einstündiger Inkubation bei Neomycinkonzentrationen von 25, 50 und 100 µg/ml um 66, 86 und 93% gehemmt. Im Falle der resistenten Variante wurde der Einbau bei gleichen Neomycinkonzentrationen um 11, 26 und 47% unterdrückt, d. h., die Eiweißsynthese wurde bei Konzentrationen, die 8—32mal kleiner waren als die das Wachstum der Kultur unterdrückende Konzentration, schon stark gehemmt. Der Grund für diese Erscheinung ist vermutlich in der Anwesenheit einer gewissen Anzahl neomycinempfindlicher Zellen zu suchen.

Das in diesem Abschnitt behandelte Material, zeigt, daß die desoxystreptaminhaltigen Antibiotika hinreichend klar ausgeprägte Inhibitoren der Eiweißsynthese in der für sie sensiblen intakten Bakterienzelle sind. Die Unterbrechung der Eiweißsynthese ist nicht mit der Störung des Aminosäurestoffwechsels verbunden. So berichteten 1963 Tsukamura und Tsukamura [40] über das Fehlen eines Einflusses des Kanamycins auf den Einbau von ^{35}S (aus $Na_2{}^{35}SO_4$) in Aminosäuren und Peptide des Zellpools bei Mykobakterien. Nach Angaben von V. I. Afonin und Ju. O. Sazykin wird sogar bei kurzzeitiger Inkubation (5 Min.) der Zellen von *E. coli* A 19 mit ^{35}S-Methionin und Neomycin (50 und 100 µg/ml) der Einbau der Aminosäure in die Eiweißfraktion um 20 bzw. 38% unterdrückt, während gleichzeitig der Gehalt des Aminosäurepools an ^{35}S-Methionin auf 125 bzw. 175% erhöht ist. Solche Versuche zeigen, daß das Eindringen der Amino-

[1] Für die Spezifität der beobachteten Neomycinwirkung spricht auch der Umstand, daß die Glukoseoxydation (0,03 M Glukose in 0,01 M Phosphatpuffer, pH 7,3) sowohl in Gegenwart des Antibiotikums (200 µg/ml) als auch ohne Vorhandensein des Antibiotikums mit gleicher Geschwindigkeit erfolgte. So absorbierten die Zellen der Kontrolle beispielsweise innerhalb von 60 Min. 108 µl O_2, bei Vorhandensein von Neomycin wurden 102 µl absorbiert [18].

säure durch die Zellmembran weniger empfindlich gegen Neomycin ist als ihr Einbau in das Eiweiß, sie liefern jedoch keinen Beweis dafür, daß der erste Prozeß überhaupt nicht durch das Antibiotikum gehemmt wird, da eine unbedeutende Hemmung infolge der Unterbrechung des anschließenden Übergangs der Aminosäure aus dem Pool in die Eiweißfraktion nicht feststellbar ist. SAZYKIN und ČERNUCH veröffentlichten Ergebnisse der Untersuchung der Neomycinwirkung auf die Aspartat-Glutamat-Transaminase tierischer Herkunft. In einer Konzentration von 1—75 µg/ml hemmte Neomycin die Enzymaktivität nicht mehr als zu 10% [41][1], d. h., es war praktisch inaktiv. Die Aktivität wurde nach der Methode von CAMMARATA und COHEN nach der Zunahme der Absorption bei 180 nm infolge der Bildung von Oxalessigsäure aus Aspartat bestimmt. Andererseits erlaubten Versuche mit zellfreien Systemen der Eiweißsynthese sowie die Untersuchung der Bindung der desoxystreptaminhaltigen Antibiotika an die Ribosomen, nicht nur die Ursache der Aktivität der genannten Stoffe als Inhibitoren der Eiweißsynthese zu klären, sondern auch eine Reihe von Besonderheiten ihrer Wirkung auf diesen Prozeß zu entdecken.

Die Wirkung der desoxystreptaminhaltigen Antibiotika auf die zellfreie Eiweißsynthese und auf das Ribosomenprofil der Bakterienzelle

Eine der ersten Arbeiten auf diesem Gebiet veröffentlichten NISHIMURA, TANAKA und UMEZAWA [57]. Nach ihren Angaben erwies sich die Bildung der Aminoacyl-tRNS gegen Kanamycin als unempfindlich. Die Inkorporation von ^{14}C-Leucin in die Eiweißfraktion eines zellfreien Systems aus *E. coli* mit endogener mRNS wurde durch Kanamycin bei 8 µg/ml um 82% und bei 2 µg/ml um 65% unterdrückt. Der durch Polyuridylsäure gesteuerte Einbau des ^{14}C-Phenylalanins in das Polypeptid wurde bei 8 µg/ml um 95% und bei 0,5 µg/ml um 64% unterdrückt. In Versuchen mit endogener mRNS übertraf Kanamycin hinsichtlich der Inhibitorwirkung das Streptomycin bei weitem, in Versuchen mit Polyuridylsäure war die Aktivität beider Antibiotika etwa identisch. Die Eiweiß- und Polyphenylalaninsynthese in zellfreien Präparaten aus tierischem Gewebe war praktisch gegen Kanamycin unempfindlich. In einer anderen Mitteilung aus diesem Laboratorium [58] wurde gezeigt, daß Kanamycin auch ein zellfreies System der Eiweißsynthese aus einem streptomycinresistenten *E. coli*-Stamm hemmt. Im Falle des zellfreien Systems aus einer gegen Kanamycin resistenten Mutante erwiesen sich dagegen Kanamycin und Streptomycin als wenig wirksam. Ferner

[1] Die Desaminierung des Arginins durch Zellen von *Streptococcus lactis* aber wurde nach 20 h Inkubation mit Neomycin [55] gehemmt, eine ähnliche Wirkung entwickelten Tetrazycline, Oleandomycin und auch Penicillin unter gleichen Bedingungen, d. h., eine Selektivität fehlte hier.
Den gleichen Schluß kann man aus den Versuchen mit der D-Aminosäurenoxydase aus Schweinenieren ziehen, deren Aktivität durch Tetrazycline, Bacitracin und Neomycin unterdrückt wurde [56].

stellten die Autoren der Arbeit fest, indem sie Ribosomen und den Überstand aus Zellen verschiedener *E. coli*-Stämme inkubierten, daß die Empfindlichkeit des zellfreien Systems gegen Kanamycin durch die Ribosomen, nicht aber durch andere Bestandteile des Systems bedingt wird. In der betreffenden Untersuchung wurde auch festgestellt, daß in einem System mit Polyuridylsäure Kanamycin im Gegensatz zum Streptomycin ein größeres Spektrum der Hemmung des Einbaues verschiedener Aminosäuren in die Polypeptidfraktion aufweist.

Wie in einem anderen Laboratorium gezeigt wurde, hat Paromomycin, ähnlich wie das Kanamycin, keinen Einfluß auf die Bildung der Aminoacyl-tRNS. In einer Konzentration von 200 μg/ml hemmte dieses Antibiotikum jedoch die Bindung des 2-^{14}C-Glycins an Ribosomen um etwa 60% [10].

Sazykin und Afonin untersuchten die Wirkung des Neomycins, Kanamycins und Monomycins auf die Eiweißsynthese in einem zellfreien System aus *E. coli*

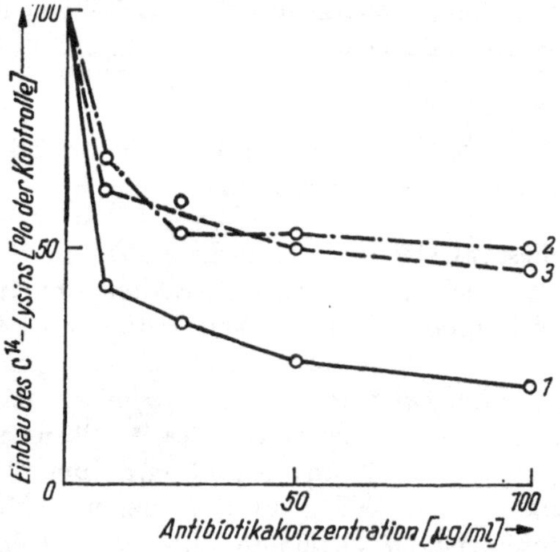

Abb. 15. Die Wirkung des Neomycins, Monomycins und Kanamycins auf den Einbau von L-^{14}C-Lysin in die Eiweißfraktion in einem zellfreien System der Eiweißsynthese aus E. coli.
1 — Neomycin, 2 — Monomycin, 3 — Kanamycin

A 19 [59, 60]. Die Zellen wurden mit Hilfe von Glasperlen zerkleinert und mit 0,01 M Tris-HCl-Puffer (pH 7,8) (Zusammensetzung des Puffers: 0,01 M $MgCl_2$, 0,06 M NH_4Cl und 0,006 M Merkaptoäthanol) extrahiert. Die Zellmembranen wurden durch Zentrifugieren in der Kälte bei 20000 g abgetrennt und die Ribosomen-Fraktion aus dem zellfreien Überstand durch Zentrifugation bei 105000 g isoliert.

Das zellfreie System zur Inkorporation der Aminosäuren enthielt in 1 ml: Tris-HCl-Puffer, pH 7,7 — 100 μMol, NH_4Cl — 70 μMol, $MgCl_2$ — 25 μMol, ATP — 1 μMol, Phosphoenolpyruvat — 5 μMol, Phosphoenolpyruvatkinase — 8,4 μg,

GTP — 0,03 μMol, Merkaptoäthanol — 150 μMol, 19 Aminosäuren zu je 0,5 μMol, L-C^{14}-Lysin — 0,1025 μMol, Ribosomen — 4,5 mg und der Überstand.
Das Gesamtvolumen jeder Probe betrug 0,4 ml. Nach 30 Min. Inkubation bei 37 °C wurde zu jeder Probe 5 ml 5%ige Trichloressigsäure gegeben, 20 Min. bei 90 °C gehalten und der Eiweißniederschlag auf einem Membranfilter Nr. 4 mit 50 ml 5%iger Trichloressigsäure gewaschen.
Die das Wachstum von *E. coli* A 19 unterdrückenden minimalen Konzentrationen betrugen für die desoxystreptaminhaltigen Antibiotika 1—3 μg/ml. In Versuchen mit einem zellfreien System betrug die geringste untersuchte Konzentration 10 μg/ml. Alle drei Antibiotika hemmten merklich den Einbau des ^{14}C-Lysins in die Eiweiße, Neomycin besaß jedoch die größte Aktivität. In einer Konzentration von 10 μg/ml hemmte Neomycin den Einbau um 58%, Monomycin um 38% und Kanamycin um 31%. Bei einer Konzentration von 100 μg/ml betrugen die entsprechenden Werte 79, 57 und 51% (Abb. 15). Versuche mit einem weiteren Vertreter der desoxystreptaminhaltigen Antibiotika, dem erst kürzlich isolierten und untersuchten Antibiotikum Gentamycin (C_{17-18} H_{34-36} N_4O_7) [4] zeigten, daß Gentamycin in Mengen von 50 und 100 μg/ml Medium den Lysineinbau in die Eiweiße etwa um 50% hemmt. Es ähnelt in bezug auf die Aktivität daher eher dem Monomycin und dem Kanamycin als dem Neomycin.
Sogar sehr hohe Konzentrationen der desoxystreptaminhaltigen Antibiotika (bis 1250 μg/ml) hemmten die Eiweißsynthese nicht völlig, so betrug die durch Neomycin verursachte Hemmung in diesem Falle 91%.
Im vorigen Kapitel wurde kurz über den Einfluß des Streptomycins auf die Dissoziation der Ribosomen berichtet. SAZYKIN und AFONIN bestimmten das „Ribosomenprofil" bei *E. coli* 645 nach Behandlung mit desoxystreptaminhaltigen Antibiotika [59, 60]. Dazu wurde Fleisch-Pepton-Brühe mit *E. coli* 645 beimpft, wobei die das Wachstum hemmende Minimalkonzentration der vorgenannten Antibiotika 2 μg/ml betrug. Nach Beendigung des Wachstums wurden jeweils 10 ml der Kultur in 150 ml eines frischen Mediums überführt und erneut 6 h bei 37 °C geschüttelt. 30 bzw. 15 Min. vor Beendigung der Inkubation wurden den Kulturen Antibiotika zugesetzt. Anschließend wurden die Zellen durch Zentrifugieren bei +4 °C abgetrennt und zweimal mit 0,01 M Tris-HCl-Puffer (pH 7,4), der 0,001 M $MgSO_4$-Lösung enthielt, gewaschen. Nach der Zerkleinerung mit Glaspulver wurde ein 0,001 M $MgSO_4$-Lösung enthaltender Tris-HCl-Puffer zugesetzt und die Zellwände durch Zentrifugation bei 20000 g abgetrennt. Der Überstand wurde in der analytischen Ultrazentrifuge bei 42000 U/Min. auf den Anteil an Ribosomenuntereinheiten untersucht (Spinco E, Schlierenoptik). Fotografiert wurde nach 3, 7, 11 und 15 Min. und der Sedimentationskoeffizient wurde nach einer für diesen Zweck aufgestellten Formel berechnet [61]. In einigen Fällen wurden die Ribosomen vor der Sedimentationsanalyse durch Zentrifugation bei 105000 g isoliert und in Tris-HCl-Puffer mit derselben $MgSO_4$-Konzentration (0,001 M) resuspendiert.
Die Versuchsergebnisse zeigen, daß beim Fehlen von Antibiotika die aus den zerstörten Zellen in Gegenwart von 0,001 M $MgSO_4$ isolierten 70 S-Ribosomen in

30 S- und 50 S-Untereinheiten zerfallen. Neomycin und Monomycin (Paromomycin) verhinderten teilweise die Dissoziation der 70 S-Ribosomen in die Untereinheiten — nach kurzer Inkubation der Zellen mit den Antibiotika wurden 3 Peaks beobachtet, die den 70 S-, 50 S- und 30 S-Teilchen entsprachen (Abb. 16). Kanamycin hatte unter den genannten Bedingungen keine die Dissoziation der Untereinheiten hemmende Wirkung. Weiter wurde gezeigt, daß die Produkte der

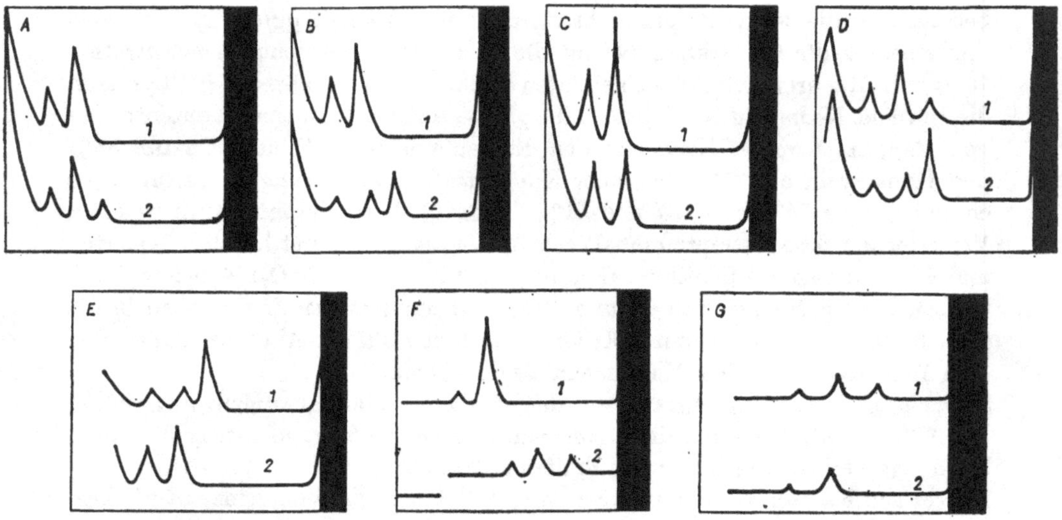

Abb. 16. Die Wirkung desoxystreptaminhaltiger Antibiotika und des Streptomycins auf die Dissoziation der 70 S-Ribosomen in einem Tris-HCL-Puffer mit 10^{-3} M $MgSO_4$ (30 S, 50 S, 70 S).
A, B, C, D, und E: Analytische Zentrifugation des zellfreien Überstandes.
A: 1 — Kontrolle, 2 — Neomycin, 100 µg/ml, 30 Min. Inkubation
B: 1 — Kanamycin, 25 µg/ml, 2 — Neomycin, 25 µg/ml, 15 Min. Inkubation
C: 1 — Streptomycin, 100 µg/ml, 2 — Kanamycin, 100 µg/ml, 30 Min. Inkubation
D: 1 — Monomycin, 25 µg/ml, 2 — Neomycin, 25 µg/ml, 15 Min. Inkubation
E: 1 — Monomycin, 100 µg/ml, 2 — Streptomycin, 100 µg/ml, 30 Min. Inkubation
F und G: Analytische Zentrifugation der bei 105000 g isolierten und resuspendierten Ribosomenfraktionen
F: 1 — Kontrolle, 2 — Neomycin, 100 µg/ml, 30 Min. Inkubation
G: 1 — Monomycin, 100 µg/ml, 2 — Streptomycin, 100 µg/ml, 30 Min. Inkubation

Säurehydrolyse des Neomycins[1], die keine antibiotische Aktivität besaßen, ebenfalls den Zerfall der 70 S-Ribosomen nicht mehr hemmten. Die genannte Fähigkeit blieb nur bei hoher Konzentration der Produkte der Säurehydrolyse, bei etwa 200 µg/ml, erhalten und wurde anscheinend dadurch bedingt, daß eines der Hydrolyseprodukte, das Neamin, in einer solchen Konzentration eine gewisse antibiotische Wirkung entfaltet.

[1] Es wurde mit H_2SO_4 hydrolysiert und die Sulfationen als Bariumsulfat gefällt.

Es muß unbedingt hinzugefügt werden, daß die Hemmung der Dissoziation der Ribosomen nur bei Zusatz von Neomycin und Monomycin (Paromomycin) zu einer sich vermehrenden Kultur beobachtet wurde. In diesem Falle erwies sich, wie später gezeigt wurde, sogar eine 5 Min. lange Inkubation der Zellen mit nur 1 µg/ml Neomycin als ausreichend. Der Kontakt mit den sich nicht vermehrenden Zellen hatte auf die Dissoziation der Ribosomen keinen Einfluß. Der Zusatz von Neomycin und Monomycin zu einer Suspension von isolierten Ribosomen und das anschließende Senken der Magnesiumionen-Konzentration hatte keine die Dissoziation vermindernde Wirkung. Wie auch bei der Kontrolle wurden bei der analytischen Ultrazentrifugation nur 30 S- und 50 S-Untereinheiten beobachtet.[1] Die Wechselwirkung des Neomycins und Monomycins mit den Komponenten des Systems der Eiweißsynthese in intakten Zellen, die sich in einem Nährmedium befanden, wird so, verglichen mit der Wirkung der Antibiotika auf ein zellfreies System, durch bestimmte Besonderheiten charakterisiert.

Die desoxystreptaminhaltigen Antibiotika und die genetische Kodierung auf der Ebene der Translation

Im analogen Abschnitt des vorhergehenden Kapitels wurden Arbeiten behandelt, in denen das Hauptaugenmerk auf das Streptomycin gerichtet war. In diesen Arbeiten wurden auch andere Inhibitoren der Eiweißsynthese, vor allem Neomycin und Kanamycin, in den Vergleich mit einbezogen, da sie, wie sich herausstellte, ebenfalls die Ablesung der genetischen Botschaft verfälschen. Es wurden jedoch einige Besonderheiten beobachtet, durch die sie sich in der genannten Hinsicht vom Streptomycin unterscheiden. Um Wiederholungen zu vermeiden, wurde das darzulegende Material im allgemeinen auf die Beschreibung dieser Unterschiede beschränkt.

Nach Davies, Gilbert und Gorini [62] stimulierten Neomycin B und C sowie Kanamycin in einem zellfreien System aus *E. coli* mit Polyuridylsäure als mRNS den „falschen" Einbau von Isoleuzin, Leuzin, Tyrosin und Serin in das Polypeptid. Die genannten Antibiotika erwiesen sich auch bei Verwendung von Ribosomen aus dem streptomycinresistenten *E. coli*-Stamm als wirksam. Schon in dieser Arbeit wurde darauf verwiesen, daß hinsichtlich des Stimulierungsgrades des Einbaues verschiedener Aminosäuren in die Polypeptide zwischen den desoxystreptaminhaltigen Antibiotika und dem Streptomycin keine Übereinstimmung besteht. Es wurden auch solche Fakten beobachtet, wie beispielsweise das völlige Fehlen einer stimulierenden Wirkung des Streptomycins auf den Tyrosineinbau

[1] Die genannten Fakten sowie die Fähigkeit von Magnesium- und Kalziumionen andererseits, die Bindung des Paromomycins in vitro mit den aus Zellen von *S. aureus* [10] isolierten Ribosomen zu hemmen, sind schwer vom allgemeinen Standpunkt aus zu erklären. Sie weisen vielmehr auf die Kompliziertheit der Wechselwirkung der desoxystreptaminhaltigen Antibiotika mit den Ribosomen hin und machen das Vorhandensein von mehr als einem Bindungsmechanismus wahrscheinlich.

und die Stimulierung des Einbaues dieser Aminosäure um etwa 40–65% in Gegenwart von Kanamycin und Neomycin B.

Später führen DAVIES, JONES und KHORANA [63] eine eingehende Untersuchung der Neomycinwirkung auf die Erkennung der Kodons in Polyribonukleotiden mit wechselnder Basenfolge (Poly-UG, Poly-AG, Poly-UC, Poly-AC) durch. Parallelversuche mit Streptomycin, über die auch in dieser Arbeit berichtet wurde, sind bereits im vorigen Kapitel behandelt worden. Im Vergleich zum Streptomycin stimulierte Neomycin in Versuchen mit Poly-UC den Einbau einer bedeutend größeren Zahl von Aminosäuren in das Polypeptid. Außer den drei Aminosäuren, deren Einbau durch Streptomycin stimuliert wurde, wurde durch Neomycin der Einbau von fünf weiteren Aminosäuren ermöglicht. Bei Verwendung von Poly-UG stimulierte Streptomycin den Einbau zweier Aminosäuren in die Eiweißfraktion, Neomycin aber den Einbau von sieben weiteren Aminosäuren. In Versuchen mit Poly-AC und Poly-AG hatte Streptomycin keine Stimulierung des Einbaues der zwölf geprüften Aminosäuren in die Eiweiße zur Folge; Neomycin stimulierte im ersten Falle den Einbau von fünf und im zweiten Falle den Einbau von acht Aminosäuren. Ein Vergleich des Neomycins mit dem Streptomycin in bezug auf die Fähigkeit, die Kodierung zu verfälschen, veranlaßte die Autoren zu der Annahme, daß die Neomycinwirkung von geringerer Spezifität ist. Im Unterschied zum Streptomycin verursachte Neomycin in einer Reihe von Fällen nicht nur die falsche Erkennung einer Base, sondern von zwei Basen einiger Tripletts. Neomycin verfälschte nicht nur die Erkennung der 5′-, sondern auch die der 3′-terminalen Base. Die Neomycinwirkung war weniger von den Nachbarbasen im Triplett abhängig als die Streptomycinwirkung.[1]

Wie schon bemerkt, zeigte sich bei Verwendung von Ribosomen aus dem streptomycinresistenten *E. coli*-Stamm keine Verminderung des durch Neomycin stimulierten „falschen" Einbaus von Aminosäuren [62]. Im Falle der neomycinresistenten Ribosomen blieb jedoch auch die Fähigkeit des Streptomycins, die Kodierung zu verfälschen, erhalten [62, 65]. In einer anderen Untersuchung wurde gezeigt, daß von 36 verschiedenen Mutanten von *E. coli* B, deren Aminosäurebedarf in Gegenwart von Streptomycin verschwand, 17 bei Zugabe nicht nur von Streptomycin, sondern auch von Neomycin oder Kanamycin zum glukosehaltigen Medium wuchsen. Bei 12 der Mutanten konnte Streptomycin nur durch Kanamycin, bei zwei Mutanten durch Neomycin ersetzt werden. Im Falle der übrigen acht mutierten Stämme konnten die desoxystreptaminhaltigen Antibiotika das Streptomycin nicht ersetzen [22].

Die aufgezählten Fakten führen zu dem Schluß, daß das „Spektrum" der Fehlermöglichkeiten für die einzelnen Antibiotika nicht in allen Fällen übereinstimmt, ebenso wie auch nicht in allen Fällen Antibiotika in der Lage sind, den genetischen

[1] Im gleichen Jahr wurde eine Arbeit veröffentlicht, derzufolge auch das desoxystreptaminhaltige Antibiotikum, Gentamycin, bei Zugabe zu einem zellfreien System der Eiweißsynthese aus *E. coli* (mit endogener mRNS) den Einbau von zehn von dreizehn geprüften Aminosäuren in die Eiweißfraktion stark stimulierte [64].

Effekt bei einer Mutante den ein anderes Antibiotikum korrigieren kann, auch zu beheben. Die beobachteten Unterschiede bedeuten jedoch nicht, daß der Mechanismus der Störung der genetischen Kodierung durch Streptomycin und durch die desoxystreptaminhaltigen Antibiotika prinzipiell unterschiedlich ist, da er auf der Bindung dieser Antibiotika an der 30 S-Untereinheit des Ribosoms und auf einigen allgemeinen Zügen ihrer chemischen Struktur beruht.
Ähnlich dem Streptomycin begünstigen Neomycin und Kanamycin die Verwendung einsträngiger DNS als direkte Matrize für die Peptidsynthese [66]. In ein zellfreies System der Eiweißsynthese aus *E. coli* wurden durch Erhitzen denaturierte und mit Alkali zwecks Entfernung der RNS-Anteile behandelte DNS-Präparate mikrobieller und tierischer Herkunft eingebracht. Bei Zusatz nur von DNS wurde keine Zunahme des C^{14}-Phenylalanin-einbaus in die Eiweißfraktion beobachtet, bei gleichzeitigem Zusatz von Neomycin in einer Konzentration bis zu 0,1 μg/ml zum System war der Gehalt der markierten Verbindung in der betreffenden Fraktion (Zahl der Impulse/min in der Kontrolle — 1430, bei DNS-Zusatz — 1469, bei DNS- und Neomycinzusatz — 8110) mehr als fünfmal so hoch. In einer Mitteilung anderer Autoren wird darauf hingewiesen, daß die obengenannte Fähigkeit des Neomycins nur in Versuchen mit bakteriellen Ribosomen (*E. coli* K 12), nicht aber bei Verwendung eines Ribosomensystems aus Kernen von Kalbsschilddrüsen beobachtet wurde [67].
Ebenso wie im Falle des Streptomycins gibt es Beispiele der Veränderung der biologischen Aktivität der in Gegenwart von desoxystreptaminhaltigen Antibiotika synthetisierten Eiweiße. Das trifft für die β-Galaktosidase [68] und für die Antikörper gegen den RNS-Phagen MS-2 [69] zu, wie im vorigen Kapitel bereits besprochen wurde.
Abschließend sei bemerkt, daß insbesondere solche Versuche von großem Interesse sind, die es gestatten, den Teil des Antibiotikum-Moleküls zu bestimmen, der für die Fähigkeit, die genetische Kodierung zu stören, verantwortlich ist. 1967 veröffentlichten Tanaka, Masukawa und Umezawa eine Untersuchung über den Zusammenhang zwischen der Struktur und der Funktion der genannten Antibiotika [70]. Es wurden Produkte der Säurehydrolyse des Kanamycins (Desoxystreptamin, 3-Amino-3-desoxyglukose und 6-Amino-6-desoxyglukose) auf ihre Fähigkeit geprüft, in vitro Fehler bei der Kodierung zu verursachen. Die mit einem zellfreien System aus *E. coli* B und mit künstlichen Matrizen, Poly-U, Poly-A, Poly-C und mit einsträngiger DNS, durchgeführten Versuche zeigen, daß von den drei Bestandteilen des Kanamycinmoleküls nur das Desoxystreptamin die richtige Kodierung störte. Gleichzeitig wurde festgestellt, daß die im Kanamycinmolekül enthaltenen Aminozucker, die für sich allein inaktiv sind, die Wirkung des Desoxystreptamins modifizieren. mit anderen Worten, es wurde keine völlige Übereinstimmung der Eigenschaften des Kanamycins und des Desoxystreptamins bei der Verwendung verschiedener Aminosäuren und Matrizen gefunden. Außerdem konnte festgestellt werden, daß für eine dem Kanamycin vergleichbare Wirkung recht hohe Desoxystreptamin-Konzentrationen erforderlich sind.
Spectinomycin und Kasugamycin, die Aminoglykosid-Antibiotika darstellen

und kein Desoxystreptamin oder Streptamin enthalten — Spectinomycin enthält lediglich ein Derivat eines Stereoisomeren des Streptamins — unterdrückten zwar die Eiweißsynthese in zellfreien Systemen, riefen aber keine falsche Kodierung hervor [70, 71].

Die in den oben zitierten Arbeiten erhaltenen Ergebnisse können als ein weiteres Argument gegen die Annahme gewertet werden, daß die antibiotische Wirkung des Neomycins und der anderen ihm ähnlichen Antibiotika sowie des Streptomycins auf der Synthese letaler Eiweiße beruht. Desoxystreptamin weist, wie bekannt, trotz seiner Fähigkeit, die Kodierung bei Versuchen in vitro zu stören, keine antibiotische Aktivität auf.

Wie das Material dieses Abschnittes zeigt, sind die desoxystreptaminhaltigen Antibiotika hinsichtlich ihrer Wirkung auf die genetische Kodierung dem Streptomycin teilweise ähnlich.[1] Andererseits wurde die von COHEN und Mitarb. bei bestimmten Kultivierungsbedingungen einiger *E. coli*-Stämme in Gegenwart von Streptomycin nachgewiesene Synthese „letaler RNS" in dem gleichen Laboratorium auch bei Zusatz von Neomycin oder Kanamycin zum Medium beobachtet [73, 74, 75]. Die Arbeiten von COHEN wurden im vorigen Kapitel behandelt und hier soll nur bemerkt werden, daß irgendwelche Besonderheiten in den Eigenschaften der „letalen RNS-Fraktion" im Falle verschiedener Antibiotika bisher nicht nachgewiesen werden konnten. COHENS Kritik an der Vorstellung von der Synthese „letaler" Eiweiße in Gegenwart von Streptomycin und der Vorschlag, sie durch eine neue Hypothese, der Hypothese von der Synthese „letaler" RNS zu ersetzen, behalten so auch für die desoxystreptaminhaltigen Antibiotika ihre Gültigkeit.

Die erste Schlußfolgerung, die auf Grund der in diesem Kapitel betrachteten Forschungsergebnisse gezogen werden kann, besteht darin, daß die desoxystreptaminhaltigen Antibiotika eine komplizierte, vielschichtige Wirkung auf die sich vermehrenden Mikrobenzellen haben.

Die schwache bakterizide Wirkung unterscheidet diese Stoffe von einer Reihe anderer bakterizider Antibiotika, die ebenfalls die Eiweißsynthese inhibieren.

Der gegen die desoxystreptaminhaltigen Antibiotika empfindlichste Prozeß ist bei der Mehrzahl der untersuchten Mikroorganismen unter aeroben Bedingungen die Eiweißsynthese. Von den hochselektiven Inhibitoren der Eiweißsynthese vom Typ des Chloromycetins unterscheiden sie sich jedoch durch ihre Fähigkeit, die Nukleinsäuresynthese, wenn auch langsamer, zu unterdrücken [76]. Gerade die Unterdrückung der Eiweißsynthese und die anschließende Unterdrückung der

[1] Dabei wird von der Mehrzahl der Autoren als selbstverständliche Tatsache angenommen, daß die desoxystreptaminhaltigen Antibiotika die Kodierung infolge ihrer Bindung an die 30 S-Untereinheiten der Ribosomen stören. Im vorigen Kapitel wurde auf eine Hypothese hingewiesen, wonach Puromycin die bakterizide Wirkung des Streptomycins dadurch verstärkt, daß es die 30 S-Untereinheiten der Ribosomen von Komponenten befreit, die eine Fixierung des Streptomycins verhindern. Den gleichen Effekt zeigte Puromycin auch im Falle des Kanamycins, dessen bakterizide Wirkung es verstärkte [72].

Nukleinsäuresynthese sind die Grundlage der Antibiotikawirkung der desoxystreptaminhaltigen Antibiotika. Unter aeroben Bedingungen ist die DNS-Synthese in der Regel empfindlicher gegen die Antibiotika dieser Gruppe als die RNS-Synthese.

Unter anaeroben Kultivierungsbedingungen der fakultativen Anaerobier, wie Staphylococcus und *E. coli*, wurde die Bildung von DNS und Eiweiß in ihren Zellen durch die desoxystreptaminhaltigen Antibiotika praktisch gleich rasch unterbrochen.

Versuche mit *P. aeruginosa* zeigen, daß das Bild der durch die desoxystreptaminhaltigen Antibiotika hervorgerufenen Veränderungen des Eiweiß-, RNS- und DNS-Gehaltes in den Mikrobenzellen in gewissen Grenzen vom Testobjekt abhängt. Im Falle dieses Mikroorganismus beeinflußten Neomycin, Monomycin, Kanamycin und Gentamycin bei Zugabe zu sich vermehrenden Zellen die DNS-Synthese im gleichen Maße wie die Eiweißsynthese.

Bei der Untersuchung der Wirkung der desoxystreptaminhaltigen Antibiotika auf die Eiweiß- und Nukleinsäuresynthese in Bakterienzellen, die sich auf Grund der Milieubedingungen nicht vermehrten, erwies sich erneut die Eiweißsynthese als der empfindlichste Prozeß.

Alle desoxystreptaminhaltigen Antibiotika sind wirksame Inhibitoren der Eiweißsynthese in zellfreien Systemen. Als weitere diskutierbare Wirkmöglichkeit ist die Fähigkeit zu betrachten, die genetische Kodierung im Stadium der Translation zu stören.

Der Charakter der Wirkung desoxystreptaminhaltiger Antibiotika auf das Ribosomensystem wird möglicherweise nicht vollständig durch Versuche mit zellfreien Systemen aufzuklären sein. Dafür spricht die Veränderung des Ribosomenprofils der Zellen, die auch nach kurzzeitigem Kontakt mit den Antibiotika auftritt. Die Neomycin- und Monomycinkonzentrationen, die die Eiweißsynthese in sich vermehrenden Zellen unterbrechen, und die eine die Dissoziation der Ribosomen störende Wirkung nach sich ziehen, sind wesentlich geringer als die Konzentrationen, bei denen die Eiweißsynthese in zellfreien Systemen gehemmt wird. Hier muß auch gesagt werden, daß der Kontakt der desoxystreptaminhaltigen Antibiotika mit ruhenden Zellen nicht zur Stabilisierung der 70 S-Ribosomen in Gegenwart geringer Magnesiumionenkonzentration führt.

Von bedeutendem Interesse ist der Zusammenhang zwischen der antimikrobiellen Aktivität der desoxystreptaminhaltigen Antibiotika und dem aeroben Stoffwechsel der fakultativen Anaerobier. Die Ursache der Unterdrückung der Eiweißsynthese durch die genannten Antibiotika ist jedoch nur schwer zu deuten. Die Annahme, daß die Antibiotika bei aeroben Wachstumsbedingungen leichter in die Zelle eindringen können als bei anaeroben Bedingungen, konnte bis jetzt nicht bewiesen werden. Möglicherweise muß hierbei auch die Fähigkeit der desoxystreptaminhaltigen Antibiotika berücksichtigt werden, die Dissoziation der 70 S-Ribosomen in 30 S- und 50 S-Untereinheiten nur bei sich rasch vermehrenden Zellen zu verhindern, d. h. insbesondere bei verstärkter Belüftung.

Zur Zeit ist es nicht möglich, eine klare Antwort auf die Frage zu geben, ob die

Störung der Funktion der zytoplasmatischen Membran eine zusätzliche Wirkung auf den Stoffwechsel der intakten Mikrobenzelle ausübt. Anscheinend darf man den Einfluß des Neomycins auf das Eindringen einiger Metaboliten in die Zelle, was in der Hemmung ihrer Dehydrogenaseaktivität zum Ausdruck kommt, nicht als wesentlich für die antimikrobiellen Eigenschaften ansehen. Die Gründe die zu diesen Schlußfolgerungen führten, wurden schon früher angeführt.

Versuche mit resistenten Bakterienstämmen als auch mit Stämmen, die für ihr Wachstum desoxystreptaminhaltige Antibiotika benötigen, demonstrieren nicht nur die Verschiedenartigkeit der antibiotikaresistenten, sondern auch die der antibiotikabedürftigen Stämme. In den Zellen der vorgenannten Stämme spezifische Besonderheiten des Stoffwechsels zu entdecken, deren Untersuchung einen Beitrag zur Lösung der Frage des Mechanismus der antimikrobiellen Wirkung liefern können, ist recht kompliziert.

Die zuvor beschriebenen Versuche mit antibiotikaresistenten und antibiotikabedürftigen Stämmen lieferten einige Ergebnisse, deren Erklärung nur unter Verzicht auf eine vereinfachte Vorstellung über den Mechanismus der antimikrobiellen oder der das Wachstum aufrechterhaltenden Wirkung der desoxystreptaminhaltigen Antibiotika möglich ist.

Abschließend ist zu bemerken, daß bei der Analyse der entsprechenden Literatur über Streptomycin und über die desoxystreptaminhaltigen Antibiotika unvermeidlich die Vorstellung entsteht, daß sich ihre Wirkungsmechanismen sehr ähnlich sind. Eine Ähnlichkeit der desoxystreptaminhaltigen Antibiotika mit dem Streptomycin hinsichtlich ihres Einflusses auf die biochemischen Prozesse in der intakten Zelle und in zellfreien Systemen besteht zweifellos, es wäre jedoch falsch, wollte man den Wirkungsmechanismus dieser Stoffe als identisch ansehen. Neomycin unterscheidet sich insbesondere vom Streptomycin und in geringerem Maße vom Kanamycin durch sein größeres „Spektrum" der geschädigten Stoffwechselprozesse in der intakten Zelle und durch den unter gleichen Bedingungen größeren Grad der Hemmung der Eiweißsynthese sowohl in Zellen als auch in den aus *E. coli* isolierten zellfreien Systemen. Das Spektrum der durch Neomycin bei der Störung der genetischen Kodierung hervorgerufenen Fehler ist ebenfalls größer als beim Streptomycin. Neomycinresistente Bakterien besitzen praktisch immer eine höhere Resistenz gegen das nicht so stark wirksame Streptomycin, nicht aber umgekehrt.

Eine Reihe von quantitativen und bisweilen auch qualitativen Unterschieden zwischen der Wirkung von Streptomycin und den desoxystreptaminhaltigen Antibiotika sowie Unterschiede innerhalb der Gruppe der desoxystreptaminhaltigen Antibiotika bezüglich ihrer Wirkung auf die Biosynthese von Makromolekülen, auf das Ribosomenprofil der Zelle und auf die zytoplasmatische Membran wurden in den einzelnen Abschnitten dieses Kapitels behandelt.

Die Anwendungsgebiete des Neomycins, Monomycins (Paromomycins), Kanamycins und Streptomycins in der medizinischen Praxis decken sich nur zum Teil. Das hängt nicht nur mit den Besonderheiten der pharmakologischen Eigenschaften der einzelnen Antibiotika, sondern auch mit den durchaus bedeutenden — wenn auch nicht entscheidenden — Unterschieden in ihren antibiotischen Wirkungsspektren zusammen. Die Antibiotikawirkung kann als ein weiterer Beweis für die nicht völlige Übereinstimmung der Eigenschaften dieser Stoffe als Inhibitoren biochemischer Prozesse dienen.

Literatur

[1] Das Antibiotikum Colimycin und seine Anwendung in der Klinik. — Sammlung unter der Redaktion von G. F. Gauze. Moskau. „Medgis", 1959.

[2] Mycerin-Sammlung unter Redaktion von Ch. Ch. Planeljes, Ju. V. Solovjeva und N. P. Gračeva. Moskau. „Medgis", 1961.

[3] Sebek, O. K., A correlation between the structure of neomycin B and its action on bacteria. — J. Bacteriol., 1958, **75**, Nr. 2, 199—204.

[4] Rinehart, K. L. jr., The neomycins and related antibiotics. — N. Y., London, Sidney, John Wiley, 1964.

[5] Kuzjaeva, B. A., Vergleich der Antibiotika Colimycin, Mycerin und Neomycin anhand ihres chromatographischen Verhaltens und ihres C- und B-Komponentengehaltes. — Antibiotica, 1964, **9**, Nr. 11, 975—978.

[6] Platonova, T. F., Kuzokov, A. D., Šeberstova, N. V., Jelizarova, R. N., Einige Nebenprodukte des kommerziellen Streptomycinpräparates. — Medizinische Industrie der UdSSR, 1966, **20**, Nr. 9, 9—10.

[7] Konstantinova, N. V., Bražnikova, M. G., Untersuchung der Komponentenzusammensetzung des Antibiotikums Monomycin. — Antibiotica, 1964, **9**, Nr. 4, 303—308.

[8] Rinehart, K. L., jr., Hichens, M., Argoudelis, A. D., Chilton, W. S., Carter, H. E., Georgiadis, M. P., Schaffner, C. P., Schillings, R. T., Chemistry of the neomycins. X. Neomycins B and C. — J. Amer. Chem. Soc., 1962, **84**, Nr. 16, 3218—3220.

[9] Sokolski, W. T., Chidester, C. G., Kaiser, D. G., Influence of chemical and physical factors on biological responses to neomycins B and C. — J. Pharm. Sci., 1964, **53**, Nr. 7, 726—729.

[10] Seefried von A., Jordan, D. C., The mode of action of the antibiotic paromomycin on *Staphylococcus aureus*. — Canad. J. Microbiol., 1966, **12**, Nr. 6, 1157—1165.

[11] Sakurai, K., Kobb, L. B., Naiman, J. G., Martin, J. D., Effects of calcium ion on kanamycin activity. — Amer. surgeon. 1965, **31**, Nr. 3, 165—170.

[12] Davis, R. L., MacIntyre, S. B., Lawton, A. H., Effect of neomycin and kanamycin on bacterial surface sites adsorbing Co^{60} vitamin B_{12}. — Antibiot. Annual., 1959—1960, 330—336.

[13] Solojeva, Ju. V., Paškevič, I. F., Stolpik, V. G., Über den Wirkungsmechanismus von Mycerin auf Staphylococcus „Wood" und Bact. coli N 613. — In: Sammlung „Mycerin", unter Redaktion von Ch. Ch. Planeljes. — Moskau. „Medgis", 1961, 148—153.

[14] Pevzner, N. S., Šapovalova, S. P., Antibakterielle Wirkung des Monomycins. — In: Sammlung „Monomycin und seine Anwendung in der Klinik", unter Redaktion von G. F. Gauze. Moskau. „Medgis" 1962, 40—45.

[15] Sazykin, Ju. O., Untersuchungen zum Mechanismus der antibakteriellen Wirkung von Colimycin. — Antibiotica, 1956, **1**, Nr. 5, 17—20.

[16] Camurri, M., Influenza della neomicina sulla respirazione in vitro dello Stafilococco aureo e del colibacillo. — Bolletino della societa italiana di biologia sperimentale, 1954, **30**, Nr. 7, 816—819.

[17] SOKOLSKI, W. T., YEAGER, R. L., CHIDESTER, C. G., Cross-dependence between neamine and other basic antibitotics. — Nature, 1962, **196**, Nr. 4856, 776—777.

[18] SAZYKIN, JU. O., CERNUCH, A. M., Gewinnung und Eigenschaften eines *E.-coli*-Stammes, für dessen Wachstum Streptomycin-ähnliche Antibiotika oder Macrolide benötigt werden. — Mikrobiologie, **1964**, Bd. 4, 674—678.

[19] PEVZNER, N. S., Ein Streptomycin-abhängiger *Proteus-vulgaris*-Stamm, der bei Kultivierung unter anaeroben Bedingungen erhalten wurde. — Antibiotica, 1958, **3**, Nr. 2, 72—76.

[20] BERTI, T., CAFFAU, S., Dependence of bacteria on oligosaccharide antibiotics. — Intern. Congr. Chemotherapy, Proc., 3rd, Stuttgart, 1963, Nr. 1, 523—525 (CA, 1965, **63**, 16817c).

[21] SAZYKIN, JU. O., CERNUCH, A. M., Neomycin-abhängiger *E.-coli*-Stamm und Besonderheiten der durch ihn bei Mäusen hervorgerufenen Infektion. — Pathologische Physiologie und experimente Therapie, 1965, **9**, Nr. 5, 24—27.

[22] GORINI, L., KATAJA, E., Suppression activated by streptomycin and related antibiotics in drug sensitive strains. — Biochem. and Biophys. Res. Commun., 1965, **18**, Nr. 5—6, 656—663.

[23] SAZYKIN, JU. O., Einige Befunde zum Mechanismus der antibakteriellen Wirkung von Colimycin. — In: Sammlung „Das Antibiotikum Colimycin und seine Anwendung in der Klinik", unter Redaktion von G. F. GAUZE. Moskau. „Medgis" 1959, 45—52.

[24] HORODNICEANU, TH., SASARMAN, A., Influence of oxygen tension on the susceptibility to neomycin of some facultative anaerobes. — Arch. Roumaines Pathol. Exp. Microbiol., 1962, **21**, 561—567, CA, 1963, 59, 1992h.

[25] SAZYKIN, JU. O., Untersuchung einiger Eigenschaften bei an Colimycin adaptierten Bakterien. — Antibiotica, 1958, **3**, Nr. 1, 98—101.

[26] WAKSMAN, S., Neomycin. — Rutg. Univers. Press, New Brunswick, 1953.

[27] SAZYKIN, JU. O., Zur Labilität der Oxydationsgemeinschaften bei an Colimycin und Streptomycin adaptierten *E.-coli*-Stämmen, deren Resistenz gegen diese Antibiotika erhalten bleibt. — Antibiotica, 1959, **4**, Nr. 2, 49—53.

[28] OKAMOTO, S., SUZUKI, Y., Chloramphenicol-, dihydrostreptomycin-, and kanamycin inactivating enzymes from multiple drug-resistant E. coli. — Nature, 1965, **208**, Nr. 5017, 1301—1303.

[29] SAZYKIN, JU. O., Einfluß einiger Fermentgifte, Antimetaboliten und Antibiotika auf *E.-coli*-Stämme, die gegen Colimycin empfindlich sind und an Colimycin adaptiert wurden. — Antibiotica, 1959, **4**, Nr. 6, 84—87.

[30] SAZYKIN, JU. O., Über einige Eigenschaften Colimycin-adaptierter E.-coli-Stämme. — Erweitertes Plenum der Leitung der Allrussischen Wissenschaftlichen Medizinischen Gesellschaft der Epidemiologen, Mikrobiologen und Infektionisten. Vortragsthesen. Leningrad, 1959, 87.

[31] TSUKAMURA, M., Effects of kanamycin on the ^{32}p-phosphate and ^{35}S-sulfate incorporation into the kanamycin-sensitive and kanamycin-resistant cells of *Mycobacterium avium*. — J. Biochem., 1960, **48**, Nr. 3, 425—431.

[32] SORIN, V. A., SAZYKIN, JU. O., Einfluß aerober und anaerober Wachstumsbedingungen von Bakterien auf die antibakterielle Aktivität von Albomycin und anderen Antibiotika. — Ber. Akad. Wiss. UdSSR, 1954, **96**, Nr. 3, 645—647.

[33] SAZYKIN, JU. O., Vergleichende Untersuchung einiger Eigenschaften der Ausgangsstämme und der an Albomycin adaptierten Bakterienstämme. — Mikrobiologie, 1956, **25**, Bd. 1, 30—34.

[34] SAZYKIN, JU. O., Über die Wechselbeziehungen zwischen Antibiotika der Neomycingruppe und Methylenblau und die Unzulänglichkeit der Tunberg-Methode zur Untersuchung der Neomycinwirkung auf Bakteriendehydrasen. — Antibiotica, 1959, **4**, Nr. 4, 96—99.

[35] PERSIN, G. N., Einfluß chemotherapeutischer Stoffe auf bakterielle Fermente. — Moskau „Medigs" 1952, 62—107.

[36] SAZYKIN, JU. O., Borisova, G. N., Zur Wirkung von Antibiotika der Neomycingruppe auf das Eindringen von Metaboliten in die Mikrobenzellen. — Antibiotica, 1961, **6**, Nr. 8, 710—714.

[37] PIETRUSIEWICZ, M., Effect of antibiotics on incorporating of C^{14}-glutamic acid into walls of Bacillus megaterium. — Acta Microbiol. Polonica, 1965, **14**, Nr. 3—4, 287—291.

[38] DAVIS, R. L., MACINTYRE, S. B., LAWTON, A. H., Bio-assay and spectrophotometric studies on the interaction of kanamycin and neomycin with nucleic acids. — Antimicrob. Agents Annual, 1961, 288—291.

[39] TSUKAMURA, M., TSUKAMURA, S., Precipitation of nucleic acids by kanamycin and biomycin. — J. Biochem., 1959, **46**, Nr. 9, 1193—1200.

[40] TSUKAMURA, M., TSUKAMURA, S., Effects of kanamycin and streptomycin on nucleic acid and protein synthesis and permeability in Mycobacterium. — Penishirin Sono Ta Koseibusshitsu, 1963, **16**, Nr. 1, 40—50 (CA, 1964, **60**, 4501a).

[41] SAZYKIN, JU. O., CERNUCH, A. M., Wirkung von Antibiotika der Neomycingruppe auf Eiweiß- und Nucleinsäuresynthese bei Bakterien unter aeroben und anaeroben Bedingungen. — Antibiotica, 1963, **8**, Nr. 9, 796—802.

[42] GUBERNIEVA, L. M., SILAEV, A. B., Zur Frage der Komplexbildung zwischen Antibiotika und Nucleinsäuren. — Antibiotica, 1964, **9**, Nr. 8, 716—719.

[43] ALTESCU, E. J., A turbidimetric method for ribonuclease determination. — Analytical Biochemistry, 1964, **8**, Nr. 3, 373—392.

[44] ALTESCU, E. J., A new method for the determination of deoxyribonuclease I. — Enzymol. Biol. Clin., 1966, **6**, Nr. 4, 305—323 (CA, 1967, **66**, Nr. 1, 169v).

[45] ROKOS, J., MALEC, P., PROCHAZKA, P., KOLC, J., Reactions of basic antibiotics in the body. — Intern. Congr. Chemotherapy, Proc., 3rd, Stuttgart, 1963, **1**, 344—347 (CA, 1966, **64**, 5625h).

[46] SINGH, CH., Interactions between cationic and anionic compounds of biological importance with special reference to inorganic condensed phosphates and polymeric antibiotics. — Indian J. Chem., 1964, **2**, Nr. 2, 67—71.

[47] WILLIAMS, R. E. O., L forms of St. aureus. — J. Gen. Microbiol., 1963, **33**, 325—334.

[48] SAZYKIN, JU. O., CERNUCH, A. M., Zur Frage des Wirkungsmechanismus der Neomycinantibiotika bei der Bakterienzelle. — Erster Allunionsbiochemiekongress. Vortragsthesen. Ausg. 1. Symposien 1—15. Leningrad, 1964, 126—127.

[49] SAZYKIN, JU. O., CERNUCH, A. M., Untersuchungen zum Einfluß von Monomycin und Kanamycin auf Eiweiß- und Nucleinsäuresynthese in *E.-coli*-Zellen. — Antibiotica, 1964, **9**, Nr. 11, 1007—1011.

[50] SAZYKIN, JU. O., BORISOVA, G. N., Einfluß spezifischer Inhibitoren auf die Synthese der Ribonucleinsäure, die durch bakteriostatische Antibiotika von der Eiweißsynthese getrennt ist, in der Bakterienzelle. — Antibiotika, 1963, **8**, Nr. 4, 304—309.

[51] BOBIKOV, JE. V., SAZYKIN, JU. O., Untersuchungen zur Wirkung Desoxystreptaminhaltiger Antibiotika auf die Eiweiß- und Nucleinsäuresynthese in sich vermehrenden Zellen von *Pr. vulgaris* und *Ps. aeruginosa*. — Antibiotica, 1968 (in Druck).

[51a] Aoki, T., Havashi, A., Ito, F., On the mode of action of kanamycin. — J. Antibiotics, 1959, A **12**, Nr. 3, 98—102.

[52] Sazykin, Ju. O., Cernuch, A. M., Über den Einfluß von Neomycin auf die Eiweißsynthese ruhender E.-coli-Zellen, die anhand induzierter Fermentbildung und der Inkorporation von S^{35}-Methionin bewertet wird. — Antibiotica, 1964, **9**, Nr. 4, 318—323.

[53] Nishimura, T., Tanaka, N., Umezawa, H., Inhibition of protein synthesis by kanamycin. — J. Antibiotics, 1962, A **15**, Nr. 5, 210—215.

[54] Sazykin, Ju. O., Intensität der Eiweißsynthese in Mikrobenzellen als Faktor zur Bestimmung der Wirkung der Neomycine auf den Stoffwechsel. — Antibiotica, 1965, **10**, Nr. 6, 518—522.

[55] Mikolajcik, E. M., Antibiotic influence of arginine deaminase activity by *Streptococcus lactis*. — J. Dairy Sci., 1965, **48**, Nr. 11, 1445—1449.

[56] Hayashi, H., Inhibition of D-amino acid oxidase by several antibiotics. — Seikagaku, 1960, **32**, 45—52 (CA, 1964, **60**, 4400c).

[57] Nishimura, T., Tanaka, N., Umezawa, H., Selective toxicity of kanamycin and streptomycin. — J. Antibiotics, 1964, A **17**, Nr. 6, 238—245.

[58] Tanaka, N., Sashikata, K., Nishimura, T., Umezawa, H., Activity of ribosomes from kanamycin-resistant E. coli. — Biochem. and Biophys. Res. Commun., 1964, **16**, Nr. 3, 216—220.

[59] Sazykin, Ju. O., Afonin, V. I., Einfluß von Antibiotika der Gruppe Neomycin-Paromomycin-Kanamycin auf die Ribosomen der Mikrobenzelle und die Eiweißsynthese in zellfreien Systemen. — IX. Internationaler Mikrobiologischer Kongreß. Vortragsthesen. Moskau, Verlag „Medizina" 1966, 229—230.

[60] Sazykin, Ju. O., Afonin, V. I., Einfluß Desoxystreptamin-haltiger Antibiotika auf die Eiweißsynthese in zellfreien Systemen und die Dissoziation von 70S-Ribosomen in der Bakterienzelle. — Antibiotica, 1966, **11**, Nr. 11, 987—992.

[61] Spikiter, V. O., Methoden zur Biopolymerenuntersuchung mittels analytischer Ultrazentrifuge. — In: Moderne Methoden der Biochemie, Sammlung unter Redaktion von V. N. Orechovic. Moskau, Verlag „Medizina", 1964, 5—37.

[62] Davies, J., Gilbert, W., Gorini, L., Streptomycin, suppression, and the code. — Proc. Nat. Acad. Sci. USA, 1964, **51**, Nr. 5, 883—890.

[63] Davies, J., Jones, D. S., Khorana, H. G., A further study of misreading of codons induced by streptomycin and neomycin using ribopolynucleotides containing two nucleotides in alternating sequence as templates. — J. Mol. Biol., 1966, **18**, Nr. 1, 48—57.

[64] Milanesi, G., Cifferri, O., Studies on the mechanism of action of gentamycin. Effect on protein synthesis in cell-free extracts of *Escherichia coli*. — Biochemistry, 1966, **5**, Nr. 12, 3926—3935.

[65] Gorini, L., Induction of code ambiguity by aminoglycoside antibiotics. — Federat, Proc., 1967, **26**, Nr. 1, 5—8.

[66] McCarthy, B. J., Holland, J. J., Denatured DNA as a direct template for in vitro protein synthesis. — Proc. Nat. Acad. Sci. USA, 1965, **54**, Nr. 3, 880—888.

[67] Naora, H., Kodaira, K., Stimulation of amino acid incorporation in vitro by DNA. Different effects of aminoglycoside antibiotics in calf-thymus nuclear and bacterial ribosome systems. — Biochim. et biophys. acta, 1966, **123**, Nr. 2, 425—427.

[68] Bissell, D. M., Formation of an altered enzyme by *E. coli* in the presence of neomycin. — J. Mol. Biol., 1965, **14**, Nr. 2, 619—622.

[69] Krueger, R. G., The effect of streptomycin on antibody synthesis in vitro. — Proc. Nat. Acad. Sci. USA, 1965, **54**, Nr. 1, 144—152.

[70] TANAKA, N., MASUKAWA, H., UMEZAWA, H., Structural basis of kanamycin for miscoding activity. — Biochem. and Biophys. Res. Commun., 1967, **26**, Nr. 5, 544—549.

[71] TANAKA, N., YOSHIDA, H., SASHIKATA, K., YAMAGUCHI, H., UMEZAWA, H., Inhibition of polypeptide synthesis by kasugamycin, an aminoglycosidic antibiotic. — J. Antibiotics, 1966, A **19**, Nr. 2, 65—68.

[72] YAMAKI, H., TANAKA, N., Effects of protein synthesis inhibitors on the lethal action of kanamycin and streptomycin. — J. Antibiotics, 1963, A **16**, Nr. 6, 222—226.

[73] STERN, J. L., COHEN, S. S., Lethality and the stimulation of ribonucleic acid synthesis by streptomycin. — Proc. Nat. Acad. Sci. USA, 1964, **51**, Nr. 5, 859—865.

[74] STERN, J. L., BARNER, H. D., COHEN, S. S., The lethality of streptomycin and the stimulation of RNA synthesis in the absence of protein synthesis. — J. Mol. Biol., 1966, **17**, Nr. 1, Nr. 188—217.

[75] FREDA, C. E., COHEN, S. S., Nature of ribonucleic acid stimulated by streptomycin in the absence of protein synthesis. — J. Bacteriol., 1966, **92**, Nr. 6, 1680—1688.

[76] SAZYKIN, JU. O., CERNUCH, A. M., Untersuchungen zur Wirkung „Streptomycin-ähnlicher" Antibiotika auf Eiweiß- und Nucleinsäuresynthese bei antibiotikaempfindlichen und -abhängigen Bakterien. — Antibiotica Congressus cum participatione internationali. (Vortragsthesen) Prag, 1964, 32—33.

4. Über die Wirkung von Antibiotika auf den Nukleinsäurestoffwechsel

4.1. Actinomycine und die RNS-Synthese bei Mikroorganismen sowie in tierischen und pflanzlichen Geweben

Die Untersuchungen dieser Antibiotika, deren erster Vertreter bereits 1940 beschrieben wurde, erfuhren eine eigenartige Entwicklung. Nachdem festgestellt worden war, daß die Actinomycine zwar eine hohe Aktivität gegenüber grampositiven Bakterien zeigen, jedoch gegenüber Makroorganismen relativ toxisch sind, verminderte sich für einige Zeit das Interesse an ihnen, so daß bis zum Anfang der 50er Jahre nur sehr wenig über diese Antibiotika bekannt war. Die Actinomycine erweckten erst dann wieder neues Interesse, als man auf ihre zytostatischen Eigenschaften aufmerksam wurde. Klinische Untersuchungen zeigten jedoch, daß die therapeutische und toxische Dosis sehr nahe liegen. Das Interesse für die Actinomycine verminderte sich erneut, bis 1960 festgestellt wurde, daß die Antibiotika dieser Gruppe zur Klärung aktuellster theoretischer Probleme der Biochemie, insbesondere zur Klärung des Mechanismus der Transformation genetischer Informationen, beitragen können. Heute finden die Actinomycine als selektiv wirkende Inhibitoren der DNS-abhängigen RNS-Synthese bei der Lösung vieler entscheidender Probleme der Virologie, der Entwicklungsdynamik von Organismen usw. Verwendung, wobei die Anzahl entsprechender Untersuchungen sehr schnell zunimmt.

In den letzten Jahren erfuhr auch die Anwendung von Actinomycinen in der Klinik einen gewissen Anstieg, sowohl in der onkologischen Praxis als auch als Immunsuppressiva.

Ihrer Struktur nach bestehen die Actinomycine aus Chromopeptiden mit einem Phenoxazon-Chromophor, die bei allen bisher beschriebenen Vertretern gleich ist, und zwei Depsipeptidketten, deren Aminosäurezusammensetzung in gewissen Grenzen variieren kann.

Die Nonemklatur der Actinomycinantibiotika, von denen es einige Dutzend gibt, ist sehr verworren und viele unterschiedlich bezeichnete Stoffe sind identisch. Weiter unten wird die Formel des Actinomycins D, des bei biochemischen Untersuchungen am meisten verwendeten Vertreters, angeführt[1].

[1] Weitere in diesem Teil genannte Präparate: 1. „Actinomycin C" — ein Gemisch ähnlicher Stoffe, das vorwiegend aus drei Stoffen besteht: Actinomycin C_1, C_2 und C_3. Actinomycin C_2 unterscheidet sich von Actinomycin C_1 (D) durch die Anwesenheit von Alloisoleuzin in einer der Peptidketten anstelle von Valin. Actinomycin C_3 enthält in beiden Peptidketten Alloisoleuzin; 2. „Actinomycin S" enthält drei Komponenten, darunter Actinomycin D;

Infolge ihrer zytostatischen Eigenschaften wurde die Wirkung der Actinomycine auf den Stoffwechsel sowohl an Mikrobenzellen, an normalen Zellen und Tumorzellen von Säugetieren als auch an einer Vielzahl enzymatischer Systeme, deren Einzelkomponenten verschiedenen Ursprungs sind, untersucht.
In letzter Zeit wurden pflanzliche Zellen und insbesondere mit verschiedenen Phagen und Viren infizierte mikrobielle und tierische Zellen als Versuchsobjekte zur Untersuchung der Actinomycinwirkung verwendet.

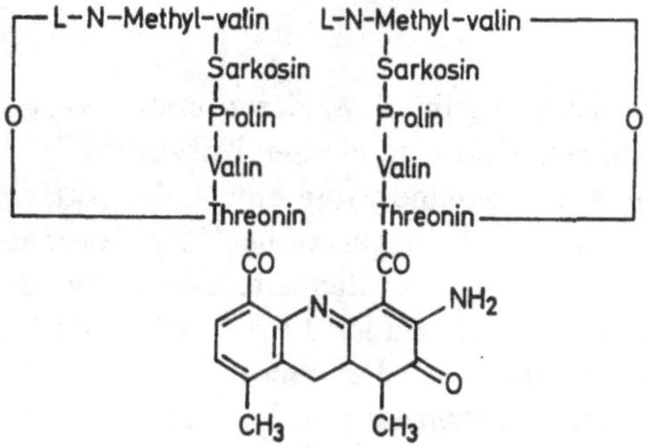

Actinomycin D

Die große Anzahl von Arbeiten, die Actinomycine betreffen und die unterschiedlichen Versuchsobjekte und Untersuchungsziele werden dazu führen, daß schon in der nächsten Zeit diese Arbeiten nicht mehr in einer Übersicht allgemeinen Charakters unterzubringen sein werden, sondern ihren Niederschlag in einer Serie von Übersichtsarbeiten finden werden, von denen jede einem bestimmten, spezifischen Problem gewidmet sein muß. Die Auswahl der die Actinomycine betreffenden Literatur für dieses Buch war äußerst schwierig, da die Anzahl diesbezüglicher Arbeiten 1967 schon über tausend betrug. Der überwiegende Teil der Literatur befaßt sich jedoch mit der Anwendung von Actinomycinen als biochemische Reagenzien und der Analyse oftmals relativ entfernter Folgen ihres Einflusses auf das Versuchsobjekt und nicht mit der Charakteristik ihrer direkten Wirkung auf das Substrat und der nächsten Folgen dieser Wirkung.
Im Gegensatz zu anderen Antibiotika wurde der gegen die Actinomycine am meisten empfindliche biochemische Prozess relativ schnell gefunden. Mit Ausnahme des Versuchs, den Mechanismus der Actinomycinwirkung mit Reaktionen in Zusammenhang zu bringen, bei denen Pantothensäure beteiligt ist [2], ergänzten sich die verschiedenen Untersuchungsrichtungen, und die Ergebnisse stimmten gut überein. 1960 kamen gleichzeitig mehrere Laboratorien zu der Erkenntnis, daß die Actinomycine mit der DNS reagieren und die RNS-Synthese hemmen. Die Richtigkeit dieser Behauptung wird klar, wenn man die im weiteren angeführten, unter den verschiedensten Versuchsergebnissen erhaltenen Beweise betrachtet.

3. Aurantin ist dem „Actinomycin C“ ähnlich; 4. Actinomycin K ist vermutlich mit Actinomycin D identisch [1]; 5. Actinomycin 2703 ist dem „Actinomycin C“ ähnlich.

DNS als Inhibitor der antimikrobiellen Actinomycinwirkung

Fast gleichzeitig wurde in mehreren Laboratorien die Beobachtung gemacht, daß nach Zugabe von DNS-Präparaten sowohl tierischen als auch mikrobiellen Ursprungs zur Nährlösung die antimikrobielle Aktivität der Actinomycine abnimmt. Diese Wirkung der DNS wurde in Versuchen mit den verschiedensten Mikroorganismen beobachtet. Das Wachstum von *Neurosprora crassa*, das durch Actinomycin D oder „Actinomycin C“ bei einer Dosierung von 5 µg/ml gehemmt wird, verlief bei Zusatz von verschiedenen DNS-Präparaten (60—2000 µg/ml) zum Nährboden normal, wobei sich die höher molekularen DNS-Präparate als aktiver erwiesen [3]. Ähnliche Ergebnisse wurden auch bei Untersuchungen der hemmenden Wirkung der DNS auf die Aktivität von „Actinomycin C“ gegenüber *Streptococcus faecalis* erhalten [4]. Auch aus Thymusgewebe gewonnene DNS schwächt die durch „Aktinomycin S“ hervorgerufene Wachstumshemmung von *Bacillus subtilis* ab [5, 6]. 900 µg DNS pro 1 ml Nährboden verhindern die Wachstumshemmung von *Latobacillus arabinosus* durch (0,6 µg/ml) Actinomycin D gänzlich. Andere Ergebnisse wurden bei der Testung von RNS erhalten. Entsprechend den allgemeinen Vorstellungen sind RNS-Präparate unabhängig von ihrer Herkunft als Inhibitoren der antimikrobiellen Actinomycinwirkung wenig aktiv [3—7].

Komplexbildung zwischen Actinomycinen und DNS in vivo und in vitro

Die Eigenschaft der Actinomycine, sich in vivo mit DNS zu verbinden, wurde Anfang der 60er Jahre mehrfach gezeigt. Als Beweis für „Actinomycin C“ diente in dieser Hinsicht die Abnahme der optischen Dichte und die Verlagerung des Absorptionsmaximums im sichtbaren Bereich des Spektrums (442 nm) in Richtung längerer Wellenlängen (452 nm). Die augenscheinlichsten Veränderungen im Absorptionsspektrum wurden bei einem Verhältnis des Präparates zu DNS von 0,1 beobachtet [4, 8]. In Versuchen mit Actinomycin D wurden im Prinzip die gleichen Ergebnisse erhalten: durch Zugaben von DNS zur Antibiotikalösung bei pH 7,0 wurde eine Verlagerung des Adsorptionsmaximums von 442—443 nm auf 465 nm beobachtet; in einer Lösung von 136 µg Actinomycin D und 600 µg DNS pro ml lagen 84% des Antibiotikums in gebundener Form vor [9]. In einem weiteren Versuch mit „Actinomycin S“ und DNS-Präparaten aus *B. subtilis* und Kälberthymus wurde dieselbe Erscheinung beobachtet — eine Abnahme des Adsorptionsmaximums und die Verlagerung zu längeren Wellenlängen [6]. Auf eine Reaktion zwischen Actinomycinen und DNS weisen auch die durch Ultrazentrifugation[1] erhaltenen Ergebnisse hin, da die Sedimentationsgeschwindigkeit des Komplexes um 10% höher liegt als die der DNS allein [4]. Bei der Zonenelektrophorese wird das in freiem Zustand zur Kathode wandernde „Actinomycin

[1] Ju. N. Kosaganov und Ju. S. Lazurkin begründeten die Möglichkeit der Bestimmung der an DNS gebunderen Actinomycinmenge mittels Ultrazentrifugation [10].

S“ im Komplex mit DNS in der zur Anode wandernden Fraktion nachgewiesen [5, 6].
Der Actinomycin-DNS-Komplex kann mittels Harnstoff relativ leicht gespalten werden, während die Trennung durch Extraktion mit organischen Lösungsmitteln oder durch langzeitige Dialyse schon schwieriger ist [11, 12]. Die pH-Abhängigkeit der Dissoziation des Komplexes wurde beschrieben [13] und es konnte gezeigt werden, daß die Stabilität des Komplexes unabhängig von der Anwesenheit von Mg^{2+}-Ionen ist [14].
Beweise für die Wirkung der Actinomycine auf die DNS wurden nicht nur in Versuchen mit gereinigten DNS-Präparaten erhalten, sondern auch bei Untersuchungen des Einflusses von Actinomycinen auf zellfreie Präparate und bei Fraktionierung von mit Antibiotikum behandelten Zellen festgestellt. Solche Versuche wurden z. B. mit *B. subtilis* und „Actinomycin S“ [5, 6] durchgeführt. Auch in Versuchen mit Ehrlich-Ascitestumorzellen wurde festgestellt, daß ^{14}C-Actinomycin D im Kern lokalisiert ist und sich mit DNS verbindet [15], wobei 80% des adsorbierten ^{14}C-Actinomycin D in den Kernen nachgewiesen wurde, und davon 95% in der DNS-Fraktion [16]. Es existieren eine ganze Reihe ähnlicher Berichte [17—20], wobei in einigen Fällen der DNS-Actinomycin-Komplex nach Verabreichung des Antibiotikums an Tiere (d. h. in vivo) isoliert wurde, zum Beispiel aus Rattenleberzellkernen nach intravenöser [20] oder intraperitonealer [19] Applikation.
Die nächste Etappe bei der Erforschung der Actinomycinwirkung ist durch die Untersuchung der Bedeutung von Guaninresten für die Bindung des Actinomycins gekennzeichnet.
1963 veröffentlichten Hamilton, Fuller und Reich [17] ein räumliches Modell, das die Bindung zwischen „Actinomycin D“ und dem DNS-Desoxyguanosin wiedergibt. (Abb. 17).
Nach dem Schema ist das Chromophor des Actinomycin D durch Wasserstoffbindungen an die Aminogruppe des Guanins und durch Sauerstoff an den Desoxyribose-Ring gebunden, und die zyklischen Peptide des Antibiotikums liegen längs der kleinen Spiralfurche der DNS. Die Bedeutung des Guaninrestes in der DNS kommt in Untersuchungen, bei denen natürliche DNS mit unterschiedlicher Basenzusammensetzung, pyrimidinfreie, purinfreie DNS und synthetische Polymere, die aus Desoxyadenyl-, Desoxythymidyl-(DAT), Desoxyguanyl- oder Desoxyzytidylsäure (DGC) usw. bestehen, zum Audruck [22]. Es stellte sich heraus, daß das nur Adenin und Thymin (DAT) enthaltende Polymere und die purinlose DNS Actinomycin nicht binden, während das natürliche DAT, ein aus *Cancer borealis* isoliertes Polymer, das zu 2,5% Guanin und Zytosin enthält, kleinere Mengen Antibiotika binden kann. Die pyrimidinlose DNS und das DGC-Polymer binden Actinomycin, woraus die Schlußfolgerung abgeleitet wird, daß für die Bindung Guanin ausschlaggebend ist. Weiterhin stellte sich heraus, daß die DNS aus *Micrococcus lysodeikticus* mit einem G-Gehalt von 37% mehr Actinomycin D bindet, als die aus *Tetrahymena pyriformis* mit 12,5% G. Eine Zwischenposition nimmt die DNS aus Kalbsthymus mit 22% ein. Es ist interessant festzustellen, daß der unter dem

Einfluß von Actinomycin D stattfindende Chromosomenbruch in HeLa-Zellen, menschlichen Leukozyten und Fibroblasten vorwiegend in dem Teil stattfindet, der den höchsten Guaningehalt besitzt [23]. 1967 wurden Befunde veröffentlicht, die auf die besondere Wichtigkeit der in der kleinen DNS-Furche lokalisierten 2-Aminogruppe des Guanins für die Bildung des DNS-Actinomycin-Komplexes hinweisen. Nach dem angeführten Schema bildet sich zwischen der 2-Aminogruppe des Guanins und dem Chromophorchinonsauerstoff des Antibiotikums

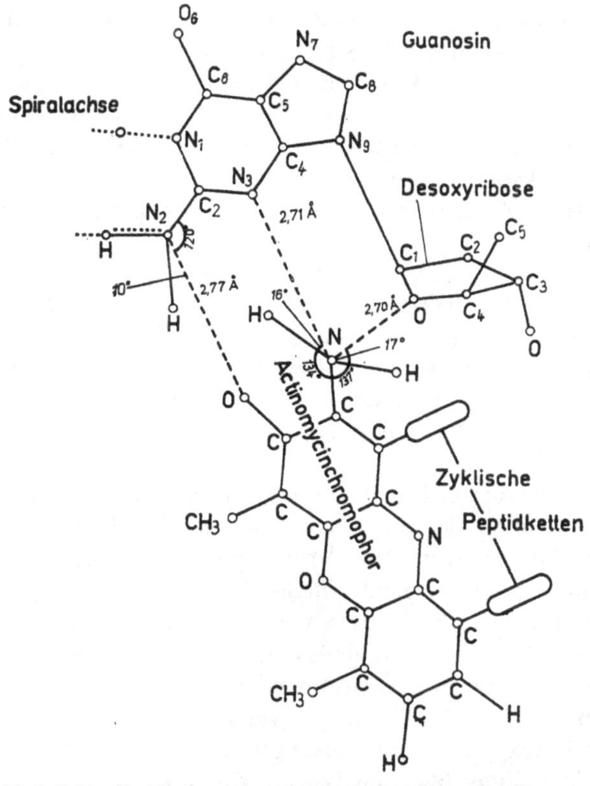

Abb. 17. Modell für die Bindung von Actinomycin D an das Desoxyguanosin der DNS in der B-Konformation. Wasserstoffbindungen und Bindungswinkel wurden aus den an einem Drahtmodell gemessenen Werten errechnet. Die Wasserstoffbindungen zwischen Actinomycin und DNS sind gestrichelt, die Wasserstoffbindungen zwischen Guanin und Zytosin punktiert angegeben.

eine Wasserstoffbindung. Zum Beweis der ausschlaggebenden Rolle dieser Aminogruppe für die Bindung der Actinomycine wurde ein Desoxynukleotidcopolymer mit abwechselnder Folge von Diaminopurin und Thymin synthetisiert. Obwohl das Diaminopurin seinen biologischen und chemischen Eigenschaften nach dem Adenin näher ist als dem Guanin, liegt das Gemeinsame der Basenpaare DAP — T und G— C in der Lokalisierung der 2-Aminogruppe in der kleinen Spiralenfurche.

Wie zu erwarten, bindet das neue Polymer stark Actinomycin D, worauf sowohl die Veränderungen des Absorptionsspektrums des Antibiotikum als auch der Verlust der Matrizenfunktion des Polymers und die Veränderungen einiger seiner physiko-chemischen Eigenschaften hindeuten. Es ist bemerkenswert, daß auch Mithramycin, und darüber hinaus anscheinend alle Antibiotika der Olivomycin-Chromomycingruppe gleichfalls mit der 2-Aminogruppe des Purins reagieren [24].
In dem oben angeführtem Schema wird jedoch eine für die Aktivität des Actinomycins wichtige Erscheinung nicht berücksichtigt, und zwar die bisher nicht angezweifelte Existenz zweier Typen von Bindungsorten im DNS-Molekül. Das betrifft Bindungsorte mit fester und solche mit schwacher Actinomycin-Bindung. Die ersten werden bei niedrigen Actinomycinkonzentrationen gesättigt, und nach den Angaben einer Arbeit beträgt ihre Anzahl etwa 10% aller Bindungsstellen [25]. Auch die Analyse des Bindungsprozesses aus thermodynamischer Sicht weist auf 2 Typen der Actinomycinbindung an den DNS-Molekülen hin [26]. Die Stabilität der festeren Antibiotikabindung ist um ein mehrfaches größer als die der schwachen Bindung.
Auf die Kompliziertheit der Frage weist auch der Umstand hin, daß obwohl für die Bindung der Actinomycine die Anwesenheit des Guanins im Polydesoxyribonukleotid notwendig ist, die Menge des gebundenen Antibiotikums nicht streng proportional den in der DNS vorhandenen Guaninresten ist. Wahrscheinlich reagiert das Actinomycinmolekül mit einem der Guaninreste und blockiert gleichzeitig einige andere, so daß ein Teil der Guaninreste nicht zur Reaktion kommt [12, 22].
In diesem Zusammenhang wurden Ergebnisse von Kersten stark diskutiert, demzufolge die Purine, Purinnukleoside und Purindesoxynukleoside jedoch nicht die Pyrimidine das Absorptionsspektrum des „Actinomycin C“ verändern. Die untersuchten Verbindungen nahmen folgende Reihenfolge ein: Desoxyguanosin > Guanosin > Adenin > Adenosin > Desoxyadenosin > AMP, ADP, ATP > Inosin — Xanthosin [8, 14]. Obwohl die Ergebnisse anderer Autoren [22] nicht völlig mit den genannten Ergebnissen übereinstimmen, wird heute nicht mehr angezweifelt, daß die guaninhaltigen Verbindungen am aktivsten sind. Die Reaktion der Actinomycine mit Desoxyguanosin in Lösungen wurde später vielseitig untersucht [27][1] und die Vorstellung über die Wechselbeziehungen zwischen Actinomycinen und sowohl freien als auch im DNS-Molekül befindlichen Purinen, unter Einbeziehung der Elektronendonor-Wirkung der Purine analysiert [29, 30].
Relativ schnell wurde jedoch festgestellt, daß für die Bindung der Actinomycine die dreidimensionale Struktur der DNS mit ihrer spezifischen Orientierung der funktionellen Gruppen von gleicher Bedeutung ist wie die Anwesenheit von Guaninresten [31]. Nach den Veränderungen des Absorptionsspektrums der Actino-

[1] 1967 wurden Befunde über die Bindungen von Thyroxin in Actinomycin-D-Lösungen veröffentlicht. Der Reaktionsmechanismus ist unklar, jedoch reagiert ein an Desoxyguanosin gebundenes Antibiotikum nicht mit Thyroxin [28]. Die Reaktion mit Thyroxin wird allerdings kaum von Bedeutung für die antibiotische Aktivität der Actinomycine sein.

mycine zu urteilen, bindet das freie Desoxyguanosin die Actinomycine um 2 Größenordnungen weniger fest als das an DNS gebundene Desoxyguanosin [31]. Andererseits verändert das biologisch inaktive, d. h. das mit DNS nicht reagierende N-Dimethylen-actinomycin in Anwesenheit von Desoxyguanosin stark sein Adsorptionsspektrum [31]. Adenin, das in Lösungen mit Actinomycinen reagiert, ist dagegen gebunden im DNS-Molekül inaktiv [31].

Die unterschiedlichen Bindungseigenschaften des „Actinomycin D" mit Desoxyguanosin und DNS wurden auch bei der thermodynamischen Analyse dieser Prozesse festgestellt. Eine Gegenüberstellung der Veränderungen der Entropie und der Enthalpie bei der Bindung des Antibiotikums mit Desoxyguanosin oder DNS zeigt, daß sich der Charakter der Wechselbeziehungen in diesen beiden Fällen stark unterscheidet [26]. Es existiert noch eine Publikation, in der unterstrichen wird, daß als Modell der Reaktion zwischen Actinomycinen und DNS ein Austausch der DNS durch das „einfachere" Desoxyguanosin nicht gerechtfertigt ist [32].

Hamilton, Fuller und Reich, die Autoren des Wechselwirkungsmodells, unterstreichen, daß sich das DNS-Molekül für die Bindung der Actinomycine in der B-Konformation befinden muß. Die Entfernung der Basenpaare in der DNS beträgt bei der B-Konformation 3,6 Å und bei der A-Konformation 2,56 Å. Die Bindung mit den Actinomycinen verhindert den Übergang der DNS aus der B- in die A-Konformation, was normalerweise bei der Trocknung des Präparates eintritt. Es wurde elektronen-mikroskopisch nachgewiesen, daß eine Längendifferenz zwischen der unbehandelten und der mit Actinomycin D behandelten DNS besteht, da die unbehandelte Kontrolle von der B- in die A-Form übergeht [33].

Nach Haselkorn [34] geht das Unvermögen der RNS-Moleküle Actinomycin D zu binden auf die A-Konformation ihrer Helixabschnitte zurück. Actinomycin wirkt vermutlich auch aus diesem Grund nicht auf die thermische Stabilität (s. unten) des Hybridkomplexes aus DNS und komplementärer RNS, da die DNS des Hybridkomplexes in A-Konformation vorliegt und diese das Antibiotikum nicht bindet.

Die Frage, ob die Antibiotika wenigstens in unbedeutenden Mengen durch einsträngige DNS gebunden wird, fand noch keine endgültige Klärung; nach 10 min Erhitzung der DNS bei 100 °C und anschließender schneller Abkühlung nimmt die Bindung mit den Actinomycinen sichtbar ab[1].

Ein anderer Beweis für die Bedeutung der Helixstruktur bei der Reaktion mit Actinomycinen besteht darin, daß die aus einem Strang bestehende ΦX-174 DNS trotz des hohen G-Gehaltes von 24% Actinomycin nicht besser bindet als die aus *Tetrahymena pyriformis* gewonnene DNS mit 12,5% G [36, 37]. Es wurde die Vermutung ausgesprochen, daß die geringe Bindung der Actinomycine durch

[1] Actinomycin D wurde zum Beweis herangezogen, daß zwei aus Krabben gewonnene DAT-Präparate nach Erhitzen und Abkühlen nur teilweise renaturieren; das letztere hängt mit dem Gehalt von 2,5–3,5% GZ zusammen, die unter Renaturierungsbedingungen nicht miteinander reagieren [35].

einsträngige Polydesoxyribonukleotide auf die Anwesenheit einzelner Doppelhelixabschnitte zurückzuführen ist [31]. Diese Meinung ist relativ verbreitet, wird jedoch nicht allgemein akzeptiert [38].
Das Schema von Hamilton, Fuller und Reich gibt in seiner angeführten Form keine Antwort auf die Frage, warum durch die Actinomycine der Schmelzpunkt der DNS unter Erweiterung des Schmelzbereichs und die Bindung zwischen den komplementären Strängen stabilisiert wird [12, 39—42]. Die Abnahme der Transformationsfähigkeit der mit Actinomycinen (2703 u. a.) behandelten DNS, über die A. A. Prozorov [43] und andere berichteten, weist auch auf die Eigenschaft der Antibiotika hin, der Trennung der die Doppelhelix bildenden Stränge entgegenzuwirken.
In einer späteren Mitteilung diskutierte Reich, einer der Autoren des Schemas, daß nach der Reaktion des Chromophors mit Desoxyguanosin zwischen dem „freien Wasserstoff der Antibiotikapeptidkette und dem Sauerstoff der Phosphatreste des entgegengesetzten DNS-Strangs Wasserstoffbindungen" entstehen [31]. Es wird darauf hingewiesen, daß die Hydrolyse des Peptidkettenlactons zum Aktivitätsverlust der Actinomycine führt [12].
V. I. Permogorov und Ju. S. Lazurkin [45][1] zeigten, daß nach der Bildung des Komplexes Antibiotikum-DNS die Actinomycinchromophoren innerhalb der Doppelspirale der DNS lokalisiert sind, und daß ihre Fläche parallel zur Basenfläche liegt. Die möglichen Varianten zusätzlicher Reaktionen zwischen Actinomycinen und DNS und zwar sowohl mit Guanin-haltigen Fäden als auch mit komplementärer DNS wurden ausführlich von V. I. Permogorov, A. A. Prozorov, M. F. Šemjakin, Ju. S. Lazurkin und R. B. Chesin untersucht [42].
Zum Schluß muß darauf hingewiesen werden, daß die Actinomycine bei hohen Konzentrationen außer „intramolekularen" Bindungen auch intermolekulare Bindungen herstellen, so daß die DNS aggregiert, wie aus Viskositäts- und Sedimentationsmessungen hervorgeht [39].

Über die Wechselwirkung zwischen Actinomycinen und RNS

Trotz der Anwesenheit von Guanin im RNS-Molekül ist die Bindung der Actinomycine durch verschiedene RNS-Präparate sehr schwach. Dieses Verhalten weist nochmals auf die Bedeutung der Sekundärstruktur der DNS für die Reaktion mit den Actinomycinen hin. Um die gleiche Menge an Actinomycin D zu binden, war eine hundertmal größere Menge RNS als DNS erforderlich [46]. Ähnliche Ergebnisse wurden in einer anderen Arbeit erhalten, in der gezeigt wurde, daß sich das Absorptionsspektrum bei Anwesenheit von RNS, die aus Krebs-II-Asciteszellen gewonnen wurde, wie bei der Reaktion mit DNS zu längeren Wellenlängen hin verschiebt. Bei einer Gegenüberstellung von RNS und DNS waren die

[1] Auf die Charakterisierung des Bindungsprozesses zwischen DNS und Actinomycin 2703 wird noch in einer anderen Arbeit dieser Arbeitsgruppe eingegangen [10].

Veränderungen der Adsorption vergleichbar, wenn ein Verhältnis von RNS zu Actinomycin D = 15,6 und von DNS zu Actinomycin D = 0,7 vorlag [47].
Von besonderem Interesse sind die von TAMM an Viren gemachten Beobachtungen, die eine Bindung des Actinomycins durch Reovirus-RNS, die eine Doppelspirale darstellt, zeigen. Die Entfernung zwischen den Nukleotiden der Reovirus-RNS ist eine andere als bei der DNS; Unterschiede bestehen auch bezüglich einer Reihe anderer Kriterien. Trotzdem inaktivierte Actinomycin D die Matrizenfunktion dieser RNS für die RNS- und DNS-Synthese. Anhand einiger indirekter Hinweise wird angenommen, daß das Antibiotikum im Falle der Reovirus-RNS nur durch die Guaninreste gebunden wird, die eine feste Bindung gewährleisten [48].

Die Wirkung von Actinomycinen auf die RNS-Synthese in zellfreien Systemen

Die durch RNS-Polymerase (nach: „Klassifikation und Nomenklatur der Fermente" – 2.7.7.6. Nukleosidtriphosphat: RNS-Nukleotidyltransferase) bewirkte RNS-Synthese verläuft schematisch dargestellt folgendermaßen:

$$\begin{matrix} n\,UTP \\ n\,ATP \\ n\,GTP \\ n\,ZTP \end{matrix} \quad \xrightarrow[\text{Enzym}]{\text{DNS, Kofaktoren}} RNS + 4\,n\ \text{Pyrophosphat}$$

Das in einem System kombinierte Enzym und die als Matrize dienende DNS können aus verschiedenen Quellen gewonnen werden.
Die Aktivität des zellfreien RNS-Polymerase-Präparates in Anwesenheit von Actinomycin D wurde von HURWITZ und Mitarbeitern [49] ausführlich untersucht. Das Reaktionsgemisch bestand aus Enzym, Kälberthymus-DNS, ATP, GTP, ZTP, ^{32}P-markiertem UTP, $MnCl_2$, $MgCl_2$, Merkaptoäthanol und Tris-Puffer. Das Antibiotikum unterdrückte bei einer Konzentration von 0,2 µM die Inkorporation von UMP in das synthetisierte Polyribonukleotid zu 70% und bei 1 µM zu 80%. Actinomycin erweist sich somit als ein starker Inhibitor der RNS-Synthese. Durch eine Erhöhung des DNS-Gehaltes im System konnte die Actinomycinwirkung geschwächt werden; die Konzentrationserhöhung anderer für die RNS-Synthese notwendiger Komponenten zeigte keinen Einfluß auf die Aktivität des Antibiotikums.
HARTMANN und Mitarb. [50, 51] verwendeten in ihren Arbeiten mit verschiedenen Actinomycinen ein aus *E. coli* gewonnenes RNS-Polymerase-Präparat. Ihr Reaktionsgemisch enthielt Enzym, Thymus-DNS, $MgCl_2$, $MnCl_2$, Tris-Puffer, ATP, GTP, ZTP und ^{32}P-markiertes UTP. Die inkorporierte UMP-Menge wurde 10 Min. nach Inkubation bei 30° bestimmt. Bei einer Konzentration von 2 µg/ml rief Actinomycin D (von den Autoren als C_1 bezeichnet) eine 50%ige Hemmung der RNS-Synthese hervor. Die Autoren unterstreichen wie auch andere Verfasser, daß bei der Hemmung der Reaktion das Antibiotikum nicht mit dem Enzym selbst

reagierte, sondern mit der DNS-Matrize. Aus dem Reaktionsgemisch wurde ein DNS-Actinomycinkomplex isoliert. Ähnliche Ergebnisse wurden auch in anderen Arbeiten erhalten. Die Inaktivierung des Enzymsystems erfolgt in jedem Fall durch die Reaktion von Actinomycin mit DNS und nicht mit der Polymerase [37, 52].

Viel Aufmerksamkeit wurde der Aktivität der Actinomycine in Anwesenheit von DNS-Matrizen mit unterschiedlichem Basengehalt geschenkt. Das Actinomycin erwies sich als aktiv, wenn es sich um die RNS-Synthese an DNS aus Kälberthymus, menschlichem Knochenmark, *Micrococcus lysodeikticus* und Virus *Φ* X-174 handelte; das letzte zeigt, daß die Doppelhelix nicht unbedingt für die Fixierung des Actinomycins auf der DNS notwendig ist.[1] Andererseits verursachte Polydesoxythymidylat als Matrize eine Unempfindlichkeit der Polyriboadenylat- und Polyribouridylatsynthese gegenüber Actinomycin. Die Synthese dieser Homopolymeren auf gewöhnlicher heteropolymerer DNS war trotzdem empfindlich gegen das Antibiotikum [49].

Mit RNS-Polymerase aus *E. coli* arbeiteten gleichfalls Goldberg, Rabinowitz und Reich, die den Einfluß von Actinomycin D auf die RNS-Synthese in vitro in einigen Varianten zellfreier Systeme untersuchten, die das obengenannte Enzym, verschiedene DNS-Präparate natürlichen Ursprungs oder synthetische Polydesoxyribonukleotide, sowie ATP, GTP, ZTP, UTP, Kofaktoren und Puffersalze enthielten. In einem System, in dem DNS aus Kälberthymus oder aus *Tetrahymena pyriformis* enthalten war, unterdrückten 0,5 µg Actinomycin D die Inkorporation von UMP in RNS ungefähr zu 50%. Bei Verwendung von DNS aus *M. lysodeikticus* wirkte das Antibiotikum zweimal stärker. Der Grad der Hemmung des Prozesses hängt somit nicht nur von der DNS-Konzentration im System, sondern auch von der Basenzusammensetzung ab. Die weiter unten angeführten Ergebnisse unterstreichen erneut die Richtigkeit dieser Annahme. An einem synthetischen Kopolymer, aus Desoxyadenyl- und Desoxythymidylsäure (DAT) als Matrize wird ein Polyribonucleotid synthetisiert, das abwechselnd Adenyl- und Uridylreste enthält. Die Synthese dieser eigenartigen RNS, die anhand der Inkorporation von markiertem UMP in das Polymer verfolgt wird, wurde nicht einmal von 10 µg/ml Actinomycin D unterdrückt. Die Resistenz gegenüber dem Antibiotikum war praktisch vollständig — es trat nur eine Inhibierung der Synthese von nicht mehr als 0,5% auf. Etwas andere Ergebnisse wurden mit einem aus *Cancer borealis* gewonnenem DNS-Präparat erhalten, das etwas über 2% G-Z-Paare enthielt. Bei Verwendung dieses Präparates wurde eine RNS synthetisiert, die wenig Guanin und Zytosin enthielt. Diese Art der DNS-Matrize bindet eine kleine Menge an Actinomycin und die Anwesenheit von Guanin in der DNS-Matrize verursachte auch eine gewisse Empfindlichkeit der RNS-Synthese gegenüber Actinomycinen. In diesem Falle unterdrückten 100 µg Actinomycin in 1 ml Reaktionsgemisch die Synthese um 24%.

[1] Es wurde jedoch beobachtet, daß die DNS aus X 174 Actinomycin D sehr viel schwächer bindet, als ausgehend vom Guaningehalt zu erwarten wäre [22].

Homopolymere der Desoxyguanyl- und der Desoxyzytidylsäure (DGZ) konnten auch als Matrizen bei der durch die RNS-Polymerase bewirkten Polyribonukleotidsynthese verwendet werden. Die Synthese beider homopolymerer Polyribonukleotide wurde von Actinomycin unterdrückt, wenn auch durch höhere Konzentrationen, als sie zur Unterdrückung der Synthese von Heteropolymeren mit den vier Nukleotiden notwendig sind. Dieses veranlaßte die Autoren zu der Schlußfolgerung, daß für die optimale Bindung von Actinomycin an DNS, die Desoxyguanylsäurereste in der DNS nicht aufeinander folgen dürfen oder anders gesagt, an beiden Seiten des mit Actinomycin reagierenden Desoxyguanylsäurerestes müssen sich andere Nukleotide anschließen. Interessant ist noch eine andere Frage. Wie bereits bemerkt wurde, bindet die Apurinsäure Actinomycin nicht, während das bei DGZ durchaus der Fall ist; vermutlich wird die Reaktion des Antibiotikums mit DGZ durch die Polydesoxyguanylsäure-Spirale bewirkt. Gleichzeitig blockiert Actinomycin D sowohl die Bildung der Polyguanylsäure als auch der Polyzytidylsäure, d. h., indem es sich an den einen Strang bindet, blockiert es gleichzeitig die Funktion des zweiten Stranges als Matrize. Es besteht die Annahme, daß hierbei die langen Peptidketten des Antibiotikums die hauptsächliche Rolle spielen [22].

Alle bisher betrachteten Untersuchungen wurden mit RNS-Polymerase mikrobieller Herkunft durchgeführt. GOLDBERG und RABINOWITZ untersuchten die Wirkung von Actinomycin D auf die Aktivität eines aus HeLa-Zellen gewonnenen zellfreien RNS-Polymerase-Präparates [52]. Im Reaktionsgemisch befanden sich 1440 µg Eiweiß, 390 µg DNS und 144 µg RNS, $MnCl_2$ NaF, $(NH_4)_2SO_4$, Tris-Puffer, ATP, GTP, ZTP und ^{32}P-markiertes UTP. Die UMP-Inkorporation in RNS wurde nach 20 min Inkubation bei 37° gemessen. Unter diesen Bedingungen erwies sich Actinomycin D als recht effektiver Inhibitor der RNS-Synthese: durch 2 µg Antibiotikum pro ml Reaktionsgemisch wurde die RNS-Synthese um 51% gehemmt.

Die Schlußfolgerung über eine direkte Beziehung zwischen der antibiotischen Wirksamkeit der Actinomycine und der Hemmung der RNS-Polymerase-Aktivität infolge der Inaktivierung der DNS-Matrize wird durch Befunde, die bei der Untersuchung des Zusammenhangs zwischen Struktur und Aktivität dieser Antibiotika gewonnen wurden, unterstützt. 16 Präparate, einschließlich natürlicher Stoffe und ihrer synthetischen Derivate, wurden auf folgende Kriterien hin untersucht: Wachstumshemmung von *Bacillus subtilis*, Wachstumshemmung von HeLa-Zellen, Hemmung der Aktivität der aus *E. coli* gewonnenen RNS-Polymerase in zellfreien Systemen, Hemmung der Aktivität der aus Hela-Zellen gewonnenen DNS-Polymerase in zellfreien Systemen und die Fähigkeit zur Bindung an DNS. Die Befunde zeigen, daß zwischen der antimikrobiellen und cytostatischen Wirkung der untersuchten Stoffe, ihrer Fähigkeit sich mit DNS zu verbinden und der Hemmung der RNS-Polymeraseaktivität eine enge Abhängigkeit besteht [37][1].

[1] S. JU. LUKJANOV und N. G. ŠUPPE gaben eine mathematische Beschreibung der Hemmung der RNS-Synthese durch Actinomycine in zellfreien Systemen [53].

Etwas andere Ergebnisse wurden bei der Einwirkung von Actinomycinen auf die DNS-Polymerase gewonnen, obwohl die DNS-Synthese, ähnlich der RNS-Synthese, an DNS-Matrizen vonstatten geht. Diese Wirkung von Actinomycin auf die DNS-Polymerase aus *E. coli* wurde in einem System mit DNS aus Kälberthymus, den vier Nukleotidtriphosphaten, darunter auch ^{3}H-Desoxyzytidintriphosphat, Merkaptoäthanol, $MgCl_2$ und Glyzinpuffer untersucht. Bei Konzentrationen unter 1 μg/ml wirkte Actinomycin D kaum auf die DNS-Synthese; bei einer Konzentration des Antibiotikums von ungefähr 30 μg/ml wurde dagegen die DNS-Synthese um 80% gehemmt. Das zeigt, daß auch die DNS-Synthese durch Actinomycine gehemmt wird, jedoch erst bei hohen Konzentrationen des Antibiotikums [54].

Ähnliche Resultate wurden in einer anderen Arbeit erhalten, in der ein Reaktionsgemisch aus DNS-Polymerase, DNS-Matrize aus Kälberthymus, dATP, dGTP, dTTP, ^{32}P-markiertes dZTP, $MgCl_2$, Merkaptoäthanol und Trispuffer enthalten waren. Actinomycin D unterdrückte in einer Konzentration von 6 μM die Inkorporation von dZMP ungefähr zu 50%. Stellt man diese Ergebnisse den Angaben gegenüber, die in der gleichen Arbeit über die Wirkung von Actinomycin D auf die RNS-Synthese gemacht wurden, so fällt auf, daß sich die DNS-Synthese gegenüber dem Antibiotikum mindestens 10mal resistenter verhält als die RNS-Synthese [49][1].

Somit zeigen die Actinomycine bei ihrer Wirkung auf die für beide Enzyme gleichen Matrizen einen vorwiegenden Einfluß auf die Synthese der RNS.

Nach einer Reihe von Angaben wird die RNS in der kleinen DNS-Rinne synthetisiert [12]. Wenn man von den Vorstellungen Reichs ausgeht [31], so ist die Hemmung der RNS-Polymerase-Aktivität durch die Actinomycine eine Folge der direkten Konkurrenz um bestimmte Loci des DNS-Moleküls, denn sowohl das Enzym als auch das Antibiotikum sind in der kleinen Rinne des DNS-Moleküls lokalisiert. Das Vorhandensein von Glukoseresten in der großen Rinne der DNS einiger Phagen stört die Bindung der Actinomycine an die DNS nicht [12].

Was die DNS-Polymerase betrifft, so scheint die Hemmung ihrer Aktivität eine indirekte Folge der durch hohe Konzentrationen an Actinomycin veränderten physiko-chemischen Eigenschaften der DNS zu sein. Die Hemmung der RNS-Polymerase-Aktivität findet dagegen bei solchen Konzentrationen der Actinomycine statt, die noch nicht auf die thermische Stabilität der Matrizen wirken, während eine Unterdrückung der DNS-Polymeraseaktivität nur durch solche Antibiotikakonzentrationen verursacht wird, die ebenfalls den Schmelzpunkt der DNS erhöhen. Diese Konzentrationen inhibieren die Trennung der komplementären DNS-Stränge bei der Replikation [31][2].

[1] Nach „Klassifizierung und Nomenklatur der Fermente" — 2.7.7.7. Desoxynukleosidtriphosphat; DNS Desoxynukleotidyltransferase.

[2] Außer der oben angeführten direkten Hemmwirkung hoher Actinomycinkonzentrationen, die gleichzeitig die physiko-chemischen Eigenschaften der Matrize verändern, kann dieser Prozeß durch die Actinomycine in einem bestimmten Stadium des Zellzyklus durch in-

Es ist möglich, daß die selektive Wirkung der Actinomycine auf die RNS-Polymerase durch die Anwesenheit von Peptidgruppen in ihren Molekülen verursacht wird. Die peptidfreien Proflavine, deren strukturelle Verwandtschaft mit dem Chromophor der Actinomycine klar ausgeprägt ist, unterdrücken nicht nur die Aktivität der RNS-Polymerase, sondern auch die der DNS-Polymerase, d. h., sie inhibieren die Enzymwirkung sowohl in der kleinen als auch in der großen Rinne der DNS [25].

Auf eine sehr komplizierte Weise gelang es zu zeigen, daß Actinomycin bereits die Bindung der RNS-Polymerase an die DNS unterdrückt. Infolgedessen verstärkt sich die Synthese des entsprechenden Polymers an der gleichzeitig im Reaktionsgemisch anwesenden Matrize DAT, mit der Actinomycin nicht reagieren kann [12][1]. Anscheinend können die Actinomycine nicht nur die Bindung des Enzyms mit der Matrize verhindern, sondern sie sind auch in der Lage, es von der Matrize zu verdrängen [12].

Es ist interessant, daß eine additive Wirkung von Histonen und Actinomycin D auf die RNS-Synthese in Hühnerfibroblastenkulturen und H. Ep.-2-Zellen von A. G. Bukrinskaja und Mitarbeitern [62, 63] festgestellt wurde. Da die Histone parallel der großen Rinne der DNS gelagert sind, weisen diese Ergebnisse indirekt auf eine andersgeartete Lokalisierung der Actinomycinmoleküle hin. Das würde mit der oben angeführten Vorstellung Reichs über dle Bindung des Actinomycins D gut übereinstimmen. Die Frage ist aber möglicherweise komplizierter, da wie einige Autoren zeigen konnten, Histon-DNS-Komplexe für Actinomycine weniger zugänglich sind als die freie DNS [64, 65].

Actinomycine und die Synthese verschiedener RNS-Typen. Der Einfluß der Actinomycine auf die Synthese der ribosomalen RNS und ihr Transport aus dem Kern ins Zytoplasma

Bei hoher Actinomycinkonzentration in mikrobiellen und tierischen Zellen hört die Synthese aller RNS-Arten auf. Das wurde bereits in den ersten Arbeiten auf diesem Gebiet gezeigt. Wiederholt wurde darauf hingewiesen, daß sich die Hemmung der Messenger-RNS-Synthese am schnellsten auf den Zellstoffwechsel auswirken muß, da die mRNS im Vergleich zu anderen RNS-Typen die kürzeste Lebensdauer besitzt. Das bedeutet jedoch nicht, daß die Synthese der Messenger-RNS selbst am empfindlichsten gegen Actinomycine ist.

direkte Beeinflussung gehemmt werden, da anscheinend für den Beginn (jedoch nicht für die Fortsetzung) der DNS-Synthese während des Zellzyklus die RNS-Synthese notwendig ist. Entsprechende Ergebnisse wurden in Versuchen an tierischen Zellen erhalten, bei denen Actinomycin D in vivo verabreicht wurde [58—60]. Als eine Erklärung wurde angeführt, daß der Komplex DNS-Actinomycin äußerst empfindlich gegen DNasen ist [59].

[1] Wie Versuche mit „DNS-RNS-Hybriden“, die sich in Sarkomzellen 180 bilden, zeigten, wirkt Actinomycin D nicht auf die Abtrennung der P^{32}-markierten RNS von ihrer DNS-Matrize [61].

1963 berichteten M. I. LERMAN, V. L. MANTJEVA und G. P. GEORGIEV, daß durch Actinomycine am stärksten die Synthese der ribosomalen RNS unterdrückt wird, da die DNS-Cistrons in diesem Fall mehr Desoxyguanylsäure enthalten als die Matrizen für die Messenger-RNS [66]. Dieser Befund über die ausdrückliche Hemmung der Synthese hochmolekularer, G-Z-reicher RNS durch Actinomycine wurde in einer Reihe anderer Arbeiten bestätigt [67—72]. Bei Actinomycinkonzentrationen, die die DNS-Matrizen nicht völlig sättigen, muß eine vorwiegende Hemmung der Synthese hochmolekularer ribosomaler RNS-Präcurser erwartet werden.

Infolge der relativ hohen Stabilität der Messenger-RNS in tierischen Zellen im Vergleich zu Mikroben-Zellen ist es leichter, die selektive Hemmung der Synthese der ribosomalen RNS durch geringe Actinomycinkonzentrationen an tierischen Zellen zu untersuchen. Eine überwiegende Synthese von Messenger-RNS („DNS-ähnlicher RNS") beobachteten GEORGIEV, SAMARINA, LERMAN u. a. bei der Einwirkung von Aurantin und Actinomycin D auf Ehrlich-Karzinomzellen und Rattenleberzellen in vivo [73]. O. P. SAMARINA benutzte die selektive Hemmwirkung geringer Aurantinkonzentrationen auf die Synthese ribosomaler RNS zum Nachweis der Messenger-RNS, deren Synthese hierbei nicht gehemmt wird, in verschiedenen Fraktionen der Tierzelle [74]. Über die Möglichkeit, verschiedene Actinomycinkonzentrationen zur Anreicherung der einen oder anderen RNS-Fraktion in tierischen Zellen zu benutzen, berichteten eine Anzahl von Autoren [75—77]. Es ist jedoch nicht völlig geklärt, inwieweit solche Fraktionen gleichzeitig auftreten, und in welchem Maße sie der üblichen Einteilung der RNS ihren Funktionen entsprechend nachkommen.

Heute gibt es nun eine große Anzahl von Mitteilungen, in denen Actinomycine (vorwiegend Actinomycin D) sowohl zur Erforschung der Synthese ribosomaler RNS und der Umwandlung ihrer Vorläufer verwendet wurden, als auch zur Untersuchung des Transportes der ribosomalen RNS aus dem Kern ins Zytoplasma. Die meisten dieser Arbeiten über diese sehr wichtige Forschungsrichtung haben nur eine indirekte Beziehung zur Erforschung des Mechanismus derActinomycinwirkung, da in ihnen nur die durch Actinomycine verursachten sekundären Störungen des Zellmetabolismus untersucht wurden, wenngleich auch nicht so entfernte Veränderungen wie Störungen der Eiweißsynthese.

In einigen Arbeiten [78, 79] wird gezeigt, daß Actinomycin D den Transport der ribosomalen RNS-Vorläufer und der Ribosomen aus dem Kern der Tierzelle in das Zytoplasma hemmt. Die Eigenschaft von Actinomycin D, den Transport der schon formierten ribosomalen RNS-Vorläufer oder der intakten Ribosomen aus dem Kern ins Zytoplasma bei HeLa-Zellen zu hemmen, wird als Beweis für die Beteiligung von neu synthetisierter RNS an diesem Transport angesehen, deren Auftreten durch das Antibiotikum verhindert wird [80].

Unter dem Einfluß von Aurantin oder Actinomycin 2703 verwandelte sich in Ehrlich-Ascitestumorzellen ein Teil der schweren ribosomalen Vorläufer in eine ribosomale RNS mit anderer Sedimentationscharakteristik und ein anderer Teil zerfiel [81]. In einigen Arbeiten wird die Aufmerksamkeit auf die Differenz

zwischen „schnell markierbarer RNS“ und Messenger-RNS gelenkt [81, 82]; es wurde festgestellt, daß auch einige Arten der ribosomalen RNS-Vorläufer instabil sind.
Die Faktoren, die die Umwandlung und den intrazellulären Transport der schon gebildeten ribosomalen RNS-Vorläufer unter Bedingungen eines Actinomycinblocks bestimmen, sind unzureichend untersucht. Wie in einer der grundlegenden Arbeiten auf dem Gebiet der RNS-Synthese und RNS-Verteilung in der Tierzelle belegt wird [81], können die Unvollständigkeit der Aussagen und eine Reihe von Widersprüchen bezüglich des Transports der ribosomalen RNS aus dem Kern der tierischen Zelle in das Zytoplasma dadurch verursacht sein, daß die Wirkung der Actinomycine vom Versuchsobjekt abhängt.

Einfluß der Actinomycine auf die Synthese der Messenger-RNS und auf den Zustand der Polyribosomen

Wenn man vom Molekulargewicht ausgeht, so müßte die Synthese der Messenger-RNS weniger empfindlich gegen geringe Actinomycinkonzentrationen sein, als die Synthese der ribosomalen RNS. Andererseits muß im Fall der mikrobiellen Zellen, die nur über kurzlebige Messenger-RNS verfügen, der Kontakt mit Actinomycinen zu ihrem schnellen Verschwinden führen. Tatsächlich zerfällt bei der Einwirkung von Actinomycin D auf *B. megaterium* innerhalb von einer Minute 50% der schnell markierbaren RNS [83][1].
Auf Grund von Versuchen mit „Actinomycin S“ und *Bacillus subtilis* als Versuchsobjekt kamen Yamada und Kawamata [81] zur Schlußfolgerung, daß die Actinomycine vorwiegend die Synthese der Messenger-RNS-Moleküle hemmen, die das höchste Molekulargewicht besitzen. Differenzen in den Syntheseraten verschiedener RNS-Moleküle konnten auch durch die Ergebnisse einer anderen Arbeit nachgewiesen werden [85].
Interessant sind auch Versuche, die in zellfreien Systemen mit RNS-Polymerase und einer T7-Phagen-DNS als Matrize durchgeführt wurden. Innerhalb von 10 Minuten wurden unter bestimmten Bedingungen an einem DNS-Molekül 50 RNS-Moleküle synthetisiert. 0,4 Nanomol Actinomycin D bewirkten eine starke Hemmung der RNS-Synthese von 13,5 μg RNS/ml in der Kontrolle auf 1,5 μg/ml, wobei nicht die Anzahl der synthetisierten Moleküle, sondern ihr Molekulargewicht vermindert war. Anstelle von 20—30 S RNS wurde vorwiegend 7 S RNS [86] zwischen den Bindungsstellen des Antibiotikums synthetisiert.
Es wurde über eine Anreicherung von GTP und GDP in den Zellen von *B. subtilis* berichtet. Diese Anreicherung kann aber sowohl durch den Zerfall der Messenger-RNS als auch durch die Hemmung der Biosynthese guaninreicher RNS verursacht sein [87].

[1] Es ist möglich, daß diese teilweise durch den Zerfall des ribosomalen RNS-Vorläufers bedingt ist.

Nach Ansicht einiger Autoren ist der Zerfall der Messenger-RNS in Anwesenheit von Actinomycinen ein natürlicher Prozeß, der nicht durch die Antibiotika induziert, sondern nur sichtbar gemacht wird, da sie die Neusynthese dieser RNS, unterdrücken [88—90]. Die Rolle der RNase bei dem in Gegenwart von Actinomycin D erfolgenden Zerfall der Messenger-RNS wird diskutiert [91].
Trotzdem kann die Möglichkeit einer gewebsabhängigen Verstärkung des Zerfalls der Messenger-RNS durch Actinomycine nicht gänzlich ausgeschlossen werden [92]. Die Unklarheit in dieser Frage wird auch dadurch unterstrichen, daß Actinomycin D, indem es die Messenger-RNS-Synthese unterbindet, eine Stabilitätserhöhung der bereits vorhandenen Messenger-RNS bewirken sollte, die auf Grund der Zellautoregulation zu erwarten wäre. Diese Vorstellung wurde aber im weiteren nicht mehr berücksichtigt.
Die Unterdrückung der Messenger-RNS-Synthese und die Abnahme ihrer Menge infolge des natürlichen Zerfalls müssen direkt die polyribosomale Zellfraktion beeinflussen, während, wie zu erwarten war, Actinomycin in zellfreien Systemen nicht auf die Polyribosomen wirkt [83]. In Zellen von *B. megaterium* fällt dagegen der Polyribosomengehalt nach 3,5 Minuten Kontakt mit Actinomycin D um 50% [83], was vergleichbar mit der Halbwertzeit der Messenger-RNS ist.
Der Zerfall der Polyribosomen wurde auch in Versuchen an Eukaryontenzellen beobachtet: Actinomycin-D-Applikationen führten bei Ratten und Kaninchen zu einer Abnahme der Polyribosomen sowohl in Retikulozyten und in Leberzellen [94, 95] wie auch in HeLa-Zellen [96]. Nach einstündiger Behandlung mit 10 µg/ml Actinomycin D verminderte sich in den dispergierten Rattenleberzellen die Menge der 340 S-, 275 S- und 225 S-Polyribosomen, während die Menge an 80 S-Monomeren entsprechend anstieg [97]. In einer anderen Arbeit wird angegeben, daß außer dem Verschwinden der Polyribosomen unter dem Einfluß von Actinomycin D in den Zellen der Rattenleber ein Zerfall der Monomeren stattfindet. Nach dem Zerfall werden nur 54 S-Partikel und keine 30 S Untereinheiten gefunden [98]. Nach Meinung der meisten Autoren findet jedoch ein Zerfall der Monomeren in Anwesenheit von Actinomycinen nicht statt. Ein Beweis hierfür ist, daß sie zusammen mit der Virus-RNS als Messenger Virusproteine in der infizierten Zelle synthetisieren (s. Kapitel „Actinomycine und Viren").
Von Interesse sind Ergebnisse, die bei intraperitonealer Verabreichung von Actinomycin D (200 µg 100 g) an Mäuse mit Adenokarzinom der Milchdrüse (H 2712) erhalten wurden. Die Polyribosomen der Tumorzellen verminderten sich nach 2 Stunden um 20%, nach 4 Stunden um 43—70% und nach 12 Stunden um 90%. Eine Abnahme der Eiweißsynthese wurde jedoch nach 2 Stunden noch nicht beobachtet, nach 4 Stunden wurde ein Rückgang um 12% und nach 12 Stunden um 80% beobachtet. Nach Meinung der Autoren ist die nicht völlige Parallelität zwischen der Menge der zerfallenden Polyribosomen und dem Grad der Unterdrückung der Eiweißsynthese auf eine Zunahme der Translationsgeschwindigkeit der im Überschuß vorhandenen Ribosomen längs der defizienten Messenger-RNS-Moleküle zurückzuführen, was die relativ langsame Verminderung der Eiweißsynthese erklären würde [99].

Zum Schluß soll darauf hingewiesen werden, daß nach der Meinung einer Autorengruppe [100] die Abnahme der Polyribosomenfraktion in Gegenwart von Actinomycinen teilweise auf den größeren Zerfall der Polyribosomen während der Isolierung im Vergleich zur Kontrolle zurückzuführen ist. Trotzdem wird die Vorstellung, daß die Abnahme der Polyribosomen in den Zellen nach Kontakt mit Actinomycinen ein Artefakt ist, in den meisten Arbeiten abgelehnt.

Actinomycine und sRNS

Geht man von dem relativ geringen Molekulargewicht der sRNS aus, so war zu erwarten, daß bei geringen, die Matrize nicht vollständig sättigenden Actinomycinkonzentrationen die Synthese dieses RNS-Typs nur schwach gehemmt wird, wie auch eine Reihe von Arbeiten [101—104] bestätigen[1]. Bei hohen, die Matrize sättigenden Antibiotikakonzentrationen wird dagegen auch die Synthese der sRNS gehemmt [106]. Die Markierung der inneren Nukleotide der sRNS aus Rattenleberzellen wurde durch hohe Antibiotikakonzentrationen um 2 Größenordnungen stärker unterdrückt als die des terminalen Endes (CCA). Das entspricht durchaus früheren Untersuchungen, in denen gezeigt wurde, daß der Stoffwechsel der terminalen Nukleotide gegen Actinomycin D unempfindlich ist [107—109].
Es soll noch auf eine ganze Reihe anderer Arbeiten hingewiesen werden, die die verschiedensten Aspekte des Actinomycineinflusses auf Synthese und Umwandlung einzelner Arten der RNS in mikrobiellen, pflanzlichen und tierischen Zellen behandeln [119—129].
Trotz der zahlreichen Untersuchungen, die bei weitem nicht alle hier angeführt sind, bleiben viele Fragen nach wie vor unklar. So muß zum Beispiel durch vergleichende Untersuchungen an verschiedenen Versuchsobjekten, wie Mikroorganismen, normalen Tiergeweben und Tumorzellen, die Frage geklärt werden, wie die Eigenschaft der Actinomycine einesteils eine Zunahme der Messenger-RNS in den Zellen hervorzurufen und andererseits die Anzahl der Ribosomen in den Zellen zu vermindern, zu vereinbaren sind. Eine wichtige Rolle spielen hierbei vermutlich die verwendete Antibiotikakonzentration, die Artspezifität der Zelle, ihr physiologischer Zustand usw. Der Einfluß dieser Faktoren wurde jedoch noch nicht eingehend genug untersucht.

Actinomycin D und die Austauschreaktion zwischen dem terminalen Pyrophosphat der Nukleosidtriphosphate und freiem Pyrophosphat

Da die RNS-Polymerase sowohl die RNS-Synthese als auch den Austausch zwischen anorganischen Pyrophosphat und dem Pyrophosphat der Nukleosidtriphosphate katalysiert, wurde der Einfluß von Actinomycin auch auf diese Re-

[1] 1967 wurde Actinomycin D zur Untersuchung der Eigenschaften der vor kurzem entdeckten 5 S RNS verwendet, die sich in ihrer Funktion von der Transport-RNS unterscheidet. Ihre Bildung war wenig empfindlich gegen Actinomycine [105].

aktion untersucht. Ihre Empfindlichkeit gegen das Antibiotikum erwies sich jedoch als nicht sehr hoch [49]. Eine relativ schwache Wirkung von Actinomycin D auf den Austausch des Pyrophosphats wurde auch in einer anderen Arbeit beobachtet, in der eine RNS-Polymerase aus *E. coli* und verschiedene DNS-Präparationen als Matrize Verwendung fanden [139]. Auch hier spielte die Zusammensetzung der DNS eine Rolle. Bei Vermehrung einer DNS aus Kalbsthymus wurde die Austauschreaktion durch 50 und 100 µg/ml Actinomycin nur teilweise unterdrückt, während dieselbe Reaktion mit einer DNS aus *M. lysodeikticus* vollständig gehemmt wurde. Die Verwendung von DAT als Matrize führte dazu, daß die Austauschreaktion gegen Actinomycine völlig unempfindlich wurde. Nach Meinung der Autoren dieser Untersuchungen beruht die schwache Wirkung des Antibiotikums auf diese Reaktion im Vergleich zur RNS-Synthese darauf, daß bei der Bindung des Actinomycins an die DNS beachtliche Teile der Nukleinsäure frei bleiben.

Actinomycine und die Eiweißsynthese in mikrobiellen und tierischen Zellen

Noch vor zehn Jahren wurde gezeigt, daß Actinomycin, wenn es auf eine Kultur grampositiver Mikroorganismen einwirkt, nicht nur sehr schnell die RNS-, sondern auch die Eiweißsynthese unterbindet [131—135].
Bald konnte nachgewiesen werden, daß Actinomycin keinen direkten Einfluß auf die Eiweißsynthese ausübt, und daß die schnelle Hemmung der Eiweißsynthese hauptsächlich auf die Labilität der Messenger-RNS in mikrobiellen Zellen zurückzuführen ist, insbesondere wenn sie sich in der logarithmischen Wachstumsphase befinden.
Andererseits konnte durch Chloromycetin, Erythromycetin oder Oxytetracyclin die Eiweißsynthese in sich vermehrende Zellen von *S. aureus* 209 P gehemmt werden, während die von ihr getrennte RNS-Synthese ihre hohe Empfindlichkeit gegen Aurantin behielt [136]. In Anwesenheit der Eiweißsyntheseinhibitoren wurden praktisch keine Unterschiede in der Hemmung der Eiweiß- und RNS-Synthese durch Aurantin (3 µg/ml) in den sich in Fleisch-Pepton-Lösung vermehrenden Zellen von *S. aureus* 209 P gefunden, da der Zeitraum zwischen den Probenentnahmen 15 Minuten betrug bedingt durch die Methodik. Es wurde jedoch festgestellt, daß der Eiweißgehalt pro 1 ml Kultur im Laufe von eineinhalb Stunden praktisch gleich blieb, er stieg nur um einige Prozent, während der RNS-Gehalt um 20—30% sank und der DNS-Gehalt während dieser Zeit bis auf 125% anstieg [135]. Lenintal und Mitarbeiter [137] konnten eine kleine Differenz in der Beeinflussungsgeschwindigkeit der RNS- und Eiweißsynthese durch Actinomycine in sich vermehrenden Mikrobenzellen (*B. subtilis*) feststellen, indem sie markierte Präcurser benutzten. G. F. Gauze und A. V. Lajko beobachteten bei Actinomycin C im Vergleich zum Ausgangsstamm einen etwas größeren Unterschied im Grad der RNS- und Eiweißsynthesehemmung [138].
Wie zu erwarten war, zeigte sich die direkte Wirkung der Actinomycine auf die

RNS- und die indirekte auf die Eiweißsynthese sehr viel klarer in normalen Zellen und in Tumorzellen tierischen Ursprungs, da hier die Messenger-RNS stabiler als in mikrobiellen Zellen ist [139—144].

Ausgehend von der ungleichen Lebensdauer der verschiedenen Messenger-RNS-Moleküle kann man schlußfolgern, daß die Empfindlichkeit der Synthese verschiedener Eiweiße gegen Actinomycine unterschiedlich sein muß. Man muß auch die Möglichkeit berücksichtigen, daß an einzelnen Teilen der DNS, die kein Actinomycin binden, auch Messenger-RNS für einige Eiweiße synthetisiert werden kann. Die Hemmung der Synthese anderer Eiweiße kann die Metabolitenreserve der Zelle erhöhen und auch auf andere Art die Synthese solcher Eiweiße stimulieren, die gegen Actinomycine unempfindlich sind.

I. B. Zbarskij und G. F. Gauze [145] berichteten 1964 über Unterschiede in der Syntheserate verschiedener Eiweiße in Ehrlich-Aziteskarzinomzellen bei Actinomycin-Behandlung. In die Ascitesflüssigkeit von Mäusen wurden bis zu 20 μg/ml Antibiotikum gegeben, worauf die Inkorporation markierter Aminosäuren in Zytoplasmaeiweiß nicht unterdrückt wurde, während die Inkorporation in Chromosomeneiweiß unter dem Einfluß von Actinomycin D unterdrückt und die Inkorporation in die Nukleoluseiweiße stimuliert wurden. Nach S. V. Petraškajte unterdrückte Actinomycin 2703 die Eiweißsynthese in der Mikrosomen- und Ribosomenfraktion von Rattenleberzellen und stimulierte sie etwas in den Mitochondrien [146]. Über die unterschiedliche Hemmung der Synthese verschiedener Eiweiße der seidesezernierenden Drüse der Seidenraupe unter dem Einfluß von Actinomycin 2703 berichteten G. P. Ramenskaja und N. V. Gončarova [147]. Eine unterschiedliche Empfindlichkeit der Eiweißsynthese analoger subzellulärer Fraktionen dreier menschlicher Tumorzellinien gegen Actinomycin wurde gleichfalls beobachtet (Chang, HLS_2 und HFS_9) [148][1].

Nach V. I. Mazurov und V. N. Orechovič [150] führt eine 15 bzw. 30 minutenlange Inkubation kleiner Actinomycin-D-Mengen in ossifizierendem Knorpelgewebe von Hühnerembryonen zu einer signifikanten Zunahme der Inkorporation von 3,4-^{3}H-Prolin in Kollagen. Die stimulierende Wirkung des Antibiotikums zeigt sich nur dann, wenn die Kollagensynthese noch nicht ihr Maximum erreicht hat, d. h. am Anfang der Inkubation. Bei hohen Actinomycin-D-Konzentrationen und langer Inkubation wird die Kollagensynthese gehemmt. Nach Ansicht der Autoren beruht die stimulierende Wirkung dieser nicht alle Akzeptorenstellen der DNS sättigenden Actinomycinkonzentrationen auf der Unterdrückung der Synthese eines Stoffes, der Repressor-Funktionen ausübt. Gleichzeitig zeigte Mazurov, daß die Messenger-RNS sehr viel stabiler ist als die Matrizen anderer prolinhaltiger Eiweiße des Knorpelgewebes von Hühnerembryonen

[1] Die Actinomycine wirken auf die Eiweißsynthese der Mitochondrien schwach. Ob das mit der Stabilität der Messenger-RNS zusammenhängt ist nicht klar. Es wurde berichtet, daß Actinomycin D fast gar nicht auf die Inkorporation von ^{14}C UTP in die RNS von intakten Rattenleber-Mitochondrien wirkt. Die Behandlung mit Digitonin führte zu einer starken Aktivitätserhöhung des Antibiotikums und die Inkorporation wurde zu 93% unterdrückt.

[151]. In Mäusefibroblasten konnte dagegen keine erhöhte Stabilität der Messenger-RNS für Kollagen beobachtet werden [152].
Aurantin und Actinomycin D wirkten in Konzentrationen von 10 μg/ml nicht auf die Hämoglobinsynthese in Knochenmarksuspensionen von Kaninchen, während die Synthese „leukozytärer Eiweiße" um 30–50% unterdrückt wurde [153].
Einige Arbeiten beschäftigen sich mit dem Einfluß von Actinomycin D auf die Eiweißsynthese in einem so speziellen Objekt, wie der Augenlinse. Während die Synthese der α-, β- und γ-Kristalline der Kälberaugenlinse in der Epithelzelle relativ empfindlich gegen Actinomycin D ist, stieg nach der Umwandlung in spezialisierte, sich nicht mehr teilende Zellen die Stabilität der Messenger-RNS, und die Eiweißsynthese wurde gegen das Antibiotikum unempfindlich [154–156]. Nach einigen Angaben ist in den spezialisierten Zellen die Stabilität der Matrizen für die Synthese solcher Eiweiße wie Globin, Keratin, Kristalline usw. höher als die Stabilität der Matrizen für die Eiweißsynthese in Zellen, die noch die Fähigkeit besitzen, sich zu teilen. In den letzten Jahren wurden die unterschiedlichsten spezialisierten Zellen als Versuchsobjekt für die Actinomycinwirkung verwendet [157]. Es wurde festgestellt, daß die Stabilität der Matrizen für die Eiweißsynthese in Lymphozyten und entsprechend auch die Actinomycinaktivität von der Lagerungsdauer der Zellsuspension abhängt [158]. Beachtliche Variationen in der Stabilität der Messenger-RNS, die sich in der Beeinflußbarkeit der Eiweißsynthese durch „Actinomycin D" ausdrücken, wurden in der Metamorphoseperiode beobachtet (*Tenebrio molitor* L.) [159, 160].
Stabilitätsdifferenzen der Messenger-RNS für verschiedene Enzymeiweiße (z. B. β-Galaktosidase, alkalische Phosphatase u. a.) wurden auch in Versuchen an Mikrobenzellen, wie zum Beispiel an *E. coli*, die sich in Kontakt mit „Actinomycin C" befanden, beobachtet. Die Zellen wurden vorher mit EDTA behandelt, um das Eindringen der Actinomycine in die Zellen zu erhöhen [160a].
Es ist auch möglich, daß sich die Stabilität der Matrizen für die Eiweißsynthese bei Übertragung der Mikrobenzellen auf einen reicheren oder ärmeren Nährboden ändert, und dadurch die Aktivität der Actinomycine als Inhibitor der Eiweißsynthese verändert wird [161].
Von wesentlichem Interesse sind Befunde, die die Stimulierung der RNase-Synthese in Zellen von *B. subtilis* unter dem Einfluß geringer Actinomycin-D-Konzentrationen (etwa 1 μg/ml) betreffen. Die Synthese einiger Enzyme, z. B. α-Amylase, ist hierbei gehemmt. Es ist jedoch möglich, daß die Messenger-RNS für das relativ kleine RNase-Molekül (Molekulargewicht 13000) an einem Cistron synthetisiert wird, das bei unvollständiger Sättigung der DNS mit Actinomycin funktionsfähig bleibt. Andererseits führt die Hemmung der Synthese anderer Eiweiße zu einem erhöhten Aminosäurepool der Zelle und stimuliert damit die Synthese einiger weniger Eiweiße, deren Messengersynthese von dem Antibiotikum nicht betroffen ist. Es ist jedoch auch möglich, daß Actinomycin D die Bildung des RNase-Repressors hemmt [162–163]. Auch andere Autoren beobachteten eine Stimulierung der RNase-Synthese in Zellen von *B. subtilis*

in Anwesenheit niedriger Actinomycinkonzentrationen. Es besteht die Annahme, daß die Cistrons der DNS, deren Transkription gegen Actinomycine wenig empfindlich sind, zwar Guaninreste enthalten, jedoch über keine „Stellen starker Actinomycinbindung" verfügen. Bei erhöhten Actinomycinkonzentrationen werden sowohl die Stellen mit „starker" als auch die mit „schwacher" Bindung gesättigt und die Stimulierung wandelt sich in eine Hemmung um[1].

Über die de novo Purinsynthese und die Nukleotidbildung in Anwesenheit von Actinomycinen

In einer Mitteilung wird berichtet, daß Actinomycin D, außer der RNS-Synthese, in den Zellen von *Lactobacillus teichmannii* und auch in Tumorzellen die Inkorporation von ^{14}C aus markiertem Formiat in DNS-Purine und sehr viel stärker in RNS-Purine unterdrückt. Die Nukleotidsynthese aus zugefügten Purinen unterdrückte das Antibiotikum nicht. Die Autoren der Arbeit weisen darauf hin, daß die Hemmung der Purinsynthese nicht der hauptsächliche Wirkungsweg der Actinomycine ist, sondern der Hauptgrund der antibiotischen Wirkung in der Hemmung der RNS-Synthese liegt [7]. Obwohl Actinomycin D die Inkorporation von 8-^{14}C-Guanin und 2-^{14}C-Urazil in Ehrlich-Ascitestumorzellen verhinderte, zeigte die Analyse der säurelöslichen Zellfraktionen, daß das Antibiotikum keine Wirkung auf die Nukleotidbildung aus Guanin und Urazil ausübt, das heißt, daß seine Aktivität direkt mit der Wirkung auf die RNS-Synthese zusammenhängt. Infolge der Hemmung dieses Prozesses vergrößerte sich die Menge an freien markierten Nukleotiden in Anwesenheit von Actinomycin beachtlich [16].
Es muß auch berücksichtigt werden, daß bei der Einwirkung von Actinomycinen die Spaltprodukte der Messenger-RNS nicht erneut in Polyribonukleotide eingebaut werden und die Bestimmung der Herkunft der säurelöslichen Komponenten daher schwer ist.
1967 wurden Angaben über die Hemmung der Phosphorylierung des Uridins in einschichtigen Hühnerembryo-Zellkulturen veröffentlicht [170]. Es wird darauf hingewiesen, daß infolge der Hemmung der RNS-Synthese ein Konzentrationsanstieg an freien Nukleotiden zu einer Schwächung der Phosphorylierung der in die Zelle eindringenden Nukleotide führen muß. Andersartige Ergebnisse wurden in Versuchen an Kaninchenerythrozyten und -retikulozyten gefunden. Hier zeigt Actinomycin D keinen Einfluß auf die Guaninnukleotidsynthese [171].
Zusammenfassend kann gesagt werden, daß trotz der unterschiedlichen Schluß-

[1] Nach Ansicht einiger Autoren [100, 167, 168] kann die indirekte Hemmung der Eiweißsynthese durch Actinomycin nicht nur dadurch hervorgerufen werden, daß die Bildung verschiedener Arten der RNS unterbunden ist, sondern es können auch sekundäre Störungen der Membranfunktion, Inaktivierung einiger Enzymeiweiße u. a. in Frage kommen. 1967 wurden Ergebnisse über die Hemmung des Aminosäuretransportes in Zellen von *Streptococcus faecalis* [169] durch Actinomycin D publiziert, jedoch bezweifeln die Autoren, daß es sich hierbei um eine direkte Wirkung des Antiotikums auf diesen Prozeß handelt.

folgerungen einzelner Arbeiten sich alle Verfasser darüber einig sind, daß die durch die Actinomycine verursachten Störungen im Pool der freien Basen, Nukleoside und Nukleotide nicht der Grund für ihre antibiotische Wirksamkeit sind.

Actinomycine und energiespendende Reaktionen

Actinomycin führte zu keiner Hemmung der Glukose- und Pyruvatoxydation in Zellen von *B. subtilis* und wirkte gleichfalls nicht auf die Maltose- und Arabinoseoxydation in an Zucker adaptierten Zellen von *B. subtilis* [131]. Obwohl durch Konzentrationen von 0,25—0,75 μg/ml Actinomycin D das Wachstum von *S. aureus* Duncan unterbunden wird, wurde in ruhenden Zellen dieses Stammes nicht einmal durch 100 μg/ml Antibiotikum die Atmung und Glykolyse unterdrückt [9]. In Versuchen mit Yoshida-Sarkom an Ratten konnte keine wesentliche Beeinflussung der Glykolyse durch Actinomycin D beobachtet werden, selbst wenn Konzentrationen angewendet wurden, die die zur Wachstumshemmung notwendigen Mengen um das Tausendfache überstiegen [172]. In einer Arbeit wird jedoch mitgeteilt, daß Actinomycine ohne die Atmung zu hemmen, in Zellen von *Candida albicans* [173] und Ehrlich-Asciteskrebs [174] die anaerobe Kohlenhydratspaltung hemmen können. Diese Untersuchungsrichtungen wurden aber nicht weiter fortgesetzt. Eine Atmungshemmung durch Actinomycin für das eine genaue Benennung des Präparates nicht vorliegt, wurde bei *E. coli* unter speziellen Versuchsbedingungen beobachtet [175]; die Zellen wurden in einem stickstoffhaltigem Medium suspendiert, wodurch die Synthese hochmolekularer Verbindungen gegeben war, jedoch mußte dieses in Anwesenheit des Antibiotikums zu Störungen ihres normalen Gleichgewichtes führen, was zu Veränderungen einiger Stoffwechselkriterien führen kann.
Spätere Arbeiten auf diesem Gebiet in den Jahren 1966 und 1967 ergaben auch keine Beweise für eine direkte Wirkung der Actinomycine auf die energiespendenden Reaktionen in der mikrobiellen und tierischen Zelle, wenn auch Beispiele für eine indirekte Wirkung von Actinomycin D auf verschiedene Enzyme des Kohlenhydratstoffwechsels existieren [176, 177]. Hingewiesen wurde auf eine Inhibierung von Atmung und Glykolyse durch Actinomycin D in leukämischen Leukozyten des Menschen, jedoch wurde auch hier die RNS-Synthese sehr viel stärker unterdrückt. Die Leukozytenatmung sank in diesen Versuchen auch bei der Kontrolle allmählich, so daß die Wirkung des Actinomycins nur zu einer Beschleunigung führte [178]. Davon ausgehend, daß Glukose die durch Actinomycin verursachte Hemmung der Eiweißsynthese in Sarkom-37-Asciteszellen verhindert, versuchte eine Autorengruppe eine andere „primäre" Wirkung des Actinomycins auf den Stoffwechsel, als die Hemmung der RNS-Biosynthese, zu finden. Wie aus den Titeln ihrer früheren und späteren Arbeiten [179, 180, 181] hervorgeht, gelang ihnen das nicht. Es konnte keine direkte Beeinflussung der Atmung und der oxydativen Phosphorylierung durch Actinomycin gefunden werden.

Eine Reihe indirekter Ergebnisse, wie zum Beispiel die Vermehrung von RNS-Viren in der Zelle unter dem Einfluß von Actinomycinen, weist darauf hin, daß unter besonderen Versuchsbedingungen eine Hemmung der energiespendenden Reaktionen beobachtet werden kann, dieses jedoch ein sekundärer Effekt ist.

Über die Ursachen der Resistenz von Mikroorganismen und tierischen Zellen gegen Actinomycine

Eine DNS, die aus gegen „Actinomycin S" [6] und Actinomycin D [182] resistenten Mutanten von *B. subtilis* isoliert wurde, band die entsprechenden Antibiotika im gleichen Grad, wie die aus den actinomycinempfindlichen Ausgangsstämmen erhaltene DNS. Andererseits war die Adsorption von ^{14}C-Actinomycin D durch einen resistenten Stamm von *B. subtilis* im Vergleich zur Adsorption durch die Zellen des Ausgangsstammes sehr stark herabgesetzt [182]. Dasselbe wurde in Versuchen mit *L. casei* beobachtet [183]. In den Zellprotoplasten actinomycinresistenter Mutanten von *B. subtilis* unterdrückte Actinomycin D die RNS-Synthese, während es keinen Einfluß auf intakte Zellen zeigte [184]. Die Ergebnisse weisen direkt auf eine Undurchlässigkeit der Zellwände für Actinomycine bei Mutanten grampositiver Bakterien hin. Die natürliche Resistenz gramnegativer Bakterien gegen Actinomycine ist gleichfalls durch die Eigenschaften der Zellwand bedingt. Die RNS-Synthese in zellfreien Präparaten aus *E. coli* wie auch die in Sphäroplasten erwies sich Actinomycin D gegenüber als empfindlich [185, 186]. Eine Beschädigung der Zellwände von *E. coli* durch Einwirkung von EDTA [187], Schall (10KC) [188], Einfrieren und Auftauen [189] führt zur Erhöhung der Empfindlichkeit gegen Actinomycin D.
Obwohl es Mitteilungen darüber gibt, daß die Enzymsysteme einiger Mikroorganismen die Actinomycine zerstören können und zur Bildung des biologisch inaktiven Actinomycinmonolaktons und der Actinomycinsäure führen [190—192], erlauben die besonderen Versuchsbedingungen und die geringe Anzahl der Arten, die über solche Enzyme verfügen, nicht, diese Erscheinung als häufige Ursache der Resistenz gegen Actinomycine anzusehen. Die meisten Fakten, die bei Gegenüberstellung der Eigenschaften der gegen Actinomycin empfindlichen und resistenten Mikroorganismen beobachtet werden, können ausgehend von der Vorstellung über die unterschiedliche Zellpermeabilität für Actinomycine[1] erklärt werden. Es ist interessant festzustellen, daß die Resistenz tierischer Zellen mit fehlender fester Zellwand z. B. bei einem resistenten HeLa-Stamm anscheinend nicht auf die Undurchlässigkeit der zytoplasmatischen Membran zurückzuführen ist, sondern auf die der Kernmembran [193].
Eine andere interessante Beobachtung betrifft den Actinomycinproduzenten *Streptomyces antibioticus*. Der Organismus ist Actinomycin-D-empfindlich, verliert aber diese Empfindlichkeit für die Zeit der Actinomycinsynthese, die am

[1] Die Synthese des Zellwandpolymers Murein bei *S. aureus* Duncan war gegen Actinomycin nicht empfindlich.

zweiten Kultivierungstag beginnt. Es ist bisher nicht bekannt, ob das auf eine Permeabilitätsveränderung der Myzelwände oder aber auf eine Stabilitätserhöhung der Messenger-RNS zurückzuführen ist [194].

Actinomycine und die Vermehrung von DNS- und RNS-Viren

Eine genaue Interpretation der außerordentlich zahlreichen Arbeiten, in denen Actinomycine zur Untersuchung des Mechanismus der Virusinfektionen verwendet wurden, erfordert eine spezielle Übersichtsarbeit. Weiter unten werden nur die hauptsächlichen Richtungen der entsprechenden Untersuchungen aufgezählt und Befunde angeführt, die vom Standpunkt der Charakteristik der Actinomycinwirkung selbst von Interesse sind.

Von der Vorstellung ausgehend, daß die Effektivität der Actinomycine von dem Charakter der Matrize bestimmt wird, auf der die Virusnukleinsäure synthetisiert wird, war zu erwarten, daß sich die DNS-Viren (und Phagen) bei Eindringen der Actinomycine in die Wirtszelle nicht vermehren werden, und die RNS-Viren gegen diese Antibiotika nicht empfindlich sind, da ihre RNS ohne Beteiligung der DNS reproduziert wird.

Tatsächlich zeigten Anfang der 60er Jahre Untersuchungen von Reich, Shatkin, Kingsbury [195—197], B. M. Ždanov und A. G. Bukrinskaja [198] und auch anderen Autoren, daß sich eine Reihe von RNS-Viren trotz der Anwesenheit von Actinomycin D und Aurantin vermehrten, während die Vermehrung der DNS-Viren gehemmt war. Heute werden die Actinomycine erfolgreich bei Bestimmungen des Nukleinsäuretyps des untersuchten Virus [199—204] und zur Trennung der RNS-Synthese der Zelle und der der Virus-RNS verwendet. Wie zum Beispiel G. A. Galegov und V. M. Ždanov zeigten, ermöglicht das die Beurteilung der Wirkung von Virostatika auf die so zum Vorschein gebrachte Synthese der Virus-RNS und die Bestimmung des Syntheseortes der Virus-RNS in der Zelle (Zytoplasma, Kern, Nukleolus) [206—208]. Die Unterdrückung der Messenger-RNS-Bildung in der Säugerzelle führt zur Zunahme der Anzahl der für die Virus-RNS „freien" Ribosomen, und in einer Reihe von Fällen beschleunigten die Actinomycine die Entwicklung von Virusinfektionen [209—213].

1966—1967 erschienen Mitteilungen, in denen gezeigt wurde, daß die vor kurzem entdeckten RNS-Viren mit „zweisträngiger" RNS in ihrer Entwicklung durch Actinomycine beeinflußt werden im Gegensatz zu solchen mit „einsträngiger" RNS. Während die einsträngige RNS direkt mit den Ribosomen der Wirtszelle reagieren kann, muß die zweisträngige RNS anscheinend vorher in die Einzelstränge umgewandelt werden; die Umwandlung geht unter Teilnahme der Zellenzyme vor sich, auf deren Bildung die Actinomycine indirekt einen Einfluß ausüben können. So erhöht Actinomycin D die Infektionsstärke der einsträngigen RNS des Poliovirus, schwächt jedoch die Infektionsstärke der zweisträngigen Poliovirus-RNS in HeLa-Zellen [214].

Andere Autoren fanden bei Untersuchungen der Eigenschaften der Reovirus-RNS, die eine Doppelspirale bildet, daß Actinomycin D direkt mit dieser reagiert, und ihre Verwendung als Matrize für die RNS- oder DNS-Synthese verhinderte [48]. Die Umwandlungen der Reovirus-RNS in der infizierten Zelle sind wenig untersucht und die unter Verwendung von Actinomycin D erhaltenen Versuchsresultate verschiedener Laboratorien stimmen oft nicht überein [48, 215—217]. Obwohl Actinomycin D, wie schon bemerkt wurde, nicht auf die Synthese einsträngiger Viren- und Phagen-RNS wirkt, kann es in gewissen Fällen das Erscheinen reifer Virusteilchen hemmen. Das ist vielleicht mit einer Wirkung auf die Synthese des coat-Proteins, das mit Hilfe des Eiweißsynthesesystems der Wirtszelle synthetisiert wird, zu erklären [219—222].

Was die Vermehrung der actinomycinempfindlichen DNS-Viren und -Phagen betrifft [223—227], so sollte hier auf die fehlende Wirkung der Actinomycine auf die Vermehrung des Phagen *Φ* 174, der eine einsträngige DNS besitzt [228], hingewiesen werden.

Actinomycine werden auch bei Untersuchungen des Synthesemechanismus enzymatischer Systeme eingesetzt, die durch Zellviren induziert werden [229—232]. Die Einsatzmöglichkeit dieser Antibiotika bei Untersuchungen der Entwicklung von Phageninfektionen vergrößerten sich in den letzten Jahren dadurch, daß die Behandlung von Zellen gramnegativer Bakterien (*E. coli*) mit EDTA, ohne die Lebensfähigkeit der Kultur zu schwächen, die Zellwände actinomycindurchlässig macht.

Verwendung der Actinomycine in der Laboratoriumspraxis zur Untersuchung biochemischer Prozesse

In der vorigen Ausgabe dieses Buches wurde bemerkt, daß es nur wenige Beispiele für die Anwendung von Actinomycinen in der Laboratoriumspraxis gibt und die Möglichkeiten der Actinomycinanwendung noch bei weitem nicht ausgeschöpft sind. In den letzten 3 Jahren wurden über sechshundert Arbeiten veröffentlicht, in denen die Autoren Actinomycine zur Untersuchung des Stoffwechsels der mikrobiellen, tierischen und pflanzlichen Zelle herangezogen haben sowie zur biochemischen Untersuchung von Virusinfektionen verwendeten. Einige von ihnen wurden bereits in den vorhergehenden Teilen behandelt, soweit sie für die Charakteristik nächstfolgender Störungen des Zellstoffwechsels nach Bindung der Actinomycine an die DNS von Interesse waren. In diesem Zusammenhang wird hier nicht auf Arbeiten eingegangen, in denen Actinomycine zur Untersuchung der Messenger-RNS-Stabilität für einzelne Eiweiße oder zur Charakterisierung der Messenger-RNS in spezialisierten Zellen verwendet wurden. Das Material dieses Teils weist nur auf die Vielseitigkeit der Probleme hin, die an den verschiedensten Objekten untersucht wurden, und kann natürlich nicht alle die Arbeiten umfassen, in denen Actinomycine angewendet wurden.

Die weitgehend abgeklärte Wirkung von Actinomycin D auf die RNS-Synthese verwandelten es in eine Art von Standard bei der Untersuchung der Wirkung neuer natürlicher oder synthetischer Stoffe auf die RNS-Synthese [233].

Actinomycin wurde zur Bestimmung des Bindungscharakters zwischen Ribosomen und der Membran des endoplasmatischen Retikulums [234] benutzt und zur Bestimmung des Stadiums der RNS-Synthese, bei dem die Methylierung der ribosomalen RNS stattfindet [235, 236]. In modernen Arbeiten, die der Enzyminduktion oder der Beeinflussung der Enzymsynthese durch die verschiedensten chemischen und physikalischen Faktoren gewidmet sind, wird Actinomycin D zur Lösung der Frage über die Abhängigkeit der beobachteten Erscheinung von der Messenger-RNS-Synthese benutzt. Von den hunderten ähnlicher Arbeiten werden hier nur einige angeführt [237—241]. Actinomycin D wird auch zur Untersuchung enzymatischer Systeme, die die durch UV-Strahlen bei Mikroorganismen hervorgerufenen DNS-Störungen beseitigen [242], verwendet.

Mit Hilfe der Actinomycine wird der Transformationsmechanismus von Mikroorganismen [243] und der Mechanismus der Bildung zyklischer Peptide durch Bazillen untersucht [244, 245].

Ein weiteres Gebiet der Actinomycinanwendung sind Untersuchungen biochemischer Prozesse, die die Grundlage für die Adaptation an Veränderungen der Umwelt bei einzelligen Mikroorganismen bilden [246, 247]. Actinomycine (vorwiegend Actinomycin D) werden vielfach bei Untersuchungen des biochemischen Mechanismus der Gewebedifferenzierung in Versuchen mit „klassischen" Tierobjekten [248—252], Myxamöben [253, 254], Algen [255, 256] und höheren Pflanzen [257] angewendet.

In den letzten Jahren erweitert sich die Anwendung von Actinomycin D bei der Festlegung des Wirkungsmechanismus von Auxinen und anderen für die pflanzliche Zelle biologisch aktiven Stoffen [258—263].

Die Untersuchung des biologischen Rhythmus ist ebenfalls ein Gebiet, in dem Actinomycine angewendet werden. Versuche in dieser Richtung wurden mit den Meeresdinoflagellaten *Gonyaulax polyedra*, die über rhythmische Eigenschaften der Bioluminiszenz und Photosynthese verfügen, und gleichfalls mit *Acetabularia mediterranea* (rhythmische Fähigkeit zur Photosynthese) durchgeführt. Die Verwendung von Actinomycin D erlaubte es, bestimmte Schlußfolgerungen über die biochemischen Prozesse zu ziehen, die den Rhythmus der „biologischen Uhr" bestimmen [264, 265].

Actinomycine fanden ihre Anwendung bei der Bearbeitung spezieller Aufgaben der Tierphysiologie, insbesondere der Reaktion von Organen auf erhöhte Belastung [266, 267], zur Untersuchung biochemischer Prozesse, die die Grundlage der Nerventätigkeit bilden [268, 269].

In den letzten Jahren wurde Actinomycin D zur Untersuchung des Mechanismus der Immunogenese [270—276] verwendet. Am Anfang des Kapitels wurde bereits bemerkt, daß Actinomycin D in der Klinik Verwendung als Immunsuppressor gefunden hat.

Literatur

[1] Šemjakin, M. N., Chochlov, A. S., Kolosov, M. N., Bergeljson, L. D., Antonov, V. K., Chemie der Antibiotika, Bd. II, 1961.

[2] Foley, G. E., Preliminary observations on the mechanism of action of actinomycin D in microbiologic systems. — Antibiotics Annual., 1955—1956, 432—346.

[3] Kersten, W., Kersten, H., Rauen, H. M., Action of nucleic acids on the inhibition of growth by actinomycin of *Neurospora crassa*. — Nature, 1960, **187**, N 4731, 60, 61.

[4] Rauen, H. M., Kersten, H., Kersten, W., Zur Wirkungsweise von Actinomycinen. — Hoppe-Seyler's Z. physiol. Chem., 1960, **321**, H. 2—6, 139—147.

[5] Kawamata, J., Imanishi, M., Interaction of actinomycin with deoxyribonucleic acid. — Nature, 1960, **187**, N 4734, 1112, 1113.

[6] Kawamata, J., Ismanishi, M., Mechanism of action of actinomycin, with special reference to its interaction with deoxyribonucleic acid. — Biken J., 1961, **4**, N 1, 13—24.

[7] Wheeler, G. P., Bennett, L. L. jr., Studies related to the mode of action of actinomycin D. — Biochem. Pharmacol., 1962, **11**, April—May, 353—370.

[8] Kersten, W., Interaction of actinomycin C with constituents of nucleic acids. — Biochim. et biophys. acta, 1961, **47**, N 3, 610, 611.

[9] Kirk, J. M., The mode of action of actinomycin D. — Biochim. et biophys. acta, 1960, **42**, N 1, 167—169.

[10] Kosaganov, Ju. N., Lazurkin, Ju. S., Sedimentationsmethode zur Untersuchung der Bindung von DNS an niedermolekulare Stoffe und einige Eiweiße. — Molekularbiologie, 1967, **1**, Nr. 1, 75—81.

[11] Liersch, M., Hartmann, G., Die Bindung von Proflavin und Actinomycin an Desoxyribonucleinsäure. I. Der Einfluß der Ionenstärke und des pH sowie die Wirkung von Harnstoff auf die Bindung. — Biochem. Zeitschrift, 1964, **340**, H. 4, 390—399.

[12] Goldberg, H., E. Reich., Actinomycin inhibition of RNA synthesis directed by DNA. — Federat. Proc., 1964, Pt. 1, 23, N 5, 958—964.

[13] Labouret, T., Pouyet, J., Fromageot, P., Note sur l'interaction entre actinomycine C_1 et DNA. — Bull. Soc. Chim. Biol., 1965, **47**, N 8—9, 1579—1590.

[14] Kersten, W., Kersten, H., Zur Wirkungsweise von Actinomycinen. III. Bindung von Actinomycin C an Nucleinsäuren und Nucleotide. — Hoppe-Seyler's Z. physiol. Chem., 1962, **330**, H. 1—3, 21—30.

[15] Harbers, E., Müller, W., Backmann, R., Untersuchungen zum Wirkungsmechanismus der Actinomycine. II. Versuche mit C^{14}-Actinomycin und Ehrlich-Ascites-Tumorzellen in vitro. — Biochem. Z. 1963, **337**, H. 2, 224—231.

[16] Harbers, E., Müller, W., On the inhibition of RNA synthesis by actinomycin. — Biochem. Biophys. Res. Commun., 1962, **7**, N 2, 107—110.

[17] Fraccaro, M., Mannini, A., Tiepolo, L., Albertini, A., Incorporation of tritium-labelled actinomycin in a human cell line. — Exp. Cell. Res., 1966, **43**, N 1, 136—147.

[18] Kawamata, J., Okudaira, M., Akamatsu, Y., Autoradiographic studies on the intracellular distribution of H^3-actinomycin S in TG cells. — Biken J., 1965, 8, N 3, 119 bis 127

[19] Dingsman, C. W., Sporn, M. B., Actinomycin D and hydrocortisone: intracellular binding in rat liver. — Science, 1965, **149**, N 3689, 1251—1254.

[20] Becker, F. F., Margolis, A. A., Troll, W., In vitro complex formation of actinomycin D and deoxyribonucleic acid. — Nature, 1966, **211**, N 5044, 84, 85.

[21] Hamilton, L. D., Fuller, W., Reich, E., X-ray diffraction and molecular model, building studies of the interaction of actinomycin with nucleic acids. — Nature, 1963 **198**, N 4880, 538—540.

[22] Goldberg, I. H., Rabinowitz, M., Reich, E., Basis of actinomycin action. I. DNA binding and inhibition of RNA-polymerase synthetic reactions by actinomycin. — Proc. Nat. Acad. Sci. USA, 1962, **48**, N 12, 2094—2101.

[23] Ostertag, W., Kersten, W., The action of proflavine and actinomycin D in causing chromatid breakage in human cells. — Exp. Cell. Res., 1966, **39**, N 1, 296—301.

[24] Cerami, A., Reich, E., Ward, D. C., Goldberg, I. H., The interaction of actinomycin with DNA: requirement for the 2-amino group of purines. — Proc. Nat. Acad. Sci. USA, 1967, **57**, 1036—1042.

[25] Cavalieri, L. F., Nemchin, R. G., The mode of interaction of actinomycin D with deoxyribonucleic acid. — Biochim. et biophys. acta, 1964, **87**, N 4, 641—652.

[26] Gellert, M., Smith, C. E., Neville, D., Felsenfeld, G., Actinomycin binding to DNA: mechanism and specifity. — J. Mol. Biol., 1965, **11**, N 3, 445—457.

[27] Müller, W., Spatz, H. Ch., Über die Struktur des Actinomycin-Desoxyguanosin-Komplexes. — Zeitschrift für Naturforschung, 1965, **20**b, H. 9, 842—853.

[28] Kim Ki-Han, Blatt, L. M., Cohen, P. P., Thyroxine interaction with actinomycin D and possible biological implications. — Science, 1967, **156**, N 3772, 245, 246.

[29] Pullman, B., Pullman, A., The electronic structure of the purine-pyrimidine pairs of DNA. — Biochim. et biophys. acta, 1959, **36**, N 2, 343—350.

[30] Pullman, B., On the complexes of actinomycin with purines and deoxyribonucleic acid. — Biochim. et biophys. acta, 1964, **88**, N 2, 440, 441.

[31] Reich, E., Actinomycin: correlation of structure and function of its complexes with purines and DNA. — Science, 1964, **143**, N 3607, 684—689.

[32] Martin, R. B., 2-Amino-1,4-naphtoquinone as a model compound for actinomycine. — Biochim. et biophys. acta, 1964, **91**, N 4, 642—644.

[33] Caro, L. G., The molecular weigt of lambda DNA. — Virology, 1965, **25**, N 2, 226—236.

[34] Haselkorn, R., Actinomycin D as a probe for nucleic acid secondary structure. — Science, 1964, **143**, N 3607, 682—684.

[35] Widholm, J. M., Bonner, J., Sedimentation and actinomycin D binding studies of partially denaturated crab dAT. — Biochemistry, 1966, **5**, N 5, 1753—1759.

[36] Müller, W., Bindung von Actinomycinen und Actinomycin-Derivaten an Desoxyribonucleinsäure. — Naturwissenschaften, 1962, **49**, N 7, 156, 157.

[37] Reich, E., Goldberg, I. H., Rabinowitz, M., Structure activity correlations of actinomycins and their derivatives. — Nature, 1962, **196**, N 4856, 743—748.

[38] Liersch, M., Hartman, G., Binding of proflavine and actinomycin to deoxyribonucleic acid. II. Formation of denatured and singlestranded DNA: apyrimidinic acid and apurinic acid. — Biochem. Z., 1965, **343**, N 1, 16—28 (CA, 1966, **64**, 940d).

[39] Kersten, W., Kersten, H., Szybalski, W., Physiochemical properties of complexes between deoxyribonucleic acid and antibiotics which affect ribonucleic acid synthesis (actinomycin, daunomycin, cinerubin, nogalamycin, chromomycin, mithramycin, and olivomycin). — Biochemistry, 1966, **5**, N 1, 236—244.

[40] Grabowska, M., Some properties of the DNA-actinomycin K complex. — Bull. Acad. Polon. Sci., Ser. Sci., Biol., 1966, **14**, N 6, 379—385.

[41] Tsuboi, M., Higuchi, Sh., Kyogoku, Y., Matsuo, K., Wada, A., Actinomycin bound to deoxyribonucleic acid in solution. — Chem. Pharm. Bull., 1964, **12**, N 4, 501—503.

[42] Permogorov, V. I., Prozorov, A. A., Šemjakin, M. F., Lazurkin, Ju. S., Chesin, R. B., Über die Hemmung der biologischen Aktivität der DNS durch Actinomycin. — Molekularbiophysik, 1965.

[43] Prozorov, A. A., Einfluß der Bindungsstabilität der DNS-Fäden auf ihre Transformationsaktivität. — Biochemie, 1964, **29**, Bd. 6, 1119—1125.

[44] Cassani, G., Polsinelli, M., Albertini, A., Ciferri, O., Actinomycin-DNA complex. Ist.-Bot. Univ., Lab. Crittogam., Pavia, Atti, 1965, **1**, N 6, 25—42 (CA, 1967, **66**, 1365h).

[45] Permogorov, V. I., Lazurkin, Ju. S., Über den Mechanismus der Bindung zwischen Aktinomycin und DNS. — Biophysik, 1965, **10**, Bd. 1, 17—25.

[46] Scholtissek, Ch., Rott, R., Binding of flavine to deoxyribonucleic acid and ribonucleic acid and its biological significance. — Nature, 1964, **204**, N 4953, 39—43.

[47] Semmel, M., Huppert, J., Interaction in vitro entre l'actinomycin D et le RNA ribosomal. — Biochim. et biophys. acta, 1965, **103**, N 4, 702—704.

[48] Gomatos, P. J., Krug, R. M., Tamm, I., Reovirus RNA-directed synthesis of DNA. I. The reaction catalyzed by DNA-polymerase from *Eschereichia coli.* — J. Mol. Biol., 1965, **13**, N 3, 802—816.

[49] Hurwitz, J., Furth, J. J., Malamy, M., Alexander, M., The role of deoxyribonucleic acid in ribonucleic acid synthesis. III. The inhibition of the enzymatic synthesis of ribonucleic acid and deoxyribonucleic acid by actinomycin D and proflavin. — Prod. Nat. Acad. Sci. USA, 1962, **48**, N 7, 1222—1230.

[50] Hartman, G., Coy, U., Zum biologischen Wirkungsmechanismus der Actinomycine. — Angew. Chem., 1962, **74**, N 14, 501.

[51] Hartman, G., Coy, U., Kniese, G., Zum biologischen Wirkungsmechanismus der Actinomycine. — Hoppe-Seyler's Z. physiol. Chem., 1963, **330**, H. 4—6, 227—233.

[52] Goldberg, I. H., Rabinowitz, M., Actinomycin D inhibition of deoxyribonucleic acid-dependent synthesis of ribonucleic acid. — Science, 1962, **136**, N 3513, 316.

[53] Lukjanov, S. Ju., Šuppe, N. G., Zur Hemmung der RNS-Synthese durch Actinomycin. — Biochemie, 1966, **31**, Bd. 3, 562—567.

[54] Elliott, W. H., The effects of antimicrobial agents on deoxyribonucleic acid polymerase. — Biochem. J., 1963, **86**, 562—567.

[55] Baserga, R., Estensen, R. D., Petersen, R. O., Layde, J. P., Inhibition of DNA synthesis in Ehrlich ascites cells by actinomycin D. I. Delayed inhibition by low doses. — Proc. Nat. Acad. Sci. USA, 1965, **54**, N 3, 745—751.

[56] Baserga, R., Estensen, R. D., Petersen, R. O., Inhibition of DNA synthesis in Ehrlich ascites cells by actinomycin D. II. The presynthetic block in the cell cycle. — Proc. Nat. Acad. Sci. USA, 1965, **54**, N 4, 1141—1148.

[57] Baserga, R., Estensen, R. D., Petersen, R. O., Delayed inhibition of DNA synthesis in mouse jejinum by low doses of actinomycin D. — J. Cell. Physiol., 1966, **68**, N 2, 177—184.

[58] Mueller, W., Bujard, H., Harbers, E., Mechanism of action of the actinomycins. III. Effect on the deoxyribonucleic acid structure of cells of actinomycin C.—Ann. Univ. Goettingen, 1963, **668**, 129—132 (CA, **1964**, **60**, 7308h).

[59] Areolov, V. A., Histochemische Untersuchung der Wirkung von Actinomycin D und Ribonukleasen auf die Nukleinsäuren in Ehrlich-Ascites-Tumorzellen. Vestnik AMN, CCCP, 1966, **21**, 11, 34—38.

[60] Areolov, V. A., Autoradiographische Analyse der Wirkung von Actinomycin D und Ribonukleasen auf die DNS-Synthese in Ehrlich-Ascites-Tumorzellen. — Zytologie, 1966, 8, 365—369.

[61] WATSON, J. D., RALPH, R. K., DNA-associated RNA from sarcoma 180 cells. — Biochim. et biophys. acta, 1967, 138, N 1, 89—97.

[62] BUKRINSKAYA, A. G., BORDUCEA, O., GITELMAN, A. K., ASSADULLAEV, T. A., Additive effect of histones and actinomycin D on the cellular RNA synthesis. — Exp. Cell. Res., 1966, 42, N 3, 484—489.

[63] BUKRINSKAJA, A. G., BURDUCEA, O., GITELJMAN, A. K., Die additive Wirkung von Actinomycin D und Histonen auf die Zellsynthese der RNS. — Fragen der Medizinischen Chemie, 1967, 13, Nr. 4, 355—359.

[64] HARBERS, E., BUJARD, H., MUELLER, W., Mechanism of the action of the actinomycins. IV. Experiments in vivo with actinomycin C_1 labelled with carbon-14. — Intern. Congr. Chemotherapy, Proc., 3rd, Stuttgart, 1963, 2, 955—1000 (CA, 1966, 65, 14281a).

[65] JURKOWITZ, L., Actinomycin D binding by calf thymus deoxyribonucleic acid and nucleoprotein. — Arch. Biochem. and Biophys., 1956, 111, N 1, 88—95.

[66] LERMAN, M. I., MANTJEVA, V. L., GEORGIEV, G., Zur Biosynthese der ribosomalen Ribonucleinsäure. — Ber. Akad. Wiss. UdSSR, 1963, 152, Nr. 3, 744—747.

[67] LERMAN, M. I., MANTJEVA, B. L., GEORGIEV, G. P., Biosynthese der ribosomalen RNS im Nucleolus (Nucleolenapparat der Zelle). — Biochemie, 1964, 29, Bd. 3, 518—527.

[68] FLAMM, W. G., BANERJEE, M. R., COUNTS, W. B., Topics of application of actinomycin D on mouse skin: effects on the synthesis of ribonucleic acid and protein. — Cancer Res., 1966, 26, N 7, 1349—1360.

[69] RO TAE SUK, NARAYAN, K. SH., BUSCH, H., Effects of actinomycin D on base composition and rearest neighbour frequency of nucleolar-RNA of the Walker tumor and liver. — Cancer Res., 1966, 26 A, N 5, 780—785.

[70] BOER, A., HAREL, L., HAREL, J., Properties of DNA-like RNA synthesized in vivo in the presence of actinomycin in rat liver. — J. Physiol., 1964, 56, 298, 299.

[71] KOCH, G., TRAMS, G., JUBINSKI, H., Synthese und Umsatz von Ribonucleinsäuren in suspendierten Säugetierzellen. II. Einfluß von Actinomycin. — Zeitschrift für Naturforschung, 1966, 20b, H. 10, 967—971.

[72] WIESNER, R., AOS, G., REICH, E., SHAFIQ, A., Degradation of ribonucleic acid in mouse fibroblasts treated with actinomycin. — J. Cell. Biol., 1965, 27, N 1, 47—52.

[73] GEOEGIEV, G. P., SAMARINA, O. P., LERMAN, M. I., SMIRNOW, M. N., SEVERTZOW, A. N., Biosynthesis of messenger and ribosomal nucleic acids in the nucleolochromosomal apparatus of animal cells. — Nature, 1963, 200, N 4913, 1291—1294.

[74] SAMARINA, O. P., Nachweis einer RNS im Cytoplasma tierischer Zellen, deren Nucleotidzusammensetzung der der DNS ähnlich ist. — Ber. Akad. Wiss. UdSSR, 1964, 156, Nr. 5, 1217—1220.

[75] GAZARJAN, K. G., ŠUPPE, N. G., KUL'MINSKAJA, A. S., RNS-Synthese in Anwesenheit kleiner Dosen von Actinomycin. — Ber. Akad. Wiss. UdSSR, 1965, 160, Nr. 6, 1411 bis 1413.

[76] KLENOW, H., FREDERIKSEN, S., Differential inhibition of RNA synthesis by actinomycin. — Biochem. and Biophys. Res. Commun., 1964, 17, N 3, 206—210.

[77] LAMAR, C., PRIVAL, M., PITOT, H., Studies on the mechanism of template stability. I. The effect of actinomycin on the base composition and sedimentation of ^{32}P labelled RNA in rat liver. — Cancer Res., 1966, 26, N 9, 1909—1914.

[78] CIRARD, M., OENMAN, S., DARNELL, J. E., The effect of actinomycin on ribosome formation in HeLa cells. — Proc. Nat. Acad. Sci. USA, 1964, 51, N 2, 205—211.

[79] SCHWARTZ, H. S., GAROFALO, M., Degradation of RNA in liver of rats treated with actinomycin D. — Mol. Pharmacol., 1967, 3, N 1, 1—8.

[80] Tamaoki, T., Mueller, G. C., The effects of actinomycin D and puromycin on the formation of ribosomes in HeLa cells. — Biochim. et biophys. acta, 1965, **108**, N 1, 73—80.
[81] Lerman, M. I., Vladimirzeva, E. A., Terskaja, V. V., Georgiev, H. P., Zur Ursache der RNS-Neogenese in Tierzellen. — Biochemie, 1965, **30**, Bd. 2, 375—386.
[82] Chozazy, M., Studies on the effect of actinomycin D on the synthesis of rapidly labeled RNA in regenerating rat liver. — Neoplasma, 1965, **12**, N 1, 133—338.
[83] Schaechter, M., Previc, E. P., Gillespie, M. E., Messenger RNA and polyribosomes in *Bacillus megaterium*. — J. Mol. Biol., 1965, **12**, N 1, 119—129.
[84] Yamada, T., Kawamata, J., Preferential inhibition of RNA synthesis in *Bacillus subtilis* by actinomycin S. — Biken J., 1966, **9**, N 2, 125—130.
[85] Nakazato, H., Hishizawa, T., Terayama, H., Effect of actinomycin D upon amino acid incorporation of rat liver. — J. Biochem., 1966, **59**, N 1, 67—71.
[86] Richardson, J. P., Enzymic synthesis of RNA and T 7 DNA. — J. Mol. Biol., 1966, **21**, N 1, 115—127.
[87] Jacoli, G. C., Zbarsky, S. H., Accumulation of guanine nucleotides in the acid-soluble fraction of *Bacillus subtilis* inhibited by actinomycin D. — Canad. J. Biochem., 1966, **44**, N 1, 9—18.
[88] Gvozdev, V. A., Tichonov, V. Ch., Labile RNS in Ehrlich-Ascites-Tumorzellen. — Biochemie, 1964, **29**, Bd. 6, 1083—1091.
[89] Leive, L., RNA degradation and the assembly of ribosomes in actinomycin-treated Escherichia coli. — J. Mol. Biol. 1965, **13**, N 3, 862—875.
[90] Chantrenne, H., On the use of actinomycin for observing the turnover of ribonucleic acid. — Biochim. et biophys. acta, 1965, **95**, N 2, 351—353.
[91] Artman, M., Engelberg, H., Breakdown of rapidly labeled ribonucleic acid in actinomycin-sensitive spheroplasts of *Escherichia* coli devoid of ribonuclease. — Biochim. et biophys. acta, 1965, **95**, N 4, 687—690.
[92] Armentrout, S. A., Schmickel, R. D., Simmons, L. R., Actinomycin effect on erythroid messenger ribonucleic acid. — Arch. Biochem. and Biophys., 1965, **112**, N 2, 304—312.
[93] Trakatellis, A. C., Axelord, A. E., Montjar, M., Actinomycin D and messenger-RNA turnover. — Nature, 1964, **203**, N 4950, 1134—1137.
[94] Danon, D., Zehavi-Willner, T., Berman, G. R., Alteration in polyribonsomes of reticulocytes maturing in vivo. — Proc. Nat. Acad. Sci. USA, 1965, **54**, N 3, 873—879.
[95] Staehelin, Th., Wettstein, F. O., Noll, H., Breakdown of rat liver ergosomes in vivo after actinomycin of messenger RNA synthesis. — Science, 1963, **140**, N 3563, 180—183.
[96] Penman, Sh., Scherrer, K., Becker, Y., Darnell, J. E., Polyribosomes in normal and poliovirus-infected HeLa cells and their relationship to messenger RNA. — Proc. Nat. Acad. Sci. USA, 1963, **49**, N 5, 654—662.
[97] Franklin, T. J., Godfrey, A., Polyribosomes in rat-liver preparations. — Biochem. J., 1966, **98**, N 2, 513—521.
[98] Smuckler, E. A., Benditt, E. P., The early effects of actinomycin on rat liver. Changes in ribosomes and polysomes. — Lab. Invest., 1965, **14**, N 10, 1699—1709.
[99] Tracatellis, A. C., Montjar, M., Axelrod, A. E., Turnover of messenger RNA and protein biosynthesis in the mouse mammary adenocarcinoma H 2712. — Biochemistry, 1965, **4**, N 8, 1678—1686.
[100] Revel, M., Hiatt, H. H., Revel, J. P., Actinomycin D: an effect on rat liver homogenates unrelated to its action on RNA synthesis. — Science, 1964, **146**, N 3649, 1311 bis 1313.

[101] Moule, Y., Landin, R. M., Liver sRNA synthesis in actinomycin D-treated rats. — Biochem. and Biophys. Res. Commun., 1965, **20**, N 4, 491—495.

[102] Merits, I., Actinomycin inhibition of soluble ribonucleic acid synthesis in rat liver. — Biochim. et biophys. acta, 1965, **108**, Nr. 4, 578—582.

[103] Dickman, R., Yang, J., Effects of pancreozymin, urecholine and actinomycin D on the metabolism of ribonucleic acid by canine pancreas. — Biochem. J., 1966, **99**, Nr. 3, 56P—57P.

[104] Yang, J., Dickman, Sh. R., Effects of pancreozymin, urecholine and actinomycin D on the metabolism of ribonucleic acid by canine pancreas. — Biochem. J., 1966, **100**, Nr. 2, 548—555.

[105] Watson, J. D., Ralph, R. K., Stability of 5S ribonucleic acid on mammalian cells. — J. Mol. Biol., 1967, **26**, Nr. 3, 541—544.

[106] Chipchase, M. I. H., Birnstiel, M. L., Synthesis of transfer RNA by isolated nuclei. — Proc. Nat. Acad. Sci. USA, 1963, **49**, Nr. 5, 692—699.

[107] Perry, R. P., The cellular sites of synthesis of ribosomal and 4S RNA. — Proc. Nat. Acad. Sci. USA, 1962, **48**, Nr. 12, 2179—2186.

[108] Tamaoki, T., Mueller, G. C., Synthesis of nuclear and cytoplasmic RNA of HeLa cells and the effect of actinomycin D. — Biochem. and Biophys. Res. Commun., 1962, **9**, Nr. 5, 451—454.

[109] Merits, I., Actinomycin inhibition of RNA synthesis in rat liver. — Biochem. and Biophys. Res. Commun., 1963, **10**, Nr. 3, 254—259.

[110] Goldstein, M. N., Slotnick, I. J., Journey, L. J., In vitro studies with HeLa cell lines sensitive and resistant to actinomycin D. — Ann. N. Y. Acad. Sci., 1960, **89**, Nr. 2, 474—483.

[111] Journey, L. J., Goldstein, M. N., Electron microscope studies on HeLa cell lines sensitive and resistant to actinomycin D. — Cancer Res., 1961, **21**, Nr. 7, 929—932.

[112] Tursunchodžaev, N. B., Zum Wirkungsmechanismus des anticancerogenen Antibiotikums Actinomycin C bei der Krebszelle. — Antibiotica, 1963, **8**, Nr. 2, 111—114.

[113] Tamaoki, T., Mueller, G. O., Effect of puromycin on RNA synthesis in HeLa cells. — Biochem. and Biophys. Res. Commun., 1963, **11**, Nr. 5, 404—410.

[114] Paul, J., Struthers, M. G., Actinomycin D-resistant RNA synthesis in animal cells. — Biochem. and Biophys. Res. Commun., 1963, **11**, Nr. 2, 135—139.

[115] Handschack, W., Lindigkeit, R., Degradation of accumulated different chloramphenicol-RNAs of *Bacillus megaterium* during treatment with actinomycin D. — Biochem. and Biophys. Res. Commun., 1966, **23**, Nr. 6, 793—798.

[116] Huystee, R. B. van, Cherry, J. H., Hybridization of messenger RNA with DNA from plants. — Biochem. and Biophys. Res. Commun. 1966, **23**, Nr. 6, 835—841.

[117] Earl, D. C. N., Korner, A., Effect of actinomycin on cardiac ribosomes and polyribosomes. — Arch. Biochem. and Biophys., 1966, **115**, Nr. 3, 437—444 (CA, 1966, **65**, 13984b).

[118] Harris, H., Breakdown of nuclear ribonucleic acid in the presence of actinomycin D. — Nature, 1964, **202**, Nr. 4939, 1301—1303.

[119] Yamada, T., A demonstration of preferential inhibition of net synthesis of 23S RNA in growing bacteria by actinomycin S. — Biochim. et biophys. acta, 1965, **108**, Nr. 1, 158—159.

[120] Kennell, D., Persistence of messenger RNA activity in *Bacillus megaterium* treated with actinomycin. — J. Mol. Biol., 1964, **9**, Nr. 3, 789—800.

[121] Chorazy, M., Grabowska, M., Inhibition of RNA and protein synthesis in cell culture by actinomycin D. — Bull. Acad. Polon. Sci., Ser. Sci. Biol., 1965, **13**, Nr. 4, 195—199.

[122] Eason, R., Smellie, R. M. S., Observations on the biosynthesis of polyribonucleotides in vitro. — Biochem. J., 1965, **94**, Nr. 1, 7P.

[123] Muramatsu, M., Hodnett, J. L., Busch, H., Studies on the "independence" of nucleolar ribonucleic acid synthesis. — Biochim. et biophys. acta, 1964, **91**, Nr. 4, 592—597.

[124] Stenram, U., Willen, R., The effect of actinomycin D on ultrastructure and radioautographic ribonucleic acid and protein labeling in rat liver after partial hepatectomy. — Cancer Res., 1966, **26A**, Nr. 4, 765—772.

[125] Chakraborty, A., Biswas, B. B., Enzymatic synthesis of RNA and its role in protein synthesis. Part. I. The effect of chloramphenicol and actinomycin D on nuclear RNA and protein synthesis. — Indian J. Biochem., 1964, **1**, Nr. 1, 13—15.

[126] Moner, J. G., RNA synthesis and cell division in heat-synchronized populations of Tetrahymena pyriformis. — J. Protozool., 1965, **12**, Nr. 4, 505—509.

[127] Arrighi, F. E., Nucleolar RNA synthetic activity in Chinese hamster cells in vitro and the effects of actinomycin D and nogalamycin. — J. Cell. Physiol., 1967, **69**, Nr. 1, 45—52.

[128] Petrović, S., Galasinski, V., Petrović, J., Bećarević, A., Kanazir, D., Effects of actinomycin-D on the incorporation of 6-C^{14}-orotic acid into the ribonucleic acid fractions of resting rat liver. — Bull. B. Kidrič Inst. Nucl. Sci., 1966, **17**, Nr. 1, 67—73.

[129] Liao, Sh., Barton, R. W., Lin, A. H., Differential synthesis of ribonucleic acid in prostatic nuclei: evidence for selective gene transcription induced by androgens. — Proc. Nat. Acad. Sci. USA, 1966, **55**, Nr. 6, 1593—1600.

[130] Goldberg, I. H., Rabinowitz, M., Reich, E., Basis of actinomycin action. II. Effect of actinomycin on the nucleoside triphosphate — inorganic pyrophosphate exchange. — Proc. Nat. Acad. Sci. USA, 1963, **49**, Nr. 2, 226—229.

[131] Slotnick, I. J., Studies on the mechanism of action of actinomycin D. II. Interference with ammonia assimilation and adaptive enzyme formation. — Antibiot. and Chemotherapy, 1958, 8, Nr. 9, 476—479.

[132] Slotnick, I. J., Mechanism of action of actinomycin D in microbiological systems. — Ann. N. Y. Acad. Sci., 1960, **89**, Nr. 2, 342—347.

[133] Lajko, A. V., Über die Wirkung einiger cytostatischer Antibiotika auf die Nucleinsäuresynthese in Staphylokokkenzellen. — Antibiotica, 1962, **7**, Nr. 7, 601—605.

[134] Kersten, W., Kersten, H., Zur Wirkungsweise von Actinomycinen. II. Bildung überschüssiger Desoxyribonucleinsäure in Bacillus subtilis. — Hoppe-Seyler's Z. physiol. Chem., 1962, **327**, H. 2—6, 234—242.

[135] Sazykin, Ju. O., Borisova, G. N., Die Wirkung spezifischer Inhibitoren auf die Ribonucleinsäuresynthese in Bakterienzellen, die durch bakteriostatische Antibiotika von der Eiweißsynthese getrennt ist. — Antibiotica, 1963, 8, Nr. 4, 304—309.

[136] Sazykin, Ju. O., Borisova, G. N., Die Wirkung bakteriostatischer Antibiotika auf die Eiweiß- und Nucleinsäuresynthese in Zellen von *Staphylococcus aureus*. — Antibiotica, 1962, **7**, Nr. 11, 975—979.

[137] Levintal, C., Keynan, A., Higa, A., Messenger RNA turnover and protein synthesis in B. subtilis inhibited by actinomycin D. — Proc. Nat. Acad. Sci. USA, 1962, 48, Nr. 9, 1631—1638.

[138] Gauze, G. F., Laiko, A. V., Über die Abhängigkeit der Eiweißsynthese von der Nucleinsäuresynthese bei Staphylokokken und ihren Mutanten mit Oxydationsdefekt. — Mikrobiologie, 1964, **33**, Bd. 2, 193—197.

[139] Sjuj Bin, Lju Min-čžan, Ljuj Cza-chun, Li Li Venj-juj, Čžan Čži-i, Van Dao-junj, Cenj Žuj-tin, Czou Čžinj-sjuj, U de-čžan, Čenj Li-czunj, Caj Žunjšen, Gu Cuj-jus, Untersuchung des cytostatischen Antibiotikums Aktinomycin K.-Berichte des Symposiums „Wege und Methoden zur Erforschung cytostatischer Antibiotika", Moskau, 1959, 161–172.

[140] Hsu Bin, Liu Ming-chang, Shen Mai-ling, Chen Juei-ting, Wang Tao-yuan, Studies on the mechanism of antitumour action of actinomycin K. — Scientia sinica, 1963, **12**, Nr. 4, 535–544.

[141] Jasińska, J., Balasiewicz, C., Kierylowicz, A., Michalowski, A., Jasiński, W., The influence of actinomycin K on the incorporation of orotic acid-C-14 into rat tissues. — Radiobiol. Radiotherap., 1962, **3**, Nr. 1, 81–85.

[142] Reich, E., Franklin, R. M., Shatkin, A. J., Tatum, E. L., Action of actinomycin D on animal cells and viruses. — Proc. Nat. Acad. Sci. USA, 1962, **48**, Nr. 7, 1238–1245.

[143] Gvozdev, V. A., Einfluß von Actinomycin 2703 auf die Eiweiß- und RNS-Synthese in Ehrlich-Ascites-Turmorzellen. — Ber. Akad. Wiss. UdSSR, 1963, **153**, Nr. 3, 714–717.

[144] Lerman, M. I., Benjumovič, M. S., Der Einfluß von Mitomycin C, Actinomycin C und Puromycin auf die Eiweißsynthese in Zellinien menschlicher Geschwulstzellen. — Ber. Akad. Wiss. UdSSR, 1965, **162**, Nr. 4, 956–959.

[145] Zbarskij, I. B., Gauze, G. G., Der Einfluß von Actinomycin D auf die Inkorporation markierter Aminosäuren in Kerneiweißen von Ehrlich-Ascites-Carcinom. — Fragen der Medizinischen Chemie, 1964, **10**, Bd. 4, 446–447.

[146] Petraškajte, S. K., Der Einfluß von Actinomycin auf die Eiweißsynthese in den großen cytoplasmatischen Granula und den Mitochondrien der Rattenleber. — Biochemie, 1965, **30**, Bd. 3, 551–558.

[147] Ramenskaja, G. P., Gončarova, N. V., Inkorporation von Lysin-C^{14} und Glycin-C^{14} in die Zellstrukturen der Seidendrüse bei chinesischen Eichenseidenraupen (*Antheraea pernyi*) und der Einfluß von Actinomycin 2703 und 8-Azaguanin. — Zeitschrift für allgemeine Biologie, 1967, **28**, Nr. 2, 209–217.

[148] Bose, S., Gothoskar, B. P., Coutinho, W. G., Ranadive, J. J., Differential sensitivity of protein synthesis in human cell lines to actinomycin D. — Exp. Cell. Res., 1967, **46**, Nr. 3, 599–603.

[149] Neubert, D., Vergleichende Untersuchungen über die Nucleinsäuresynthese in Zellkernen und Mitochondrien und ihre Beeinflußbarkeit durch Pharmaka. — Arch. Exp. Pathol. Pharmakol., 1966, **253**, H. 1, 152–176.

[150] Mazurov, V. I., Orechovič, B. N., Ungewöhnliche Wirkung von Actinomycin auf die Kollagensynthese im Knorpelgewebe von Hühnerembryonen. — Ber. Akad. Wiss. UdSSR, 1966, **166**, Nr. 3, 742–745.

[151] Mazurov, B. I., Die Wirkung von Actinomycin auf die Synthese von Kollagen und anderen Eiweißen im Bindegewebe implantierter Schwämme und im Knorpelgewebe von Hühnerembryonen. — Biochemie, 1966, **31**, Bd. 1, 212–223.

[152] Bloom, Sh., Goldberg, B., Green, G., The lifetime of messenger RNA for collagen and cell protein synthesis in an established mammalian cell line. — Biochem. and Biophys. Res. Commun., 1965, **19**, Nr. 3, 317–321.

[153] Chuskivadze, B. K., Tongur, V. C., Einfluß von Antibiotika auf RNS- und Eiweißsynthese in Knochenmarkzellen von Kaninchen. — Fragen der Medizinischen Chemie, 1966, **12**, Nr. 1, 37–41.

[154] Stewart, J. A., Papaconstantinou, J., A stabilization of RNA templates in lens cell differentiation. — Proc. Nat. Acad. Sci. USA, 1967, **58**, Nr. 1, 95–102.

[155] Papaconstantinou, J., Stewart, J. A., Koehn, P. V., A localized stimulation of lens protein synthesis by actinomycin D. — Biochim. et biophys. acta, 1966, **114**, Nr. 2, 428—430.

[156] Spector, A., Kinoshita, J. H., The effect of actinomycin D and puromycin on RNA and protein metabolism in calf lens. — Biochim. et biophys. acta, 1965, **95**, Nr. 4, 561—568.

[157] Gazarjan, K. G., Čenoov, Ju. S., Kuljminskaja, A. S., Veränderungen im RNS- und Eiweißstoffwechsel sowie in der Ultrastruktur der Zellen des „Krypten-Villi-Systems" (Dünndarmepithelium). — Zeitschrift für allgemeine Biologie, 1967, **28**, Nr. 2, 198—208.

[158] Kay, J. E., Effect of actinomycin on protein synthesis by lymphocytes. — Nature, 1967, **214**, Nr. 5096, 77, 78.

[159] Ilan, J., Ilan, J., Quastel, J. H., Effects of actinomycin D on nucleic acid metabolism and protein biosynthesis during metamorphosis of Tenebrio molitor L. — Biochem. J., 1966, **100**, Nr. 2, 441—447.

[160] Wolsky, A., van Doi Nguen, The effect of actinomycin on regeneration processes in amphibians. — Trans. N. Y. Acad. Sci., 1965, **27**, Nr. 8, 882—893.

[160a] Moses, V., Sharp, P. B., Effect of actinomycin on the synthesis of macromolecules in *Escherichia coli*. — Biochim. et biophys. acta, 1966, **119**, Nr. 1, 200—203.

[161] Yudkin, M. D., Amino acid incorporation in *Bacillus megaterium* treated with actinomycin. — Biochim. et biophys. acta, 1965, **103**, Nr. 4, 705—707.

[162] Coleman, G., Elliott, W. H., Extracellular ribonuclease formation in *Bacillus subtilis* and its stimulation by actinomycin D. — Biochem. J., 1965, **95**, Nr. 3, 699—706.

[163] Coleman, G., Elliott, W. H., Stimulation of extracellular ribonuclease formation in *Bacillus subtilis* by actinomycin D. — Nature, 1964, **202**, Nr. 4937, 1083—1085.

[164] Kadowaki, K., Yamaguchi, K., Maruo, B., Differential recovery of enzyme formation in actinomycin D inhibited cells caused by the addition of DNA. — J. Biochem., 1966, **60**, Nr. 3, 341—343.

[165] Kadowaki, K., Ymaguchi, K., Maruo, B., Effect of actinomycin D on protein, ribonucleic acid and enzyme formation in *Bacillus subtilis*. — J. Gen. Appl. Microbiol., 1966, **12**, Nr. 2, 157—161 (CA, 1966, **65**, 19027g).

[166] Kadowaki, K., Maruo, B., Pulse-labeled RNA formed in the presence of actinomycin D. — Biochim. et biophys. acta, 1966, **119**, Nr. 3, 480—485.

[167] Korner, A., Munro, A. J., Actinomycin inhibition of in vitro protein synthesis in rat liver. — Biochem. and Biophys. Res. Commun., 1963, **11**, Nr. 3, 235—238.

[168] Soeiro, R., Amos, H., mRNA half-life measured by use of actinomycin D in animal cells — a caution. — Biochim. et biophys. acta, 1966, **129**, Nr. 2, 406—409.

[169] Holden, J. T., Utech, N. M., Actinomycin D inhibition of amino acid transport in *Streptococcus faecalis*. — Biochim. et biophys. acta, 1967, **135**, Nr. 2, 351—354.

[170] Skehel, J. J., Hay, A. J., Burke, D. C., Cartwright, L. N., Effects of actinomycin D and 2-mercapto-1-β-4-pyridethyl-benzimidazole on the incorporation of H^3-uridine by chick embryo cells. — Biochim. et biophys. acta, 1967, **142**, Nr. 2, 430—439.

[171] Lowy, B. A., Williams, M. K., The non-inhibitory effect of actinomycin D on purine nucleotide formation in rabbit reticulocytes and erythrocytes. — Biochim. et biophys. acta, 1965, **108**, Nr. 4, 704—707.

[172] Hori, M., Ito, E., Takeuchi, T., Umezawa, H., Inhibitory effects of antitumor substances on growth and glycolysis of Ioshida rat sarcoma cells. — J. Antibiotics, 1963, A, **16**, Nr. 1—6.

[173] Präve, P., Die Einwirkung des Actinomycins I auf den anaeroben Kohlenhydratstoffwechsel von *Candida albincans*. — Naturwissenschaften, 1959, **46**, Nr. 3, 115.

[174] Präve, P., Kröning, Fr., Der Einfluß von Actinomycin-1 auf die Stoffwechselgrößen von Ehrlich-Ascites-Tumorzellen. — Naturwissenschaften, 1958, **45**, Nr. 19, 472.

[175] Mizatani, H., Abe, M., Mizuno, D., The inhibitory effect of 21 antitumor agents on the synthesis of nucleic acid and protein and on the respiration of *E. coli*. — Japan. J. Med. Sci and Biol., 1959, **12**, Nr. 6, 453—462.

[176] Sie Hsien-Gieh, Hablanian, A., Fishman, W. H., Divergent effects of actinomycin D on cortisol and on glucose stimulation of glycogenesis in mouse liver. — Biochem. J., 1967, **102**, Nr. 1, 103—109.

[177] Cattanéo, J., Sigal, N., Favard, A., Segel, I. H., Inhibition par l'actinomycine D et par la p-fluorophénylalanine de l'accumulation de glycogène chez *Escherichia coli*. — Bull. Soc. chim. biol., 1966, **48**, Nr. 3, 441—445.

[178] Laszlo, J., Miller, D. S., McCarty, S., Hochstein, P., Actinomycin D: inhibition of respiration and glycolysis. — Science, 1966, **151**, Nr. 3713, 1007—1010.

[179] Honig, G. R., Rabinovitz, M., Actinomycin D: inhibition of protein synthesis unrelated to effect on template RNA synthesis. — Science, 1965, **149**, 1504—1505.

[180] Honig, G. R., Rabinovitz, M., Inhibition by actinomycin D of oxidation-dependent biosynthesis in sarcoma 37 ascites cells. — J. Biol. Chem., 1966, **241**, Nr. 8, 1681—1687.

[181] Honig, G. R., Smulson, M. E., Rabinovitz, M., A requirement of RNA synthesis for oxidation-dependent biosynthesis in sarcoma 37 ascites-tumor cells. — Biochim. et biophys. acta, 1966, **129**, Nr. 3, 576—584.

[182] Polsinelli, M., Ciferri, O., Cassani, G., Albertini, A., Mechanism of resistance to actinomycin in *Bacillus subtilis*. — J. Bacteriol., 1964, 88, Nr. 6, 1567—1572.

[183] Donaldson, J., Moriarity, A. J., Resistance to actinomycin D in *Lactobacillus casei*. — Can. J. Microbiol., 1967, **13**, Nr. 1, 113—116.

[184] Slotnick, I. J., Sells, B. H., Actinomycin resistance in *Bacillus subtilis*. — Science, 1964, **146**, Nr. 3642, 407, 408.

[185] Haywood, A. M., Sinsheimer, R. L., Inhibition of protein synthesis in *E. coli* protoplasts by actinomycin D. — J. Mol. Biol., 1963, **6**, Nr. 3, 247—249.

[186] Mach, B., Tatum, E. L., Ribonucleic acid synthesis in protoplasts of *Escherichia coli*: inhibition by actinomycin D. — Science, 1963, **139**, Nr. 3539, 1051, 1052.

[187] Leive, L., A nonspecific increase in permeability in Escherichia coli produced by EDTA. — Proc. Nat. Acad. Sci. USA, 1965, **53**, Nr. 4, 745—750.

[188] Amos, H., Kuhn, A., Andre-Schwartz, J., Protein synthesis in sonically damaged *Escherichia coli*. — J. Bacteriol., 1967, **94**, Nr. 1, 232—240.

[189] Bretz, H. W., Kocka, F. E., Resistance to actinomycin D of *Escherichia coli* after frozen storage. — Canad. J. Microbiol., 1967, **13**, Nr. 7, 914—917 (CA, **67**, 79960c).

[190] Katz, E., Pienta, P., Decomposition of actinomycin by soil organism. — Science, 1957, **126**, Nr. 3270, 402, 403.

[191] Perlman, D., Mauger, A. B., Weissbach, H., Microbial metabolism of actinomycins and other heterodeteic antibiotic peptides. — Biochem. and Biophys. Res. Commun., 1966, **24**, Nr. 4, 513—518.

[192] Perlman, D., Mauger, A. B., Weissbach, H., Microbial transformations of peptide antibiotics. I. Degradation of actinomycins by Actinoplanes species. — Antimicrob. Agents Chemotherapy, 1966, 581—586.

[193] Goldstein, M. N., Hamm, K., Amrod, E., Incorporation of tritiated actinomycin D into drug-sensitive and drug-resistant HeLa cells. — Science, 1966, **151**, Nr. 3717, 1555, 1556.

[194] YOSHIDA, T., WEISSBACH, H., KATZ, E., Inhibitory effect of actinomycin on the producing organism. — Arch. Biochem. and Biophys., 1966, **114**, Nr. 2, 252—255.

[195] REICH, E., FRANKLIN, K. M., SHATKIN, A. J., TATUM, E. L., Effect of actinomycin D on cellular nucleic acid synthesis and virus production. — Science, 1961, **134**, Nr. 3478, 556—557.

[196] SHATKIN, A. J., Actinomycin inhibition of ribonucleic acid synthesis and poliovirus infection of HeLa cells. — Biochim. et biophys. acta, 1962, **61**, Nr. 2, 310—313.

[197] KINGSBURY, D. W., Use of actinomycin D to unmask RNA synthesis induced by newcastle disease virus. — Biochem. and Biophys. Res. Commun., 1962, **9**, Nr. 1—2, 156—161.

[198] ŽDANOV, V. M., BUKRINSKAJA, A. G., Der Einfluß von Actinomycin D und Aurantin auf die Vermehrung einiger Myxoviren. — Fragen der Virologie, 1963, **8**, Nr. 2, 230—232.

[199] BUKRINSKAYA, A. G., Resistance of synthesis of influenza virus ribonucleic acid to the action of actinomycin D. — Nature, 1964, **204**, Nr. 4954, 205—206.

[200] PARAFANOVIČ, M. I., SOKOLOV, N. N., FADEEVA, L. L., ŽDANOV, V. M., Besonderheiten der Entwicklung von Masernviren in Zellen in Anwensenheit von Actinomycin D, Aurantin und 5-Bromdesoxyuridin. — Acta virologica, 1966, **10**, Nr. 1, 71—74.

[201] PARAFANOVICH, M. I., SOKOLOV, N. N., FADEEVA, L. L., ZHDANOV, V. M., Influence of actinomycin D, nauranthine and 5-bromdeoxyuridine on production of nucleic acid and protein in measles virus. — Proc. Soc. Exp. Biol. and Med., 1965, **120**, Nr. 3, 604—607.

[202] LIBIKOVÁ, H., SOKOL, F., Bestimmung des Nucleinsäuretyps in Kemerovviren und verwandten Viren. — Acta virologica, 1966, **10**, Nr. 6, 551—556.

[203] MIRCHAMSY, H., TASLIMI, H., The nucleic acid of African horse sickness virus. — J. Hyg., 1966, **64**, Nr. 3, 255—259.

[204] ROBINSON, W. S., The nucleic acid of Rous sarcoma virus. — Viruses Inducing Cancer, 1966, 107—124 (CA, 1967, **67**, 50429a).

[205] GALEGOV, G. A., ZHADANOV, V. M., A method for revealing inhibition of virus-induced synthesis of RNA. — Experientia, 1966, **22**, Nr. 1, 61, 62.

[206] ZHDANOV, V. M., Sterische Wirkungen von Actinomycin D. — Zeitschrift für Naturforschung, 1965, **20**b, H. 7, 716, 717.

[207] ZALMANZON, E. S., LOBAREVA, L. S., Zur Frage der Beteiligung des Kerns an der Synthese der Poliovirus-Ribonucleinsäure. — Acta virologica, 1966, **10**, Nr. 4, 301—309.

[208] ZHDANOV, V. M., AZADOVA, N. B., URYVAEV, L. V., Topography and dynamics of synthesis of structural proteins of Newcastle disease virus. — J. Bacteriol., 1966, **91**, Nr. 5, 1902—1906.

[209] ŽDANOV, V. M., BUKRINSKAJA, A. G., RAMENSKAJA, G. P., Lokalisation der intrazellulären RNS-Synthese des Sendai-Virus. — Fragen der Virologie, 1963, 8, Nr. 5, 564 bis 568.

[210] SOKOLOV, N. N., PARFANOVIČ, M. I., ŽDANOV, V. M., Beginn und möglicher Ort der RNS-Synthese des Tollwutvirus in der Zelle. — Acta virologica, 1967, **11**, Nr. 1, 40—46.

[211] GITELJMAN, A. K., BUKRINSKAJA, A. G., Die Wirkung von Aurantin auf die Dynamik der RNS-Synthese des Myxovirus in Zellen der Chorion-allantois-Häute von Hühnerembryonen. — Antibiotica, 1966, **11**, Nr. 3, 227—232.

[212] LYONS, M. J., LASFARGUES, E. Y., CAME, P. E., Effect of actinomycin D and halogenated deoxyuridines on the replication of Bittner virus in vitro. — Nature, 1966, **212**, Nr. 5057, 100, 101.

[213] WHITE, D. O., CHEYNE, I. M., Stimulation of Sendai virus multiplication by puromycin and actinomycin D. — Nature, 1965, **208**, Nr. 5012, 813, 814.

[214] Koch, G., Quintrell, N., Bishop, J. M., Differential effect of actinomycin D on the infectivity of single- and doublestranded poliovirus RNA. — Virology, 1967, **31**, Nr. 2, 388—390.

[215] Shatkin, A. J., Actinomycin and the differential synthesis of reovirus and L cell RNA. — Biochem. and Biophys. Res. Commun., 1965, **19**, Nr. 4, 506—510.

[216] Shatkin, A. J., Rada, B., Reovirus-directed ribonucleic acid synthesis in infected L cells. — J. Virol., 1967, **1**, Nr. 1, 24—35 (CA, 1967, **66**, 73393c).

[217] Loh, Ph. C., Soergel, M., Growth characteristics of reovirus type 2: actinomycin D and the preferential synthesis of viral RNA. — Proc. Soc. Exp. Biol. and Med., 1966, **122**, Nr. 4, 1248—1250.

[218] Bratt, M. A., Robinson, W. S., Ribonucleic acid synthesis in cells infected with Newcastle-disease virus. — J. Mol. Biol., 1967, **23**, Nr. 1, 1—21.

[219] Jeršov, F. I., Ždanov, V. M., Careva, A. A., Vermehrung des Venezulanischen Pferdeenzephalomyelitisvirus in mit Actinomycin D behandelten Zellen. — Antibiotica, 1965, **10**, Nr. 3, 250—255.

[220] Haywood, A. M., Harris, J. M., Actinomycin inhibition of MS2 replication. — J. Mol. Biol., 1966, **18**, Nr. 3, 448—463.

[221] Lunt, M. R., Sinsheimer, R. L., Inhibition of ribonucleic acid bacteriophage growth by actinomycin D. — J. Mol. Biol., 1966, **18**, Nr. 3, 541—546.

[222] Oeschger, M. P., Nathans, D., Differential synthesis of bacteriophage specific proteins in MS2 infected *Escherichia coli* treated with actinomycin. — J. Mol. Biol., 1966, **22**, Nr. 2, 235—247.

[223] Sauer, G., Orth, H. D., Munk, K., Interference of actinomycin D with the replication of the herpes virus DNA. I. Difference in behaviour of cellular and viral nucleic acid synthesis following treatment with actinomycin D. — Biochim. et biophys. acta, 1966, **119**, Nr. 2, 331—340.

[224] Shatkin, A. J., Sebring, E. D., Salzman, N. P., Vaccinia virus directed RNA: its fate in the presence of actinomycin. — Science, 1965, **148**, Nr. 3666, 87—90.

[225] Korn, D., Inhibition of bacteriophage T4 deoxyribonucleic acid maturation by actinomycin D. The accumulation of "replicating deoxyribonucleic" acid. — J. Biol. Chem., 1967, **242**, Nr. 1, 160—162.

[226] Meckler, L.B., Zhdanov, V. M., Actinomycin-deoxyribonucleic acid system. Structure and heterogeneity. — J. Physiol. Chem., 1966, **344**, 169—179 (CA, 1966, **65**, 9234c).

[227] Zalmanzon, Je. S., Zelenin, A. V., Kafiani, K. A., Lobareva, L. S., Ljapunova, Je. A., Timofeeva, M. Ja., Der Einfluß einiger cytostatischer Antibiotika auf die Nucleinsäuresynthese und die Virusvermehrung in menschlichen Amnionkulturen (Stamm FL). — Antibiotica, 1965, **10**, Nr. 7, 613—621.

[228] Kawamata, J., Mechanism of action of actinomycin (against bacteriophage multiplication). — Intern. Congr. Chemotherapy, Proc., 3rd. Stuttgart, 1963, **2**, 1000—1002 (CA, 1966, **64**, 10107b).

[229] Ho, P. P. Kl., Walters, C. P., Influenza virus-induced ribonucleic acid nucleotidyltransferase and the effect of actinomycin D on its formation. — Biochemistry, 1966, **5**, Nr. 1, 231—235.

[230] Protass, J. J., Korn, D., Inhibition of lysozyme synthesis by actinomycin D in bacteriophage T4-infected cells of *Escherichia coli*. — Proc. Nat. Acad. Sci. USA, 1966, **55**, Nr. 4, 832—835.

[231] Hirai, A., Widman, S. G., Similarity in symptoms produced in tobacco plants by actinomycin D and TMV. — Virology, 1967, **31**, Nr. 4, 721, 722.

[232] Bose, S. K., Warren, R. J., On the stability of phage messenger RNA. – Biochem. and Biophys. Res. Commun., 1967, **26**, Nr. 4, 385–391.

[233] Bucknall, R. A., Carter, S. B., A reversible inhibitor of nucleic acid synthesis. – Nature, 1967, **213**, Nr. 5081, 1099–1101.

[234] Blobel, G., Potter, van, R., Studies on free and membranebound ribosomes in rat liver. II. Interaction of ribosomes and membranes. – J. Mol. Biol., 1967, **26**, Nr. 2, 293–301.

[235] Burdon, R. H., Methylation of nucleic acids in Krebs II ascites tumor cells. – Nature, 1966, **210**, Nr. 5038, 797–799.

[236] Zimmerman, E. F., Holler, B. W., Methylation of 45S ribosomal RNA precursor in HeLa cells. – J. Mol. Biol., 1967, **23**, Nr. 2, 149–161.

[237] Nisman, B., Pelmont, J., Demailly, J., Yapo, A., Effect de l'actinomycine D sur la synthèse du RNA spécifique par une fraction subcellulaire. – C. R. Acad. sci., 1963, **256**, Nr. 2, 523–526.

[238] Tata, J. R., Inhibition of the biological action of thyroid hormones by actinomycin D and puromycin. – Nature, 1963, **197**, Nr. 4873, 1167, 1168.

[239] Greengard, O., Acs, G., The effects of actinomycin on the substrate and hormonal induction of liver enzymes. – Biochim. et biophys. acta, 1962, **61**, Nr. 4, 652–653.

[240] Galasiński, W., Influence of actinomycin D on the induced biosynthesis of tryptophan oxidase. – Bull. Acad. Polon. Sci., Ser. Sci. Biol., 1967, **15**, Nr. 2, 69–72.

[241] Budilova, Je. V., Über den Einfluß von γ-Bestrahlung auf einige Fermente der DNS-Synthese. – Radiobiologie 1967, **7**, Bd. 3, 323–327.

[242] Reiter, H., Strauss, B., Marone, R., Robbins, M., Actinomycin D inhibition of uv-dark repair in *Bacillus subtilis*. – Biochem. and Biophys. Res. Commun. 1966, **24**, Nr. 6, 892–898.

[243] Klimov, A. N., Maljuga, O. A., Terešin, I. M., Der Einfluß von Mitomycin C, Actinomycin C und einiger anderer Antibiotika auf die Transformation von Streptokokken. – Antibiotica, 1966, **11**, Nr. 9, 785–788.

[244] Eikhom, T. S., Laland, S., The effect of actinomycin D on the production of gramicidin S in growing cultures of *Bacillus brevis*. – Biochem. J., 1964, **92**, Nr. 1, 32P.

[245] Eikhom, T. S., Laland, S., The effect of actinomycin D on the production of gramicidin S in whole cells of *Bacillus brevis*. – Biochim. et biophys. acta, 1965, **100**, Nr. 2, 451 bis 458.

[246] Szulmaister J., Canfield, R. E., Blicharska, J., Action de l'actinomycine D sur la sporulation de *Bacillus subtilis*. – C. R. Acad. sci., 1963, **256**, Nr. 9, 2057–2060.

[247] Blum, J. J., Buetow, D. E., Effects of actinomycin D on acetatestarved and logarithmically growing *Euglena gracilis*. – Biochin. et biophys. acta, 1963, **68**, Nr. 4, 625–632.

[248] Gross, P. R., Cousineau, G. H., Effects of actinomycin D on macromolecule synthesis, and early development in sea urchin eggs. – Biochem. and Biophys. Res. Commun., 1963, **10**, Nr. 4, 321–326.

[249] Denis, H., Effect de l'actinomycine sur la différenciation nerveuse de l'ectoblaste chez les embryons d'amphibien. – Exp. Cell. Res., 1963, **30**, Nr. 3, 613–615.

[250] Izawa, M., Allfrey, V. G., Mirsky, A. E., The relationship between RNA synthesis and loop structure in Lambrush chromosomes. – Proc. Nat. Acad. Sci. USA, 1963, **49**, Nr. 4, 544–551.

[251] Detlaf, T. A., Experimentelle Befunde zum Mechanismus der Oozytenreifung. – Zeitschrift für allgemeine Biologie, 1966, **27**, Nr. 4, 401–410.

[252] Koskimies, O., Studies on kidney tubulogenesis. X. The effect of actinomycin D on the development of the lactate dehydrogenase isozyme pattern during tubule formation in vitro. — Exp. Cell. Res., 1967, **46**, Nr. 3, 541, 542.
[253] Pannbacker, R. G., Wright, B. E., The effect of actinomycin D on development in the cellular slime mold. — Biochem. and Biophys. Res. Communs, 1966, **24**, Nr. 3, 334—339.
[254] Sussman, M., Loomis, W. F., Ashworth, J. M., Sussman, R. R., The effect of actinomycin D on cellular slime mold morphogenesis. — Biochem. and Biophys. Res. Commun., 1967, **26**, Nr. 3, 353—359.
[255] Brachet, J., Denis, H., Effects of actinomycin D on morphogenesis. — Nature, 1963, **198**, Nr. 4876, 205, 206.
[256] Jacobson, B. S., Lee, Th. E., Macromolecular synthesis and delayed mitotic death to radiation and drugs in Chlamydomonas and Chlorella. — Rad. Res., 1967, **31**, Nr. 3, 368—381.
[257] Bal, A. K., Gross, P. R., Mitosis and differentiation in roots treated with actinomycin, — Science, 1963, **139**, Nr. 3555, 584—586.
[258] Shimoda, Ch., Masuda, Y., Yanagishima, N., Nucleic acid metabolism involved in auxin-induced elongation of yeast cells. — Physiol. Plant., 1967, **20**, fasc. 2, 299—305.
[259] Coartney, J. S., Morre, D. J., Key, J. L., Inhibition of RNA synthesis and auxin-induced cell wall extensibility and growth by actinomycin D. — Plant Physiol., 1967, **42**, Nr. 3, 434—439.
[260] Knypl, J. S., Specific inhibitors of RNA and protein synthesis as suppressors of the IAA — and coumarin-induced growth responses. — Acta Soc. Botan. Pol., 1966, **35**, Nr. 3, 357—373.
[261] Mohr, H., Bienger, I., Experimente zur Wirkung von Actinomycin D auf die durch Phytochrom bewirkte Anthocyansynthese. — Planta, 1967, **75**, H. 2, 180—184.
[262] Weidner, M., Mohr, H., Die Wirkung von Actinomycin D auf die phytochromabhängigen Veränderungen des RNS-Gehaltes im Senfkeimling (*Sinapsis alba* L.). — Planta, 1967, **75**, H. 2, 109—113.
[263] Brown, D. H., Cappellini, R. A., Actinomycin D inhibition of the zinc-induced formation of cytochrome C in Ustilago. — Plant. Physiol., 1966, **41**, Nr. 9, 1543—1546.
[264] Karakashian, M. W., Hastings, J. W., The inhibition of a biological clock by actinomycin D. — Proc. Nat. Acad. Sci. USA, 1962, **48**, Nr. 12, 2130—2137.
[265] Driessche, Th. van den, The role of the nucleus in the circadian rhythms of Acetabularia mediterranea. — Biochim. et biophys. acta, 1966, **126**, Nr. 3, 456—470.
[266] Meerson, F. Z., Kalebina, N. S., Malov, G. A., Simonjan, N. T., Romanova, L. K., Die Rolle der DNS-abhängigen RNS-Synthese für die Aktivierung des genetischen Apparates differenzierter Zellen bei Zunahme ihrer physiologischen Funktion. — Ber. Akad. Wiss. UdSSR, 1964, **155**, Nr. 3, 698—701.
[267] Meerson, F. Z., Gejnisman, Ja. Ja., Larina, V. N., Rozanova, L. S., Aleksandrovskaja, M. M., Vergleichende Beurteilung des Einflusses von Actinomycin 2703 und Orotsäure auf die Größe der Signalmotoneurone bei motorischer Belastung. — Ber. Akad. Wiss. UdSSR, 1967, **174**, Nr. 5, 1198—1201.
[268] Brink, J. J., Davis, R. E., Agranoff, B. W., Effects of puromycin acetoxycycloheximide, and actinomycin D on protein synthesis in goldfish brain. — J. Neurochem., 1966, **13**, Nr. 10, 889—896.
[269] Goldsmith, L. J., Effect of intracerebral actinomycin D and of electroconvulsive shock on passive avoidance. — J. Comp. Physiol. Psychol., 1967, **63**, Nr. 1, 126—132.

[270] Weiler, E., Immunologically determined and competent cells are affected differentially by actinomycin D. — Science, 1964, **144**, Nr. 3620, 846—849.

[271] Smiley, J. D., Heard, J. G., Ziff, M., Effect of actinomycin D on RNA synthesis and antibody formation in the anamnestic response in vitro. — J. Exp. Med., 1964, **119**, Nr. 6, 881—893.

[272] Werchau, H., Kröger, H., Einfluß von Actinomycin D auf den RNS-Stoffwechsel Antikörper-bildender Milzzellen in vitro. — Biochem. Zeitschrift, 1965, **342**, 387 bis 391.

[273] Muschel, L. H., Jackson, J. D., Schmoker, K., Effect of actinomycin D on immune antibody, normal antibody, and complement. — J. Bacteriol., 1966, **91**, Nr. 1, 270—272.

[274] Vanjko, L. V., Fuks, B. B., Synthesedynamik der gegen Actinomycin-D-empfindlichen und -resistenten RNS-Fraktionen in Milzzellen bei sekundärer immunologischer Reaktion (radioautographische Analyse). I. Versuche in vivo. II. Versuche in vitro. — Ber. Med. Akad. Wiss. UdSSR, 1966, **21**, Nr. 11, 21—28, 28—34.

[275] Jaroslaw, N. B., Shortman, K., Restoration of actinomycin D — inhibited antibody synthesis by ribonucleic acid digests. — J. Infect. Dis., 1966, **116**, Nr. 5, 601—605.

[276] Jennings, B. R., The effects of actinomycin D on tetanus antitoxin formation in mice. — J. Infect. Dis., 1967, **117**, Nr. 2, 116—120.

4.2. Antibiotika der Olivomycin — Chromomycin-Gruppe und die RNS-Synthese bei Mikroorganismen und in tierischem Gewebe

Zu dieser relativ neuen Gruppe cytostatischer und antimikrobieller Stoffe natürlicher Herkunft gehören die von sowjetischen, japanischen und amerikanischen Forschern entdeckten und beschriebenen Antibiotikakomplexe Olivomycin (G. F. Gauze und Mitarb. [1, 2]) und Chromomycin (Watanabe. Mizuno, Shibata u. a. [3, 4, 5]) sowie die weniger untersuchten Substanzen Mithramycin, Aburamycin, Aureolsäure und die Präparate M5-18903, NSCA-649 und LA-7017.
Trotz der großen strukturellen Ähnlichkeit der in Olivomycin und Chromomycin enthaltenen Komponenten, wurde bereits in der ersten Etappe vergleichender Untersuchungen gezeigt, daß sie sich chromatographisch, sowie in Drehrichtung und Drehwert und in einigen anderen Kriterien unterscheiden [6, 7, 8]. Wie sich später herausstellte, bestehen auch Differenzen in der Wechselwirkung mit Mikroben und Tumorzellen und in der Reaktion mit einigen DNS-Präparaten. Trotzdem muß für die Olivomycin-Chromomycinantibiotika ein prinzipiell ähnlicher Wirkungsmechanismus angenommen werden.
Im Laufe der letzten Jahre wurde die komplizierte Struktur der Komponenten, aus denen Olivomycin und Chromomycin bestehen, von japanischen (Miyamoto, Kawamatzu u. a. [9]) und vorwiegend von sowjetischen Wissenschaftlern (M. G. Bražnikova, Je. B. Krugljak u. a. [7, 8, 10], M, N. Kolosov, Ju. A. Berlin u. a. [11, 12]) aufgeklärt.
Weiter unten wird die Strukturformel von Olivomycin 1 oder Olivomycin A, Hauptkomponente des „Olivomycin"-Antibiotika-Komplexes angeführt, und auf den strukturellen Unterschied zum Chromomycin A_3, der aktivste Komponente im Chromomycin-Komplex hingewiesen. Wie aus der angeführten Struktur des Olivomycin A zu ersehen ist, unterscheidet sich sein Aglykon („Olivin") vom Aglykon des Chromomycins A_3 („Chromomycinon") durch das Fehlen der Methylgruppe in der 7-Stellung. Der zweite Unterschied in der Struktur dieser Antibiotika besteht in der Anwesenheit eines Isobutyryl-olivomycosylrestes bei Olivomycin A und eines Azetyl-olivomycosylrestes bei Chromomycin A_3 [12][1].
Die cytostatischen und antimikrobiellen Eigenschaften des Olivomycins, die zuerst von V. A. Šorin und Mitarb. [13, 14] untersucht wurden, stimmen nicht

[1] In den Arbeiten über den Wirkungsmechanismus der genannten Antibiotika werden diese Bezeichnungen angeführt.

in allen Fällen mit den Eigenschaften von Chromomycin A_3 und Mithramycin überein (Abb. 18).

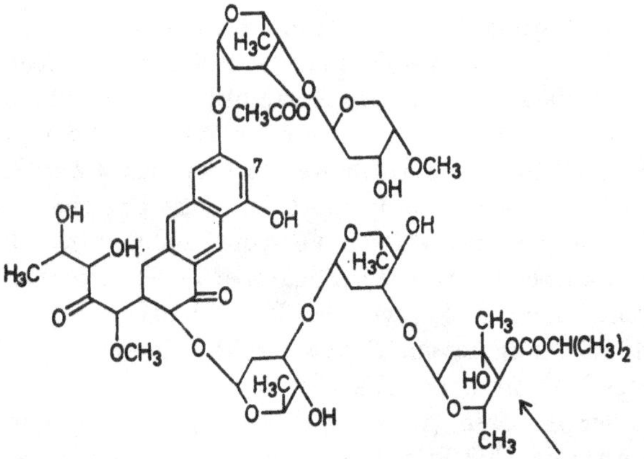

Abb. 18. Olivomycin A. Chromomycin A_3 besitzt in der Stellung 7 eine Methylgruppe und anstelle des α-4-Isobutyryl-olivomycosyl-Restes (durch Pfeil gekennzeichnet) einen α-4-Azetyl-olivomycosyl-Rest

Es muß festgestellt werden, daß die Antibiotika dieser Gruppe von gewisser Bedeutung für die onkologische Praxis sind, da ihre Anwendung bei einigen Arten von bösartigen Geschwülsten zu einer objektiven Besserung des Gesundheitszustandes führt.

Antibiotika der Olivomycin-Chromomycin-Gruppe und die Nukleinsäuresynthese in Mikrobenzellen

Nach Angaben, die 1962 von A. B. Lajko veröffentlicht wurden, hemmt Olivomycin in Konzentrationen von 0,3 μg/ml sehr stark die RNS-Synthese in sich vermehrenden *S. aureus*-Zellen [15], während die DNS-Synthese durch das Antibiotikum sehr viel schwächer inhibiert wurde.
1965 publizierten G. G. Gauze, H. P. Loškareva und Ju. V. Dudnik [16] eine ausführliche Mitteilung über den Wirkungsmechanismus von Olivomycin bei *B. megaterium* Nr. 654. In Konzentrationen von 0,8 μg/ml hemmt Olivomycin die RNS-Synthese zu 70% wie durch Inkorporation von ^{14}C-Urazil festgestellt wurde und nur zu 10% die DNS-Synthese, wie die Inkorporation von ^{32}P-Phosphat zeigte. Eine Erhöhung der Olivomycinkonzentration auf 5 μg/ml rief eine Hemmung sowohl der RNS- als auch der DNS- und Eiweißsynthese hervor, jedoch trat die Hemmung der Eiweißsynthese erst später ein. Eine vorherige Ausschaltung der Eiweißsynthese durch Chloromycetin veränderte den Charakter der hemmenden Wirkung von Olivomycin auf die von der Eiweißsynthese getrennte Synthese der sogenannten Chloromycetin-RNS nicht. Die Autoren dieser Arbeit zeigten, daß die RNS-Synthese in den Sphäroplasten des Olivomycin-resistenten

Organismus *E. coli* C durch die gleichen Antibiotikakonzentrationen gehemmt wurde, wie die RNS-Synthese in intakten Zellen grampositiver Mikroorganismen, d. h., in beiden Fällen ist die RNS-Synthese Olivomycin-empfindlich. Die unterschiedliche Wirkung auf grampositive und gramnegative Zellen wird durch die unterschiedliche Zusammensetzung der Zellwände und dementsprechend durch die unterschiedliche Durchlässigkeit für das Antibiotikum bedingt. In derselben Mitteilung werden Befunde über gewisse Besonderheiten der Olivomycinwirkung auf die RNS-Synthese angeführt. Das Antibiotikum beeinflußte den Stoffwechsel niedermolekularer Vorstufen nicht und hemmte auch die Speicherung von ^{14}C-Urazil im Zellpool nicht. Die Anzahl solcher Vorstufen nahm sogar etwas zu, da sie nicht in die RNS inkorporiert wurden. Sogar bei hoher Olivomycinkonzentration (50 µg/ml) konnte kein Abbau von ^{14}C-Urazil-haltiger RNS beobachtet werden. Im Gegensatz zu Actinomycin D verursacht Olivomycin in Mikrobenzellen keine vollständige Hemmung der RNS-Synthese.
Eine Gruppe japanischer Autoren (KIDA, UJIHARA u. a.) veröffentlichte eine Reihe von Befunden über den Wirkungsmechanismus von Chromomycin A_3 in der intakten Mikrobenzelle [17]. In diesem Fall diente *B. subtilis* SB-15 als Versuchsobjekt. Wie auch in der oben angegebenen Arbeit [16] wurde die Schlußfolgerung gezogen, daß die RNS-Synthese dem Antibiotikum gegenüber äußerst empfindlich ist. Während die Inkorporation von ^{14}C-Urazil in RNS durch Chromomycin A_3 sofort nach Zugabe des Antibiotikums gehemmt wurde, lief die Inkorporation von ^{14}C-Leuzin in die Eiweißfraktion noch 2 Minuten mit unverminderter Geschwindigkeit weiter und erst dann trat eine Hemmung ein.
Was die Empfindlichkeit der Synthese verschiedener RNS-Arten gegen Chromomycin A_3 betrifft, so wird die Synthese von 23S-RNS bei einer bestimmten Konzentration zu 80,7%, die Synthese von 16S-RNS zu 35,6% und die Synthese von sRNS zu 13,7% gehemmt. Die DNS-Synthese wird etwa im gleichen Maße gehemmt, wie die „wenig empfindliche" Synthese der sRNS.
Eine Analyse des Nukleotidpools von Zellen, die mit Chromomycin A_3 behandelt worden waren, zeigte vor allem die Speicherung von vorwiegend 5-ZMP und 5-GMP und ihren Di- und Triphosphatanalogen; während der Gehalt an 5-UMP, 5-AMP und den entsprechenden Di- und Triphosphaten nur wenig anstieg.
Etwas andere Schlußfolgerungen — als die oben angeführten — ergaben sich aus Untersuchungen über den Einfluß von Chromomycin A_3 auf den Stoffwechsel von *B. subtilis* Myrburg W168 [18] und *Mycobacterium smegmatis* Jucho [19]. In der ersten Untersuchung hemmte das Antibiotikum in einer Konzentration von 0,1 µg/ml fast völlig und gleichzeitig die RNS- und DNS-Synthese, d. h. die selektive Wirkung auf die RNS-Synthese fehlte. Die Eiweißsynthese verlief noch 10 Minuten nach Zugabe von Chromomycin A_3 mit normaler Geschwindigkeit weiter. Der Versuch, eine RNS-Art zu finden, deren Synthese am empfindlichsten gegen Chromomycin A_3 ist, führten zu dem Ergebnis, daß die Inkorporation von ^{32}P durch das Antibiotikum in allen RNS-Fraktionen etwa gleich stark unterdrückt wurde [18].
In Versuchen an *M. smegmatis* [19] konnte keine selektive Wirkung des Chro-

momycins A_3 auf die RNS-Synthese nachgewiesen werden. So unterdrückte Chromomycin A_3 in Konzentrationen von 5 μg/ml (hierbei muß die relativ geringe Empfindlichkeit dieses Organismus gegen das Antibiotikum berücksichtigt werden) die Inkorporation von 1-^{14}C-Azetat in die Nukleinsäurefraktion, Lipid- und Eiweißfraktion und hemmte die Inkorporation von 1-^{14}C-Glyzin sowohl in Nukleinsäuren als auch in Lipide und unterdrückte die Inkorporation von ^{35}S-Sulfat in Eiweiß. Gleichzeitig wurde die Inkorporation einer Reihe von Aminosäuren in die Eiweißfraktion durch das Antibiotikum nur schwach gehemmt. Die Autoren nehmen an, daß Chromomycin A_3 möglicherweise auf die Lipide der Zytoplasmamembran der Mykobakterien wirkt.
Die Untersuchungen über die Beeinflussung intakter Mikrobenzellen durch die Antibiotika der Olivomycin-Chromomycin-Gruppe führen somit nicht immer zu gleichartigen Ergebnissen. Es bestehen auch gewisse Unterschiede in den Schlußfolgerungen, die aus Untersuchungen über den Einfluß auf den Nukleinsäurestoffwechsel in Tumorzellen gezogen wurden. Die entsprechenden Arbeiten werden weiter unten behandelt. Arbeiten mit zellfreien Systemen der Makromolekülsynthese und Untersuchungen der Wechselwirkung zwischen den Antibiotika der Olivomycin-Chromomycin-Gruppe und den Nukleinsäuren in Modellversuchen, die in den folgenden Teilen angeführt werden, erlauben jedoch die Schlußfolgerung, daß diese Antibiotika an erster Stelle die RNS-Synthese beeinflussen.

Antibiotika der Olivomycin-Chromomycin-Gruppe und die Nukleinsäuresynthese in Tumorzellen und normalen tierischen Zellen

1963 wurde von zwei japanischen Forschergruppen festgestellt, daß Chromomycin A_3 selektiv auf die RNS-Synthese in Knochenmarkzellen von Kaninchen [20] und Asciteshepatom von Ratten wirkt [21]. Im ersten Fall geht der Kontakt des Antibiotikums mit den Zellen in vitro vor sich: Die Knochenmarkzellsuspension wurde unter Schütteln in Thirodelösung mit Kaninchenserum inkubiert und die RNS- und DNS-Synthese anhand der Inkorporation von 8-^{14}C-Adenin in die entsprechenden Fraktionen bestimmt. Bei einer Konzentration von 10 μg/ml Chromomycin wurde die RNS-Synthese zu 29% und die DNS-Synthese zu 12% unterdrückt; bei einer Konzentration von 100 μg/ml wurde die RNS-Synthese schon zu 79% unterdrückt, obwohl die DNS-Synthese nicht stärker beeinflußt wurde (11%).
Die gleiche Erscheinung beobachteten die Autoren in Versuchen mit Leukozyten, die von einem an akuter Lymphoidleukämie Erkrankten erhalten wurden. Eine zweite Gruppe beobachtete die selektive Wirkung von Chromomycin A_3 auf die RNS-Synthese in in-vivo-Versuchen. Die intraperitoneale Verabreichung dieses Antibiotikums rief bei Ratten eine merkliche Hemmung der Inkorporation von ^{14}C-Aminoisoxazolkarboxamid in sRNS von Asciteshepatomzellen hervor [21]. V. A. Ljašenko stellte eine relativ hohe Empfindlichkeit der RNS-Synthese in Sarkom-180-Zellen gegen Olivomycin fest [22, 23]. Olivomycin (4,5 mg/kg)

wurde 3 Tage nach Impfung der Mäuse mit Sarkom 180 intraperitoneal verabreicht. Nach 4maliger Verabreichung (jeden 2. Tag) des Antibiotikums nahm der RNS-Gehalt in den Tumorzellen im Durchschnitt um 34% und der DNS-Gehalt um 330% ab. Der Autor weist darauf hin, daß der RNS-Gehalt früher abnimmt als der DNS-Gehalt [22]. Olivomycin rief gleichfalls eine Störung der RNS- und DNS-Synthese in der Milz hervor [23]. G. G. GAUZE und N. P. LOŠKAREVA [24] untersuchten den Einfluß von Olivomycin auf die DNS-Synthese in verschiedenen RNS-Fraktionen in Ehrlich-Asciteskarzinomzellen. Die Zellen (7., 8. Tag nach der Überimpfung) wurde in Ascitesflüssigkeit mit $Na_2H^{32}PO_4$ inkubiert und anschließend die Radioaktivität der DNS und RNS bestimmt. Bei einer Konzentration von 50 µg Olivomycin pro 1 ml wurde die Inkorporation von ^{32}P in RNS um 40% und in DNS um 20% unterdrückt. Eine Erhöhung der Olivomycinkonzentration bis auf 250 µg/ml rief keine merkliche Verstärkung der Hemmung der RNS-Synthese hervor. Es wurde daher angenommen, daß die Synthese eines bestimmten Teils der RNS gegen Olivomycin unempfindlich ist. Da die schnell markierbare, hochpolymere RNS ein G + Z/A + U-Verhältnis von 1 — 1,1 aufweist und aus der ribosomalen Vorstufen-RNS (G + Z/A + U = 1,5) und einer DNS-ähnlichen RNS besteht (G + Z/A + U = 0,75), wurde der Versuch unternommen, eine Verschiebung der Basenzusammensetzung der RNS, die in Anwesenheit von Olivomycin synthetisiert wurde, zu finden. Eine solche Verschiebung fand zwar statt, war jedoch nur sehr unwesentlich; 1,13 in der Kontrolle und 1,17 nach zweistündiger Inkubation der Zellen mit 250 µg/ml Olivomycin. Somit wirkte das Antibiotikum in gleichem Maße auf die Synthese beider Komponenten der hochpolymeren, sich schnell markierenden RNS. Der Versuch, eine differenzierte Wirkung von Chromomycin A_3 auf die Synthese der verschiedenen RNS-Arten in Rattenasciteshepatom zu finden, wurden auch in einem anderen Laboratorium unternommen [25]. Die Nukleinsäuresynthese wurde anhand der Inkorporation von 2-^{14}C-Orotsäure und 4-^{14}C-Aminoimidazolkarboxamid verfolgt. Bei Chromomycin-A_3-Konzentrationen von 5-50 µg/ml nahm die Radioaktivität in der sRNS und der Kern-RNS stark ab. Die Bestimmung des Grades der Antibiotikahemmwirkung auf die Synthese der DNS und ribosomalen RNS ergab weniger bestimmte Resultate. Chromomycin beeinflußte den Austausch der drei sRNS-Nukleotide nicht. Nach Meinung der Autoren dieser Arbeit wird die sRNS im Nukleolus synthetisiert, da die Synthese in ihren Versuchen gegen DNS-ase unempfindlich war. Dieser Prozeß wird durch Chromomycin A_3 unterdrückt. Es ist interessant, daß die Zellen des Ascitesheptatomstammes AH 7974, die gegen Stickstoffyperit resistent sind, bezüglich der Synthese der Kern-RNS gegen Chromomycin A_3 resistenter sind [26]. Nach JE. S. ZALMANZON, A. V. ZELENINA, K. A. KAFIANI u. a. [27] unterdrückt Olivomycin in einer Kultur überimpfter menschlicher Amnionzellen (Stamm FL) an erster Stelle die Synthese der Kern-RNS und der Vorstufe der ribosomalen RNS. Der Einfluß des Antibiotikums auf die Synthese der Messenger-RNS ist dagegen unwesentlich [27, 28]. Weitere Angaben über die selektive Wirkung von Olivomycin und Chromomycin A_3 auf die RNS-Synthese in tierischen Zellen finden sich auch in einigen anderen

Arbeiten. So führte eine intraperitoneale Verabreichung von Olivomycin bei Ratten zu einer Abnahme des RNS-Gehaltes in Leber- und Sarkom-45-Zellen [29]. Mittels Lumineszenzmikroskopie konnte eine stärkere Beeinflussung sowohl der RNS- als auch der DNS-Synthese in Krocker-Sarkomzellen (oder Sarkom 180) durch Olivomycin beobachtet werden [30]. In einer anderen Arbeit wurde die Schlußfolgerung gezogen, daß Chromomycin A_3 die RNS-Synthese in bestimmten Entwicklungsstadien von *Ciona intestinalis* [31] hemmt.

Antibiotika der Olivomycin-Chromomycin-Gruppe und die Virusvermehrung in Gewebekulturen

Zalmanzon, Zelenin, Kafiani u. a. untersuchten die Wirkung von Olivomycin auf die Vermehrung des Adenovirus Typ 5 (DNS-Virus) und des Poliomyelitisvirus Typ 1 (RNS-Virus) in menschlichen Amnionzellkulturen. Ähnlich dem Actinomycin D wirkte Olivomycin hemmend auf die Vermehrung des DNS-Virus und zeigte keinen Einfluß auf den RNS-Virus [27, 28]. Eine gewisse Ähnlichkeit in der Wirkung von Chromomycin A_3 und Actinomycin D auf die Vermehrung des Japanischen Encephalitisvirus wurde in einem anderen Laboratorium beobachtet [32]. Nach N. V. Borisoglebskaja u. a. war die RNS-Synthese in HE-p-2-Zellen, die mit Milbenenzephalitisvirus infiziert wurden, gegen Olivomycin weniger empfindlich als die RNS-Synthese in nicht infizierten Zellen [33].

Unterdrückung der RNS-Synthese in zellfreien Systemen durch Antibiotika der Olivomycin-Chromomycin-Gruppe

Eine Fortsetzung der mit intakten Mikrobenzellen und tierischen Zellen durchgeführten Versuche bildeten die Arbeiten einiger Autoren über den Einfluß von Olivomycin und Chromomycin A_3 auf die RNS-Polymerase. G. G. Gauze, N. P. Loškareva und Ju. V. Dudnik [16] untersuchten die Wirkung von Olivomycin auf die RNS-Polymerase aus *E. coli*. Als Matrize dienten DNS-Präparate aus *E. coli*, *S. aureus*, *M. lysodeikticus* sowie die DNS des T_2-Phagen. Zu einer 50 prozentigen Hemmung des Enzyms — gemessen an der Inkorporation von ^{14}C-markiertem ATP — genügte eine Olivomycinkonzentration von 0,1 μg pro 1 ml. Kaziro und Kamiyama [34] untersuchten die Wirkung von Chromomycin A_3 auf die RNS-Polymerase aus *Pseudomonas aeruginosa* K. Bei einer DNS aus der Kälberkropfdrüse wurde eine Hemmung der Enzymaktivität um 50% — bestimmt anhand der Inkorporation von ^{14}C aus ATP oder ZTP — bereits bei Antibiotika-Konzentrationen von 0,4—0,8 μg/ml beobachtet. Wenn als Matrize eine durch Erhitzen denaturierte DNS verwendet wurde, betrug die Inkorporationsgeschwindigkeit nur $^1/_4$ des gewöhnlichen Wertes und Chromomycin war merklich weniger aktiv. Die Restinkorporation wurde durch das Antibiotikum nur bei einer Konzentration von nicht weniger als 5 μg/ml zu 50% unterdrückt.

Weiter wurde in dieser Arbeit gezeigt, daß die Hemmung der Enzymaktivität auf die Bindung des Chromomycins A_3 durch die DNS-Matrize zurückzuführen ist. Eine andere Gruppe von Autoren [35, 36] verglich die Aktivität von Chromomycin A_3 gegenüber der DNS-abhängigen RNS- und DNS-Synthese; die RNS-Synthese erwies sich als empfindlicher; so unterdrückte Chromomycin A_3 in einer Konzentration von 10 μg/ml die Aktivität der RNS-Polymerase um 80% und die der DNS-Polymerase um 50%. Dieselben Autoren zeigten, daß die Entfernung von 1 bis 3 Chromosomen (A, B, C) zum teilweisen Aktivitätsverlust des Präparates führt. Es muß darauf hingewiesen werden, daß das Chromophor des Olivomycins allein die RNS-Polymerase nicht hemmte [16].

Bildung von Komplexen zwischen der DNS und den Antibiotika der Olivomycin-Chromomycin-Gruppe

1965—1966 wurden fast gleichzeitig in mehreren Laboratorien Befunde erhalten, die teilweise die Besonderheiten der Wechselwirkung zwischen den Antibiotika der genannten Gruppe und der DNS erklären. Von gewissem Einfluß auf diese Arbeiten waren die vorher in großem Umfang betriebenen Untersuchungen mit Actinomycinen und Mitomycinen, d. h. mit Antibiotika, die gleichfalls mit DNS reagieren. Untersucht wurden die Fragen des Einflusses der DNS-Helix auf die Wechselwirkung mit den Antibiotika der neuen Gruppe, die Abhängigkeit dieser Wechselwirkung von der Basenzusammensetzung der DNS, die Bedeutung von Metallionen insbesondere von Metallionen im Medium, die Fähigkeit der Antibiotika, die Sekundärstruktur der DNS bei thermischer Denaturierung zu stabilisieren usw.

Ein Hinweis auf die Bildung von Komplexen zwischen DNS und Antibiotika der Olivomycin-Chromomycin-Gruppe stellt die Fähigkeit der DNS dar, die Aktivität der genannten Antibiotika zu schwächen [16, 37]. Durch Alkoholfällung konnte der Komplex von Olivomycin und Chromomycin A_3 mit der DNS abgetrennt werden [16, 38]. Wie in einer Arbeit gezeigt wurde, dissoziiert der DNS-Olivomycinkomplex relativ leicht; bei Zugabe von freier DNS zum Komplex nahm ihre Aktivität als Matrize ab, was auf eine teilweise Umgruppierung der Antibiotikamoleküle auf die neu zugegebene DNS zurückgeführt werden kann [16]. Die Reaktion der Antibiotika mit der DNS kann auch durch den Vergleich der Absorptionsspektren im Bereich von 340—500 nm in Anwesenheit und Abwesenheit von DNS nachgewiesen werden. In Gegenwart von DNS wird eine Verschiebung des Absorptionsmaximums von 406 auf 430 nm beobachtet [39]. Die Komplexbildung hängt von der Anwesenheit zweiwertiger Metallionen in der Lösung ab. So wird durch die Zugabe von Mg^{2+} die Absorption des Komplexes bei 430 nm deutlich verstärkt [39]. Auch in einer anderen Arbeit wurde festgestellt, daß der Grad der durch die DNS im Absorptionsspektrum des Chromomycins A_3 hervorgerufenen Veränderungen, bei sonst gleichen Bedingungen, eine Funktion der Mg^{2+}-Konzentration ist. Wenn das Verhältnis von Mg^{2+} zu Antibiotikum gleich 1 ist

scheint die Komplexbildung des Antibiotikums mit der DNS optimal zu sein [38]. Von den anderen untersuchten Kationen förderten Mn^{2+}, Zn^{2+} und teilweise Co^{2+} die Wechselwirkung zwischen Chromomycin A_3 und DNS [38].
Es existiert die Vorstellung, daß das zweiwertige Metallion mit sauerstoffhaltigen Gruppen des Chromophors reagiert, wodurch das Antibiotikamolekül in einen Zustand erhöhter Reaktionsfähigkeit übergeht. Das Adsorptionsspektrum von Chromomycin A_3 veränderte sich nicht nur in Abwesenheit von DNS, sondern auch unter dem Einfluß der Metallionen selbst und zwar besonders bei Mangan, Magnesium, Kobalt u. a. [38]. Der „Bedarf" an Magnesiumionen und anderen Metallionen unterscheidet die Antibiotika der Olivomycin-Chromomycin-Gruppe von der anderen Gruppe der RNS-Inhibitoren, den Actinomycinen. Was den Einfluß der Basenzusammensetzung der DNS auf die Wechselwirkung mit Olivomycin, Chromomycin A_3 und verwandten Stoffen betrifft, so ist, wie das bereits bei den Actinomycinen gezeigt wurde, die Anzahl der Guaninreste im Polymer von großer Bedeutung. WARD, REICH und GOLDBERG [38] kamen zu der Schlußfolgerung, daß die RNS-Synthese nur dann gegen Olivomycin, Chromomycin A_3 und Mithramycin empfindlich ist, wenn eine guaninhaltige DNS als Matrize verwendet wird. So unterdrückte zum Beispiel Chromomycin A_3 die Synthese eines RNS-ähnlichen Polymers auf der DAT-Matrize praktisch nicht — die Hemmung betrug nur 1,5—4%. Wenn als Matrize eine natürliche, guaninhaltige DNS aus der Kälberkropfdrüse verwendet wurde, hemmte es in derselben Konzentration die RNS-Synthese dagegen vollkommen. Diese Autoren vertreten die Meinung, daß in die Reaktion mit dem Antibiotika die NH_2-Gruppe des Guanins eingeschaltet wird, die in der kleinen Rinne der DNS-Doppelhelix lokalisiert ist.
Nach Angaben einer anderen Arbeitsgruppe [34] reagierte eine DNS aus *Pseudomonas aeruginosa* mit einem Verhältnis von AT zu GZ von 0,49 in größerem Maße mit Chromomycin A_3 als eine DNS aus der Kropfdrüse mit einem Verhältnis AT/GZ = 1,29. Die Bedeutung von Guanin für die Wechselwirkung zwischen der DNS und den Antibiotika der Olivomycin-Chromomycin-Gruppe wird auch in einer anderen Arbeit unterstrichen [40]. Was quantitative Angaben über die Bindung dieser Antibiotika mit der DNS betrifft, so wurde bisher nur in einer Arbeit eine Berechnung angegeben. Die Autoren ziehen die Schlußfolgerung, daß bei maximaler Sättigung der aus der Kropfdrüse erhaltenen DNS mit Antibiotikum auf ein Molekül Chromomycin A_3 29 Nukleotide entfallen [39]. Es gibt gleichfalls keine ausreichend genauen Angaben über den Einfluß der DNS-Sekundärstruktur auf die Komplexbildung mit diesen Antibiotika. Denaturierte DNS ist zwar eine weniger gute Matrize für die RNS-Synthese, die „Restsynthese" erwies sich jedoch gegenüber Chromomycin A_3 als wenig empfindlich [34], was durch eine Verminderung der Fähigkeit denaturierter DNS erklärt werden könnte, mit dem Antibiotikum Komplexe zu bilden.
Es wurde gezeigt, daß die durch Erhitzen denaturierte DNS geringere Veränderungen in der Verschiebung des Absorptionsspektrums von Olivomycin und Chromomycin A_3 hervorruft, als die native DNS [38]. Nach KERSTEN und SZYBALSKI [40] verändern die Antibiotika der Olivomycin-Chromomycin-Gruppe nur

bei der nativen DNS einige physikochemische Besonderheiten, nicht jedoch bei der denaturierten DNS. In dieser Arbeit wurde die Komplexbildung der genannten Antibiotika mit DNS vielseitig untersucht. Bei der Sedimentation im CsCl-Dichtegradienten nahm die von der Konzentration, der Basenzusammensetzung und einigen anderen Faktoren abhängige sogenannte „buoyant"-Dichte der DNS infolge der Komplexbildung mit den Antibiotika trotz der hohen Ionenstärke des Medium ab. Am aktivsten in dieser Hinsicht erwies sich Mithramycin, dann Chromomycin A_3 und schließlich Olivomycin. Das Olivomycin zeigte unter den genannten Versuchsbedingungen eine nur ihm charakteristische Wirkung, die zusammen mit einigen anderen Unterschieden in den biologischen Eigenschaften der einzelnen Vertreter dieser Gruppe später besprochen wird. Bei denaturierter DNS rufen die untersuchten Antibiotika kaum eine Dichteveränderung hervor. In Versuchen mit nativer DNS konnte eine Abhängigkeit der Dichteverminderung von dem G + Z-Gehalt des Präparates gezeigt werden. So betrug die unter dem Einfluß von Chromomycin A_3 auftretende Dichteverminderung der DNS aus *E. coli* mit 50% G + Z 20 mg/ml, der DNS aus *Cytophaga johnsonii* mit 34% G + Z 10 mg/ml; bei DAT konnte keine Abnahme der Dichte beobachtet werden.

Über die Besonderheiten des Wirkungsmechanismus einzelner Vertreter der Olivomycin-Chromomycin-Antibiotikagruppe

Die antibiotische Aktivität von Olivomycin, Chromomycin A_3 und Mithramycin [42, 42] ist trotz der prinzipiellen Ähnlichkeit ihrer Wirkung auf biochemische Prozesse von unterschiedlicher Natur. Dasselbe betrifft das quantitative Ausmaß der durch sie verursachten Hemmung der RNS-Synthese.

Diese, in Versuchen mit ganzen Zellen erhaltenen Unterschiede können durch das unterschiedliche Permeationsvermögen verwandter, jedoch nicht identischer Antibiotika verursacht sein und müssen nicht unbedingt mit dem Mechanismus der Wirkung dieser Stoffe zusammenhängen.

In den Begriff „Wirkungsmechanismus" im weiten Sinn müssen alle kontinuierlichen Etappen der Wechselwirkung zwischen dem Antibiotikum und der Zelle eingehen, angefangen von der Adsorption an der Oberfläche und dem Eindringen in die Zelle. Was die hier besprochenen Antibiotika betrifft, so sind die Ergebnisse von V. A. Šorin und S. P. Šapovalova [43] über die Kreuzresistenz von Mikroben- und Tumorzellen gegenüber diesen Stoffen und die Befunde von Kersten, Kersten und Szybalski [40] über die Dichte der DNS in Lösungen nach Behandlung mit Olivomycin, Chromomycin A_3 und Mithramycin von Interesse.

In der ersten Arbeit wurde ein Stamm von *S. aureus* verwendet, der gegen 100 µg/ml Olivomycin und ein Stamm Mäusesarkom 37, der gegen 200 µg/ml Olivomycin resistent war. Eine Überprüfung der Resistenz gegen Chromomycin A_3, Aburamycin und Mithramycin zeigte, daß eine völlige Kreuz-Resistenz der Mikroorganismen und Tumorzellen gegen Olivomycin und Mithramycin fehlt. Ein Staphylokokkenstamm, dessen Wachstum erst bei 100 µg/ml Olivomycin aufhörte, war bereits gegen 20 µg/ml Mithramycin empfindlich. Dieser Unterschied in der Empfindlichkeit wurde bei dem Ausgangsstamm nicht beobachtet. Tumorzellen, die gegen 200 µg/ml Olivomycin resistent waren, stellten ihr Wachstum auf einem Nährboden ein, der Mithramycin in einer Konzentration von nur 25 µg/ml enthielt, obwohl der Ausgangsstamm des Sarkoms 37 gegenüber Mithramycin weniger empfindlich war als gegenüber Olivomycin (1,5 µg/ml und 0,75 µg/ml entsprechend). Chromomycin A_3 steht offensichtlich dem Olivomycin näher als dem Mithramycin: die Konzentrationen, bei denen Olivomycin und Chromomycin A_3 das Wachstum olivomycinresistenter Zellen unterdrückte, stimmten fast überein.

In der zweiten Arbeit [40] konnten an DNS-Präparaten gewisse Unterschiede in der Reaktionsfähigkeit der untersuchten Antibiotika gefunden werden, wie bereits früher behandelt wurde. Die Reaktion der aus *Sarcina lutea* gewonnenen DNS mit Olivomycin, Chromomycin A_3 oder Mithramycin und die anschließende Bestimmung der Dichteabnahme durch Dichtegradientenzentrifugation zeigte, daß Olivomycin im Gegensatz zu den anderen Antibiotika eine Spaltung der DNS in 2 Komponenten hervorruft. Bei Zentrifugation des DNS-Olivomycin-Komplexes bildeten sich zwei Schichten. Sowohl in der leichteren wie in der schwereren Schicht befand sich die DNS im Komplex mit Olivomycin und beide Komplexe zeigten eine geringere Dichte als die native DNS. Wird durch eine bestimmte Olivomycin-Konzentration eine Teilung der DNS in zwei Fraktionen hervorgerufen, so beträgt die Dichteverminderung in der einen Fraktion 30 µg/ml und in der anderen 15 mg/ml. Weder Chromomycin A_3 noch Mithramycin verursachten eine ähnliche Aufspaltung der DNS in zwei Fraktionen.

Denaturierte DNS aus *Sarcina lutea* wurde durch Olivomycin nicht aufgespalten wie auch die Antibiotika der Olivomycin-Chromomycin-Gruppe überhaupt nur schwach auf denaturierte DNS wirken. Die Autoren der Arbeit weisen darauf hin, daß die oben gezeigte Besonderheit der Olivomycinwirkung nur an der aus *Sarcina lutea* gewonnenen DNS beobachtet werden konnte. In Versuchen mit DNS-Präparaten anderen Ursprungs riefen alle drei untersuchten Antibiotika eine qualitativ ähnliche Wirkung hervor.

Aus dem oben angeführten Material kann die Schlußfolgerung gezogen werden, daß die Antibiotika der Olivomycin-Chromomycin-Gruppe antimikrobielle Aktivität zeigen, die eine Folge ihrer Wechselwirkung mit der DNS und der Hemmung der RNS-Synthese sind. In dieser allgemeinen Formulierung stimmt ihr Wirkungsmechanismus mit dem Wirkungsmechanismus der Actinomycine überein, obwohl in Wirklichkeit der Charakter der Reaktion dieser strukturell verschiedenen Antibiotikagruppen mit der DNS verschieden ist. Der unterschiedliche Wirkungsmechanismus von Actinomycinen und der Olivomycin-Chromomycin-Antibiotika wurde bei Untersuchungen des Einflusses auf verschiedene RNS-Arten in Tumorzellen [26] und Mikroorganismen [16], an den Bedingungen der Komplexbildung mit der DNS [38] und an den Eigenschaften des DNS-Antibiotikum-Komplexes [40] festgestellt. Eine interessante Besonderheit im Gegensatz zu den Actinomycinen stellt das von V. A. Šorin und P. C. Sapovalova [44] beobachtete Ausbleiben einer Wirkung auf die Immunogenese dar.

Literatur

[1] Gauze, G. F., Ucholina, R. S., Svešnikova, M. A., Olivomycin, ein neues von Actinomyces olivoreticule gebildetes Antibiotikum. — Antibiotica, 1962, **7**, Nr. 3, 34—38.

[2] Gauze, G. F., Ucholina, R. S., Svešnikova, M. A., Production and the mechanism of action of olivomycin, an antitumor antibiotic. — Acta Unio Intern. Contra Cancrum, 1964, **20**, Nr. 1—2, 284, 285.

[3] Tatsuoka, S., Nakazawa, K., Miyake, A., Kaziwara, K., Aramaki, Y., Shibata, M., Tanabe, K., Hamada, Y., Hitomi, H., Miyamoto, M., Mizuno, K., Watanabe, J., Ishidate, M., Yokotani, H., Ishikawa, I., Isolation, anticancer activity and pharmacology of a new antibiotic chromomycin. — Gann., 1958, **49** (Suppl.), 23, 24.

[4] Mizuno, K., Studies on chromomycin. I. Paper chromatography of chromomycin groups. — J. Antibiotics, 1960, **B 13**, Nr. 6, 329—331.

[5] Mizuno, K., Studies on chromomycin. IV. Chromomycin A_3 and its derivatives. — J. Antibiotics, 1963, **A 16**, Nr. 1, 22—39.

[6] Bražnikova, M. G., Krugljak, Je. B., Kovšarova, I. N., Konstantinova, N. V., Prošljakova, V. V., Gewinnung, Reinigung und Untersuchung einiger physiko-chemischer Eigenschaften des neuen Antibiotikums Olivomycin. — Antibiotica, 1962, **7**, Nr. 3, 39—44.

[7] Krugljak, Je. B., Borisova, V. N., Bražnikova, M. G., Chromatographischer Vergleich von Olivomycin mit einigen Antibiotika. — Antibiotica, 1963, **8**, Nr. 12, 1064 bis 1067.

[8] Bražnikova, M. G., Krugljak, Je. B., Borisova, V. N., Fedorova, G. B., Untersuchungen zur Homogenität des Olivomycins. — Antibiotica, 1964, **9**, Nr. 2, 141—146.

[9] Miyamoto, M., Kawamatsu, Y., Kawashima, K., Shinohara, M., Nakanishi, K., Full structure of three chromomycins A_2, A_3 and A_4. — Tetrahedron letters, 1966, **6**, 545 bis 552.

[10] Bražnikova, M. G., Krugljak, Je. B., Mezencev, A. S., Comparison of olivin with aglycones of chromomycin A_3, mithramycin and antibiotic 3014. — Antimicrobial Agents Chemotherapy, 1965, 858—862.

[11] Berlin, Ju. A., Esipov, S. E., Kolosov, M. N., Shemyakin, M. M., Olivomycin. IV. The structure of olivomycin. V. Structure of the olivomycin-chromomycin antibiotics. — Tetrahedron letters, 1966, **14**, 1431—1436, **15**, 1642—1647.

[12] Kolosov, M. N., Chemie der Antibiotika der Olivomycin-Chromomycin-Gruppe. — IX. Internationaler mikrobiologischer Kongreß. Symposien, Moskau, 1966, 25—28.

[13] Šorin, V. A., Rossolimo, O. K., Stanislavakaja, M. S., Bljumberg, N. A., Filipposjan, S. T., Lepeskina, G. N., Cytostatische Aktivität des Antibiotikums Olivomycin. — Antibiotica, 1962, **7**, Nr. 3, 60—64.

[14] Šorin, V. A., Rossolimo, O. K., Experimentelle Untersuchungen der cytostatischen Aktivität von 6 Antibiotika der Olivomycingruppe. — Antibiotica, 1965, **10**, Nr. 1, 48—53.

[15] Lajko, A. B., Zur Wirkung einiger anticancerogener Antibiotika auf die Nucleinsäuresynthese in Staphylokokkenzellen. — Antibiotica, 1962, **7**, Nr. 7, 601—605.

[16] Gauze, G. G., Loškareva, N. P., Dudnik, Ju. V., Über den Wirkungsmechanismus des Olivomycins. — Antibiotica, 1965, **10**, Nr. 4, 307—313.

[17] Kida, M., Ujihara, M., Ohmura, E., Kaziwara, K., The effect of chromomycin A_3 upon nucleic acid metabolism of *Bacillus subtilis* SB-15. — J. Biochem., 1966, **59**, Nr. 4, 353—362.

[18] KAMIYAMA, M., KAZIRO, Y., Mechanism of action of chromomycin A_3. I. Inhibition of nucleic acid metabolism in Bacillus subtilis cells. — J. Biochem., 1966, **59**, Nr. 1, 49—56.

[19] TSUKAMURA, M., TSUKAMURA, S., MIZUNO, SH., Mode of action of chromomycin A_3 on a Mycobacterium. — J. Antibiotics, 1964, **A 17**, Nr. 6, 246—252.

[20] WAKISAKA, G., UCHINO, H., NAKAMURA, T., SOTOBAYASHI, H., SHIRAKAWA, S., ADACHI, A., SAKURAI, M., Selective inhibition of biosynthesis of ribonucleic acid in mammalian cells by chromoycin A_3. — Nature, 1963, **198**, Nr. 4878, 385, 386.

[21] YANO, M., KUSAKARI, T., MIURA, Y., Intracellular transfer of nucleic acids. III. Fate of nucleic acids in rat ascites hepatoma cells. — J. Biochem., 1963, **53**, Nr. 6, 461—464.

[22] LJAŠENKO, V. A., Einfluß von Olivomycin auf den Nucleinsäuregehalt in transplantierten Mäusesarkomen-180. — Antibiotica, 1964, **9**, Nr. 6, 520—524.

[23] LJAŠENKO, V. A., Kombinierte Wirkung zweier cytostatischer Stoffe — Sarkolysin und Olivomycin — auf Blutbildung und Geschwulstwachstum. — Antibiotica, 1964, **9**, Nr. 11, 987—993.

[24] GAUZE, G. G., LOŠKAREVA, N. P., Wirkung von Olivomycin auf Ehrlich-Ascites-Carcinom-Zellen. — Fragen der Medizinischen Klinik, 1965, **11**, Bd. 4, 64—66.

[25] FUKUI, N., Effect of chromomycin A_3 on the metabolism of nucleic acids in cancer cells. — Seikagaku, 1964, **36**, 879—883 (CA, 1965, **62**, 13718e).

[26] MIURA, Y., MORIAYMA, Y., HASEGAWA, SH., FUKUI, N., Studies on the metabolism of rat-ascites hepatoma with nitrogen mustard sensitive and resistant strains. VIII. Effect of chromomycin A_3 on the nuclear RNA metabolism. — J. Biochem., 1965, **57**, Nr. 3, 440—444.

[27] ZALMANZON, JE. S., ZELENIN, A. V., KAFIANI, K. A., LOBAREVA, L. S., LJAPUNOVA, JE. A., TIMOFEEVA, M. JA., Einfluß einiger cytostatischer Antibiotika auf Nucleinsäuresynthese und Virusproduktion in menschlichen Amnionzellkulturen (Stamm FL). — Antibiotica, 1965, **10**, Nr. 7, 613—622.

[28] ZALMANZON, JE. A., TIMOFEEVA, M. JA., Über den Wirkungsmechanismus des Antibiotikums Olivomycin. — Fragen der Medizinischen Chemie, 1966, **12**, Bd. 1, 58 bis 62.

[29] GLUŠAKOVA, N. JE., TARANOVIČ, G. L., Einfluß von Olivomycin auf Nucleinsäure-, Aminosäure- und Energiestoffwechsel. — Antibiotica, 1965, **10**, Nr. 9, 804—808.

[30] TURSUNCHODŽAEV, N. B., Zum Wirkungsmechanismus der cytostatischen Antibiotika Olivomycin und Fumagillin auf die Geschwulstzelle. — Antibiotica, 1965, **10**, Nr. 4, 314—317.

[31] BRAHMACHARY, R. L., REVERBERI, G., Action of chromomycin on the eggs and embryos of Ciona intestinalis. — Experientia, 1964, **20**, Nr. 11, 621.

[32] TAKEDA, H., YAMADA, M., AOYAMA, Y., Demonstration of RNA synthesis caused by Japanese encephalitis virus infection in PS (Y15) cells with the aid of chromomycin A_3. — Japan. J. Med. Sci. Biol., 1965, **18**, Nr. 2, 111—120.

[33] BORISOGLEBSKAJA, N. V., BOGOMOLOVA, N. N., ZALKIND, S. JA., KONDRATENKO, B. G. Einfluß des Antibiotikums Olivomycin auf den Nucleoproteidstoffwechsel von Gewebekulturzellen, die chronisch mit Viren infiziert sind. — Fragen der Virologie, 1966, Nr. 2, 173—178.

[34] KAZIRO, Y., KAMIYAMA, M., Inhibition of RNA polymerase reaction by chromomycin A_3. — Biochem. and Biophys. Res. Commun., 1965, **19**, Nr. 4, 433—437.

[35] HARTMANN, G., GOLLER, H., KOSCHEL, K., KERSTEN, W., KERSTEN, H., Hemmung der DNA-abhängigen RNA- und DNA-Synthese durch Antibiotica. — Biochem. Zeitschrift, 1964, **341**, H. 1, 126—128.

[36] KOSCHEL, K., HARTMANN, G., KERSTEN, W., KERSTEN, H., Die Wirkung des Chromomycins und einiger Anthracyclinantibiotica auf die DNA-abhängige Nucleinsäure-Synthese. — Biochem. Zeitschrift, 1966, **344**, H. 1, 76—86.

[37] KERSTEN, W., KERSTEN, H., Die Bindung von Daunomycin, Cinerubin und Chromomycin A_3 an Nucleinsäuren. — Biochem. Zeitschrift, 1965, **341**, H. 2, 174—183.

[38] WARD, D. C., REICH, E., GOLDBERG, I. H., Base specificity in the interaction of polynucleotides with antibiotic drugs. — Science, 1965, **149**, Nr. 3689, 1259—1263.

[39] BEHR, W., HARTMAN, G., Spektralphotometrische Untersuchungen über die Wechselwirkungen zwischen Chromomycin A_3 und Nucleinsäuren. — Biochem. Zeitschrift, 1965, **343**, H. 4, 519—527.

[40] KERSTEN, W., KERSTEN, H., SZYBALSKI, W., Physicochemical properties of complexes between deoxyribonucleic acid and antibiotics which affect ribonucleic acid synthesis (actinomycin, daunomycin, cinerubin, nogalamycin, chromomycin, mithramycin and olivomycin). — Biochemistry, 1966, **5**, Nr. 1, 236—244.

[41] GAUZE, G. F., Olivomycin, mithramycin, chromomycin. Three related cancerostatic antibiotics. — Advan. Chemotherapy, 1965, **2**, 179—194.

[42] GAUZE, G. F., Aspects of antibiotic research. — Chem. and Ind., 1966, Nr. 36, 1506 bis 1513.

[43] ŠORIN, V. A., ŠAPOVALOVA, S. P., Crossing-over-Resistenz bei cytostatischen Antibiotika vom Typ Olivomycin-Mithramycin. — Antibiotica, 1966, **11**, Nr. 3, 239—242.

[44] ŠORIN, V. A., ŠAPOVALOVA, S. P., Auswahl neuer Immunogeneseinhibitoren natürlichen Ursprungs. — Antibiotica, 1966, **11**, Nr. 11, 963—967.

4.3. Mitomycin und DNS-Alkylierung

Die Antibiotika der Mitomycin-Gruppe wurden ohne besonderen Erfolg auf cytostatische Eigenschaften hin untersucht.
Für die Biochemiker, Genetiker und Virologen erwiesen sich die Mitomycine jedoch als wertvolle Reagenzien, die eine selektive Beeinflussung der Zellgene erlauben.
In biochemischen Untersuchungen wurden am häufigsten Mitomycin C und Porphyromycin benutzt, deren Strukturformeln [1, 2] weiter unten angeführt werden. Ihr Wirkungsmechanismus ist, wie die bisher vorliegenden Untersuchungen zeigen, gleich.

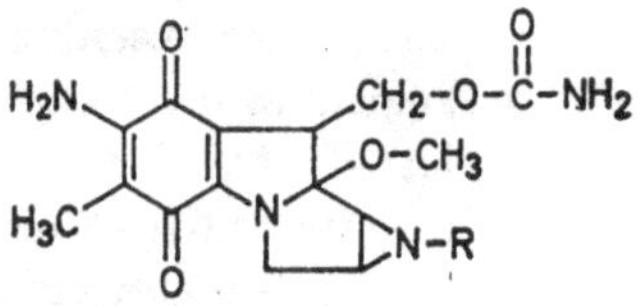

R=H Mitomycin
R=CH_3 Porphyromycin

Eine ähnliche Wirkungsweise wie Mitomycin C und Porphyromycin zeigen anscheinend auch Mitomycin A und Mitomycin B [3], die jedoch in der Laborpraxis sehr viel seltener als biochemisches Reagenz verwendet werden. Interessanterweise hängt die Farbe der Mitomycinlösungen vom pH ab [2]. Die Mitomycinantibiotika haben ein sehr breites antibiotisches Wirkungsspektrum. So unterdrückt Mitomycin C das Wachstum von Bakterien, Protozoen, Säugetierzellen, darunter auch Tumorzellen und ist in Konzentrationen, die den antibakteriell wirksamen Dosen nahe liegen, gegen Algen und Geißeltierchen (Euglena) aktiv. Auf das Wachstum von Neurospora wirkte das Antibiotikum jedoch nicht [3, 4].

Unter dem Einfluß von Mitomycin C auftretende morphologische Veränderungen von bakteriellen und tierischen Zellen

In dieser Richtung wurden Untersuchungen von Reich, Shatkin und Tatum durchgeführt [3]. Unter dem Einfluß von Mitomycin C wird die Teilung von *E. coli* nicht jedoch das Längenwachstum gehemmt. Bei einem nicht lysogenen Stamm konnte in wachstumsförderndem Nährboden die Länge der gebildeten Fäden 300 μ erreichen. In Gegenwart von Lysozym werden Protoplasten erhalten, die einen sehr viel größerem Umfang erreichen, als Protoplasten aus normalen Zellen. Dank der außerordentlichen Länge der Fadenformen war es möglich, diese zur Demonstration des Kernmaterials heranzuziehen. Durch Phasenkontrastmikroskopie wurde festgestellt, daß die dunklen kompakten Kernstrukturen unter dem Einfluß von Mitomycin C ihre klaren Umrisse verlieren. Das Kernmaterial verteilte sich über die ganze Fadenlänge, es erschienen vakuolenähnliche helle Gebiete und im Sichtfeld blieb ein scheinbar leerer Faden, der alles Kernmaterial verloren hatte, übrig. Mit einer anderen Methode, der Elektronenmikroskopie, wurde erneut die Wirkung von Mitomycin C auf den Ort, in dem das Kernmaterial lokalisiert ist, festgestellt. Bereits bei Kontakt von *E. coli* K 12 Zellen mit 5 μg/ml Mitomycin C verschwammen die Grenzen des Kernmaterials.

In Versuchen mit einem anderen Mikroorganismus — *Salmonella typhimurium* — wurde gleichfalls festgestellt, daß die nach Zugabe von Mitomycin C auftretende Zunahme der optischen Dichte der Kultur nur auf eine Längenvergrößerung der Zellen, nicht aber auf eine Zellvermehrung zurückzuführen ist [5]. Eine Zellenverlängerung gramnegativer Bakterien bei Kontakt mit dem Antibiotikum wurde noch in einer weiteren Arbeit beobachtet [6]. Der grampositive Organismus-*Diplococcus pneumoniae* bildete dagegen in Anwesenheit von Mitomycin D Ketten. Mitomycin C rief gleichfalls eine Vergrößerung tierischer Zellen hervor, wie an HeLa-Zellen [6a], Fibroblasten der Kultur L-929 und Mäusemelanom S91-Zellen beobachtet wurden [7]. In Säugetierzellen wurden außerdem Kernfragmentierungen und das Auftreten DNS-haltigen Materials im Zytoplasma festgestellt [7]. Diese Befunde können als ein Hinweis auf eine prinzipiell gleiche Wirkung des Antibiotikums auf mikrobielle und tierische Zellen betrachtet werden.

Mitomycin C und DNS-Synthese

1959 wurde von einer japanischen Forschergruppe (Shiba u. a.) die Mitteilung gemacht, daß Mitomycin C die DNS-Synthese bei *E. coli* B unterdrückt. Aus der sich in der Vermehrung befindlichen Bakterienkultur wurden Proben entnommen, in denen der Eiweiß-, RNS- und DNS-Gehalt bestimmt wurden. In einer Konzentration von 0,1 μg/ml rief Mitomycin C praktisch sofort eine Hemmung der DNS-Synthese hervor, während sich in der Kontrolle der DNS-Gehalt innerhalb von 90 min verdreifachte. Die Werte für die Eiweiß- und RNS-Synthese unterschieden sich bei der untersuchten Antibiotikumkonzentration nur wenig von denen der Kontrolle [8].

In Versuchen mit einer gegen Mitomycin C weniger empfindlichen Variante von *E. coli* B wurde die DNS-Synthese erst bei einer Antibiotikumkonzentration von 10 μg/ml völlig unterdrückt und Eiweiß- und RNS-Synthese wurden nur schwach gehemmt [9]. In einer anderen Mitteilung derselben Autoren [10] wurde berichtet, daß bei *E. coli* die Eiweiß- und RNS-Synthese durch halbstündige Inkubation mit Mitomycin C teilweise gehemmt werden kann, jedoch nur bei Konzentrationen,

die 100mal größer sind als die, die eine starke Hemmung der DNS-Synthese verursachen. Ähnliche Befunde wurden bei Untersuchungen des Einflusses von Mitomycin C auf *Salmonella typhimurium* LT-2 erhalten. In Anwesenheit von 10 µg/ml Antibiotikum wurde sofort und vollkommen die DNS-Synthese unterdrückt; während die RNS- und Eiweißsynthese in den ersten 30 Minuten nach Antibiotikazugabe gleichblieb, sich danach jedoch verminderte.
Der Einfluß von Mitomycin C auf die DNS-Synthese wurde auch an tierischen Zellen zntersucht. In HeLa-Zellen unterdrückte Mitomycin C die Inkorporation von ^{3}H-Thymidin in die DNS [11]; es wurden auch Befunde über die Hemmung der DNS-Synthese in Zellen aus normalem Gewebe und aus Tumoren nach Verabreichung von Mitomycin C in vivo publiziert. So führten 50 µg Mitomycin bei Verabreichung an Mäusen zu einer starken Hemmung der Inkorporation von ^{3}H-Thymidin in die DNS von Ehrlich-Ascitestumorzellen und zu einer sehr viel geringeren Hemmung der Inkorporation von ^{3}H-Zytidin in RNS [12]. Der Einfluß von Mitomycin C auf die DNS-Synthese wurde auch in Versuchen an Knochenmarkzellen des Kaninchens [13] und an regenerierender Rattenleber [14] untersucht.
Ebenso konnte eine Hemmung der DNS-Synthese unter dem Einfluß von Mitomycin C in den Zellkernen von Hühnerembryonen festgestellt werden [15].
An tierischen Objekten wurde gezeigt, daß die Wirkung von Mitomycin C auf die Thymidinkinase und Thymidylkinase gering ist [16, 17].

Über den Mechanismus der Reaktion der Mitomycinantibiotika mit DNS

1963 wurden zwei Arbeiten veröffentlicht, die großen Einfluß auf die weiteren Untersuchungen des Reaktionsmechanismus der Mitomycinantibiotika hatten. Die Autoren einer dieser Arbeiten, Iyer und Szybalski, entwickelten die Vorstellung, daß Mitomycin C in den Raum zwischen den komplementären DNS-Strängen eindringt und das Antibiotikummolekül die Bildung einer Quervernetzung zwischen den Strängen hervorruft [18]. Die neue kovalente Bindung verknüpft die komplementären Stränge sehr viel fester als die Wasserstoffbindungen. Eine weitere, prinzipiell wichtige Feststellung wurde in der Arbeit von Schwartz, Sodergren und Philips gemacht: das Mitomycin-C-Molekül ist nur dann zu einer Alkylierung, insbesondere einer Alkylierung der DNS-Basen, und der Bildung der oben genannten Quervernetzung fähig, wenn es vorher entweder enzymatisch in der Zelle oder chemisch durch anorganische Reduktionsmittel [19] bis zur Hydrochinonform reduziert wurde.

Reduktion der Mitomycinantibiotika durch anorganische Substanzen

Für Modellversuche zur Alkylierung gereinigter DNS-Präparate ist es nicht angebracht, in das System nur schlecht standardisierbare zellfreie Extrakte oder andere Zellfraktionen einzuführen.

Die Reduktion der Mitomycinantibiotika in Lösung erwies sich auch als durchführbar, wenn bestimmte anorganische reduzierende Stoffe benutzt wurden und die Lösung vorher mit Stickstoff oder Helium gesättigt wurde.
Am besten wird die Reduktion mit Natriumhydrosulfit bzw. Natrium- oder Kaliumborhydrid durchgeführt. Es ist auch möglich, mit Wasserstoff unter Verwendung eines Palladiumkatalysators zu reduzieren. Für die Durchführung der entsprechenden Versuche ist das Einleiten des inerten Gases und die Verdrängung der Luft von der Flüssigkeitsoberfläche zwar nicht obligatorisch [20], jedoch eine sehr zu empfehlende Bedingung. Die Reduktion des Mitomycins C wird an der Farbänderung von purpur nach rot, dem Verlust des Adsorptionsmaximums bei 363 nm [20, 21] und der Adsorptionsverstärkung bei 305 nm [21] erkannt. Infolge der großen Labilität des reduzierten Antibiotikums muß sich das zu alkylierende Substrat entweder in der gleichen Lösung befinden oder unverzüglich hinzugefügt werden. So reagierte, wenn die DNS erst 5 Minuten nach Beendigung der Antibiotikareduktion in das System gegeben wurde, nur ein Drittel der Antibiotikamenge im Vergleich zur Reduktion in Anwesenheit von DNS [22]. Als Beispiel können Versuche von Weissbach und Lisio angeführt werden, in denen eine Alkylierung von DNS und RNS in vitro erfolgreich unter folgenden Bedingungen durchgeführt wurde: Antibiotikum und zu alkylierendes Substrat befanden sich in 0,5 ml 0,01 Mol Trispuffer, pH 7,4 (0,02 Mol NaCl-Lösung), Helium wurde 5 min durch die Lösung geleitet, anschließend wurden 0,001 Mol gelöstes Natriumhydrosulfit, d. h., 2 Äquivalente hinzugegeben und nochmals 5 min Helium durchgeleitet. Die Temperatur des Reaktionsgemisches betrug etwa 25°. Die Natriumhydrosulfitlösung wurde direkt vor dem Versuch hergestellt [23].

Reduktion der Mitomycinantibiotika durch enzymatische Systeme

Die Hydrochinonform der Mitomycinantibiotika, die zur Bestimmung der Alkylierungsfähigkeit gebraucht wird, kann auch durch enzymatische Systeme tierischen oder pflanzlichen Ursprungs, für deren Aktivität NADP · H_2 benötigt wird, erhalten werden. Für die Zugehörigkeit eines solchen Systems zu den Diaphorasen spricht der erfolgreiche Einsatz eines kommerziellen Diaphorasepräparates aus *Clostridium kluyveri* bei der Reduktion von Mitomycin C. Der Dikumarin-Inhibitor einiger Chinonreduktasen hemmte die enzymatische Reduktion von Mitomycin C nicht [21]. Von den sehr einfach herzustellenden Präparaten können zum Beispiel mit Lysozym behandelte Lysate aus Zellen von *B. subtilis*, *Sarcina lutea*, *Cytophaga johnsonii* usw. verwendet werden. In ihrer Anwesenheit fand die Alkylierung der aus verschiedenen Organismen gewonnenen DNS statt. Die Wirkung der Reduktasen wird durch Dialyse (Entfernung von NADP · H_2) oder Erhitzen auf 70° geschwächt oder völlig zerstört [21].
Der Aktivitätsverlust nach der Dialyse war reversibel, da die Aktivität durch Zugabe von NADP · H_2 wieder hergestellt werden konnte. Nach Belüftung, die gleichfalls die Aktivität der Lysate verminderte, konnte diese durch ein NADP · H_2-

regenerierendes System wiederhergestellt werden. 90% der Reduktaseaktivität befand sich in der bei 198000 g präzipitierenden Fraktion.
Einige Reagenzien, die den Elektronentransport innerhalb der Zelle verändern, wie NaCN oder 2,4-Dinitrophenol, unterstützen wahrscheinlich indirekt die enzymatische Reduktion der Mitomycinantibiotika in vivo; bei einer gleichzeitigen Verwendung mit den genannten Antibiotika (Testobjekt *E. coli* 15 Phe-Phe) wurde ein Synergismus beobachtet [24, 25].
Die Reaktionsunfähigkeit des Aziridinringes der oxydierten Ausgangsform von Mitomycin C und Porphyromycin ist nach SZYBALSKI auf die Stabilität der quartären Methoxygruppe in der 9a-Stellung zurückzuführen, was mit dem Übergang von Elektronen vom N_4 in den Ring zusammenhängt. Der reduzierte Chinonring verliert die Fähigkeit, Elektronen vom Stickstoff in 4-Stellung anzunehmen; die

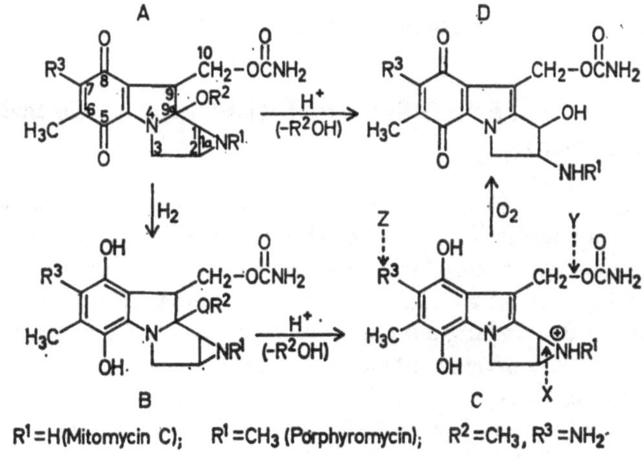

Abb. 19. Reaktionen, die zur Aktivierung und Inaktivierung der Mitomycinantibiotika führen

Abstoßung der Elektronen und die damit verbundene Verstärkung der Basizität führt zu der Reaktion, bei der die quartäre Methoxygruppe unter Freisetzung von Methanol verloren geht und ein aromatisches Indolsystem gebildet wird. Die aktivierte Form der Mitomycinantibiotika ist äußerst labil und verliert schnell die Fähigkeit Bindungen mit der DNS auszubilden. Die Reaktionen, die zur Bildung der aktivierten reduzierten Mitomycin-C- und Porphyrin-Molekülen führen und die mit ihrer protonierten Form beginnen, werden gleichfalls in zwei Arbeiten IYERS und SZYBALSKIS von 1964 untersucht [21, 26]. Aus den Arbeiten wird gefolgert, daß in den genannten Antibiotika zwei Alkylierungszentren vorliegen und zwar eines bei C_1 und das zweite bei C_{10}.
Die mit C_7 verbundene Aminogruppe in den Mitomycin-C- und Porphyrinmolekülen oder die Methoxygruppe (Mitomycin A und B) begünstigen anscheinend die

notwendige sterische Anordnung der Antibiotikamoleküle in bezug auf die DNS-Spirale vor der Ausbildung der Vernetzung.
Die Reaktionen, die zur Aktivierung und irreversiblen Inaktivierung der Mitomycin-C und Porphyromycin-Moleküle führen (Reduktion, Protonierung und Reoxydation), werden oben in summierter Form angeführt. Erläuterungen: A — oxydierte Ausgangsform des Antibiotikums, B — Produkt der primären Reduktion, C — postulierte Struktur nach der zweiten Umgruppierung, die Pfeile (X, Y, Z) weisen auf die Reaktionszentren hin und die Stellen der möglichen Bindungssprengung (X, Y), D — inaktives biologisches Degradationsprodukt, das sich bei Behandlung der Antibiotika mit Säure bildet; es stellt vermutlich auch das Reoxydationsprodukt ihrer reduzierten Form dar.
Wie aus dem dargestellen Reaktionsablauf hervorgeht, bildet sich die eine kovalente Bindung zwischen Mitomycin C oder Porphyromycin und der DNS unter Einbeziehung des Aziridinringes, die zweite kovalente Bindung, deren Natur weniger klar ist, ist die Bindung über das Kohlenstoffatom 10 [21, 26].

Die irreversible Inaktivierung der Mitomycinantibiotika und die die Inaktivierung begünstigenden Bindungen

Die reduzierte Form der Mitomycinantibiotika ist, wie schon bemerkt wurde, äußerst labil und wird leicht oxydiert. Die Oxydation führt jedoch, wie aus dem Schema zu ersehen ist, nicht zum Ausgangsprodukt zurück, sondern unter Sprengung des Aziridinringes zu einem Aminoalkohol, was eine irreversible Inaktivierung bedeutet. Wenn der Zugang zum alkylierenden Substrat erschwert ist, kann die Aktivierung der Mitomycinantibiotika zu ihrer Inaktivierung führen. So zeigten SZYBALSKI und ARNESON, daß Natriumborhydrid, das bei der Alkylierung der DNS durch Mitomycin in vitro benötigt wird, bei einem Austausch des DNS-Präparates gegen ganze Zellen, sich schließlich als Inaktivator des Antibiotikums erweist. Wird Natriumborhydrid nicht später als 10 Sekunden nach dem Mitomycin C zu *E. coli*-Zellen gegeben, so reduziert es das Antibiotikum „verfrüht“, so daß dieses seine Aktivität verliert, bevor es sich der DNS in aktivierter Form nähern kann [27].
Natriumborhydrid verminderte die zytotoxische Wirkung von Mitomycin C auf Kulturen menschlicher D98S-Zellen sogar noch, wenn es erst 5 Minuten nach Beginn der Inkubation der Zellen mit dem Antibiotikum zugefügt wurde [27]. Die „vorzeitige“ Aktivierung des Mitomycins C, die im Endeffekt zur Inaktivierung führt, wurde auch in Anwesenheit seines Produzenten, des Aktinomyzetenmyzels, sowie in Leberextrakten und anderen Organextrakten beobachtet [19]. Rattenleberhomogenate inaktivierten in Stickstoffatmosphäre in 30 min bis zu 70% des hinzugegebenen Mitomycins C. Bei einem Austausch des Stickstoffs durch Luft wurden in 30 min nur etwa 20% des Antibiotikums inaktiviert [19].

DNS-Alkylierung durch Mitomycinantibiotika

Die auf diesem Gebiet „grundlegende" Arbeit wurde von Iyer und Szybalski, wie schon bemerkt, 1963 veröffentlicht. Sie bildete den Anfang für einige neue Forschungsrichtungen, die sich in den letzten drei bis vier Jahren schnell entwickelten. Die physiko-chemischen Eigenschaften der aus *B. subtilis*- und *E. coli*-Zellen nach kurzer Inkubation mit Mitomycin C gewonnenen DNS unterscheidet sich in einigen Punkten von der DNS aus Kontrollzellen. Beide DNS-Präparate wurden einer Wärmedenaturation unterworfen und anschließend schnell abgekühlt. Die unterschiedlichen Sedimentationseigenschaften der Proben, die bei der anschließenden Zentrifugation im Dichtegradienten (CsCl, Cs_2SO_4) beobachtet wurden, konnten als Folge der thermostabilen Bindung der komplementären DNS-Spiralen durch Mitomycin C erklärt werden. Ein beachtlicher Teil der aus den mit Antibiotika behandelten Zellen stammenden DNS befand sich im renaturierten Zustand, der dem der unbehandelten DNS entsprach. Weiterhin wurde festgestellt, daß diese Erscheinung durch eine spontane Renaturierung der „Mitomycin-DNS" bedingt ist, d. h., die Denaturierung dieser DNS fand zwar statt, war jedoch auch bei schnellem Abkühlen reversibel. Die Anzahl der durch die Mitomycin-C-Moleküle zwischen den komplementären DNS-Strängen gebildeten Bindungen erwies sich als gering. Brüche im DNS-Molekül führten zum Auftreten zweier Arten von Molekülfragmenten: in den einen waren die komplementären Stränge durch Mitomycin C verbunden, während andere frei von Antibiotika waren. Nach Wärmebehandlung konnten beide Fragmentarten differenziert werden: die Mitomycin-C-haltigen wurden renaturiert, die antibiotikafreien befanden sich in denaturiertem Zustand.

Für die Bildung der Bindung zwischen Mitomycin C und DNS war es nicht erforderlich, daß sich die DNS in der Zelle im Stadium der Reproduktion befand: eine Unterdrückung ihrer Synthese durch 5-Fluordesoxyuridin verhinderte die Verbindung mit Mitomycin C nicht. Desgleichen war auch die Eiweißsynthese nicht erforderlich: die Anwesenheit von Chloromycetin zeigte keinen Einfluß auf die Reaktion des Mitomycin-C-Moleküls. Die deprotonisierte DNS reagierte jedoch mit Mitomycin C in vitro nicht.

In dieser Arbeit wurde festgestellt, daß das gereinigte DNS-Präparat aus *B. subtilis* mit Mitomycin C nur in Anwesenheit homologer oder heterologer zellfreier Lysate (*B. subtilis* oder *S. lutea*) reagierte.

DNS-Präparate aus *B. subtilis* und *E. coli* reagierten mit Mitomycin B unter den gleichen Bedingungen in gleichem Maße. Die DNS aus Zellen eines *E. coli*-Stammes, der dem Antibiotikum gegenüber teilweise resistent war, ging mit Mitomycin C erst bei entsprechend höherer Konzentration eine Verbindung ein. Bei hohen Antibiotikakonzentrationen (im Vergleich zu den antibakteriell wirksamen) reagierte auch die DNS aus menschlichen Gewebezellkulturen sowie die Phagen-DNS in *E. coli*- und *B. subtilis*-Zellen.

In der Diskussion der Versuchsergebnisse weisen die Autoren darauf hin, daß die polyzyklische Struktur des Mitomycins C das Eindringen des aktivierten Moleküls in den Raum zwischen den DNS-Spiralen begünstigen muß, und so die reaktionsfähigen Gruppen zur Bildung der Quervernetzung zwischen den komplementären Strängen befähigt. Während des Erhitzens werden die Wasserstoffbindungen zerstört, jedoch unterstützt die durch Mitomycin C verursachte Bindung zwischen den DNS-Strängen eine schnelle Renaturierung, was für die denaturierte normale DNS kinetisch unmöglich ist. Nach einer Abschätzung entfällt unter den angeführten Versuchsbedingungen eine durch das Antibiotikum gebildete Bindung auf 20000 Nukleotidpaare, d. h., die Mitomycinbindungen treten sehr selten auf. Durch die Seltenheit der Bindung kann auch erklärt werden, daß sich die Transformationsaktivität der „Mitomycin-DNS" relativ schwach vermindert: in beachtlichem Maße bleibt auch die Transkriptionsfähigkeit bestehen, da Teile der DNS antibiotikafrei bleiben. Die Synthese der DNS wird dagegen auch durch wenige Mitomycinbindungen gestört.

DNS-Proben aus einigen Phagen besitzen eine ungewöhnliche Basenzusammensetzung — glykosidiertes 5-Hydroxymethylzytosin anstelle von Zytosin, Uracil oder 5-Hydroxymethylurazil anstelle von Thymin. — Auch diese DNS reagiert mit Mitomycin C, d. h., die Veränderungen der Basenzusammensetzung beeinflussen die Ausbildung der Vernetzung nicht [29, 30].

Es ist interessant, daß bei einem Einbau von Mono- oder Diglukosiden des 5-Hydroxymethylzytosins, der zu einer Besetzung der großen DNS-Doppelspirale mit Glukosemolekülen führt, die Reaktion mit Mitomycin C weiterhin stattfindet. Der Grad der Vernetzung war gleich, unabhängig davon, daß 5-Hydroxymethylzytosin zu 100% oder nur zu 7% als Glukosid vorlag [21].

Eine Betrachtung der DNS-Struktur zeigt, daß diese Erscheinung erklärt werden kann, wenn man annimmt, daß gewisse Typen von Querbindungen in der kleinen Rinne der DNS lokalisiert sind oder zwischen den Positionen 0 und 6 bei benachbarten Guaninresten entstehen können [21].

Wie Iyer und Szybalski feststellten, ist, wenn man den kurzen Abstand zwischen den reaktiven Stellen (X und Y) der Mitomycinantibiotika berücksichtigt (Abb. 19), die Auswahl der entsprechenden reaktionsfähigen Stellen an der DNS relativ begrenzt. Querverbindungen zwischen den N_7-Atomen der Guaninreste, die den komplementären DNS-Spiralen angehören, sind nur bei beachtlichen Konfigurationsabweichungen der DNS-Bereiche, in denen das Antibiotikummolekül lokalisiert ist, möglich. Schon wahrscheinlicher erscheinen Bindungen zwischen den Positionen 0 und 6 der Guaninreste.

Eine direkte chemische Bestimmung der Mitomycinbindung ist mit großen Schwierigkeiten verbunden, da sie so selten auftreten. Sogar unter intensiven Sättigungsbedingungen mit dem Antibiotikum bildete sich nur eine Bindung bezogen auf 500 oder mehr Nukleotidpaare [23]. Die Tatsache, daß die DNS aus *S. lutea* 71% G + Z enthält und Mitomycin C sehr viel stärker bindet als eine DNS aus *C. johnsonii* mit 34% G + Z, weist auf die dominierende Rolle von Guanin und Zytosin für die Bereitstellung von Mitomycin„haftstellen" hin. Die Versuche, eine Konkurrenzbeziehung zwischen der DNS und Desoxyzytidyl-, Desoxyguanyl-,

Desoxyadenyl- bzw. Thymidylsäure bezüglich der Mitomycin-C-Bindung zu finden, führten zu keinen bestimmten Ergebnissen [26].
Eine Reihe interessanter Befunde erhielten LIPSETT und WEISSBACH [20], die in vitro-Versuche mit synthetischen Nukleotidhomopolymeren durchführten, um die am leichtesten alkylierbare Base zu finden. Bestimmt wurde die Menge an gebundenem ^{14}C-Porphyromycin, die auf 100 µMol eines Purins oder Pyrimidins entfällt. Am reaktionsfähigsten erwies sich Guanin, es reagierte 4—5mal stärker als die anderen Basen. Andererseits wurde Poly-G sehr viel schwächer alkyliert als ein Polymer, das aus 50% Guanylnukleotiden und 50% Uridylnukleotiden (Poly-UG) bestand.
Im Zusammenhang mit der starken Affinität der Mitomycinantibiotika zu Guanin muß darauf hingewiesen werden, daß eine Reihe alkylierender Reagenzien verschiedener Struktur ebenfalls am stärksten mit Guanin reagieren. Nach in vitro-Behandlung der DNS mit markierten alkylierenden Reagenzien und anschließender Hydrolyse wurde papierchromatographisch festgestellt, daß die Aktivität der reaktiven Stellen in folgender Reihenfolge abnimmt: N_7-Guanin, N_3-Adenin, N_1-Adenin und N_1-Zytosin [31].
In Versuchen mit Porphyromycin, dessen Methylgruppe am Stickstoffatom des Aziridinringes markiert war, wurde gezeigt, daß unter normalen in vitro-Bedingungen (Reduktion mit Natriumhydrosulfit im Stickstoffstrom) auf 15000 Nukleotidpaare ein durch die DNS gebundenes Antibiotikummolekül kommt [22]. Nach Ansicht der Autoren bilden nicht alle mit der DNS verbundene Porphyromycin-Moleküle Querbindungen aus: denn bei Denaturierung und Renaturierung der behandelten DNS wurden auch geringe Radioaktivitäten in den nicht renaturierenden DNS-Fraktionen gefunden. Es wird vermutet, daß Porphyromycin in diesem Falle einen DNS-Strang alkyliert, jedoch keine Bindung mit dem komplementären Strang ausbildet. Es ist jedoch nicht ausgeschlossen, daß die beobachtete Erscheinung zu den sekundären Erscheinungen gerechnet werden muß. Bei der Denaturierung könnten z. B. auch Qerbindungen zerstört werden, ohne daß sich das Antibiotikum jedoch völlig abtrennt [22].

Alkylierte DNS und enzymatische Reaktionen

Eine aus *E. coli* K 12 λ erhaltene DNS wurde in vitro mit reduziertem Mitomycin alkyliert, so daß ein Molekül Mitomycin C auf 1450 Nukleotide entfiel [32]. Eine solche, mit Mitomycin hochgesättigte DNS wurde 3- bis 4mal schlechter durch DNS oder RNS-Polymerase abgelesen.
Drei verschiedene Exonukleasen aus *E. coli*: eine λ-Exonuklease, die parallel zur Bildung des λ-Phagen auftritt, eine Phosphodiesterase, spezifisch für einsträngige DNS und eine mit DNS-Polymerase assoziierte Exonuklease, spalteten die alkylierte DNS sehr viel langsamer als native DNS.
Andererseits spalteten eine Endonuklease aus *E. coli*, deren Aktivität durch RNS gehemmt wird, und die pankreatische Endonuklease, die alkylierte und die

native DNS mit fast der gleichen Geschwindigkeit. Es scheint, daß die Mitomycinvernetzung die Wirkung der Exonukleasen nicht aber die der Endonukleasen beeinträchtigt.
Die hier angeführten Fakten über die Enzymwirkung können auch an DNS beobachtet werden, die nach UV-Bestrahlung Thymindimere enthält.

Mitomycinantibiotika als radiomimetische Substanzen

Einige Kriterien der Wirkung von Mitomycin C und ihm ähnlicher Antibiotika auf die intakte Bakterienzelle erinnern an die Wirkung einer Bestrahlung mit UV-Licht von 280 nm. Eine aus solchen Zellen gewonnene DNS zeigte dieselben typischen Veränderungen gemessen an der Fähigkeit der Renaturierung nach Hitzebehandlung. Die Ähnlichkeit in der Wirkung von Mitomycinantibiotika und UV-Strahlen wird zur Zeit damit erklärt, daß in beiden Fällen zwischen den komplementären DNS-Strängen kovalente Bindungen gebildet werden. Die Bindungen selbst sind natürlich vollkommen unterschiedlich. Während in dem einen Fall an ihrer Bildung das Antibiotikamolekül beteiligt ist, findet im anderen Fall eine Photodimerisation zwischen den nahe gelegenen Thyminresten in den komplementären DNS-Strängen statt. Der Prozeß der Photodimerisation wird in einer Reihe von Arbeiten behandelt [33—35]. Die Bildung kovalenter Bindungen zwischen den Thymidinen der benachbarten AT und TA-Paare führt nach G. B. Zaviljgeljskij, A. P. Savič u. a. zu einer Verschiebung der DNS-Fäden um eine Base und zur Störung der Basenkomplementarität [34].

Enzymatische Systeme, die die durch Mitomycinantibiotika und UV-Strahlen gebildeten „Haftstellen" zwischen den komplementären DNS-Spiralen beseitigen

In den letzten Jahren wurden eine Reihe von Arbeiten veröffentlicht, in denen die Wirkung von photoaktivierenden Enzymen und „dunkel-reaktivierenden" Enzymen behandelt wurden. Diese Enzyme spielen eine Rolle bei der Wiederherstellung der ursprünglichen DNS-Struktur nach einer Schädigung durch UV-Strahlen. Eine Photoreaktivierung, die zur Spaltung der Thymindimeren führt, findet auch unter dem Einfluß von UV-Strahlen statt, wenn deren Wellenlänge 240 nm beträgt. Die Querbindungen zwischen den DNS-Spiralen, die durch radiomimetische Substanzen gebildet werden, sind der Photoreaktivierung gegenüber unempfindlich [36]. Die „dunkel" reaktivierenden Enzyme bewirken die Entfernung („das Ausschneiden") der Thymindimeren aus der DNS zusammen mit den benachbarten Nukleotiden. Die Spezifität dieser Enzymsysteme erwies sich als verhältnismäßig gering und nach vielen Befunden sind sie an der Befreiung der DNS nicht nur von Thymindimeren, sondern auch von Mitomycinhaftstellen beteiligt.
Eine Reihe von Arbeiten behandelte in den letzten Jahren die Enzyme bakterieller Wirtszellen, die die mit UV-Strahlen behandelten Phagen oder genauer die

Phagen-DNS reaktivierten. Die erhöhte Empfindlichkeit gegen UV-Strahlen hängt bei einigen Bakterienstämmen mit dem Fehlen gerade dieser HCR-Enzyme (host cell reactivating enzymes) zusammen. Mehrfach wurde darauf hingewiesen, daß das Fehlen der HCR-Enzyme gleichfalls mit einer Empfindlichkeitszunahme gegenüber Mitomycin C verbunden ist. Die „dunkel-reaktivierenden Enzyme" und HCR-Enzyne sind entweder identisch [36] oder eng „assoziiert" [37].
1966 berichteten TERAWAKI und GREENBERG, daß die von Mitomycin C in der DNS gebildeten Querbindungen verschwinden, wenn die Bakterienzellen nach ihrer Behandlung mit den Antibiotika unter besonderen Bedingungen kultiviert werden. Zellen von *E. coli* B und einer Reihe Mutanten dieses Stammes wurden 1 Stunde mit Mitomycin C in verschiedenen Medien inkubiert und nach Auswaschen des Antibiotikums sowohl in wachstumsfördernden wie auch in wachstumshemmendem Medium suspendiert und anschließend unter Schütteln bei 37° inkubiert.
Nach Inkubation in einem die Vermehrung unterstützenden Medium wurde aus Zellen, die zu den HCR$^+$-Stämmen von *E. coli* (B/r, B_0, B_{s-2}) gehören, eine DNS gewonnen, bei der die Mitomycinhaftstellen fehlten, wie die schwache Renaturierungsfähigkeit zeigt. Die Haftstellen blieben erhalten in der DNS aus Zellen der HCR$^-$-Stämme B_{s-1}, B_{s-3} und B^{III}.
Analoge Ergebnisse wurden gleichfalls 1966 in einem anderen Laboratorium erhalten [38]. In diesem Fall dienten als Versuchsobjekte ein Ausgangsstamm von *B. subtilis* 168 wt und 5 seiner Mutanten.
Nur die Zellen eines der Mutanten (ER_9) besaßen gleich dem Ausgangsstamm die Fähigkeit, den mit UV-Strahlen behandelten Phagen SP82 zu reaktivieren. Diese HCR$^+$-Stämme wurden genau wie die HCR$^-$-Stämme in flüssigem Medium kultiviert, in das anschließend Mitomycin C bis zu einer Konzentration von 1 μg/ml hinzugefügt wurde. Die Inkubationszeit mit dem Antibiotikum betrug 5 bis 15 min. Die aus den Zellen isolierte DNS wurde auf ihre Transformationsfähigkeit hin geprüft und die Anzahl der Histidintransformationen vor und nach der Hitzedenaturierung bestimmt.
Die Transformationsaktivität wurde auch bei einer DNS gemssen, die aus Zellen stammte, die nach Auswaschen des Antibiotikums 30 Min. bzw. bis zu einigen Stunden in antibiotika-freiem Medium inkubiert wurden. Die Zellen der HCR$^+$-Stämme verloren bereits nach 30minütiger Inkubation in antibiotika-freiem Medium die Mitomycinhaftstellen in der DNS. Nach der Denaturierung und Renaturierung verlor ihre DNS in beachtlichem Maße die Transformationsfähigkeit. Die Zellen der HCR$^-$-Stämme waren nicht in der Lage, auch im Laufe mehrstündiger Nachinkubation die Mitomycinhaftstellen zu entfernen. Im Vergleich zu einer DNS aus nicht mit Mitomycin C behandelten Zellen renaturierte die DNS in stärkerem Maße infolge der zwischen den komplementären Strängen verbliebenen Haftstellen. Aus diesem Grunde war die Transformationsfähigkeit einer solchen DNS nach Denaturierung höher als die der aus HCR$^+$-Stämmen stammenden DNS.
Der Mechanismus der Entfernung der Haftstellen und der Ersatz der entfernten

Nukleotide wird von einigen Autoren diskutiert [38, 39], jedoch werden die Vorstellungen darüber bisher in nur sehr allgemeiner Form dargelegt. Die entsprechenden Enzymsysteme sind gleichfalls nicht individualisiert. Es besteht nur die Vermutung [40], daß das die Querbindungen in der DNS entfernende Enzymsystem für seine Wirkung Mg^{2+} braucht, da Mitomycin C in Mg^{2+}-freiem Medium die Transformationseigenschaften der DNS stärker inhibierte, wie in Versuchen an *B. subtilis* Stämmen gezeigt wurde, die verschiedene Aminosäuren für ihr Wachstum benötigen.[1]
Andererseits muß bemerkt werden, daß die Empfindlichkeit der Mikroorganismen gegenüber UV-Strahlen einerseits und radiomimetischen Substanzen andererseits nicht immer gleich ist, wie das aus genetischen und biochemischen Untersuchungen hervorgeht [43, 44, 45].

DNS-Zerfall in den Zellen nach Kontakt mit Mitomycin C

Wie bereits gesagt wurde, erschien 1959 die erste Mitteilung über die Hemmung der DNS-Synthese in *E. coli*-Zellen [8]. Dieselben Versuchsbedingungen wurden in einer anderen Untersuchung verwendet, wobei die Proben zur Untersuchung des DNS-Gehaltes jedoch über einen größeren Zeitraum entnommen wurden. Es stellte sich heraus, daß der DNS-Gehalt in *E. coli*-B-Zellen in Anwesenheit von Mitomycin C nicht nur aufhört anzusteigen, sondern nach 4stündiger Inkubation mit 2,5 μg/ml Antibiotikum auf 60% des Ausgangswertes fiel und nach 8 Stunden auf 37%. Die RNS-Konzentration betrug nach 4 und 8 Stunden 80% und 76% vom Ausgangswert. Eiweiß 88—105%. Das Wachstum dieses *E. coli*-Stammes hörte bei 4 μg/ml Mitomycin C völlig auf. In der in kalter Perchlorsäure gelösten Fraktion wurde eine Anhäufung von Substanzen nachgewiesen, deren Adsorptionsmaximum bei 260 nm liegt [46].
Ähnliche Ergebnisse wurden mit *E. coli* 15 T-Zellen erhalten, die vorher in Anwesenheit von ^3H-Thymidin über 4 Generationen kultiviert, dann mit einer nichtmarkierten Thymidinlösung gewaschen und in ein Mitomycin-C-haltiges Medium überführt wurden. Bei Zugabe von 1 μg Antibiotikum pro 1 ml Medium zu den in Vermehrung befindlichen Zellen wurde ein beachtlicher Anstieg an markierten Desoxyribonukleosiden in der säurelöslichen Fraktion und eine Abnahme in der nichtsäurelöslichen beobachtet. Dieser Prozeß fand in Zellen statt, die noch die Fähigkeit besaßen, RNS und Eiweiß zu synthetisieren. Die Autoren ziehen die Schlußfolgerung, daß die markierten DNS-Fragmente zuerst in die säurelösliche

[1] In Versuchen mit *P. fluorescens* und Flavobacterium [41] wurde gezeigt, daß Mg^{2+} den antimikrobiellen Effekt von Mitomycin C abschwächt. Es ist jedoch nicht klar, in welchem Grad diese Erscheinung spezifisch ist, da Mn^{2+} und einige Amino- und Ketosäuren dieselbe Wirkung ausüben. In einer anderen Arbeit [42] wurde außerdem die Aktivität von Mitomycin C bei Erwinia-Arten durch Ca^{2+} und Mn^{2+} vermindert. Anscheinend erfolgt die Hemmung der antimikrobiellen Aktivität der Mitomycinantibiotika durch Kationen im Stadium ihrer Adsorption an der Zelloberfläche.

Fraktion und dann in die äußere Lösung übergehen. Die Anreicherung der säurelöslichen Fraktion mit Desoxyribosidmaterial kann nicht nur auf die Spaltprodukte der hochpolymeren DNS zurückzuführen sein. Die Zerstörung der letzteren führt zur Unterbindung der Biosynthese neuer DNS-Moleküle, d. h., in der Zelle muß es zur Speicherung von Vorstufen der hochpolymeren DNS kommen [3, 47].
Nach Behandlung mit 5 μg/ml Mitomycin C wurden auch aus *B. subtilis*-Zellen niedermolekulare DNS-Spaltprodukte in großen Mengen gewonnen [48].
Nach Sekiguchi und Takagi werden die Desoxyribonukleoside nach Kontakt mit Mitomycin C in *E. coli* B-Zellen in Form sogenannter maskierter Desoxyribonukleoside gespeichert, die das Wachstum von *Lactobacillus acidophilus* nur nach der Behandlung mit Schlangengiftpräparaten unterstützen. Die maximale Speicherung solcher Verbindungen wurde nach einstündiger Inkubation mit dem Antibiotikum beobachtet [9]. Diese Resultate werden auch in einer anderen Arbeit bekräftigt [49].
Es ist bemerkenswert, daß das Absterben der *E. coli*-Zellen unter dem Einfluß von Mitomycin D nicht mit einer Lyse verbunden war, sofern die Stämme nicht lysogen waren [46, 50].
Es wurde der Versuch unternommen, festzustellen, ob eine Neusynthese der DNS bei gleichzeitigem Zerfall der formierten DNS stattfindet. Es zeigte sich jedoch, daß der Teil der Bakterienpopulation (*E. coli* 15 T-), bei dem unter dem Einfluß von Mitomycin C eine Depolymerisation der DNS stattfindet, nicht in der Lage ist, Thymidin in DNS zu inkorporieren und die weniger empfindlichen Zellen, die Thymidin in DNS inkorporieren, keine säurelöslichen Fragmente in das Medium freisetzen [47]. Mit anderen Worten, der gleichzeitige Ablauf von Abbau und Neusynthese konnte nicht nachgewiesen werden.
Nach Meinung einer Reihe von Autoren liegt die Ursache der Bildung säurelöslicher DNS-Fragmente bei Mitomycineinwirkung in einer erhöhten DNase-Aktivität der Zelle. Hierfür gibt es einige direkte und indirekte Beweise. Ein indirekter Beweis bildet die notwendige Anwesenheit von Mg^{2+} sowohl zur Ausübung der DNase-Aktivität als auch für die Spaltung der DNS in Anwesenheit von Mitomycin C und weiterhin die Übereinstimmung der pH- und Temperaturoptima für die Funktion der genannten Enzyme und der Antibiotikawirkung [3, 6] und endlich der Umstand, daß Protaminsulfat, das die DNase-Wirkung in vitro hemmt, sich als effektiver Inhibitor der durch Mitomycin C hervorgerufenen DNS-Spaltung in *E. coli*-Zellen erwies [51].
Direkte Beweise für den Anstieg der DNase-Aktivität in der Zelle nach Kontakt mit Mitomycin C wurden 1961—1962 erhalten. Eine halbstündige Vorinkubation von *E. coli*-Zellen mit 50 μg/ml Antibiotikum führte zu einer beachtlichen Erhöhung der DNase-Aktivität in den Zellextrakten, die bis zu 180% der Kontrolle betrug [49]. Außerdem verstärkte sich in ruhenden *E. coli*-Zellen unter dem Einfluß von Mitomycin C die Fähigkeit, hinzugefügte hochpolymere Thymus-DNS zu spalten [50, 52].
Die Bemühungen, den Anstieg der DNase-Aktivität der Zelle zu erklären, blieben bisher ohne Erfolg, denn es muß berücksichtigt werden, daß für die genannte

Wirkung des Mitomycins C schon ein äußerst kurzer Kontakt mit der Zelle hinreichend ist. So rief eine 5 Min. lange Inkubation der *E. coli*-Zellen mit dem Antibiotikum die gleiche DNS-Spaltung in der Zelle hervor, wie eine 75 Min. lange Inkubation [3]. Außerdem muß berücksichtigt werden, daß Mg^{2+} die Mitomycin-C-Wirkung nur in relativ engen Konzentrationsgrenzen fördert. Eine Erhöhung des Mg^{2+}-Gehaltes des Mediums kann außerdem zu einer stärkeren Bindung der DNase durch Ribosomen führen. In gebundener Form ist das Enzym nicht aktiv und die Wirkung des Mitomycins C wird vermindert. Es besteht auch die Vorstellung, daß durch die Wirkung des Mitomycins C auf die Ribonukleotide die DNase in eine aktive Form „überführt" wird [52].
Nach späteren Befunden von Kersten, Kersten u. a. [53] wird die Zunahme der DNase-Aktivität in *E. coli*-Zellen durch die Zerstörung von sRNS und ribosomaler RNS in Anwesenheit von Mitomycin C verursacht, da „die DNase durch sie komplexiert in inaktiver Form vorliegt". Die Hauptrolle spielt nach Meinung dieser Autoren der Einfluß von Mitomycin C auf die sRNS, die 90% der DNase bindet. In einer weiteren Mitteilung dieses Laboratoriums [54] wurde die Aktivität dreier *E. coli* DNasen bestimmt und der Einfluß von Mitomycin C auf jedes dieser Enzyme untersucht. Die Aktivität der freien DNasen (Exonuklease II und III) hing nicht von der Behandlung der Zelle mit dem Antibiotikum ab. Es erhöht sich jedoch die Aktivität der Endo-DNase I (Desoxyribonukleat-Oligonukleotidhydrolase — KF 3.1.4.5.) nach Kontakt der Zellen mit Mitomycin C auf das Doppelte. Dieses Enzym befindet sich im 105000 g-Überstand und ist unter Mitwirkung von Mg^{2+} an sRNS gebunden. Eine Zugabe von sRNS zum Überstand senkte die Nukleasenaktivität infolge der Komplexbildung, während die Senkung der Mg^{2+}-Konzentration im Überstand zur Aktivitätserhöhung der Endo-DNase I führte, da die Trennung des Enzyms von der sRNS gefördert wird.
Interessante Untersuchungen unternahmen Weissbach und Korn [51], ihre Schlußfolgerungen sind jedoch anscheinend nur von begrenzter Bedeutung infolge des besonderen Charakters des von ihnen ausgewählten lysogenen *E. coli*-Stammes. Sie beobachteten einen starken Anstieg der DNase-Aktivität in zellfreien Extrakten von *E. coli* K 12 nach Phageninduktion, die durch einstündige Inkubation mit 1 µg/ml Mitomycin C hervorgerufen wurde[1]. Bei Fraktionierung des Extraktes wurden 4 Enzyme mit DNase-Eigenschaften gefunden, die durch Chromatographie an DEAE-Zellulose getrennt werden konnten. Ein Vergleich des Enzymmusters induzierter und nicht induzierter Zellen zeigte, daß drei der Fraktionen, die DNase-Aktivität aufweisen, bei beiden Zellarten übereinstimmten. Die vierte Fraktion unterschied sich jedoch bei den induzierten Zellen von den nicht induzierten durch das pH-Optimum und die Hydrolysegeschwindigkeit der nativen und denaturierten DNS. Die Aktivität, die bei den induzierten Zellen auf das 30- bis 50fache erhöht war, überstieg beachtlich die Aktivität der anderen

[1] Über die Eigenschaft des Mitomycins C, die Phagenbildung zu induzieren, siehe weiter unten.

Fraktionen. Nach Ansicht der Autoren ist die DNase der vierten Fraktion, die nach Behandlung der Zellen mit Mitomycin C entsteht, ein neues, den Exonukleasen zuzuordnendes Enzym. Die beobachtete Erscheinung ist jedoch unspezifisch, da sie nur mit der Phageninduktion verbunden ist, unabhängig von der Ursache, die diese hervorruft. Nach Angaben derselben Arbeit verursachte Mitomycin C in den Zellen des nicht lysogenen Stammes *E. coli* K 12 S keine wesentliche Aktivitätszunahme der DNase-Aktivität.

Es gibt noch eine Mitteilung darüber, daß in Zellextrakten aus *E. coli*, die vorher 5—30 Min. Kontakt mit Mitomycin C hatten, keine Zunahme der DNase-Aktivität beobachtet werden konnte, obwohl die Viskosität des Extraktes im Vergleich zur Kontrolle stark herabgesetzt war, d. h., vorher in vivo eine beachtliche Depolymerisation der DNS stattfand [3].

Werden die angeführten Ergebnisse zusammengefaßt, so muß die Schlußfolgerung gezogen werden, daß zur Zeit nur die Spaltung der DNS nach dem Kontakt von Bakterienzellen mit Mitomycin ausreichend nachgewiesen ist.

Eine Spaltung der DNS in Anwesenheit von Mitomycin C wurde auch bei Versuchen mit Tumorzellen beobachtet. Mäuse mit Ascitesform des Sarkom 1137 erhielten intraperitoneal 2—16 μg Antibiotikum pro 1 g Gewicht und wurden nach 15 Stunden getötet. Mit zunehmender Antibiotikamenge fiel der DNS-Gehalt der Zelle bis auf 40% der Kontrollwerte. In hohen Konzentrationen verminderte Mitomycin C auch den RNS-Gehalt der Zellen [52]. An einem anderen Objekt, den HeLa-Zellen, ließ sich ebenfalls der für Mitomycin charakteristische Einfluß auf die DNS-Synthese zeigen [6]. Mäusefibroblasten, die in Anwesenheit von tritiummarkiertem Thymidin kultiviert wurden, verloren nach Kontakt mit Mitomycin C einen beachtlichen Teil der Radioaktivität, die vorher in der säureunlöslichen Fraktion lokalisiert war [7]. Der DNS-Gehalt bei Fibroblasten wurde auch in einer anderen Arbeit beobachtet [55].

Subkutane Injektionen von Mitomycin C verstärkten bei Ratten die DNase-Aktivität in Yoshida-Sarkom-Asciteszellen [56].

Studzinski und Cohen [57] untersuchten die Wirkung von Mitomycin C auf die Aktivität zweier DNasen in HeLa-Zellen. Eines dieser Enzyme war nur bei einer hitzedenaturierten, vermutlich einsträngigen DNS aktiv, das andere spaltete sowohl native als auch denaturierte DNS. Eine Inkubation von HeLa-Zellen mit 0,1 μg/ml Mitomycin C führte zu einem beachtlichen Anstieg der DNase-Aktivität, wenn als Substrat denaturierte oder auch native DNS verwendet wurde. In den ersten 24 Inkubationsstunden wurde die Spaltung der denaturierten DNS mehr stimuliert, nach 48stündiger Inkubation war die Aktivität 3mal höher als in der Kontrollprobe. Außerdem wurde der Versuch unternommen, die Ursache des Anstiegs der Enzymaktivität in den Zellen zu klären.

Zu diesem Zweck wurden Zellen gleichzeitig mit Mitomycin C und mit einem Inhibitor der Eiweißsynthese, Puromycin, behandelt. Die Inkubation mit 100 μg/ml Puromycin verhinderte den durch Mitomycin C verursachten Anstieg der DNase-Aktivität, d. h., die Eiweißsynthese ist ein notwendiger Schritt, was auf die Synthese neuer DNase-Moleküle in Anwesenheit von Mitomycin hinweist[1]. Diese Schlußfolgerung wurde durch Versuche mit Actinomycin D bekräftigt, das die Neusynthese der DNasen auf dem Stadium der Messenger-RNS-Synthese beeinträchtigte, so daß die Mitomycin-C-Wirkung ebenfalls aufgehoben wurde. Nach Meinung der Autoren dieser Arbeit kann die verstärkte DNase-Synthese auch auf die verstärkte Transkription der entsprechenden DNS-Abschnitte zurückzuführen sein [57].

Das angeführte Material demonstriert die Verschiedenartigkeit der Versuchsergebnisse bei der Untersuchung des Antibiotikums an verschiedenen Versuchsobjekten und mit unterschiedlichen Inkubationsbedingungen.

Abschließend kann gesagt werden, daß der Anstieg der DNase-Aktivität in den Zellen nach Kontakt mit den Mitomycinantibiotika zwar eine sekundäre Erscheinung ist, in bestimmten Fällen jedoch die irreversible Wirkung dieser Antibiotikagruppe unterstützt.

Mitomycin C und die RNS-Synthese in Bakterien- und Tumorzellen

Die RNS-Synthese in mikrobiellen und tierischen Zellen wird in Anwesenheit von Mitomycinantibiotika sehr viel später gehemmt als die DNS-Synthese. Trotzdem beschäftigt sich eine Reihe von Arbeiten in den letzten Jahren mit der Klärung dieses Phänomens. Von besonderem Interesse waren in diesem Zusammenhang in vitro-Untersuchungen, die zeigten, daß sowohl DNS als auch andere Biopolymere [23] durch Mitomycinantibiotika einer Alkylierung unterworfen werden. Suzuki und Kilgore berichteten 1964 über Änderungen des Sedimentationsprofils von Ribosomen unter dem Einfluß längerer Inkubation von *E. coli*-Zellen mit Mitomycin C in einem synthetischen Nährmedium [59]. Verhältnismäßig kurzfristige Inkubationen (30 Min.) mit dem Antibiotikum führten weder zu Veränderungen des Verhältnisses von 30 S zu 50 S Ribosomenuntereinheiten in 10^{-4} M Magnesiumazetat noch zu Veränderungen des Verhältnisses der 70 S Ribosomen zu den Polysomen in 10^{-2} M Magnesiumazetat. Ein längerer Kontakt der Zellen mit Mitomycin C führte zu wesentlichen Veränderungen im Verhältnis der ribosomalen Untereinheiten zueinander. Nach 60 Min. und besonders nach 90 Min. Kontakt der Kultur mit 5 μg/ml Antibiotikum wurde eine beachtliche Verringerung des Peaks der 50 S Untereinheiten beobachtet; während die 30 S-Untereinheiten wesentlich langsamer zerstört wurden. Bei 10^{-2} M Magnesiumazetat im Puffer wurde im Fall eines längeren Kontaktes mit dem Antibiotikum gleichfalls eine Veränderung des Ribosomenprofils beobachtet und zwar fehlten die Polyribosomen. Alle angeführten Erscheinungen wurden nur dann beobachtet, wenn intakte Zellen mit Mitomycin C behandelt wurden: in zellfreien Extrakten rief das Antibiotikum weder eine Degradation der 50 S-Untereinheiten noch der Polyribosomen hervor.

[1] Andererseits existieren Befunde, daß bei *E. coli* eine Hemmung der Eiweißsynthese zu einem verstärkten Zerfall der DNS unter dem Einfluß von Mitomycin C führt [58].

Weiterhin wurde gezeigt, daß in die Ribosomen nach 30 Min. Inkubation mit Mitomycin C 2-^{14}C-Uracil nur sehr schwach inkorporiert wird. Nach 60 Min. Kontakt fand praktisch keine Inkorporation mehr statt. Wurde Uracil 15 Min. nach Inkubationsbeginn hinzugefügt, so wurde die Radioaktivität vorwiegend in den 30 S-Untereinheiten nachgewiesen. Mit diesen Ergebnissen stimmen die Befunde einer anderen Gruppe sehr gut überein, die gleichfalls die Wirkung von 1,5 μg/ml Mitomycin C auf das Ribosomenprofil von sich vermehrenden *E. coli*-B-Zellen untersuchte. Um das Ribosomenprofil zu bestimmen, wurden die zerstörten Zellen durch Puffer mit unterschiedlichen Magnesiumionenkonzentrationen extrahiert [60]. In diesem Fall wurde gleichfalls das Verschwinden der 50 S-Untereinheiten und eine Erhöhung der Menge an 8 S- bis 35 S-Partikel beobachtet. Bei einer anderen Versuchsanordnung wurde nach Antibiotikazugabe zu einer stationären Kultur, 6stündiger Inkubation und Extraktion in Gegenwart hoher Mg^{2+}-Konzentrationen das Verschwinden der 100 S-Dimeren beobachtet. Eine allgemeine Folge der Mitomycin-C-Wirkung ist die Abnahme des RNS-Gehaltes in den Ribosomen von 60% auf 40% und eine entsprechende Zunahme des Eiweißgehaltes von 40% auf 60%. In der genannten Arbeit wurde der Einfluß von Mitomycin C auf die sRNS untersucht. Ihr Gehalt nahm ebenfalls in den mit Mitomycin C behandelten Zellen nach einstündiger Inkubation im Vergleich zur Kontrolle ab.

Etwas andere Resultate wurden bezüglich der sRNS in anderen Arbeiten berichtet [61, 62]. Die ersten 30 Minuten der Inkubation von *E. coli*-Zellen mit 10 μg/ml Mitomycin C sind wie bekannt durch eine Steigerung des RNS-Gehaltes bei gleichzeitiger völliger Hemmung der DNS-Synthese charakterisiert. Die gesamte RNS-Zunahme entfällt nach Ansicht des Autors dieser Arbeit auf die sRNS. Die Unterdrückung der sRNS-Synthese beginnt erst nach 30 Minuten Kontakt der Zellen mit dem Antibiotikum. Nach einstündiger Inkubation der Zellen mit dem Antibiotikum wird analog der oben angeführten Untersuchung [60] eine Hemmung der sRNS-Synthese beobachtet.

Was die mögliche Beeinflussung der Eigenschaften und Synthese der Messenger-RNS durch Mitomycinantibiotika betrifft, so existiert eine Mitteilung über die verminderte Hybridisierung von Messenger-RNS und DNS aus mit Mitomycin C behandelten *E. coli*-Zellen. Das Hauptaugenmerk wird in dieser Arbeit auf die durch die Mitomycinbindungen augenscheinlich verringerte Hybridisationsfähigkeit der DNS gerichtet [63].

Der Einfluß von Mitomycin C auf die RNS-Synthese in Tierzellen wurde bisher nur wenig untersucht: es zeigte sich eine geringere Empfindlichkeit der sRNS-Synthese gegenüber dem Antibiotikum, als das für die Synthese der ribosomalen und Messenger-RNS in Ascitestumorzellen AH 130 bei Ratten der Fall ist [64].

Die Hemmung ist direkt mit Störungen des RNS-Stoffwechsels durch Mitomycin C verbunden.

So entsprach die Kinetik der Synthesehemmung der induzierten Penicillinase in *S. aureus*-Zellen direkt der Kinetik der Hemmung der RNS-Synthese durch das Antibiotikum, insbesondere der der Messenger-RNS [65]. Nach Ansicht der Autoren dieser Arbeit führt die kontinuierliche „Sättigung" der DNS mit Mitomycin nach einem bestimmten Zeitabschnitt (in diesem Fall 40 Min.) dazu, daß sogar zur Bildung relativ kurzer Moleküle der Messenger-RNS keine freien Matrizenabschnitte mehr vorhanden sind. Somit hängt die Dauer der Enzymsynthese in Anwesenheit von Mitomycinantibiotika von zwei Faktoren ab: von der Geschwindigkeit der Sättigung der DNS und von der Lebensdauer der für das Enzym spezifischen Messenger-RNS. Auch die Synthese der β-Galaktosidase durch *E. coli*-Zellen erwies sich gegenüber Mitomycin C als empfindlich [66, 67].

Der Einfluß von Mitomycin C auf die Eiweißsynthese wurde auch an tierischen Zellen untersucht, u. a. an der regenerierenden Rattenleber, jedoch führten diese Untersuchungen zu keinen bestimmten Schlußfolgerungen [68, 69].

Bei Untersuchungen der Mitomycin-C-Wirkung auf die Proteinsynthese an zwei menschlichen Tumorzellkulturen — 15 mh-P und DAPT erhielten M. I. Lerman und M. S. Benjumovic Hinweise für den Einfluß dieses Antibiotikums auf die Translation der Messenger-RNS [70, 71]. In der ersten Versuchsanordnung wurde eine einschichtige Zellkultur mit dem Medium Nr. 199 übergossen, in dem das Antibiotikum enthalten war, und 3 Std. bei 37° inkubiert. Anschließend wurden die Zellen gewaschen und in einem antibiotikafreien Medium suspendiert, das ^{14}C-Aminosäuren oder 2-^{14}C-Uridin enthielt. Nach 80 Min. Inkubation wurde die Radioaktivität in der Protein- und RNS-Fraktion bestimmt. Die Inkorporationshemmung betrug in der Proteinfraktion im Fall von 5 µg/ml Mitomycin C 5%, bei 10 µg 17% und bei 50 µg 72%. Bei einer anderen Versuchsanordnung, d. h. bei konstanter Antibiotikumkonzentration (50 µg/ml) und variabler Kontaktdauer mit den Zellen, wurden folgende Ergebnisse erhalten: bei 5 Min. Inkubation eine Hemmung um 25%, bei 60 Min. eine Hemmung um 48% und bei 80 Min. eine Hemmung um 62%. Weiterhin wurde festgestellt, daß 100 µg/ml Mitomycin C bei einstündigem Kontakt mit den Zellen die Inkorporation von markiertem Uridin in die RNS-Fraktion auf die Hälfte herabsetzten. Bei Gegenüberstellung der Wirkungsgeschwindigkeit des Mitomycins C auf die Eiweiß- und RNS-Synthese kamen die Autoren der Arbeit zu der Schlußfolgerung, daß ihre Ergebnisse für die Hemmung der Translation, nicht jedoch für die der Transkription durch Mitomycin C sprechen. Nach ihrer Meinung wirkt Mitomycin C auf die Ribosomen und induziert den Übergang einer RNase aus dem latenten in einen aktiven Zustand, wodurch es zur Zerstörung der Messenger-RNS kommt.

Mitomycin C und energieliefernde Reaktionen

Untersuchungen über den Einfluß von Mitomycin C auf energieliefernde Reaktionen führten zu keinen bestimmten Ergebnissen: nach einer Arbeit beeinflußte Mitomycin C die Atmung und Glykolyse in Yoshida-Ascitestumorzellen bei Ratten nicht [72], nach einer anderen Untersuchung [73] wurde der glykolytische Abbauweg von ^{14}C-Glukose in Zellen experimenteller Tumoren bei Ratten durch das Antibiotikum gehemmt. Untersuchungen über den Einfluß der Mitomycinantibiotika auf den Kohlenhydratkatabolismus sind bisher kaum durchgeführt worden. Obwohl Mitomycin C bei Gonyaulax den Biolumineszenzrhythmus unterdrückte, war der Lumineszenzprozeß selbst und folglich auch die damit verbundenen Energieumwandlungen gegen das Antibiotikum unempfindlich [74]. Eine direkte Wirkung auf die Atmungs- und Glykolyseenzymsysteme besitzen die Mitomycinantibiotika augenscheinlich nicht.

Die Reaktion lysogener Bakterien auf Mitomycinantibiotika

Mitomycin C induziert die Entwicklung eines aktiven Phagen aus einem Prophagen bei dem lysogenen Stamm *E. coli* K 12 λ. Die Zellen wurden bei 37° in einem synthetischen Medium mit unterschiedlicher Antibiotikakonzentration inkubiert: bei einer Konzentration von 0,05 μg/ml unterschied sich das Wachstum der Kultur nicht vom normalen Wachstum, bei 0,5—1 μg/ml begann sich nach 60 Min. Inkubation die optische Dichte zu verringern. Nach 2 Std. wurden in dem fast durchsichtigen Medium nur noch Zellreste gefunden. Zugaben von Chloromycetin zu Versuchsbeginn verhinderte die durch Mitomycin C verursachte Lysis, während die Zugabe nach 45 Min. wirkungslos war. Im Lysat wurde ein aktiver λ-Phage gefunden und anhand der Wirkung auf die λ-empfindlichen Zellen von *E. coli* C 600 nachgewiesen. Der nicht lysogene Stamm *E. coli* W 1485 war in Anwesenheit von Mitomycin C keiner Lyse unterworfen [75]. Eine Phagenbildung und nachfolgende Lysis wurden unter dem Einfluß von Mitomycin C in Versuchen mit verschiedenen Arten von Mikroorganismen beobachtet [76, 77, 78, 79].
Interessant ist, daß nach Induktion der Phagenbildung durch 3 μg/ml Mitomycin C bei *B. subtilis* die DNS des isolierten Phagen kein Mitomycin enthielt und nach dem Erhitzen und schnellem Abkühlen vollständig denaturiert war [80].
Die DNS aus Zellen von *E. coli* K 12 λ, die mit Mitomycin C behandelt worden war, erwies sich als „schlechte" Matrize für die DNS-Polymerase der Bakterienzelle während die DNS des λ-Phagen mit größerem Erfolg als Matrize verwendet wurde, wie die zehnfach stärkere Synthese von ^{3}H-Poly-desoxyribonukleotiden zeigte. Bei unbehandelter DNS konnte kein Unterschied in der Stimulierung der DNS-Polymerase festgestellt werden [81].
Interessant ist eine Untersuchung, in der gezeigt wurde, daß die durch Mitomycin C in Zellen des lysogenen Stammes *E. coli* K 12 λ hervorgerufene Induktion des λ-Phagen durch Glukose gehemmt wurde. Inhibitoren der energiespendenden Prozesse, wie 2,4-Dinitrophenol, Zyanid und Arsenat beseitigten die hemmende Wirkung der Glukose. Im Gegensatz hierzu verhinderte die Hemmung der Protein- oder RNS-Synthese in den Zellen lysogener Bakterien die durch Mitomycin C verursachte Phageninduktion nicht [82].
Es wurde festgestellt, daß Mitomycin C die Phagenbildung in den Fällen induziert, in denen diese Erscheinung auch durch UV-Strahlen hervorgerufen wird. Wenn die UV-Strahlen in dem gegebenen System keine Induktionsfähigkeit zeigen, ist auch das Antibiotikum inaktiv [5]. Die bei der Phageninduktion unter dem Ein-

fluß von Mitomycin C und UV-Strahlen auftretenden biochemischen Veränderungen sind trotzdem nicht völlig identisch [83].

Die Untersuchungen der Mitomycin-C-Wirkung auf lysogene Bakterien führten zur Schlußfolgerung, daß lysogene Kulturen gegen Mitomycin C empfindlicher sind als die entsprechenden nicht lysogenen Kulturen. Der lysogene Stamm *E. coli* K 12 λ wuchs in Anwesenheit von 0,1 µg/ml Antibiotikum nicht, während das Wachstum des Stammes *E. coli* K 12 auch durch die doppelte Konzentration nicht gehemmt wurde [3]. Die Induktion der Phagenbildung bei *E. coli* K 12 unter dem Einfluß der auf die DNS wirkenden Antibiotika wurde für eine erste, schnelle Auswahl zytostatischer Substanzen, deren Wirkung auf die DNS „gerichtet" ist, herangezogen [84]. Nach dieser Arbeit nimmt die Anzahl der Phagenteilchen unter dem Einfluß von Mitomycin und Porphyromycin bei Konzentrationsveränderungen von 0,06 bis 0,5 µg/ml langsam und bei Konzentrationserhöhungen von 0,5 bis 2 µg/ml schneller zu.

In den Versuchen von G. F. Gauze und Ju. V. Dudnik riefen Mitomycin C und Porphyromycin bereits bei 0,01 µg/ml eine merkliche Induktion der Phagenbildung in Zellen von *Micrococcus lysodeikticus* 53—40 hervor. Bei einer Antibiotikakonzentration von 10 µg/ml erhöhte sich die Anzahl freier Phagenteilchen auf das 2500—3000fache [85, 86]. *M. lysodeikticus* ist als grampositiver Organismus mit hoher Zellwandpermeabilität im Vergleich zu *E. coli* und anderen gramnegativen Bakterien ein vorteilhafteres Modell zur Auswahl zytostatischer Antibiotika.

Die Untersuchungen über die Korrelation zwischen der Reaktion lysogener Bakterien und Tumorzellen auf Inhibitoren der Biosynthese von Makromolekülen werden fortgesetzt [87].

Mitomycin C und die Vermehrung DNS- oder RNS-haltiger Viren, Versuche mit Phagen

In *E. coli*-Zellen, die mit dem Phagen T_{2r} infiziert worden waren, lief die DNS-Synthese bei einer Mitomycinkonzentration weiter, die die DNS-Synthese in nichtinfizierten Zellen bereits hemmte. Es erwies sich sogar, daß nach vorheriger Antibiotikabehandlung, die zur Abnahme der DNS-Konzentration in den Zellen führte, eine anschließende Phageninfektion einen starken Anstieg der DNS-Synthese-Geschwindigkeit bewirkte. Die Autoren beobachteten, daß eine Erneuerung der DNS-Synthese auch bei der Infizierung mit Phagen stattfindet, wenn die DNS-Synthese vorher durch UV-Bestrahlung oder Yperit gehemmt worden war. Im Vergleich zu den letztgenannten Einwirkungen war für die Verstärkung der durch Mitomycin C gehemmten DNS-Synthese die Entfernung des induzierenden Reagens nicht erforderlich [10].

Bei Infizierung von *E. coli*-Zellen mit T_{2r}-Phagen unterschied sich die Geschwindigkeit der DNS-Synthese in Anwesenheit von 10 µg/ml Mitomycin C kaum von der Kontrolle. Die DNS-Synthese fand in infizierten Zellen auch dann statt, wenn der Mitomycin-C-Behandlung eine Phageninfektion der Zellen vorausging. Der Versuch, die Resistenz der Phagen-DNS-Synthese gegen das Antibiotikum mit dem Gehalt an 5-Hydroxymethylzytosin dieser DNS anstelle von Zytosin zu erklären, blieb ohne Erfolg. Die Phagen T_3 und T_5, die mehr Zytosin als 5-Hydroxymethylzytosin enthalten, zeigten dieselben Ergebnisse wie der Phage T_{2r}: ihre DNS-Synthese in der infizierten Zelle war gegenüber Mitomycin C unempfindlich [9].

Auf Grund der angeführten Versuchsergebnisse, die an Phagen gewonnen wurden, kann angenommen werden, daß die bakterielle DNS-Matrize unter dem Einfluß von Mitomycin C zerstört und aus den Nukleotiden die Phagen-DNS aufgebaut wird, denn für die Synthese der Phagen-DNS ist die Entfernung von Mitomycin C nicht erforderlich. Es muß augenscheinlich ein besonderer Weg der DNS-Synthese in der infizierten Zelle angenommen werden, der sich von dem gewöhnlichen unterscheidet und Mitomycin C gegenüber resistent ist[1].

Ein Teil der in Anwesenheit von Mitomycin C synthetisierten Phagenteilchen ist jedoch nicht infektiös [9, 10]. Ähnliche Ergebnisse werden auch in Versuchen mit dem T_3-Phagen gewonnen [88]. Es gibt auch Hinweise auf eine andere Art von Veränderungen der Phageneigenschaften, die an mit Mitomycin C behandelten Zellen von *Salmonella typhimurium* LT-2 beobachtet wurden [5]. Die Ursachen dieser Erscheinung sind bisher nicht festgestellt worden.

Versuche mit Tierviren

Reich und Franklin untersuchten die Wirkung von Mitomycin C auf die Vermehrung des RNS enthaltenden L-929 Mengovirus (Enzephalomyelitis) und des DNS enthaltenden Kuhpockenvirus in einschichtigen Zellkulturen. Die Zellen befanden sich 8 Stunden in Kontakt mit Mitomycin C, wurden dann 16 Stunden in einem antibiotikumfreien Medium inkubiert und anschließend mit dem Virus infiziert. Die Vermehrung des RNS-Virus erwies sich dem Antibiotikum gegenüber als wenig empfindlich, d. h., die Synthese der Virus-RNS und des Viruseiweißes benötigte nicht die Anwesenheit der funktionierenden, sich replizierenden DNS der Wirtszelle[2]. Andererseits rief Mitomycin C eine starke Hemmung der Vermehrung des DNS-haltigen Kuhpockenvirus hervor. Obwohl die Inkubation des Virus mit dem Antibiotikum in vitro nicht auf die Infektiösität wirkte, hemmte

[1] Iyer und Szybalski [18] halten die Annahme für möglich, daß zur Replikation der Phagen-DNS diese fragmentiert wird. Die seltenen Mitomycinbindungen zwischen den komplementären Strängen sind durchaus nicht in allen Fragmenten vorhanden und folglich kann ein Teil der Fragmente normal funktionieren.

[2] Es ist interessant, daß durch Mitomycin C die Vermehrung der Virus-RNS und die Interferonsynthese in den Zellen entkoppelt werden können, da der letzte Prozeß im Gegensatz zum ersten Mitomycin C empfindlich ist [89, 90]. Dieses erlaubt außerdem die Schlußfolgerung, daß die genetische Information für die Interferonsynthese in der DNS der Wirtszelle kodiert ist [90].

die Anwesenheit von 5 μg/ml Mitomycin C während des Infektionsprozesses stark die Entwicklung. Ähnliche Ergebnisse wurden auch bei Behandlung der Zellen mit dem Antibiotikum vor der Infektion erhalten. Die Ergebnisse sind ein direkter Beweis dafür, daß für die Vermehrung der Virus-DNS ein intaktes Genom der Wirtszelle und die normale Funktion des Kontrollmechanismus der Zellvermehrung erforderlich ist [91].

Somit erwies sich Mitomycin C, das nicht auf die Vermehrung der Phagen-DNS wirkt, als starker Inhibitor der Vermehrung der Virus-DNS in tierischen Zellen. Weitere Arbeiten mit der DNS von Herpesvirus [92], Polyomavirus [93] und Pseudotollwutvirus [94] ergaben keine übereinstimmenden Ergebnisse und es ist daher anscheinend nicht berechtigt, Mitomycin C generell als Inhibitor der Viren-DNS-Synthese anzusehen.

Die direkte Beziehung zwischen der antibiotischen Wirksamkeit der Mitomycinantibiotika und den Funktionsstörungen der DNS wird heute nicht mehr bezweifelt. Als Antibiotikum, dessen Wirkung direkt auf das Zellgenom gerichtet ist, fand Mitomycin C auch Anwendung in genetischen Untersuchungen [95, 96]. Von besonderem Interesse sind die durch zytologische und genetische Methoden festgestellten Chromosomenschädigungen, die durch Mitomycin C verursacht werden. Es wurden Arbeiten mit Chromosomen aus menschlichen Leukozyten [97, 98, 99], aus Hefen und Pilzen, aus Saccharomyces und Ustilago und aus Zellen der Wurzeln von *Vicia faba* [101] durchgeführt. Chromosomenschäden wurden auch in Versuchen mit *Drosophila melanogaster* [102, 103] beobachtet. Mitomycin C erhöhte außerdem die Häufigkeit der durch Röntgenstrahlen induzierten Chromosomenabberationen in Pflanzenzellen [104, 105]. Die Alkylierung und die Hemmung der Synthese anderer Biopolymerer als der DNS durch Mitomycinantibiotika und die dadurch hervorgerufene Aktivierung der DNasen und RNasen zeigen, daß der Wirkungsmechanismus des Mitomycins C und der ihm verwandten Antibiotika sehr kompliziert und bei weitem noch nicht ausreichend untersucht ist.

Literatur

[1] Webb, J. S., Cosulich, D. B., Mowat, J. H., Patrick, J. B., Broschard, R. W., Meyer, W. E., Williams, R. P., Wolf, C. F., Fulmor, W., Pidacks, Sh., Lancaster, J. E., The structures of mitomycins A, B and C and porfiromycin. Part I; Part II. — J. Amer. Chem. Soc., 1962, 84, Nr. 16, 3185—3187, 3187—3188.

[2] Šemjakin, M. M., Chochlov, A. S., Kolosov, M. N., Bergeljson, L. D., Antonov, V. K., — Chemie der Antibiotika. 1961, 1346.

[3] Reich, E., Shatkin, A. J., Tatum, E. L., Bacteriocidal action mitomycin C. Biochim. et biophys. acta, 1961, 53, Nr. 1, 132—149.

[4] Constantinesco, D. G., Retezeanu, M., Oteleanu, R., Constantinesco, M., Grigoresco, E., Etude de l'action de la mitomycine C sur la carvocinèse végétale. — C. R. Acad. sci., 1962, 254, Nr. 9, 1665—1667.

[5] Levine, M., Effect of mitomycin C on interaction between temperate phages and bacteria. — Virology, 1961, 13, Nr. 4, 493—499.

[6] KURODA, Y., FURUYAMA, J., Physiological and biochemical studies of effects of mitomycin C on strain HeLa cells in cell culture. — Cancer Res., 1963, **23**, Nr. 5, Part 1, 682—687.

[6a] MATSUMAE, A., Morphological changes of bacteria induced by chemotherapeutic agents. — J. Antibiotics, 1965, Ser. A, **18**, Nr. 5, 233—242.

[7] SHATKIN, A. J., REICH, E., FRANKLIN, R. M., TATUM, E. L., Effect of mitomycin C on mammalian cells in culture. — Biochim. et biophys. acta, 1962, **55**, Nr. 3, 277 bis 289.

[8] SHIBA, S., TERAWAKI, A., TAGUCHI, T., KAWAMATA, J., Selective inhibition of formation of deoxyribonucleic acid in *Escherichia coli* by mitomycin C. — Nature, 1959, **183**, Nr. 4667, 1056, 1057.

[9] SEKIGUCHI, M., TAKAGI, Y., Effect of mitomycin C on the synthesis of bacterial and viral deoxyribonucleic acid. — Biochim. et biophys. acta, 1960, **41**, Nr. 3, 434—443.

[10] SEKIGUCHI, M., TAKAGI, Y., Synthesis of deoxyribonucleic acid by phage-infected *Escherichia coli* in the presence of mitomycin C. — Nature, 1959, **183**, 4668, 1134, 1135.

[11] DOI, O., The sensitivity of HeLa cells in different stages of the division cycle to mitomycin C. — Osaka Daigaku Igaku Zasshi, 1964, **16**, Nr. 5—6, 221—231 (CA, 1965, **63**, 8905e).

[12] KONTANI, H., Effect of mitomycin C on nucleic acid biosynthesis in Ehrlich ascites tumor cells. — Biken J., 1964, **7**, Nr. 1, 9—20.

[13] SHIRAKAWA, SH., Hematopoiesis and nucleic acid metabolism. V. Effect of antileukemic agents on hematopoiesis with special reference to DNA synthesis of bone marrow cells and leukemic leukocytes. — Naika Hokan, 1963, **10**, Nr. 1, 8—22 (CA, 1964, **61**, 15141b).

[14] IWATA, T., Deoxyribonucleic acid synthesis in mammalian tissue. I. Effect of mitomycin C on the DNA synthesis in regenerating rat liver. — Juzen Igakukai Zasshi, 1961, **67**, 470, 471 (CA, 1964, **61**, 8792g).

[15] OLEDZKA-SLOTWINSKA, H., BASSLEER, R., CHEVREMONT-COMHAIRE, S., The cytological effects of mitomycin C on normal fibroblasts growth in vitro. Observations in vivo: cytophotometric and histoautoradiographic investigations of the metabolism of DNA. — Chemotherapia, 1964, **8**, Nr. 4, 210—225 (CA, 1965, **62**, 13715c).

[16] IWATA, T., Deoxyribonucleic acid synthesis in mammalian tissue. II. Effect of mitomycin C on the DNA synthesizing enzyme in regenerating rat liver. — Juzen Igakukai Zasshi, 1961, **61**, 478—483 (CA, 1964, **61**, 8793a).

[17] SARTOTELLI, A. C., BOOTH, B. A., Synergistic antineoplastic activity of combinations of mitomycins with either 6-thioguanine or 5-fluorouracil. — Cancer Res., 1965, **25**, Nr. 9, 1393—4000.

[18] IYER, V. N., SZYBALSKI, W., A molecular mechanism of mitomycin action: linking of complementary DNA strands. — Proc. Nat. Acad. Sci. USA, 1963, **50**, Nr. 2, 355—362.

[19] SCHWARTZ, H. S., SODERGREN, J. E., PHILIPS, F. S., Mitomycin C: chemical and biological studies on alkylation. — Science, 1963, **142**, Nr. 3596, 1181—1183.

[20] LIPSETT, M. N., WEISSBACH, A., The site of alkylation of nucleic acids by mitomycins. — Biochemistry, 1965, **4**, Nr. 2, 206—211.

[21] SZYBALSKI, W., IYER, V. N., Crosslinking of DNA enzymatically or chemically activated mitomycins and porfiromycins, bifunctionally „alkylating“ antibiotics. — Federat. Proc., 1964, **23**, Nr. 5, Part 1, 946—957.

[22] WHITE, H. L., WHITE, J. R., The binding of porfiromycin to deoxyribonucleic acid. — J. Elisha Mitchell Sci. Soc., 1965, **81**, Suppl., Nr. 1, 37—42.

[23] WEISSBACH, A., LISIO, A., Alkylation of nucleic acids by mitomycin C and porfiromycin. — Biochemistry, 1965, **4**, Nr. 2, 196—200.

[24] WHITE, J. R., WHITE, H. L., Phenethyl alcohol synergism with mitomycin C porfiromycin, and streptonigrin. — Science, 1964, **145**, Nr. 3638, 1312, 1313.

[25] WHITE, J. R., WHITE, H. L., Effect of intracellular redox environment on bactericidal action of mitomycin C and streptonigrin. — Antimicrob. Agents Chemotherapy, 1965, 495—499.

[26] IYER, V. N., SZYBALSKI, W., Mitomycins and porfiromycin: chemical mechanism of activation and cross-linking of DNA. — Science, 1964, **145**, Nr. 3627, 55—58.

[27] SZYBALSKI, W., ARNESON, V. G., Reductive activation and inactivation of mitomycin as studied with human and bacterial cell cultures. — Mol. Pharmacol., 1965, **1**, Nr. 2, 202—204.

[28] GOUREVITCH, A., PURSIANO, T. A., LEIN, J., Destruction of mitomycin by Streptomyces caespitosus mycelia. — Arch. Biochem. and Biophys., 1961, **93**, Nr. 2, 283—285.

[29] KALLEN, R. G., SIMON, M., MARMUR, J., The occurence of a new pyrimidine base replacing thymine in a bacteriophage DNA: 5-hydroxymethyl uracil. — J. Mol.Biol., 1962, **5**, Nr. 2, 248—250.

[30] TAKAHASHII., MARMUR, J., Glucosylated DNA from a transducing phage for Bacillus subtilis. — Biochem. and Biophys. Res. Commun., 1963, **10**, Nr. **4**, 289—292.

[31] LAWLEY, P. D., BROOKES, P., Further studies on the alkylation of nucleic acids and their constituent nucleotides. — Biochem. J., 1963, **89**, Nr. 1, 127—138.

[32] PRICER, W. E., jr., Weissbach, A., Enzymatic utilization and degradation of DNA treated with mitomycin C or ultraviolet light. — Biochemistry, 1965, **4**, Nr. 2, 200 bis 206.

[33] SETLOW, R. B., SETLOW, J. K., Evidence that ultraviolet-induced thymine dimers in DNA cause biological damage. — Proc. Nat. Acad. Sci. USA, 1962, **48**, Nr. 7, 1250 bis 1257.

[34] ZAVILJGELJSKIJ, G. B., MINČENKOVA, L. JE., MINJAT, E. JE., SAVIČ, A. P., Entwicklung des Denaturierungsprozesses in DNS bei Ultraviolettbestrahlung. — Biochemie, 1965, **30**, Bd. 3, 652—662.

[35] SAVIČ, A. P., ZAVILJGELJSKIJ, G. B., Durch Ultraviolettstrahlen unterschiedlicher Wellenlänge induzierte Denaturierungsherde in DNS. — Ber. Akad. Wiss. UdSSR, 1965, **162**, Nr. 4, 952—955.

[36] TERAWAKI, A., GREENBERG, J., Post-treatment breakage of mitomycin C induced cross-links in deoxyribonucleic acid of *Escherichia coli*. — Biochim. et biophys. acta, 1966, **119**, Nr. 3, 540—546.

[37] ZAMPIERI, A., GREENBERG, J., Effect of heat and plating medium on survival of *Escherichia coli* after treatment with radiomimetic chemicals. — J. Bacteriol., 1965, **89**, Nr. 4, 931—936.

[38] MAHLER, I., Effects of mitomycin C on five excision-repair mutants of Bacillus subtilis. — Biochem. and Biophys. Res. Commun., 1966, **25**, Nr. 1, 73—79.

[39] OKUBO, SH., ROMIG, W. R., Impaired transformability of Bacillus subtilis mutant sensitive to mitomycin C and ultraviolet radiation. — J. Mol. Biol., 1966, **15**, Nr. 2, 440 bis 454.

[40] TERAWAKI, A., GREENBERG, J., Inactivation of transforming deoxyribonucleic acid by carcinophillin and mitomycin C. — Biochim. et biophys. acta, 1966, **119**, Nr. 1, 59—64.

[41] DURHAM, N. N., Inhibition of microbial growth and separation by D-serine, vancomycin and mitomycin C. — J. Bacteriol., 1963, **86**, Nr. 3, 380—386.

[42] GRULA, M. M., GRULA, E. A., Reversal of mitomycin C-induced growth and division inhibition in a species of Erwinia. — Nature, 1962, **195**, Nr. 4846, 1126, 1127.

[43] GREENBERG, J., WOODY-KARRER, P., Radiosensitivity in *Escherichia coli*. — J. Gen. Microbiol., 1963, **33**, Nr. 2, 283—292.

[44] REITER, H., STRAUSS, B., Repair of damage induced by a monofunctional alkylating agent in a transformable ultraviolet-sensitive strain of *Bacillus subtilis*. — J. Mol. Biol., 1965, **14**, Nr. 1, 179—194.

[45] HANAWALT, PH. C., HAYNES, R. H., Repair replication of DNA in bacteria: Irrelevance of chemical nature of base defect. — Biochem. and Biophys. Res. Commun., 1965, **19**, Nr. 4, 462—467.

[46] KERSTEN, H., RAUEN, H. M., Degradation of deoxyribonucleic acid in *Escherichia coli* cells treated with mitomycin C. — Nature, 1961, **190**, Nr. 4782, 1195, 1196.

[47] REICH, E., SHATIKIN, A. J., TATUM, E. L., Bacteriocidal action of mitomycin C. — Biochim. et biophys. acta, 1960, **45**, Nr. 3, 608—610.

[48] SHIIO, T., WEINBAUM, G., TAKAHASHI, H., MARUO, B., Chromatographic analysis of nucleotidic compounds in *Bacillus subtilis*. — J. Gen. and Appl. Microbiol., 1962, **8**, Nr. 3, 178—186.

[49] NAKATA, Y., NAKATA, K., SAKAMOTO, Y., On the action mechanism of mitomycin C. — Biochem. and Biophys. Res. Commun., 1961, **6**, Nr. 5, 339—343.

[50] KERSTEN, H., Einfluß von Mitomycin C auf den Desoxyribonucleinsäure-Abbau in ruhenden Bacterien. — Hoppe-Seyler's Z. physiol. Chem., 1962, **329**, H. 1—2, 31—39.

[51] WEISSBACH, A., KORN, D., The effect of lysogenic induction on the deoxyribonucleases of Escherichia coli K 12. — J. Biol. Chem., 1962, **237**, Nr. 10, 3312—3314.

[52] KERSTEN, H., Action of mitomycin C on nucleic acid metabolism in tumor and bacterial cells. — Biochim. et biophys. acta, 1962, **55**, Nr. 4, 558—560.

[53] KERSTEN, H., KERSTEN, W., LEOPOLD, G., SCHNIEDERS, B., Effect or mitomycin C on DNA-ase and RNA in *Escherichia coli*. — Biochim. et biophys. acta, 1964, **80**, Nr. 3, 521—523.

[54] KERSTEN, H., SCHNIEDERS, B., LEOPOLD, G., KERSTEN, W., Die Desoxyribonucleasen von *Escherichia coli* und Wirkung von Mitomycin C. — Biochim. et biophys. acta, **108**, Nr. 4, 619—634.

[55] OLEDZKA-SLOTWINSKA, H., BASSLEER, R., CHEVREMONT-COMHAIRE, S., Effect de la mitomycine C sur la croissance et la teneur en acides désoxyribonucléiques de fibroblastes normaux cultivés in vitro. — Compt. rend. Soc. biol., 1962, **156**, Nr. 10, 1714 bis 1717.

[56] NIITANI, H., SUZUKI, A., SHIMOYAMA, M., KIMURA, K., Effect of mitomycin C on injection on lysosomal enzymic activities of Yoshida ascites sarcoma. — Gann. 1964, **55** Nr. 5, 447—449.

[57] STUDZINSKI, G. P., COHEN, L. S., Mitomycin C induced increases in the activities of the deoxyribonucleases of HeLa cells. — Biochem. and Biophys. Res. Commun., 1966, **23**, Nr. 4, 506—512.

[58] CONSTANTOPOULOS, G., TCHEN, T. T., Enhancement of mitomycin C-induced breakdown of DNA by inhibitors of protein synthesis. — Biochim. et biophys. acta, 1964, **80**, Nr. 3, 456—462.

[59] SUZUKI, H., KILGORE, W. W., Mitomycin C: effect on ribosomes of *Escherichia coli*. — Science, 1964, **146**, Nr. 3651, 1585—1587.

[60] LEOPOLD, G., SCHNIEDERS, B., KERSTEN, H., KERSTEN, W., The effect of mitomycin C on ribosomes and soluble ribonucleic acid in Escherichia coli. — Biochem. Zeitschrift, 1965, **343**, Heft 4, 423—432.

[61] SMITH-KIELLAND, I., The effect of mitomycin C on ribonucleic acid synthesis in growing cultures of *Escherichia coli.* — Biochem. J., 1964, **92**, Nr. 1, 26P—27P.

[62] SMITH-KIELLAND, I., The effect of mitomycin C on ribonucleic acid synthesis in growing cultures of *Escherichia coli.* — Biochim. et biophys. acta, 1966, **119**, Nr. 3, 486 bis 491.

[63] SMITH-KIELLAND, I., The effect of mitomycin C on deoxyribonucleic acid and messenger ribonucleic acid in *Escherichia coli.* — Biochim. et biophys. acta, 1966, **114**, Nr. 2, 254—263.

[64] KURIHARA, M., Effects of various tumor-inhibitory substances on metabolism of nucleic acid in parts of cells of ascites liver cancer AH130. — Nippon Kagaku Ryohogakukai Zasshi, 1965, **13**, Nr. 4, 310—315 (CA, 1966, **64**, 18239a).

[65] COLES, N. N., GROSS, R., The effect of mitomycin C on the induced synthesis of penicillinase in *Staphylococcus aureus.* — Biochem. and Biophys. Res. Communs, 1965, **20**, Nr. 3, 366—371.

[66] CHEER, S., TCHEN, T. T., Effect of mitomycin on the synthesis of induced β-galactosidase in *E. coli.* — Biochem. and Biophys. Res. Commun. 1962, **9**, Nr. 3, 271—274.

[67] BASU, S. K., CHAKRABARTRY, A. M., ROY, S. C., Enhancement of catabolite repression by mitomycin C in the induced synthesis of β-galactosidase. — Biochim. et biophys. acta, 1965, **108**, Nr. 4, 713—716.

[68] IWATA, T., Deoxyribonucleic acid synthesis in mammalian tissue. I. Effect of mitomycin on the DNA synthesis in regenerating rat liver. — J. Juzen Med. Soc., 1961, **67**, Nr. 3, 470—477.

[69] IWATA, T., Deoxyribonucleic acid synthesis in mammalian tissue. II. Effect of mitomycin C on the DNA synthesizing enzyme in regenerating rat liver. — J. Juzen Med. Soc., 1961, **67**, Nr. 3, 478—483.

[70] LERMAN, M. I., BENJUMOVIČ, M. S., Der Einfluß von Mitomycin C, Actinomycin C und Puromycin auf die Eiweißsynthese menschlicher Krebszellinien. — Ber. Akad. Wiss. UdSSR, 1965, **162**, Nr. 4, 956—959.

[71] LERMAN, M. I., BENJMOVICH, M. S., Effect of mitomycin C on protein synthesis in human neoplastic cell lines. — Nature, 1965, **206**, Nr. 4990, 1231, 1232.

[72] SCHMIDT, C. G. VON, Über den Einfluß von Carzinophilin und Mitomycin C auf die Atmung und Glycolyse von Turmorzellen. — Oncologia, 1960, **13**, Nr. 4, 426—440.

[73] SVEC, J., HUPKA, S., The action of some cytostatics on the hexose monophosphate shunt and glycolysis in experimental rat tumors. — Biochem. Pharmacol., 1964, **13**, Nr. 12, 1663—1669.

[74] KARAKASHIAN, M. W., HASTINGS, J. W., The effect of inhibitors of macromolecular biosynthesis upon the persistent rhythm of luminescence in *Gonyaulax.* — J. Gen. Physiol., 1963, **47**, Nr. 1, 1—12.

[75] OTSUJI, N., SEKIGUCHI, M., IIJIMA, T., TAKAGI, Y., Induction or phage formation in the lysogenic *Escherichia coli* K-12 by mitomycin C. — Nature, 1959, **184**, Nr. 4692, 1079, 1080.

[76] SUTTON, M. D., QUADLING, C., Lysogeny in a strain of Xauthomonas campestris. — Canad. J. Microbiol., 1963, **9**, Nr. 6, 821—828.

[77] DE WITT, W., HELINSKI, D. R., Characterization of colicinogenic factor E, from a noninduced and a mitomycin C-induced Proteus strain. — J. Mol. Biol., 1965, **13**, Nr. 3, 692—703.

[78] ALTENBERG, R. A., STULL, H. B., Inducible lytic systems in the genus Bacillus. — J. Gen. Microbiol., 1965, **39**, Nr. 1, 53—62.

[79] GEISSLER, E., Investigations on the mechanism of induction of lysogenic bacteria. IX. Temperature dependence of induction by thymine deprivation and treatment with mitomycin C. — Biochim. et biophys. acta, 1966, **114**, Nr. 1, 116—126.

[80] SEAMAN, E., TARMY, E., MARMUR, J., Inducible phages of *Bacillus subtilis*. — Biochemistry, 1964, **3**, Nr. 5, 607—613.

[81] PRICER, W. E., jr., WEISSBACH, A., The effect of lysogenic induction with mitomycin C on the DNA polymerase of *Escherichia coli* K 12λ. — Biochem. and Biophys. Res. Commun. 1964, **14**, Nr. 1, 91—95.

[82] OTSUJI, N., The effect of glucose on the induction of lambda phage formation by mitomycin C. — Biken J., 1961, **4**, Nr. 4, 235—241.

[83] WELKER, N. E., CAMPBELL, L. L., Biochemical changes in lysogenic *Bacillus stearothermophilus* bacteriophage induction. — J. Bacteriol., 1965, **90**, Nr. 4, 1129—1137.

[84] LEIN, J., HEINEMANN, B., GOUREVITCH, A., Induction of lysogenic bacteria as a method of detecting potential antitumour agents. — Nature, 1962, **196**, Nr. 4856, 101, 102.

[85] GAUZE, G. F., Biochemische Mechanismen der Antibiotikawirkung. — Antibiotica, 1964, **9**, Nr. 10, 946—950.

[86] DUDNIK, JU. V., Induktion einer lysogenen Micrococcus-lysodeikticus-Kultur durch Antibiotika, die selektiv die DNS-Synthese schädigen. — Antibiotica, 1965, **10**, Nr. 2, 112—117.

[87] GELDERMAN, A. H., LINCOLN, TH. L., COWIE, D. B., ROBERTS, R. B., Further correlation between the response of lysogenic bacteria and tumor cells to chemical agents. — Proc. Nat. Acad. Sci., USA, 1966, **55**, Nr. 2, 289—297.

[88] IIJIMA, T., Studies on the colicinogenic factor in *Escherichia coli* K-12 induction of colicin production by mitomycin C. — Biken J., 1962, **5**, Nr. 1, 1—8.

[89] HO, M., BREINING, M. K., Metabolic determinants of interferon formation. — Virology, 1965, **25**, Nr. 3, 331—339.

[90] JERŠOV, F. I., Wirkung der Antibiotika auf die Vermehrung RNS-haltiger Viren und die Interferonproduktion. — IX. Internationaler Mikrobiologie-Kongreß. Vortragsthesen, Moskau, 1966, 562, 563.

[91] REICH, E., FRANKLIN, R. M., Effect of mitomycin C on the growth of some animal viruses. — Proc. Nat. Acad. Sci. USA, 1961, **47**, Nr. 8, 1212—1217.

[92] MUNK, K., SAUER, G., Vermehrung und DNS-Synthese des Herpes simplex-Virus nach Mitomycin-C-Behandlung. — Z. Naturforsch., 1965, **20b**, Nr. 7, 671—677.

[93] BORENFREUND, E., KRIM, M., BENDICH, A., Effects of mitomycin C on the infection of cells by polyoma virus and its DNA. — Virology, 1965, **25**, Nr. 3, 393—400.

[94] BEN-PORAT, T., REISSIG, M., KAPLAN, A. S., Effect of mitomycin C on the synthesis of infective virus and deoxyribonucleic acid in pseudorabies virus-infected rabbit kidney cells. — Nature, 1961, **190**, Nr. 4770, 33, 34.

[95] IIJIMA, T., HAGIWARA, A., Mutagenic action of mitomycin C on *Escherichia coli*. — Nature, 1960, **185**, Nr. 4710, 395, 396.

[96] YUKI, SH., The effect of mitomycin C on the recombination in *Escherichia coli* K-12. — Biken J., 1962, **5**, Nr. 1, 47—49.

[97] COHEN, M. M., SHAW, M. W., Effects of mitomycin C on human chromosomes. — J. Cell. Biol., 1964, **23**, Nr. 2, 386—395.

[98] NOWELL, P. C., Mitotic inhibition and chromosome damage by mitomycin in human leukocyte cultures. — Exp. Cell. Res., 1964, **33**, Nr. 3, 455—459.

[99] Shaw, M. W., Cohen, M. M., Chromosome exchanges in human leukocytes induced by mitomycin C. — Genetics, 1965, **51**, Nr. 2, 181—190.

[100] Holliday, R., Induction of mitotic recombination by mitomycin C in Ustilago and Saccharomyces. — Genetics, 1964, **50**, Nr. 3, 323—335.

[101] Merz, T., Effect of mitomycin C on lateral root-tip chromosomes of *Vicia faba*. — Science, 1961, **133**, Nr. 3449, 329, 330.

[102] Suzuki, D. T., Effect of mitomycin C on crossing over in *Drosophila melanogaster*. — Genetics, 1965, **51**, Nr. 4, 635—640.

[103] Mukherjee, R., Mutagenic action of mitomycin C on *Drosophila melanogaster*. — Genetics, 1965, **51**, Nr. 6, 947—951.

[104] Matsuura, H., Tanifuji, Sh., Saho, T., Iwabuchi, M., Effect of mitomycin-C on the frequency of chromosome abberrations produced by X-rays. — Amer. Naturalist, 1963, **97**, Nr. 894, 191—193.

[105] Matsuura, H., Tanifuji, Sh., Saho, T., Iwabuchi, M., Chromosome studies on Trillium kamtschaticum and its allies. XXVI. The effects of mitomycin C on the frequency of X-ray-induced chromosome aberrations. — J. Fac. Sci. Hokkaido Univ., 1962, Ser. V, 8, Nr. 2—3, 75—85.

Schlußwort

Eine gekürzte Aufzählung der experimentellen Ergebnisse und der auf ihrer Grundlage gezogenen Schlußfolgerungen über den Wirkungsmechanismus jedes einzelnen Antibiotikums ist hier wohl kaum am Platz. Andererseits sollten einige prinzipielle Schlußfolgerungen, die sich aus neuen Erkenntnissen bei der Bearbeitung des Problems ergeben, nicht unerwähnt bleiben.
Bestimmend für die Arbeiten der letzten Jahre auf dem Gebiet der Antibiotikaforschung ist das Bestreben, den Wirkungsmechanismus der Antibiotika auf molekularer Ebene zu klären. Die Wirkung von Antibiotika auf biochemische Prozesse wird sowohl an zellfreien Synthesesystemen wie auch an hochgereinigten Enzympräparaten untersucht. Trotz der in diesen Arbeiten gewonnenen wertvollen Erkenntnisse muß berücksichtigt werden, daß die Frage des Mechanismus der antimikrobiellen und zytostatischen Antibiotikawirkung ein komplexes Problem ist, da die Fähigkeit der Antibiotika, in die Zelle einzudringen, oder genauer gesagt, der Transport dieser Substanzen aus dem äußeren Medium zum Akzeptor, zum Beispiel zu einem in der zytoplasmatischen Membran oder den Ribosomen lokalisierten Enzym nicht weniger für die antibiotische Wirksamkeit verantwortlich ist als die Reaktion mit dem Akzeptor selbst. Es ist unbestritten, daß die Synthese von Antibiotikaanaloga mit vorher festgelegten Eigenschaften erst dann möglich ist, wenn Klarheit über den Reaktionsmechanismus zwischen der natürlichen Substanz und dem Akzeptor besteht. Es sind jedoch Chloromycetinderivate bekannt, die im Hinblick auf die Hemmung der Proteinsynthese in zellfreien Systemen der von natürlichen Substanzen nicht nachstehen, jedoch sehr viel schwächer in die Mikrobenzellen eindringen und dort die Proteinsynthese erst bei sehr viel höheren Konzentrationen unterdrücken. Obwohl der Mechanismus der Wechselwirkungen mit dem Akzeptor trotz gewisser Veränderungen des Moleküls im Vergleich mit Chloromycetin nicht prinzipiell verändert war, erwies sich die Fähigkeit durch die Schutzschichten der Zellwand zu dringen, als verändert. Der Transport-Mechanismus geht somit als ein Bestandteil in den Begriff „Wirkungsmechanismus der Antibiotika auf molekularer Ebene“ ein und erweitert den letzteren wesentlich. Andererseits wurde vor kurzem festgestellt, daß die Moleküle einiger Antibiotika wie zum Beispiel die des Mitomycin C beim Eindringen in die Zelle unter dem Einfluß der dort befindlichen Enzymsysteme bestimmten Umwandlungen unterworfen sind, in deren Resultat sie in die „aktive“, d. h., im Fall des Mitomycins C in die reduzierte Form überführt werden. Erst danach

reagiert Mitomycin C, wie das in einer Reihe von Laboratorien gezeigt wurde, mit den Nukleinsäuren und unterdrückt das Wachstum von Mikroben- und Tumorzellen. Daraus folgt, daß ohne Untersuchungen der vorhergehenden intrazellulären enzymatischen Umwandlungen solcher Antibiotika wie Mitomycin C auch die Vorstellungen über ihren Wirkungsmechanismus unvollständig sind.

Eine Reihe allgemeiner Schlußfolgerungen können auch am Beispiel der desoxystreptaminhaltigen Antibiotika gezogen werden, deren Einfluß auf biochemische Prozesse vom Autor 1956 zuerst in Versuchen mit intakten Zellen verschiedener Mikroorganismen und dann an zellfreien Systemen untersucht wurde. Das Interesse am Wirkungsmechanismus dieser Antibiotika stieg in den letzten Jahren sehr stark an und entsprechend wuchs auch die diesem Problem gewidmete Literatur. Die Untersuchungen der Antibiotikawirkung an zellfreien Systemen der Eiweißsynthese ist eine obligatorische Etappe bei der Klärung des Wirkungsmechanismus von Antibiotika, die Inhibitoren der Eiweißsynthese sind. Dabei ergibt sich die Möglichkeit festzustellen, ob das entsprechende Antibiotikum direkt auf die Bildung von Peptidbindungen, auf die Initiation oder Terminierung der Peptidkette, die Bildung von Polyribosomen, d. h. die Bildung des Ribosomen-Matrizen-Komplexes, auf die Bindung der Aminoazyl-tRNS durch diesen Komplex usw. wirkt. Aus der Vielzahl dieser Arbeiten geht jedoch hervor, daß die Reaktion „offener" multikomponenter zellfreier Eiweißsynthesesysteme auf das Antibiotikum, die nicht mehr unter dem Einfluß der Zellregulationsmechanismen stehen, nicht immer der Reaktion der entsprechenden Systeme in der Zelle entspricht. Dieses geht zum Beispiel aus vielen Versuchen über die Wirkung von desoxystreptaminhaltigen Antibiotika und Streptomycin auf die genetische Kodierung hervor: ein und dasselbe Antibiotikum verhält sich in Versuchen verschiedener Autoren unterschiedlich und inhibiert oder stimuliert die Inkorporation einer bestimmten Aminosäure. Eine Entgleisung des genetischen Kodes in offenen Systemen führt zur Bildung inaktiver Antibiotikafragmente und einiger nicht zu den Antibiotika gehöriger Substanzen. In intakten Zellen mit „Autoregulation" der biochemischen Prozesse wird die Eiweißsynthese unter dem Einfluß von desoxystreptaminhaltigen Antibiotika dagegen relativ schnell gehemmt. Diese Erscheinung spielt zweifellos eine bestimmende Rolle bei ihrer antimikrobiellen Aktivität.

Der Einfluß des physiologischen Zustandes der Zelle auf die Ausbildung und Funktion des Ribosomensystems und die Antibiotikawirkung unter Einbeziehung dieses Faktors sind infolge methodischer Schwierigkeit noch ungenügend untersucht. So ruft zum Beispiel der Kontakt von Neomycin und Monomycin mit sich nicht vermehrenden *E. coli*-Zellen oder mit Ribosomen in zellfreien Systemen keine Veränderungen des Ribosomenprofils hervor: bei niedriger Magnesiumionenkonzentration in der Pufferlösung, in die die Ribosomenfraktion gebracht wird, zerfallen die 70 S-Ribosomen in Untereinheiten. Nach Zugabe geringer Konzentrationen der genannten Antibiotika zu sich vermehrenden Zellen gelingt es nicht, alle 70 S-Ribosomen durch Verminderung der Magnesiumionenkonzentration in 30 S- und 50 S-Untereinheiten zu dissoziieren. Dieses weist auf be-

stimmte Besonderheiten der Neomycin- und Monomycinwirkung bei Ribosomen hin, die bei Kontakt der Antibiotika mit „statischen" Eiweißsynthesesystemen nicht erfaßt werden.
Die desoxystreptaminhaltigen Antibiotika und Streptomycin sind noch von einem anderen Aspekt des „physiologischen Zustandes der Zelle und des Wirkungsmechanismus der Antibiotika" her interessant. Ihre ausgeprägte Aktivitätsverminderung gegenüber fakultativ anaeroben Bakterien, die zu anaeroben energieliefernden Reaktionen übergegangen sind, kann wohl kaum allein auf Permeabilitätsveränderungen der Bakterienwände beim letztgenannten Stoffwechseltyp zurückzuführen sein. Versuche mit dem Neomycin-abhängigen Stamm *E. coli* 643s zeigten, daß der Bedarf an Neomycin und anderen verwandten Antibiotika bei Übergang der Zellen zum anaeroben Stoffwechsel verschwindet. Ausgehend von der Vorstellung über ein schwaches Eindringen von Neomycin in die Zelle unter anaeroben Bedingungen wäre in diesem Fall eine Hemmung des Wachstums zu erwarten und nicht das Verschwinden der Neomycinabhängigkeit[1].
Der Wirkungscharakter der streptaminhaltigen Antibiotika (genauer Neomycin) auf die Synthese makromolekularer Verbindungen verändert sich unter anaeroben Wachstumsbedingungen in *E. coli*-Zellen etwas: die Eiweiß- und DNS-Synthese hören praktisch gleichzeitig auf, im Gegensatz zu dem, was unter aeroben Bedingungen zu beobachten ist. Am Beispiel der streptaminhaltigen Verbindungen können die Wege der mittelbaren Wirkung von Antibiotika, die Inhibitoren der Eiweißsynthese sind, auf die Parameter des Energiestoffwechsels der Zelle verfolgt werden. Die Antibiotika wirken, indem sie 1. die induzierte Enzymsynthese unterdrücken, 2. die teilweise „Umgruppierung" der konstitutiven Enzymsysteme hemmen, 3. Störungen des normalen Gleichgewichts makromolekularer Verbindungen und ihrer Vorstufen in der Zelle verursachen. Der erste Fall ist am klarsten. Diskutierbar ist nur die Frage, ob im Vergleich zur „Gesamt"-Eiweißsynthese eine erhöhte Empfindlichkeit der Bildung induzierter Enzyme vorliegt. Im zweiten Fall ist die Hemmung der Synthese zusätzlicher Mengen konstitutiver Enzymproteine gemeint. Dieser Fall tritt bei Übertragung der Zellen in ein Medium mit anderer Zusammensetzung, zum Beispiel mit einer anderen Konzentration oxydierbarer Metaboliten, ein. Die quantitativen Veränderungen (und erst recht die qualitativen) der Zusammensetzung des Mediums, sowie in gewissen Grenzen gehaltene Veränderungen der physikalischen Kultivierungsbedingungen rufen mehr oder weniger starke Veränderungen im Verhältnis der einzelnen Enzymsysteme in der Zelle hervor, und diese Umgruppierung ist, wenn sie mit der Proteinsynthese verbunden ist, gegen Antibiotika empfindlich. Im letzten Fall schließlich, wenn das Antibiotikum zu sich vermehrenden Kulturen von Mikroorganismen gegeben wird, speichern sich im Vergleich zum Protein in den Zellen

[1] Die Vielfalt von Typen „abhängiger" Mutanten erfordert augenscheinlich in der Zukunft eine spezielle Klassifikation. Unserer Meinung nach sind Untersuchungen von Interesse, die sich mit der Fähigkeit einiger Mutanten befassen, desoxystreptaminhaltige Substanzen und Makrolide für ihr Wachstum zu verwenden.

nach einer bestimmten Zeit erhöhte Mengen an Nukleinsäuren und verändert sich das Verhältnis niedermolekularer Protein-, Nukleinsäure-, Mureinvorstufen usw. Die Störungen des Gleichgewichts zwischen hochmolekularen und niedermolekularen Substanzen wirkt sich stark auf die Atmung und die anaeroben energiespendenden Reaktionen solcher Zellen, die in ein stickstofffreies Medium übertragen werden, aus.

Versuche mit Neomycin geben die Möglichkeit zu einer weiteren Schlußfolgerung: bei Kontakt des Antibiotikums mit dem Mikroorganismus kann die Hemmung eines biochemischen Prozesses beobachtet werden, ohne daß es dabei zu einer Schwächung der Lebensfähigkeit der Zelle kommt. Ein solcher relativ seltener Fall wird bei Untersuchungen der Neomycinwirkung auf die Dehydrogenasensysteme von Bakterien beobachtet. Neomycin wirkte nicht auf die Reduktion von Methylenblau durch zellfreie Dehydrogenasepräparate aus *E. coli* auf Kosten verschiedener Substrate, es hemmte jedoch die Reduktion des Farbstoffes durch ganze Zellen. Dieser Fakt wurde dadurch erklärt, daß der Inhibitor die Enzymsysteme mittelbar beeinflußt, indem er die Wechselwirkung mit dem Substrat hemmt. Eine verminderte Reaktion mit dem Wirkungssubstrat (gemessen an der Reduktion von Methylenblau) wurde jedoch auch bei Kontakt von Neomycin mit Zellen einiger Mikrobenstämme beobachtet, die den Antibiotika gegenüber natürliche oder erworbene Resistenz zeigen, d. h., in diesem Fall bleibt die teilweise Hemmung eines bestimmten Prozesses ohne wesentliche Folgen für die Lebensfähigkeit der Zellen.

Antibiotikaresistente Mutanten, wie sie zum Beispiel als Vergleich für empfindliche Stämme verwendet werden, spielen bei der Klärung des Mechanismus der Antibiotikareaktion mit dem Akzeptor auf molekularer Ebene nur eine begrenzte Rolle. Da eine häufige, wenn auch nicht die einzige Ursache der „erworbenen" Antibiotikaresistenz die Abnahme der Zellwandpermeabilität ist, verändern zellfreie Systeme der Eiweiß- und Nukleinsäuresynthese, die aus resistenten Zellen erhalten wurden, oftmals nicht ihre Reaktion auf dieses oder jenes Antibiotikum. Andererseits variieren viele physiologische Eigenschaften der resistenten Stämme sehr stark und sind nicht stabil, wie das aus Versuchen mit Bakterienstämmen, die gegen desoxystreptaminhaltige Substanzen und einige andere Antibiotika resistent sind, hervorgeht. Am interessantesten für die Analyse ist hier unserer Ansicht nach die Unfähigkeit, Neomycin-resistenter, fakultativ anaerober Stämme, die Vermehrungsgeschwindigkeit beim Übergang von anaeroben zu aeroben Kultivierungsbedingungen zu erhöhen.

Die natürliche Resistenz bestimmter Arten von Mikroorganismen gegen dieses oder jenes Antibiotikum (zum Beispiel der gramnegativen Bakterien gegen Actinomycin D) ist relativ oft gleichfalls die Folge der Undurchlässigkeit der Zellwände für das Antibiotikum, da die Synthese der Makromoleküle in zellfreien Systemen oder Sphäroplasten gehemmt werden kann.

Wesentliche Bedeutung wird zur Zeit der Frage der Artspezifität der Reaktion ganzer Zellen oder zellfreier Systeme auf das Antibiotikum beigemessen. Offensichtlich gehören hierzu nicht solche speziellen Erscheinungen, wie zum Beispiel

die spezifische Reaktion der Pflanzenzelle auf die Wirkung überhoher Chloromycetin-Dosen. Die Fähigkeit dieses Antibiotikums jedoch, in relativ geringen Konzentrationen die Bildung von Polyribosomen in der Tier-, jedoch nicht in der Mikrobenzelle, zu unterdrücken, ist unabhängig von der „Haupt"-wirkung auf die Ausbildung von Peptidbindungen und kann als Beispiel einer artspezifischen Reaktion des Eiweißsynthesesystems auf Chloromycetin bewertet werden.
Ausgehend von dem Fakt, daß außer der Proteinsynthese durch desoxystreptaminhaltige Stoffe, wenn auch erst später die Nukleinsäuresynthese unterdrückt wird, muß mit der Möglichkeit temporärer Veränderungen der Hemmung dieser Prozesse durch das Antibiotikum gerechnet werden. So wurde im Fall von *B. pyocyaneus* die Protein- und Nukleinsäuresynthese durch Neomycin, Monomycin, Canamycin und Gentamycin praktisch gleichzeitig gehemmt, während in Versuchen mit *P. vulgaris* und den allgemein üblichen Versuchsobjekten *S. aureus* und *E. coli* andere Ergebnisse erhalten wurden. Die Artspezifität der Synthesesysteme makromolekularer Verbindungen bei Mikroorganismen kann sich vermutlich in gewissem Grad auch auf den Charakter der Antibiotikawirkung auf den Stoffwechsel intakter Zellen auswirken.
Gewisse Erfolge bei der Untersuchung des Mechanismus der antimikrobiellen Antibiotikawirkung führten in den letzten Jahren zum Versuch, den Synergismus und Antagonismus bei gleichzeitiger Anwendung zweier Antibiotika vom biochemischen Standpunkt aus zu interpretieren. Die erfolgreiche Anwendung zweier Antibiotika bei Mischinfektionen, deren Erreger unterschiedlich empfindlich gegen jedes dieser Antibiotika sind und auch kombinierte Anwendung von antibiotischen Substanzen mit unterschiedlicher Fähigkeit in verschiedene Organe des Makroorganismus einzudringen, haben nichts mit dem wirklichen Synergismus zweier Stoffe, die auf ein und dieselbe Mikrobenzelle einwirken, zu tun.
Der wirkliche Synergismus bei der Einwirkung zweier Substanzen auf ein und dieselbe Mikrobenzelle kann dadurch hervorgerufen werden, daß 1. das eine Antibiotikum das Eindringen des anderen in die Zelle erhöht; möglicherweise erklärt sich damit der Synergismus bei der Wirkung von Penicillin und Streptomycin; 2. das eine Antibiotikum den intrazellulären Akzeptor für das andere freisetzt. Als Beispiel kann die Fähigkeit des Puromycins, die Proteine und mittelbar auch die Messenger-RNS von den Ribosomen zu entfernen, betrachtet werden, wodurch es zu erhöhter Bindung des Streptomycins an der 30 S-Untereinheit kommt.
Eine dritte Möglichkeit für einen Synergismus könnte die Hemmung der Synthese des Enzyms sein, daß die zweite antibiotische Substanz zerstört. Hier muß jedoch bemerkt werden, daß das Endergebnis gleichzeitiger Anwendung zweier Antibiotika durch viele Faktoren bestimmt wird, die manchmal auch „entgegengesetzt" wirken. So hemmt Chloromycetin die Bildung der Penicillinase, die das Penicillin zerstört, unterbricht aber gleichzeitig die Vermehrung der Zellen, wodurch diese praktisch unempfindlich gegen Penicillin werden. Dieses weist auf die Notwendigkeit der Berücksichtigung aller Faktoren bei der Bewertung der „Wechselwirkung" zweier Antibiotika auf der Ebene biochemischer Prozesse hin.

Bereits Anfang der 60er Jahre wurden zahlreiche Befunde über die Lokalisierung von Antibiotika an bestimmten subzellulären Strukturen und die Bindung durch einzelne Makromoleküle erhalten.
Zur Zeit wird in großem Umfang eine weitere Präzisierung der Komponenten subzellulärer Strukturen und der Makromolekülabschnitte, die die Antibiotika binden, vorgenommen. In den nächsten Jahren ist die Identifizierung einer Reihe in die subzellulären Strukturen „eingebauter" Enzyme zu erwarten, die mit den Antibiotika reagieren, sowie die Zusammenstellung eines umfassenden Schemas über die Wirkung der Antibiotika auf den Stoffwechsel der Mikrobenzelle mit konkreter Angabe der unterdrückten Reaktionen und dem Lokalisationsort der entsprechenden Enzyme. Es ist anzunehmen, daß die Identifizierung und Gewinnung isolierter Enzyme, die die tatsächlichen Antibiotikarezeptoren der Zelle darstellen, zu einer starken Entwicklung von Untersuchungen führen, die denen über die Transaminasen und L-Cycloserin durchgeführten analog sind, bei denen auf physiko-chemischer Ebene die Wechselwirkung des Inhibitors mit dem Koenzym und dem aktiven Zentrum des Enzyms untersucht werden.
Noch weit entfernt erscheint die Möglichkeit, eine abgeschlossene Vorstellung über die Wirkung eines jeden Antibiotikums auf die intakte Zelle zu geben: dabei muß ein vollständiges Bild über das Eindringen des Antibiotikums durch die Zellwand erhalten werden, die Ursachen für das Ausbleiben der Reaktion mit anderen intrazellulären Substanzen geklärt, die Kontinuität der sekundären Reaktionen mit dem Akzeptor verfolgt und schließlich unter Verwendung konkreter biochemischer Begriffe erklärt werden, wie der physiologische Zustand der Zelle oder die Artspezifität sich auf die Reaktion des Antibiotikums mit dem Akzeptor auswirken können. Hieraus folgt, daß die Eintragung genauer oder ungefährer „Reaktionsstellen" einiger Dutzend Antibiotika in Sammeltabellen metabolischer Prozesse noch nicht die endgültige Lösung des Problems darstellt; dieses könnte im Gegenteil zur Popularisierung der etwas einseitigen Vorstellung über den Charakter der Wechselwirkung zwischen Antibiotika und Mikroben- oder Tumorzelle führen.

Anlage

Es folgt eine Liste (wenn auch nicht vollständig) zusätzlicher Arbeiten, die während der Vorbereitung des Buches zum Druck erschienen.

Penicillin

MARTIN, H. H., Murein structure in cell walls of normal bacteria and L-forms of *Proteus mirabilis* and the site of action of penicillin. — Folia microbiol., 1967, **12**, Nr. 3, 234—238.

TORBOČKINA, L. I., NAVOLJNEVA, I. N., Einfluß verschiedener Penicilline auf die Speicherung intracellulärer Stoffe durch *Bac. subtilis* und der Gehalt an N-Acetylaminozuckern. — Mikrobiologie, 1967, **36**, Bd. 1, 87—93.

TORBOČKINA, J. I., NAVOLJNEVA, I. N., Der Einfluß von Penicillin auf die Aminozuckerzusammensetzung in säurelöslichen Fraktionen und Mucopeptiden bei *Bacillus subtilis*. — Biochemie, 1967, **32**, Bd. 4, 705—710.

D-Cycloserin

ILLIANO, G., PICCIAFUOCO, P., SOSCIA, M., ROGLIANI, E., PIETRA, G. D., Inhibitory action of D-cycloserine on rat liver kynureninase. — Life Sci., 1967, **6**, Nr. 16, 1759—1764.

Vancomycin und Ristocetin

RUSSEL, A. D., Lack of effect of Mg^{2+} on the antistaphylococcal activity of vancomycin. — J. Bacteriol., 1966, **92**, Nr. 2, 510, 511.

DURHAM, N. N., NOLLER, E. C., BURGER, M. W., BEST, G. K., Time-lapse cinematography of vancomycin-treated microbial cells. — Can. J. Microbiol., 1967, **13**, Nr. 4, 417—421.

Bacitracin

SIEWERT, G., STROMINGER, J. L., Bacitracin: an inhibitor of the dephosphorylation of lipid pyrophosphate, an intermediate in biosynthesis of the peptidoglycan of bacteria cell walls. — Proc. Nat. Acad. Sci. USA, 1967, **57**, Nr. 3, 767—773.

Polyene

KINSKY, S. C., DEMEL, R. A., DEENEN, L. L. M. VAN, Further studies on the hemolytic action of filipin and derivatives. — Biochim. et biophys. acta, 1967, **135**, Nr. 5, 835—843.

KINSKY, S. C., LUSE, S. A., ZOPF, D., DEENEN, L. L. M. VAN, HAXBY, J., Interaction of filipin and derivatives with erythrocyte membranes and lipid dispersions: electron microscopic observations. — Biochim. et biophys. acta, 1967, **135**, Nr. 5, 844—861.

WEISSMANN, G., SESSA, G., The action of polyene antibiotics on phospholipid-cholesterol structures. — J. Biol. Chem., 1967, **242**, Nr. 4, 616—625.

KINSKY, S. C., HAXBY, J., KINSKY, C. B., DEMEL, R. A., DEENEN, L. L. M. VAN, Effect of cholesterol incorporation on the sensitivity of liposomes to the polyene antibiotic filipin. — Biochim. et biophys. acta, 1968, **152**, Nr. 1, 174—185.

DEMEL, R. A., ZUTPHEN, H. VAN, Onderzoek naar de selectieve werking van polyeenantibiotica met behulp van monoen bimoculaire lipide lagen. — Chem. Weekbl., 1967, **63**, Nr. 45, 505 bis 509.

Chloromycetin

FREEMAN, K. B., HALDAR, D., The inhibition of NADH oxidation in mammalian mitochondria by chloramphenicol. — Biochem. and Biophys. Res. Commun., 1967, **28**, Nr. 1, 8—12.

GARBER, N., ZOHAR, D., On the enzymatic system involved in chloramphenicol esterification by resistant *E. coli* B. — Israel J. Chem., 1967, **5**, Nr. 4a, 123.

LEVINE, A. J., SINSHEIMER, R. L., The process of infection with bacteriophage Φ X 174. XIX. Isolation and characterization of chloramphenicolresistant protein from Φ X infected cells. — J., Molec. Biol., 1968, **32**, 567.

ELLIS, R. J., Stereospecifity of chloramphenicol inhibition of chloroplast ribosomes. — Biochem. J. 1968, **110**, 42p.

PESTKA, S., Studies on the formation of transfer ribonucleic acid — ribosome complexes X. Phenylalanyl-oligonucleotide binding to ribosomes and the mechanism of chloramphenicol action. — Biochem. Biophys. Res. Commun., 1969, **36**, 589.

KAPLAN, S., Chloramphenicol and the stimulation of RNA synthesis in *E. coli*. — J. Bacteriol., 1969, **98**, 587.

Puromycin

COUTSOGEORGOPOULOS, C., Inhibition of the puromycin release by guanosine triphosphate. — Biochem. and Biophys. Res. Commun., 1967, **28**, Nr. 3, 352—358.

VOGEL, Z., ZAMIR, A., ELSON, D., The puromycin reaction of N-blocked aminoacyl-tRNA's. — Israel J. Chem., 1967, **5**, Nr. 4a, 114.

CERNA, J., RYCHLIK, I., PULKRABEK, P., The effect of antibiotics on the coded binding of peptidyl-tRNA to the ribosome and on the transfer of the peptidyl residue to puromycin. — Europ. J. Biochem., 1969, **2**, 27.

Tetracyclin

Summ, H. D., Christ, O., Untersuchungen über den Wirkungsmechanismus der Tetracycline am Modell der zellfreien Proteinbiosynthese. – Arzneimittel. Forsch., 1967, **17**, Nr. 9, 1185 bis 1189.

Krcmery, V., Drobnica, L., Parrakova, E., Strata inducibility betagalaktozidazy a D-serindeaminazy u oxytetracyklin-rezistentnych mutant *E. coli.* – Ceskosl. epidemiol., mikrobiol., imunol., 1967, **16**, Nr. 5, 279–281.

Cundliffe, E., Antibiotics and polyribosomes. Chlortetracycline and polyribosomes of *Bacillus megaterium.* – Molec. Pharmacol., 1967, **3**, Nr. 5, 401–411.

Last, J. A., Snell, J. F., Microbiological transformation of oxytetracycline. – Nature, 1966, **211**, Nr. 5052, 1002, 1003.

Bodley, J. W., Zieve, F. J., On the specifity of the two ribosomal binding sites: Studies with tetracyclin. – Biochem. Biophys. Res. Commun., 1969, **36**, 463.

Streptomycin

Apirion, D., Schlessinger, D., The loss of phenotypic suppression in streptomycin-resistant mutant. – Proc. Nat. Acad. Sci. USA, 1967, **58**, Nr. 1, 206–212.

Suzuka, I., Effect of dihydrostreptomycin on the binding of specific sRNA to 3OS ribosomal subunits and reassociated 7OS ribosomes. – Biochem. and Biophys. Res. Communs., 1967, **28**, Nr. 5, 718–723.

Leon, Sh. A., Brock, Th. D., Effect of streptomycin and neomycin on physical properties of the ribosome. – J. Mol. Biol., 1967, **24**, Nr. 3, 391–404.

Ebringer, L., Kupkova, H., Antibiotics and apochlorosis. II. Macromolecular synthesis and the bleaching effect of streptomycin. – Folia Mikrobiol., 1967, **12**, Nr. 1, 36–41.

Traub, P., Nomura, M., Streptomycin resistance mutation in *E. coli*: Altered ribosomal protein. – Science, 1968, **160**, 198.

Choi, Y. S., Carr, Ch. W., Competitive binding of streptomycin and magnesium with *E. coli* ribosomes. – Nature, 1970, **217**, 556.

Luzzatto, L., Apirion, D., Schlesinger, D., Streptomycin action: Greater inhibition of *E. coli* ribosome function with exogenous than with endogenous messenger RNA. – J. Bacteriol., 1969, **99**, 206.

Kogut, M., Harris, M., Effects of streptomycin in bacterial cultures growing at different rates: Interaction with bacterial ribosomes in vivo. – Europ. J. Biochem., 1969, **9**, 42.

Luzzatto, L., Apirion, D., Schlesinger, D., Polyribosome depletion and blockage of the ribosome cycle by streptomycin in *E. coli.* – J. Molec. Biol., 1969, **42**, 315.

Tanaka, Y., Kaji, H., The role of ribosomal protein for the binding of dihydrostreptomycin to ribosomes. – Biochem. Biophys. Res. Commun., 1969, **32**, 313.

Kaji, H., Tanaka, Y., Binding of dihydrostreptomycin to ribosomal subunits. J. Molec. Biol., 1968, **32**, 221.

IGARASHI, K., ISHITSUKA, H., KAJI, A., Comparative studies on the mechanism of action of lincomycin, streptomycin and erythromycin. — Biochem. Biophys. Res. Commun., 1969, **37**, 499.

MAO, J. C.-H., PUTTERMAN, M., The intermolecular complex of erythromycin and ribosome. — J. Molec. Biol., 1969, **44**, 347.

TANAKA, K., Erythromycin-resistant mutant of *E. coli* with altered ribosomal protein component. — Science, 1968, **162**, 576.

Desoxystreptomycinhaltige Antibiotika

HORI, M., UMEZAWA, H., Miscoding activities of biologically inactivated kanamycins. — J. Antibiotics, 1967, A **20**, Nr. 6, 386, 387.

MASUKAWA, H., TANAKA, N., Stimulation by aminoglycosidic antibiotics of RNA-directed protein synthesis. — J. Biochem., 1967, **62**, Nr. 2, 202—209.

UMEZAWA, H., OKANISHI, M., KONDO, SH., HAMANA, K., UTAHARA, R., MAEDA, K., MITSUHASHI, S., Phosphorylative inactivation of aminoglycosidic antibiotics by *Escherichia coli* carrying R factor. — Science, 1967, **157**, Nr. 3796, 1559—1561.

SARRE, G., HAHN, F. E., Mode of action of gentamycin. — Trans. N. Y. Acad. Sci., 1967, **29**, Nr. 5, 575—578.

Verschiedene die Proteinbiosynthese inhibierende Antibiotika

BEARD, N. S. jr., ARMENTROUT, S. A., WEISSBERGER, A. S., Inhibition of mammalian protein synthesis by antibiotics. — Pharmacol. Rev., 1969, **21**, 213.

PASSEAT, J., The effect of antibiotics on protein synthesis. — postepy biochemi, 1969, **15**, 227.

FONG, N. C., SIDDHIKOL, CH., WEISBLUM, B., Subunit localisation of antibiotic inhibitors of protein synthesis. — Biochem. Biophys. Acta, 1969, **186**, 396.

KINOSHITA, T., KAWANO, G., TANAKA, N., Association of fusidic acid sensitivity with G factor in a protein-synthesizing system. — Biochem. Biophys. Res. Commun., 1968, **33**, 769.

BODLEY, J. W., ZIEVE, F. J., LIN, L., Formation of the ribosome — G factor — GDP complex in the presence of fusidic acid. — Biochem. Biophys. Res. Commun., 1969, **37**, 437.

TANAKA, N., NISHIMURA, T., KINOSHITA, T., The effect of fusidic acid on protein synthesis in a mammalian system. — J. Antibiotics, 1969, **22**, 181.

COHEN, L. B., HERNER, A. E., GOLDBERG, I. H., Inhibition by pactamycin of the initiation of protein synthesis. Binding of N-actylphenylalanyl transfer RNA and polyuridylic acid to ribosomes. — Biochemistry, 1969, 8, 1312.

COHEN, L. B., GOLDBERG, I. H., HERNER, A. E., Inhibition by pactamycin of the initiation of protein synthesis. Effect on the 30 S ribosomal subunit. — Biochemistry, 1969, **8**, 1327.

MASUKAWA, H., TANAKA, N., UMEZAWA, H., Localization of kanamycin sensitivity in the 23 S core of 30 S ribosomes of *E. coli*. — J. Antibiotics, Ser., 1968, A **21**, 517.

Yukioka, M., Morisawa, S., Studies on the mechanism of action of gougerotin. III. Enhancement of enzymatic binding of phenylalanyl-tRNA to ribosomes by gougerotin. — J. Biochem., 1969, **66**, 241.

Cundliffe, E., Antibiotics and polyribosomes. II. Some effects of linomycin, spiramycin and streptogramin in vivo. — Biochemistry, 1969, **8**, 2063.

Baliga, B. S., Pronczuk, A. W., Munro, H. N., Mechanism of cycloheximide inhibition of protein synthesis in a cell free system prepared from rat liver. — J. Biol. Chem., 1969, **244**, 4480.

McKeehan, W., Hardesty, B., The mechanism of cycloheximide inhibition of protein synthesis in rabbit reticulocytes. — Biochem. Biophys. Res. Commun., 1969, **36**, 625.

Actinomycine

Roszkowski, J., Oxidoreduction properties of actionomycins. — Bull. Acad. polon. sci. Ser. sci. biol., 1967, **15**, Nr. 8, 449—453.

Ascoli, F., Savino, M., Interaction between model compounds of actinomycin D and DNA: DNA dependent RNA synthesis. — Nature, 1968, **217**, 162.

Matzura, H., Broda, P., Sensitivation of *E. coli* to actinomycin D by the arrest of protein synthesis. — J. Bacteriol., 1969, **96**, 1877.

Perry, R. P., Kelley, D. E., Persistent synthesis of 5 S RNA when production of 28 S and 18 S ribosomal RNA is inhibited by low doses of actinomycin D. — J. CellPhysiol., 1968, **72**, 235.

Mitomycin C

Sarkar, N. K., Effects of actionmycin D and mitomycin C on the degradation of deoxyribonucleic acid and polydeoxyribonucleotide by deoxyribonucleases and venom phosphodiesterase. — Biochim. et biophys. acta, 1967, **145**, Nr. 1, 174—177.

Kodama, M., The interaction of mitomycin C with deoxyribonucleic acid in vitro. — J. Biochem., 1967, **61**, Nr. 2, 162—167.

Suzuki, H., Kilgore, W. W., Decomposition of ribosomal particles in *Escherichia coli* treated with mitomycin C. — J. Bacteriol., 1967, **94**, Nr. 3, 666—667

Matsumoto, I., Action mode of mitomycin C. — Fukuoka Igoku Zasshi, 1966, **57**, Nr. 2 97—103 (CA, 1967, **67**, 79916t).

Verschiedene die Nukleinsäuresynthese inhibierende Antibiotika

Shmerling, Zh. G., The effect of rifamycin on RNA synthesis in the rat liver mitochondria. — Biochem. Biophys. Res. Commun., 1969, **37**, 965.

Behr, W., Honikel, K., Hartmann, G., Interaction of the RNA polymerase inhibitor chromomycin with DNA. — Europ. J. Biochem., 1969, **9**, 82.

Theologides, A., Yarbro, J. W., Kennedy, B. J., Daunomycin inhibition of DNA and RNA synthesis. — Cancer, 1968, 21, 16.

Mizuno, S., Yamazaki, H., Nitta, K., Inhibition of DNA-dependent RNA polymerase reaction of E. coli by an antimicrobial antibiotic, streptovaricin. — Biochem. Biophys. Acta, 1968, 157, 322.

Kohn, K. W., Bono, V. H., Kann, J. R., Anthramycin, a new type of DNA-inhibiting antibiotic: Reaction with DNA and effect on nucleic acid synthesis in mouse leukemia cells. — Biochem. Biophys. Acta 1968, 155, 121.

Sachverzeichnis

Aburamycin 375
N-Acetylcandidin 91
N-Acetylmuraminsäure 14
ion 102
Actinomycin C 335
Actinomycin D 335—374
Actinomycin K 336
Actinomycin S 335
Actinomycin-monolacton 357
Actinomycinsäure 357
D-Alaninkarboxypeptidase 38
Albomycin 44, 201
3-Amino-3-desoxy-glucose 325
6-Amino-6-desoxy-glucose 325
Aminonukleosid des Puromycins 165, 183
6-Amino-penicillansäure 27
D-Aminosäuren 83
Amphotericin B 88
Angustmycin (Psicofuranin) 184
Antibiotika mit Nukleosidstruktur 182
Antimycin A 90
Ascosin 89
Aurantin 201, 348
Aureolsäure 375
6-Azauracil 84

Bacitracin 82
Bis-(α-hydroxy-streptomycilamin) 286

Carbomycin 160
Chloromycetin 107—138
Chloromycetin-DNS 127
Chloromycetin-RNS 128
Chloromycetin-Partikel 130
Chlortetracyclin 196—214
Cholesterin 97
Chromomycin A_3 375—384
Chromomycinon 375
D-Cycloserin 55—64
D, L-Cycloserin 57
L-Cycloserin 55

Demethylchlortetracyclin 202
Desoxystreptamin 287, 325
Desoxystreptaminhaltige Antibiotika 301 bis 328
Dihydrostreptomycin 226
N-Dimethylenactinomycin 341

Enzianviolett 84
Ergosterin 97
Erythromycin 156—162
Erythromycin A, Struktur 156

Filippin 87—99
5-Fluoruracil 84
Fungichromin 93

Gentamycin 324
Glycin 83
Glykopeptidtranspeptidase 37
Gougerotin 175
Griseofulvin 102

Habromycin 286
Heptamycin 89

Kanamycin 319, 325
Kanamycin A, Struktur 286
Kasugamycin 325

D-Methionin 83
6-Methylen-5-oxy-tetracyclin 202
Mithramycin 375, 382

Mitomycin A 388
Mitomycin B 388
Mitomycin 388—400
Monomycin 321—323
Monomycin A, Struktur 286
Murein 12—16
Muropeptide 16

Neamin 298
Neomycin 306—328
Neomycin A 285
Neomycin B 285
Neomycin C 285
Novobiocin 81
Nystatin 87—101

Oleandomycin 156
Olivin 375
Olivomycin 375—384
Olivomycin A, Struktur 376
Oxytetracyclin 196—214

Paromomycin 289, 302, 320
Paromomycin I (Monomycin A), Struktur 286
Penicillin 20—46
Penicillin G, Struktur 20
Penicillinase 37
Penicilloinsäure 42
Pimaricin 95
Polyene 87—101
Porphyromycin 396
Protoplasten 22
Psicofuranin (Angustmycin C) 184
Puromycin 165—185
Puromycin-RNS 177

Ristocetin 67—78
Ristomycin 67

Spectinomycin 326
Sterine 95
Streptidin 244, 286
Streptobiosamin 244
Streptomycin 226—272
Streptomycin, Iminoform 239
Streptomycinabhängige Mutanten 227
Sphäroplasten 22

Teichoesäure 16
Teichuronsäure 16
Tetracyclin 196—214
Thiophenicol 108
Trichomycin 89

Vancomycin 67

Zellwandstruktur 17
Zytoplasmamembran 97

FSC
www.fsc.org
MIX
Papier | Fördert gute Waldnutzung
FSC® C083411

Kolibri 360 GmbH
Ferdinand-Jühlke-Straße 7
99095 Erfurt, Deutschland
produktsicherheit@kolibri360.de